高等教育医药院校信息技术类系列教材

医院信息系统教程

（第二版）

主编　尚文刚

科 学 出 版 社
北 京

内 容 简 介

本书围绕医院信息系统生命周期展开，以《全国医院信息化建设标准与规范（试行）》为基础，详细介绍医院信息系统的基本概念、体系结构，与医院信息化相关的技术标准和规范，智慧服务、智慧医疗、医院智慧管理，医院信息平台，医院信息系统设计与开发，医院 IT 基础设施与安全建设，医院信息系统建设管理、运维管理，以及新兴技术与新业态等内容。

本书是医院信息系统课程的教材，适用于普通高等医学院校信息管理与信息系统、生物医学工程、医学信息工程、卫生管理及统计等专业的本科生和研究生，可作为医疗机构、医院信息系统服务商的继续教育教材，也可作为医疗信息化行业管理者的参考书。

图书在版编目（CIP）数据

医院信息系统教程 / 尚文刚主编. —2 版. —北京：科学出版社，2022.3
（高等教育医药院校信息技术类系列教材）
ISBN 978-7-03-071042-0

Ⅰ. ①医… Ⅱ. ①尚… Ⅲ. ①医院－管理信息系统－医学院校－教材 Ⅳ. ①R197.324

中国版本图书馆 CIP 数据核字（2021）第 268653 号

责任编辑：吕燕新 杨 昕 / 责任校对：王 颖
责任印制：吕春珉 / 封面设计：东方人华平面设计部

科学出版社 出版
北京东黄城根北街 16 号
邮政编码：100717
http://www.sciencep.com
新科印刷有限公司 印刷
科学出版社发行 各地新华书店经销
*
2012 年 2 月第 一 版 开本：787×1092 1/16
2022 年 3 月第 二 版 印张：23 1/2
2022 年 3 月第十二次印刷 字数：571 000

定价：69.00 元

（如有印装质量问题，我社负责调换〈新科〉）
销售部电话 010-62136230 编辑部电话 010-62135397-2032

本书编委会

主　编：尚文刚

副主编：刘云鹤　苏韶生　吴应江

编　委（以姓氏汉语拼音为序）

陈灿权（东莞市高埗医院）
陈丽丽（翁源县人民医院）
陈卫平（广东医科大学）
韩成虎（广东医科大学）
韩雅琪（联通（广东）产业互联网有限公司）
贺嘉嘉（广州中医药大学第一附属医院）
洪鑫彪（东莞市中西医结合医院）
皇甫兴辉（厦门嘉时软件科技有限公司）
黄国兴（佛山市妇幼保健院）
冀文妮（中山市中医院）
李永欢（东莞市大朗医院）
刘云鹤（阳普医疗科技股份有限公司）
尚文刚（广东医科大学）
苏韶生（中山市人民医院）
王龙（广东医科大学）
温强（广州坤硕信息科技有限公司）
吴应江（广东医科大学）
叶丽丽（深圳市第三人民医院）
赵云（广东医科大学）
郑志峰（湛江中心人民医院）
祝浩誌（广东医科大学附属医院）

秘　书：韩成虎

第二版前言

近年来，国家为了全面推进医院信息化建设工作，陆续出台了一系列医院信息化方面的政策、法律法规、标准和规范，旨在推进以电子病历为核心的医院信息化建设，支持医疗服务模式创新发展，推动医疗机构和区域信息系统互联互通，构建医疗、服务、管理“三位一体”的智慧医院体系，进一步发挥信息技术在医疗卫生领域和医学教育中的重要作用，积极推动深化医疗体制改革、发展医疗卫生服务新模式和新业态，推动贯彻实施《“健康中国 2030”规划纲要》。

2020 年初，本书编委会本着为促进我国医疗卫生信息化发展和医疗信息化教育做贡献的初心，依据医院信息化建设相关政策、法律法规、标准和规范，结合新技术发展，对《医院信息系统教程》一书的内容进行了全面的审视和评价，启动第二版的修订编写工作。

本次修订在保持第一版“体系完整、重在应用”特点的基础上，对内容和篇幅都做了较大的调整，整体框架由管理和临床两条主线，调整为以智慧服务、智慧医疗、智慧管理为主体的“三位一体”的框架结构，丰富了各个环节的具体内涵，更新了行业技术发展的内容，有利于读者了解医疗信息化行业发展趋势，探索医院信息化向智慧化发展之路，促进医院数字化转型。

本书共 12 章。第 1 章介绍医院信息系统的定义、意义、特征、体系架构、组成和发展历史，重点分析医院信息化建设的现状、发展趋势和主要任务。第 2 章介绍医院信息系统相关技术标准。第 3 章以《全国医院信息化建设标准与规范（试行）》为重点，详细介绍《国家医疗健康信息医院信息互联互通标准化成熟度测评方案（2020 年版）》《电子病历系统应用水平分级评价标准（试行）》《医院智慧服务分级评估标准体系（试行）》《信息安全技术 网络安全等级保护基本要求》等规范性文件。第 4 章介绍医院智慧服务，包括医院基础业务管理系统、统一预约平台、院内导航系统、统一支付平台。第 5 章为医院智慧医疗，介绍与医务人员工作密切相关的信息系统。第 6 章介绍医院智慧管理，包括医院的人员管理、财务管理、物资管理、医疗质量与安全事件管理、综合运营与决策支持管理系统。第 7 章根据《全国医院信息化建设标准与规范（试行）》，将医院信息平台功能具体划分为两个大类和六个子类，并分别展开介绍。第 8 章从软件工程角度详细介绍医院信息系统的规划、开发、设计和分析管理。第 9 章主要介绍医院信息系统涉及的 IT 基础设施与网络安全建设，包括机房建设、服务器、存储、网络安全设备及安全防护技术、容灾备份等内容。第 10 章为医院信息系统建设管理，主要介绍医院信息管理部门的组织架构、岗位设置、规章制度、人员能力和职业道德要求，并从项目管理角度介绍医院信息系统项目的启动、实施、收尾。第 11 章介绍医院信息系统运维的模式、规划、建设，以及信息技术基础架构库管理标准在医院 IT 的运维服务管理中的实践。第 12 章主要介绍云计算、大数据、物联网、区块链、人工智能等新兴技术在医疗领域的应用及医院新兴业态。

本书由尚文刚任主编，刘云鹤、苏韶生、吴应江任副主编。

本书参阅了大量国内外文献和资料，但囿于编者的知识和能力，书中难免存在疏漏和不足之处，敬请各位读者批评指正。

第一版前言

随着计算机技术的飞速发展，计算机信息处理技术已经逐渐应用于医院业务活动的各个方面。目前在医学信息学领域中，应用最多、涉及面最广的是医院信息系统。医院信息系统是一门综合了医学、管理科学、信息科学、系统科学、计算机科学和通信技术的交叉学科，也是实践性很强的学科。

进入 21 世纪，由于医院信息系统在医院应用和普及速度的加快，我国大部分医学院校在信息管理与信息系统（或生物医学工程）专业的基础上开设了医学信息方向的专业，对培养具有医学特色的医院信息化建设的复合型人才做出了很大贡献。尽管各医学院校所办专业方向有所不同，有些侧重于技术，有些侧重于管理，有些侧重于医学信息，但是医院信息系统都成为其所开办专业的核心专业课程。随着该专业教学规模的不断发展和壮大，专业的办学方向基本定型，编写满足该专业核心课程的教材显得非常必要。教材是汇聚研究成果、凝练学术观点、体现教学内容、贯穿教学方法的知识载体，是进行教学的基本工具。本书的编写团队由具有丰富的医院信息化理论知识和实践经验的高校、医院和企业三方面的专家和教师组成，他们共同研讨本书的编写思路，编写大纲，所以《医院信息系统教程》凝聚了集体的智慧。

本书以培养实用型的医院信息系统开发和应用人员为目的，从医院信息系统的基本概念，技术基础，系统规划、分析、设计、开发和实施以及系统维护等方面进行介绍，包括医院信息系统的基本理论、信息技术基础、功能设计和总体设计、相关标准、主要子系统的业务流程、功能设计和数据结构、实施和运维管理知识及方法、区域医疗的基本概念和相关技术等，目的是使学生全面了解医院信息系统的设计、开发、实施及维护等方面的知识。

本书共 11 章，第 1 章由冯天亮编写，第 2 章由冯天亮、韩成虎编写，第 3 章由吴应江编写，第 4、5 章由尚文刚编写，第 6、7 章由高育林、刘云鹤、董雪娟编写，第 8、9 章由熊志强、陈映楠、李晖编写，第 10 章由赵云、向函编写，第 11 章由李健雄编写，附录由熊志强编写。

本书参阅了大量国内外文献和资料，但是由于编者水平有限，书中难免有疏漏和不妥之处，恳请广大读者不吝赐教，以便我们修正完善。

目　　录

第1章　概　　论

本章以医院信息系统（hospital information system，HIS）的概念为基础，重点介绍医学信息的基本概念，医院信息系统的定义、特征、组成及体系结构。读者从中可以全面了解医院信息系统的发展和应用情况、存在的问题以及今后的发展方向。

1.1　医学信息学

随着社会的发展和人民生活水平的不断提高，人民群众对改善卫生环境、加强疾病预防、提高医疗服务水平和自身健康水平的关注度和需求也日益增长。无论是政府层面还是学术层面，医学信息技术都被公认是实现医疗质量持续改进、保障医疗安全和对医疗资源进行精细化管理、加强和改善内部控制的重要支撑技术。

1.1.1　信息学基础

1. 信息的概念

“信息”一词在中国古已有之，最早见于《三国志》：“诸葛恪围合肥新城，城中遣士刘整出围传消息。王子俭期曰：‘正数欲来，信息甚大’”。

在现代社会中，“信息”一词的使用频率更高，如商品信息、交通信息、经济信息和医学信息等。人们既可以通过阅读书籍、报刊、信件等提取自己需要的信息，也可以通过手机、电视、互联网等途径获取各种信息。

在学习、生活和工作中，人们与各种信息打交道，信息的作用越来越重要。例如，药厂通过购买专利可以获得制造工艺信息，生产出某种新药；正确的临床诊断信息可以拯救患者的生命；等等。与传统意义上的“物质”和“能量”一样，信息已成为现代社会的构成要素，不仅改变了人类的生活、学习、工作方式，甚至改变了人类的思维方式。

信息作为一个科学概念，其含义丰富且复杂。信息论的创始人克劳德•艾尔伍德•香农（Claude Elwood Shannon）认为：“信息是用来消除某种不确定性的东西。”现代控制论的创始人诺伯特 • 维纳（Norbert Wiener）认为，信息是人类在适应外部世界且这种适应反作用于外部世界的过程中，同外部世界进行相互交换的内容。

在维纳之后，人类把物质、能量和信息的一些特征进行比较，认为信息、物质和能量三者是有区别的，不能等同。信息与物质的区别体现在以下两个方面。

1）任何具体的物质，当它转移到别处之后，原来的地方就不存在这一物质了。而信息不同，当某人把自身拥有的知识（关于某一事物的信息）传递之后，本人并未丢失自己拥有的知识（信息）。因此，对于此人而言，知识（信息）并未减少或丢失。相反地，由于在传递过程中被反复使用，知识（信息）更加巩固。

2）任何物质实体都有一定的质量。而信息不同，信息虽然离不开一定的物质载体，需要通过文字、语言、图像等具体物质形式表现出来，但是信息本身没有质量，并不依赖某一特定的物质载体。

能量是信息传递、变换、处理的动力，但信息并不是能量本身。信息与能量的区别体现在以下两个方面。

1）信息的内容及其作用不取决于传递信息所消耗的能量。其中，信息的内容取决于信源（信息的发布者），信息的作用取决于信息的内容和信宿（信息的接收者）的条件。例如，一份传真的内容和作用与发送这份传真时所消耗的能量无关。

2）能量是守恒的且可以相互转化，但是信息不遵循守恒定律，其在传递过程中常因干扰造成丢失。

从哲学的观点看，物质是第一性的，信息与能量都源于物质。首先，物质是信息的源泉。任何物质的运动过程也是信息运动的过程，任何信息运动的过程都离不开物质的运动过程，即信息不能脱离物质单独存在。其次，信息与能量密不可分。信息的获取和传递离不开能量，能量的转换也离不开信息。最后，信息、物质、能量三者之间可以相互转化。虽然信息既不是物质也不是能量，但是在一定条件下信息可以转化成物质或能量。

2. 信息的基本特征

信息是人类对现实世界中事物的存在方式或运动状态的某种认识和描述。信息可以表现为数值、文字、图形、声音及视频等多种形式。不管信息具体表现为何种形式，都具备如下基本特征。

（1）客观性

在自然界和人类社会中，任何事物都是不断发展变化的，事物所表达的信息也无时无刻不在发生变化。由于事物的发展变化不以人的主观意志为转移，因此信息是客观存在的。

（2）依附性

信息既不是具体的事物，也不是某种物质，而是客观事物的一种属性。信息必须依附某个客观事物（载体）存在。同一个信息可以借助不同的载体表现出来，如文字、图形、图像、声音和视频等。

（3）共享性

爱尔兰文学家萧伯纳说过，倘若你有一个苹果，我也有一个苹果，两人彼此交换苹果，那么每个人仍只有一个苹果；倘若你有一种思想，我也有一种思想，两人彼此交换思想，那么每个人就有了两种思想。这充分说明了信息的共享性。信息传播的范围越广，使用信息的人越多，信息的价值和作用就越大。信息在复制、传递、共享的过程中可以不断地重复产生副本，但信息本身并不会减少，也不会被消耗。

（4）时效性

随着事物的发展与变化，信息的可利用价值会相应地发生变化。随着时间的推移，信息可能会失去使用价值，变成无效信息。这就要求必须及时获取信息、利用信息，只有这样才能体现信息的价值。

3. 信息学

信息学是以信息为研究对象，研究信息的特点、运动过程和规律的科学。它是由信息论、控制论、计算机理论、人工智能理论和系统论相互渗透、相互结合而成的一门新兴综合性科学，其支柱为信息论、系统论和控制论，主要研究以下问题。

1）信源理论和信息的获取：研究自然信息源和社会信息源，以及从信息源提取信息的方法和技术。

2）信息的传输、存储、检索、变换和处理。

3）信号的测量、分析、处理和显示。

4）模式信息处理：研究对文字、图像、声音等信息的处理、分类和识别，研制机器视觉系统和语音识别装置。

5）知识信息处理：研究知识的表示、获取和利用，建立具有推理和自动解决问题能力的知识信息处理系统。

6）决策和控制：在对信息采集、分析、处理、识别和理解的基础上作出判断、决策或控制，从而建立各种控制系统、信息管理系统和决策支持系统。

1.1.2 医学信息学基础

医学是研究人体的结构与生理机能，研究疾病的病因及其发生、发展、转归的规律，以及不同疾病之间的相互联系，通过诊断、治疗、预防等措施控制疾病的发展，维护和增进人类个体和群体身心健康的科学。医学的发展源远流长，这是医学信息不断产生的源泉。

医学信息包括生物医学和卫生健康领域的各类消息、信号、指令、数据、情报、知识等客观信息，其表现形式可以是文字、声音、图像、数字、符号、手势、姿态、情景、状态和实物等。

1. 医学信息学的定义

20 世纪 70 年代出现了一门交叉学科——医学信息学（medical informatics，MI）。多年来，国内外学者试图从不同的角度或基于不同的认知对医学信息学的本质进行概括，于是形成了众多的定义和解释。

美国学者大卫 • B.谢尔斯（David B. Shires）于 1974 年提出，医学信息学是研究信息的本质、规律及其在疾病的诊断、治疗、康复和预防技术中起作用的学科。美国学者莫里斯 • F.科伦（Morris F. Collen）于 1977 年提出，医学信息学是计算机技术在医疗保健、医学教育和医学科研等医学领域的应用。荷兰学者简 • H.范贝梅尔（Jan H. van Bemmel）于 1984 年提出，医学信息学由信息处理和通信过程的理论和实践两个方面组成，它以医疗和卫生保健过程中产生的知识和经验为基础。美国学者 Morris F. Collen 于 1986 年再次提出，医学信息学是包括科研、教育、实践在内的医学卫生领域的计算机与信息科学、信息工程学和信息技术。美国学者杰克 • D.迈尔斯（Jack D. Myers）于 1986 年提出，医学信息学是一个发展中的知识实体和技术集合，它对支持医学科研、教学和医疗的信息进行组织和管理。美国学者马斯登 • S.布卢瓦（Marsden. S. Blois）于 1990 年提出，医学信息学研究如何存储、检索和合理使用解决问题和决策所必需的生物医学信息、数据和知识，是一个迅速发展的科学领域。英国学者杰里米 • C.怀亚特（Jeremy. C. Wyatt）于 2002 年提出，医学信息学是通过对信息规律的研究，改善对患者数据、医学知识、人口数据及其他与患者护理和社区卫生相关信息的管理。英国医学信息学会于 2003 年提出，医学信息学属于医疗卫生、信息和计算机科学、心理学、流行病学和工程学等多学科交叉领域。2003 年，我国学者丁宝芬在《实用医学信息学》一书中提出：“医学信息学是一门以医学信息为主要研究对象，以医学信息的运动规律及应用方法为主要研究内容，以现代计算机为主要工具，以解决医疗工作人员在处理医学信息过程中的各种问题为主要研究目标的新兴学科，也是一门介于医学和信息学之间的交叉学科。”

综上所述，医学信息学是一门涉及医学实践、教育、科研中的信息加工和信息交流的学科，是医学、计算机科学、人工智能、决策学、统计学和信息管理学的交叉学科，既涵盖了医学数据的采集、传输、存储、检索和有效利用，又包括基于医学专业特点的医学信号获取与处理、医学图形图像处理、医学知识库、智能专家系统、人体生理指标监测分析、计算机仿真和医药信息处理等众多内容，覆盖了整个医学研究领域。

2. 医学信息学研究的领域

医学信息学开展医学信息采集、处理、存储、组织、整合、挖掘和传播等方面的基础理论及方法研究，并探索其在医学领域的应用。医学信息学研究对象的特点具有不确定性，难以度量，以及复杂成分之间复杂的相互作用。医学信息学研究的领域主要包括以下七个方面。

1）医学信息学基础理论和方法研究，包括大数据环境下的医学信息智能处理、医学知识表达、医学信息标准化研究、医学异构数据的深度整合、医学信息认知、医学信息协同标注机制、医学信息平台可用性评价等。

2）研究医学信息系统的概念、构成、功能、原理、方法和手段。在一般信息论的指导下，研究医学信息的产生、提取、检测、变换、传递、存储、处理和识别。

3）研究利用医学信息进行控制的原理和方法。在控制论的指导下，研制各种信息化、智能化的诊疗设备。

4）研究实现医学信息系统最佳组织的原理和方法。在系统论的指导下，运用系统工程的技术，以及软件工程和知识工程的方法，开发最有效的医学信息系统。

5）医学信息学的探索研究，包括与疾病相关的基因标志物的整合与挖掘，疾病—基因—药物关联的建立与挖掘。

6）公众健康信息学与营养信息学研究，包括面向不同受众的健康知识图谱的绘制、天然食材知识的表示、移动互联网环境下健康信息服务模式。

7）医学知识共享框架研究，包括生物医学全文文献的开放获取模式，生物医学科研数据的长期保存和共享机制，科研共享数据的审编和更新机制。

上述第 1）、2）项是关于医学信息运动规律的认识，第 3）、4）项是关于医学信息的应用，认识是基础，应用是目的。第 5）、6）、7）项是医学信息在医疗领域的深度研究和应用。

综上所述，医学信息学的研究范畴可以概括为以下四个层次。

1）利用信息技术和信息方法对医学领域的原始健康数据进行组织和表达。

2）分析原始健康数据并建立数据库。

3）从数据库中抽象出知识库。

4）从知识库中验证可直接应用的知识和理论。

3. 医学信息学的关键技术

医学信息学是一门多学科交叉的学科，它既有各学科通用的一般研究方法，更有医学信息学特有的研究方法。医学信息学可看作信息学向医学渗透的产物，既涉及复杂的人体生命系统，又涉及计算机和网络技术，因此面对的是多信道、多用户、分布式的庞大复杂系统。在这些系统中，信息的产生、获取、加工、存储和使用等都十分复杂，不仅要研究信源发出多少信息、信宿接收多少信息、信道上的信息流量，还要研究信息的语义和信息的效用。目前医学信息学的主要研究方法有以下几种。

1）医学信息的采集、加工、传输、存储、分析和利用。

2）计算机和网络技术。

3）信号处理和医学成像技术。

4）人工智能。

5）医学决策分析方法。

6）网络安全。

7）大数据。

8）云计算。

9）物联网。

1.2 医院信息系统

随着医学技术的快速发展和医疗设备的不断更新，医院的管理变得更加复杂和困难，依靠管理者的个人经验和传统的手工管理方式，已经远远不能满足现代化医院发展的需要。

在医学信息学领域，医院信息系统是应用较早、发展较快、普及面较广的一个分支，也是信息化在医疗卫生领域应用广泛和活跃的一个分支。

1.2.1 医院信息系统的定义

美国学者 Morris F. Collen 于 1968 年对医院信息系统做了如下定义，医院信息系统的目标是用计算机和通信设备采集、存储、处理、访问与传输所有与医院相关的患者医疗信息和管理信息，满足所有授权用户功能上的要求。

2002 年，卫生部发布的《医院信息系统基本功能规范》第四条规定：“医院信息系统的定义：医院信息系统是指利用计算机软硬件技术、网络通信技术等现代化手段，对医院及其所属各部门对人流、物流、财流进行综合管理，对在医疗活动各阶段中产生的数据进行采集、存贮、处理、提取、传输、汇总、加工生成各种信息，从而为医院的整体运行提供全面的、自动化的管理及各种服务的信息系统。医院信息系统是现代化医院建设中不可缺少的基础设施与支撑环境。”

医院是一个复杂的机构，它既要为患者提供医疗护理服务，又要维持其内部错综复杂的管理业务。医院运行中产生的信息不仅包括支持患者医疗活动的门诊、病房、药房、医技和设备等信息，还包括相关的财务、管理、统计和决策等信息。

医院管理信息系统（hospital management information system，HMIS）是指利用计算机

软硬件技术、网络通信技术等现代化手段，实现以财务管理为中心的医院经济管理，为医院业务提供全面的支撑及各种服务的信息系统。其主要目标是支持医院的行政管理与事务处理业务，减轻事务处理人员的劳动强度，辅助医院管理，提高医院的工作效率，从而使医院能够以较少的投入获得更好的社会效益与经济效益。例如，门急诊挂号收费系统、药库管理系统、财务管理与医院经济核算子系统等。

临床信息系统（clinical information system，CIS）的主要目标是支持医院医护人员的临床活动，收集和处理患者的临床医疗信息，丰富和积累临床医学知识，并提供临床咨询、辅助诊疗和辅助临床决策，提高医护人员的工作效率，改善医疗质量，为患者提供更多、更快、更好的服务。例如，电子病历系统、医嘱处理系统、护理信息系统、医生工作站系统、临床实验室系统、医学影像诊断处理系统、手术麻醉系统等。

医院信息系统既包括 HMIS，又包括 CIS。

1.2.2 医院信息系统的意义

医院信息系统的建设与应用是对传统医院管理模式进行重新定位和规范化的过程，是医院实现科学管理、提高社会经济效益、降本增效、改善医疗服务质量和效率的重要途径，是医院可持续发展的必然选择。

1. 提高工作效率，优化医院业务流程

医院信息系统已经成为各级各类医院日常业务运行的基础设施，医疗、服务、保障、管理流程的协同工作水平不断提升，在降低医院运营成本、提高效益方面发挥着重要作用。医院的主要业务基本实现了自动化、智能化，这样不仅可以实现信息快速采集和传递，也可以实现各环节之间的信息共享。通过精细化管理和工作流程持续优化，改善就医秩序，合理使用医院医疗资源，达到减少工作环节、降低人力成本、提高工作效率、提升患者就医体验的目的。

2. 保障医疗安全，减少医疗差错

在信息化管理模式下，医院管理不再是简单粗放式模式，而是进入基于工作流程的精细化管理阶段，并深化细节管理，规范工作行为，提高医院执行力，提高工作质量。在手工管理模式下，规范医疗、护理等工作的难度很大。通过医疗信息化，可以对各种医疗护理名称、术语和格式及医院工作流程的顺序等进行深入细节管理，实现医疗信息共享和医疗信息闭环管理。通过规范医疗行为提高执行力，有效避免随意行为，减少差错事故，从而提高工作质量。

3. 实现医院精细化运营管理

应用医院信息系统有利于加强医院内部管理，完善内部机制，提高经济效益。在医院运营管理方面，按照传统手工管理方式常常出现医疗费用透支、经费超范围使用等情况。为此，医院运营管理实现信息化，体现医院的精细化管理水平，这是实现医院科学管理的关键。通过人力资源配比和人员负荷指标考核医疗资源利用效率。通过经济管理指标考核医院经济运行管理情况。通过考核收支结构指标间接反映政府办医责任落实情况和医院医

疗收入结构的合理性，推动实现医院收支平衡，有效体现医务人员技术劳务价值的目标。通过精细化管理降低运营成本，将成为更有效提升医院效益的手段。

4. 实现医院决策科学化

决策支持是医院信息化的发展方向和建设目标，医院决策的范围很广，包括临床诊断决策、治疗决策、管理决策、人力资源决策和运营决策等。由于临床医学具有复杂性、个体性，医疗决策支持需要以专科化、不断迭代、更新的知识库为基础，通过大数据、人工智能等技术，使医院管理和诊疗决策完全建立在科学的基础上，不断提高管理和诊疗决策水平。

5. 提高患者满意度和医院美誉度，增强医院的竞争力

应用医院信息系统，可以实现医院内部管理一体化、员工工作高效化、部门协作关系简单化、科室收益透明化、患者费用清单化和诊疗信息数字化，使医疗服务过程更加高效、有序和规范，简化诊疗环节，减少医疗差错，提高患者满意度。此外，医院信息系统的应用能够为患者带来便捷的就医体验，提升患者的健康获得感，提高医院的服务质量和美誉度。

6. 提供多样化医疗服务

建设智慧医院，实现智慧医疗、智慧服务和智慧管理，这是顺应社会进步和经济发展的要求，满足人民群众对更高质量健康服务的追求。智慧服务作为智慧医院建设的重要内容，以方便患者、改善就医体验及使医疗资源得到充分利用为目标，利用信息技术提升医院服务水平，包括两个方面：①实现患者在必要的时间、地点以合适的方式获得必要的服务。②实现部门之间或机构之间共享信息服务，充分利用医疗资源，提供低成本和高质量的医疗服务。

1.2.3 医院信息系统的特征

医院信息系统是管理信息系统在医院环境的具体应用。因此，它除了具有管理信息系统共有的特征外，还具有自己的特征。

1. 以计算机为基础的人机系统

人机系统就是在计算机与用户之间合理分工，适合计算机完成的工作尽量由计算机完成。在现实中，医院信息处理技术的难易程度、费用、成本和时间等因素决定了有些信息的处理还需要人工完成，如临床诊断等非规范信息的处理。总之，以信息技术为技术支撑环境的医院信息系统是由用户和计算机系统共同构成的，医院信息处理是由用户和计算机系统的交互完成的。

医院信息系统是以计算机为基础的人机系统，这一特点影响着系统开发者和系统使用者的知识结构。“以计算机为基础”要求系统的开发者必须具备计算机及其在医学信息处理中应用的知识，“人机系统”要求开发者了解用户作为医学信息使用者的各种行为。系统的用户不一定是计算机专家，但其适当了解一些计算机、医学信息及其在医院管理中应用的

知识，则会对自己的工作有所裨益。

2. 集成化的信息系统

医院流程中包含数十至上百个医疗业务，相应的信息系统通常是由多个开发商提供并经过多年持续建设才能实现，这些系统的互操作性与信息共享是医疗协同所必需的。在医院内部，如果各种信息系统没有统一的方法、标准、原则，那么不同应用系统之间可能会出现信息表达不一致或数据格式不兼容的情况，无法实现数据共享，即出现“信息孤岛”或“信息烟囱”。例如，同一数据项可能出现不同的定义，使用同样数据的不同应用系统之间可能产生矛盾，造成软件重复开发、信息不能共享等。近年来，医疗质量与效率提升的需求，政府通过电子病历应用水平评价以及互联互通评价的推动，促进了医院信息系统集成技术进步与应用的发展。以建立患者主索引为基础的集成平台被广泛应用，数据接口与信息共享技术方案增多，数据整合与集成的应用范围越来越广泛。

3. 以数据库为中心的系统

从早期的文件管理到20世纪80年代的数据库系统，乃至21世纪的数据仓库、数据挖掘、大数据分析等技术，均为医院信息系统提供了丰富的数据管理技术。在医院信息系统中，数据库技术是重要的信息管理技术，数据库中心是医院信息系统的核心支撑平台。

4. 网络型系统

随着计算机网络通信技术的发展，医院信息系统的应用范围已由单一部门扩大到多个部门乃至整个医院，由医院内部扩大到医疗联合体（以下简称医联体）和区域医疗卫生信息平台。

5. 不同于一般的管理信息系统

医学信息的复杂性、不稳定性、隐私性等因素导致医院信息系统处理的对象既有结构化数据，也有半结构化或非结构化数据。有些数据及结构会较多地受到人工干预和社会因素的影响，其中既有静态的影响，也有动态的影响，使得医院信息系统有着一般管理信息系统没有的特征。

1）医学信息的复杂性。患者信息是以多种数据类型表达出来的，不仅有文字数据类型，还经常用到图形、图表、影像等数据类型。

2）医学信息的安全性、保密性要求高。《中华人民共和国民法典》第一千二百二十六条规定：“医疗机构及其医务人员应当对患者的隐私和个人信息保密。泄露患者的隐私和个人信息，或者未经患者同意公开其病历资料的，应当承担侵权责任。”患者的医疗记录是具有法律效力的文书，它不仅在医疗纠纷案件中，还在许多其他相关事件的法律程序中发挥证据作用。因其涉及患者的隐私，有关人事的、财务的乃至患者的医疗信息均有严格的保密性要求。

3）医院信息系统中需要处理的数据量大。医院信息系统最初处理的数据量并不是很大，但随着医学技术的持续发展，包括检查、检验手段的进步，临床数据呈爆炸式增长。从这些角度分析，一个三甲医院每年有几百万人次的门诊量和超过十万人次的住院量，历年数据量累积就会达到 PB 级（PB 指 petabyte，是较高级的数据存储容量单位，它在数值上约等于 1024 TB）。从横向看，医院大数据的研究对象是人，由于人的复杂性和诊疗的多样性，导致复杂的数据结构和数据类型的多样性，其中包括结构化数据、半结构化数据和非结构化数据。在医疗数据处理中，很多都是对非结构化数据进行处理，如病历检索、影像识别等。对大量的非结构化数据进行特征提取和识别处理，难度非常大。

4）医院信息系统开发难度高，技术复杂，周期较长。迄今为止，医院信息系统是企业级信息系统中最复杂的一类，这是由医院本身的目标、任务和性质决定的。医院信息系统不仅同其他所有管理信息系统一样追踪伴随人流、财流、物流产生的管理信息，还要支持以患者医疗记录为中心的整个医疗、教学和科研活动。在许多情况下，它需要具备迅速的响应速度和联机事务处理能力。当急诊患者入院抢救时，医院信息系统可以迅速、及时、准确地获取他们的既往病史和医疗记录，其重要性是显而易见的。

5）医院信息系统与医疗安全息息相关。医疗安全主要涉及过度医疗、医疗服务不足、医疗差错三个方面，把医疗安全工作做好，除了推行各种先进管理理念，建立医院信息系统，利用大数据进行精细化管理外，利用卫生信息技术评估医疗安全也是必不可少的。

1.2.4 医院信息系统的体系架构

1. 医院信息系统的层次结构

从功能结构上划分，医院信息系统包括“以管理为中心”的医院管理信息系统（HMIS）和“以患者为中心”的临床信息系统（CIS）两大部分，每一部分又可分为若干个子系统。

医院信息系统的层次结构是“以患者为中心”的临床诊疗信息处理系统和“以提高现代化管理及服务为中心的”管理决策信息处理系统的交互体系，称为“双塔模式”，如图 1-1 所示。

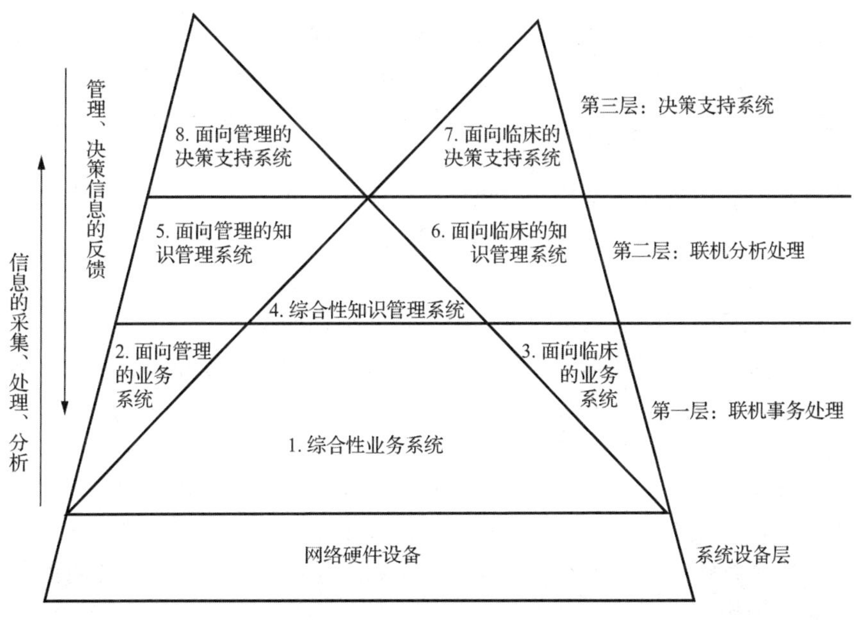

图 1-1 医院信息系统层次结构

从信息处理功能和服务对象上划分，医院信息系统可分为 8 个单元和 3 个层次。下面介绍医院信息系统的 3 个层次。

（1）基础层次：联机事务处理（online transaction processing，OLTP）

从概念上讲，联机事务处理层次包含医院信息系统中所有原始数据采集功能模块，其主要作用是完成医院信息系统中所有基本数据的采集、标准化转换、存储、加工及数据共享传输等工作。联机事务处理层次工作的好坏是完成后续工作的基础和保证。由于该层次直接面向患者和医务人员（面向具体事务），数据量大，对数据的实时性要求高，效益和效率问题突出，因此医院信息系统建设一般从这一层次开始。

（2）中间层次：联机分析处理（online analytical processing，OLAP）

联机分析处理是中间层次，其主要功能是对信息进行加工处理，使分析人员能够迅速、一致、交互地从各个方面观察信息，达到深入理解数据的目的。该层次工作能够最大限度地体现全程数据监控的处理能力和水平，实现用户对信息处理的要求。在早期的医院信息系统中没有采用数据仓库技术，直接进行多个数据库表文件（电子病历、处方、日报表、月报表、季报表、年报表和人、财、物报表）的复杂查询，不仅效率低，而且影响决策信息处理的实现。目前，医疗信息系统普遍采用与业务数据库分离的数据仓库技术，实现了 OLAP 对海量数据的复杂查询需求，真正解决了“数据丰富，知识贫乏”的问题，高效率地处理海量数据，快速地分析、生成有用的信息。

（3）高端层次：决策支持系统（decision support system，DSS）

决策支持系统是信息处理的高端层次，是基于计算机用于支持业务或医院决策活动的层次。DSS 服务于医院管理、运营和规划管理层（通常是中级和高级管理层），帮助管理人员对快速变化且不容易预测结果的问题作出决策。DSS 可以实现全计算机化、人力驱动或二者结合。这一层次能够体现医院信息系统的效率及效益，也是医院管理层关心和依赖的决策信息提供层。DSS 的设计目标是通过建立基于数据仓库的联机分析系统、数据挖掘技术，对面向任务和用户需要的某一领域问题趋势作出预测，并为决策者提供进行正确判断和决策的事实依据。

2. 医院信息系统的逻辑结构

医院信息系统的逻辑结构是其功能综合体和概念性框架，一般分为集中式结构与分布式结构两大类。

（1）集中式结构

集中式结构是指所有资源在空间上集中配置。早期的单机系统是典型的集中式结构，它将软件、数据与主要外部设备集中在一套计算机系统中。由分布在不同地点的多个用户通过终端共享资源，也属于集中式结构。

集中式结构的优点是资源集中，便于管理，资源利用率较高。但是随着系统规模的扩大，以及系统日趋复杂，集中式结构的维护与管理越来越困难，也不利于用户在信息系统建设的过程中发挥积极性与主动性。此外，资源过于集中会造成系统脆弱，一旦主机出现故障，就会使整个系统瘫痪。因此，在医院信息系统建设中，一般很少使用集中式结构。

（2）分布式结构

随着数据库技术与网络技术的发展，产生了分布式结构的信息系统。分布式结构通过计算机网络把不同地点的计算机硬件、软件、数据等资源联系在一起，实现不同地点的资源共享。各地的计算机系统既可以在网络系统的统一管理下工作，也可以脱离网络环境利用本地资源独立运作。

分布式结构的主要特征是：可以根据应用需求配置资源，提高信息系统对用户需求与外部环境变化的应变能力，系统扩展方便，安全性好，某个节点出现的故障不会导致整个系统停止运作。然而，由于资源分散且又分属于各个子系统，系统管理标准不易统一，协调困难，不利于对整个资源进行规划与管理。

分布式结构又可分为客户机-服务器（client/server，C/S）结构、浏览器-服务器（browser/server，B/S）结构、客户机-应用服务器-数据库服务器（client/application，server/database server，C/S/S）结构三种模式。

C/S 结构是一种典型的两层结构，属于“胖客户端”模型，其客户端包含一个或多个在用户的计算机上运行的程序，需要实现绝大多数的业务逻辑和界面展示。服务器端有两种，一种是数据库服务器端，客户端通过数据库连接访问服务器端的数据；另一种是套接字（socket）服务器端，服务器端的程序通过 socket 与客户端进行程序通信。

B/S 结构，极少数事务逻辑在前端实现，主要事务逻辑在服务器端实现。浏览器客户端、基于万维网的系统与应用（Web-based system and applications，WebApp）服务器端和数据库端构成三层结构。B/S 结构的系统无须另外安装，只要有 Web 浏览器即可。

C/S/S 结构是一种混合型三层体系结构，它是在客户端与数据库之间加入一个中间层，也叫组件层。三层体系的应用程序将业务规则、数据访问、合法性校验等工作放到中间层进行处理。通常情况下，客户端不直接与数据库进行交互。

目前，医院信息系统基本上采用分布式结构。

随着现代医院管理的发展，医院信息系统的架构基本是三种分布式结构混用。考虑 B/S 结构无须安装客户端，一些非主要业务系统采用 B/S 结构。考虑 C/S 结构具有较强的操作性，很多主要业务系统采用 C/S 结构，但由于 C/S 结构将数据库直接与客户端进行交互，容易出现数据安全和性能问题，目前，很多主流系统转向更先进的 C/S/S 结构或者 B/S 结构，很多医院信息系统开发商已经放弃使用 C/S 两层结构。

3. 医院信息系统的物理结构

医院信息系统的物理结构是指系统的硬件、软件、数据等资源在空间的分布情况，即避开医院信息系统各部分的实际工作和软件结构，只抽象地考察其系统的拓扑结构。

医院信息系统物理结构图如图 1-2 所示。该结构的特征是：可以将不同地点的计算机硬件、软件、数据等资源联系在一起，服务于一个共同的目标，实现不同地点的资源共享。各地的计算机系统既可以在网络系统的统一管理下工作，又可以脱离网络环境利用本地资源独立工作。它的优点如下。

1）极高的性能。服务器端有一个完整高效的关系数据库管理系统，特别适合以高频率更新数据的医院信息系统的应用环境。

2）集中式数据管理。所有数据均由集中式数据库管理系统加以统一管理。

3）扩充升级方便灵活。前后台业务分离，使得前台的应用程序不依赖后台的软硬件平台。

4）开放式平台有利于加速系统的开发。

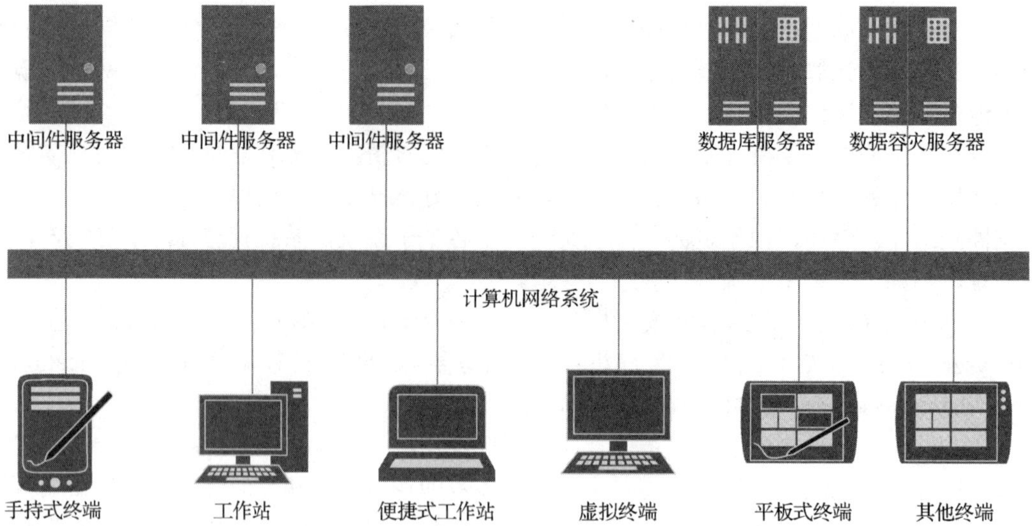

图 1-2　医院信息系统物理结构图

1.2.5　医院信息系统的组成

从系统观点并结合医院信息系统建设情况分析，医院信息系统的组成要素主要有基础硬件、系统软件、业务应用软件、信息平台、安全防护、新兴技术应用及管理体制与规范等。医院信息系统的组成，如图 1-3 所示。

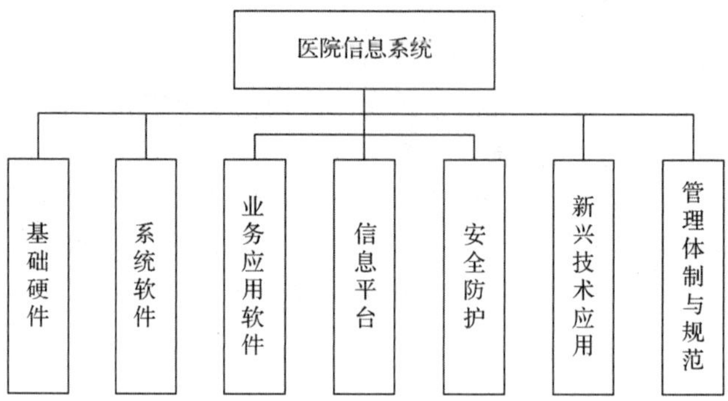

图 1-3　医院信息系统的组成

1. 基础硬件

基础硬件包括计算机、机房设备、外部设备、网络设备、云服务器及必要的通信设施等。例如，计算机主机、外存储器、打印机、物理服务器、云服务器和计算机网络等。基础硬件是医院信息系统运行必需的物理设备和硬件资源，是医院信息系统的物理基础，构成了医院信息系统运行的硬件平台。

2. 系统软件

在医院信息系统中，系统软件一般包括数据库管理软件、操作系统和实用工具软件等。系统软件由计算机厂商或专业软件公司开发，通常并不针对具体应用领域。构成医院信息系统的软件开发和运行平台，医院可以在市场上选购和配置。

（1）数据库管理软件

数据库管理软件用来存放医院信息系统的相关数据，实现辅助医疗管理。海量医疗数据存放在数据库中，数据库是医院信息系统重要的组成部分。医院信息系统的数据操作系统主要采用 Oracle、SQL Server、MySQL 等，随着国产化数据库的进一步成熟，同时考虑医疗数据安全问题，数据库国产化将成为一种趋势。

（2）操作系统软件

操作系统软件是支撑所有软件系统运行的基础软件，通常包括服务器操作系统、工作站操作系统等类型，目前医院信息系统的操作系统主要包括 Windows、Linux、UNIX、iOS、Android 等。随着国产化操作系统的进一步成熟，操作系统国产化将成为一种趋势，如鸿蒙系统（HarmonyOS）。

（3）实用工具软件

实用工具软件的种类很多，对于医院信息系统而言，主要有各种开发工具软件、浏览器软件、办公软件、文件压缩软件和文件管理软件等。

3. 业务应用软件

业务应用软件是面向问题的软件，与医院的医疗业务管理相关，属于医疗行业专用软件。该软件用于实现辅助医疗业务管理的功能，通常需要根据医院的实际情况开发。目前医院信息系统软件基本是由专业软件公司或者医院自己组织技术力量开发的。例如，电子病历（electronic medical record，EMR），企业资源计划（enterprise resource planning，ERP），影像存储与传输系统（picture archiving and communication system，PACS），实验室信息系统（laboratory information system，LIS），护理信息系统（nursing information system，NIS），临床信息系统（clinical information system，CIS）等。

4. 信息平台

医院信息平台是面向集成业务的新型业务系统，用于解决数据生成与数据再利用之间的技术问题，解决业务应用系统的标准化和规范化问题。医院信息平台是独立于业务系统的平台化系统。

5. 安全防护

医院安全防护体系包括系统安全、网络安全、数据安全、运行安全等防护系统，如防火墙、防病毒软件、数据安全运维平台等。

6. 新兴技术应用

新兴技术应用包括大数据平台、互联网应用、物联网应用、人工智能应用和云计算应用等。多学科领域的技术应用包括医院导诊机器人、物流机器人、自动化药房、语音识别和人脸识别等。

7. 管理体制与规范

医院管理体制与规范是医院信息系统不可缺少的部分，是保障医院信息系统有效运行的组织、人员、机制、流程和规范。

医院信息系统的开发与运行涉及多方面人员，如医院领导、中层管理人员、业务科室人员、信息主管、系统分析员、系统设计员、程序设计员和系统运维人员等。不同人员在医院信息系统开发、实施和运维过程中起着不同的作用。

医院管理体制与规范通常包括组织机构、部门职责、医疗流程和规范、岗位制度等，是医院信息系统成功开发和运行的管理基础和保障。

1.3 医院信息系统的发展历史

1.3.1 医院信息系统在美国的发展

医院信息系统源于美国。20 世纪 50 年代中期，美国开始将计算机应用于医院财务会计管理，并进一步实现了部分事务处理，逐步形成医院信息系统。美国医院信息系统的发展大致经历了四个阶段。

第一阶段是 20 世纪 60 年代初至 70 年代初。医院信息系统的功能主要集中在护理和收费上，目的是满足医疗保险制度的要求。20 世纪 60 年代初，美国医院首先开发了患者护理系统，同时还开发了事务处理系统和收费系统。1966 年，美国医学会为了规范临床服务与操作，编制了医学专业术语列表和编码系统。到 20 世纪 60 年代末，医院信息系统已经包含了患者诊断和患者的其他信息，并可以根据医嘱和病情编制护理计划。为了完善美国国家健康数据标准，1969 年形成了“统一最小健康数据集”（uniform minimum health data set，UMHDS）概念，并于 1972 年被采用。为了实施公众健康计划，麻省总医院开发了护理信息系统，患者的信息可以提供给医疗人员、财务人员和管理人员使用。美国从 1968 年开始开发完整的一体化医院信息系统，该系统于 1971 年投入使用，它的设计理念基于患者而不基于医疗和护理，其内容包括患者诊疗等各方面信息。但是应用这一系统要求改变现有的管理模式，因此直到 20 世纪 90 年代它才被广泛接受。在 20 世纪 70 年代初，Morris F. Collen 等成功建立了“可集成、可扩展-变长和可变格式”的包含 100 份患者记录的数据库。在 1971～1974 年，美国艾尔卡米诺（EI Camino）医院最先获得了国家卫生服务研究和发展中心基金的资助，成功研发了具有医院管理和临床业务功能的医学信息系统。1972 年，全美医院信息化的调查结果表明，当时美国还没有一个成功的、功能覆盖全院的医院信息系统。

第二阶段是 20 世纪 70 年代中期至 80 年代中期。随着信息技术的进步，医院之间的竞争加剧，医院信息系统的发展速度加快，基本覆盖了医院业务的方方面面。随着微型计算机的出现，医院信息系统向小型机多终端和微机局域网两个方向发展。20 世纪 70 年代中期，在成功实现局部医院信息管理的基础上，开始利用在线数据通信技术开发覆盖全院的整体医院信息系统，对数据进行不间断的操作。这一时期开发了一个整体集成的医院临床信息系统——开放医疗与健康联盟（open medical and healthcare alliance，OMAHA）。其后公布实施了一系列医疗管理标准。1975 年，直接用于临床信息表达的编码——医学系统命名法（systematized nomenclature of medicine，SNOMED）公布。1977 年，世界卫生组织发布了《国际疾病分类》（第 9 版）（*international classification of diseases*，ICD-9）。为了实施医疗保险预付款制度，美国卫生部财务管理署制定了（疾病）诊断相关分组（diagnosis related groups，DRG）。1984 年，美国测试与材料协会 E31 委员会公布了检验联机接口标准，其后又公布了很多其他医学信息标准。1985 年，为了解决数字化医学影像的传送、显示和存储问题，美国放射学会和美国全国电气制造商协会制定了《医学数字成像和通信标准》（*digital imaging and communications in medicine*，DICOM）。1985 年，全美医院数据处理工作调查表明，在 100 张床位以上的医院中，80%的医院实现了计算机财务收费管理，70%的医院可以支持患者挂号登记和行政事务管理，25%的医院有了较完整的医院信息系统。

第三阶段是 20 世纪 80 年代末至 90 年代中期。医院信息系统的开发重点是与诊疗有关的临床信息系统，主要目的是提高医院的医疗和护理质量。此阶段系统的特点是以患者为中心，密切结合临床与医疗设备，利用最新的计算机技术，技术含量高。1987 年，为了解决系统之间的接口问题，著名的卫生信息交换标准（Health Level 7，HL7）首次公布。1989 年，为了方便卫生专家和研究者从繁杂的信息资源中提取和集成电子生物医学信息，解决类似概念的不同表达问题，美国国立医学图书馆发布了《统一医学语言系统》（*unified medical language system*，UMLS）。1992 年，世界卫生组织发布了《国际疾病分类》（第 10 版）（ICD-10）。

第四阶段是 20 世纪 90 年代末至今。医院信息系统的开发重点转向了电子病历、计算机辅助决策、统一医学语言系统等方面，并且开始对其应用效果进行评价。另外，由于很多系统是不同的开发商在不同的历史时期完成的，因此，系统集成与融合也是研究重点之一。1996 年，美国颁布《健康保险流通与责任法案》（*Health Insurance Portability and Accountability Act*，HIPAA），赋予美国国家生命与健康委员会医疗信息标准化建设的使命，标志着美国医疗信息化政策推动的开端。2008 年，美国国会预算办公室发布了针对医疗信息化成本利益分析的报告。其主要观点是：医疗信息化在提高效率和降低支出方面存在巨大潜力，但是如果没有配套政策，就很难直接对医疗费用产生影响，而且由于存在“流失”到医疗保险、患者身上的收益，医疗机构对医疗信息化投资的动力不足，需要相关政策和法规进行推广。这一报告的发布，为美国的医院信息化立法铺平了道路。2009 年，美国国会通过《卫生信息技术促进经济和临床健康法案》（*Health Information Technology for Economic and Clinical Health Act*，HITECH）。该法案规定了医院信息化详细标准的制定和奖惩措施，推动了电子病历系统的应用和发展，成为美国医疗信息化发展的重要里程碑。HITECH 法案提出“有效使用”概念，设置奖惩措施，推广普及电子病历。美国国会授权医疗保险部门制定“有效使用”的具体标准，包括对医院电子病历功能的具体要求。“有效使用”分为三个阶段，逐步增加对电子病历功能的要求，以及电子病历应用的深度和范围。第 1 阶段（2010～2014 年）强调医疗数据的获取和存储。第 2 阶段（2015～2018 年）强调数据在医院部门之间的共享和交互，推动数据在临床诊疗的应用。第 3 阶段（2018 年～ ）

强调区域信息的互联互通，促进医疗效果的改善。HITECH 法案和“有效使用”标准阶段推进相结合，有效推广普及了电子病历在医院的应用。截至 2018 年，应用电子病历的大型医院超过 95%，这为医疗支付改革和医疗信息互操作的全面建设打下基础。

1.3.2 医院信息系统在中国的发展

20 世纪 70 年代至 80 年代末，我国医院信息系统的发展一直较缓慢。随着我国经济实力的提升和科学技术水平的提高，从 20 世纪 90 年代中期开始，医院信息系统以前所未有的速度蓬勃发展。医院信息系统的发展经历了医院信息化起步与探索、一体化的医院管理信息系统建设、临床信息系统快速发展、新医改与技术创新推动医院信息化新发展四个阶段。

20 世纪 70 年代至 80 年代末是我国医院信息化起步与探索阶段。由于技术、资金、需求与设备的限制，还只能在个别医院的个别部门进行医院信息系统的开发与应用。1973 年，中国医学科学院肿瘤医院（研究所）成立计算机室，采用国产 441B 晶体管计算机，开展全国肿瘤疾病死因调查数据统计处理工作，该院成为有期刊文献记录的我国第一个专门设立计算机科室的医院。1978 年，南京军区总医院采用国产 DJS-130 小型计算机在药品管理等方面开展应用探索，这是国内计算机在医院管理信息化方面的最早尝试。1980 年，北京积水潭医院在王安 VS-80 小型计算机上实现了药品库房管理。随后的几年间，中国医学科学院肿瘤医院、北京协和医院、解放军总医院等先后引进国外小型计算机开展医院信息化的探索与应用。1986 年 7 月，为了鼓励在医院信息化领域的探索，卫生部医政司向北京协和医院、中日友好医院、北京阜外医院、新疆医学院第一附属医院等 10 家医院下达病案、统计、财务、药品、器械、人事 6 个系统的研发任务，开发出的“药库管理系统”获得国家科技进步三等奖。1989 年，卫生部在等级医院评审时提出各医疗机构成立信息部门的要求，各级医院纷纷响应，相继成立计算机室。1992 年，卫生部参照国际惯例对国内医院制定了“分级定等”标准，并在标准中明确提出三级医院必须能用计算机进行信息处理，此要求对医院信息化的推广和普及起到非常大的促进作用。

1995～2000 年，对于中国的医院信息系统建设是一个关键性拐点。这一阶段是一体化的医院管理信息系统建设阶段。随着卫生部和总后勤部卫生部主导的两个一体化医院管理信息系统开发的完成，中国的医院信息系统正式走上产业化发展道路。前期的种种技术应用尝试在这个阶段沉淀为精细复杂的软件产品，原先分散的技术能力在政策和资金的推动下汇集为浩浩荡荡的产业洪流。

1993 年 2 月，由国家计划委员会立项，卫生部和电子工业部共同指导，在卫生部计算机应用领导小组指导下，由卫生部医院管理研究所负责组织实施的“八五”国家重点科技攻关项目——“医院综合信息系统研究”申请立项，并于同年获批，正式启动。1995 年，卫生部以部发文件的形式明确计划建设“金卫工程”，卫生部计算机领导小组负责“金卫工程”的组织实施工作。“金卫工程”的实施得到了全国各省市、各单位的广泛响应。1997～2000 年，“中国医院信息系统”（China Hospital Information System，CHIS）在北京大学人民医院上线，卫生部发布《医院信息系统软件基本功能规范》等事件，逐步为全国各大医院树立了一个参照体系，医疗行业对医院信息系统的建设规模、建设目的、功能范围有了一个明确的认识。例如，1997 年，卫生部发布《医院信息系统软件基本功能规范》最初的目的是配合完成各省厅对医院在用系统的评审工作，但到了后期更多是作为医院信息系统建设的参考指南。《医院信息系统软件基本功能规范》除了对医院信息系统的功能进行要求外，首次提出了医院信息系统的数据标准要求，这既是对之前医疗数据标准化工作成果的应用，也是我国医疗信息标准化工作的起源。

进入 21 世纪，临床信息系统快速发展，医院信息系统企业级软件市场兴起。中国医疗卫生体系经历多次重大挑战，特别是在 2003 年的严重急性呼吸综合征（severe acute respiratory syndrome，SARS）疫情期间，数据信息交流不畅使中国疫情受到质疑和指责，国家领导层意识到医疗卫生信息建设的重要性和紧迫性，政府出台了诸多鼓励政策，并建立了多个国家级项目，形成了国内医疗行业信息化建设的第二次高潮。

临床信息系统需求大幅度增加，各地开始实施与临床业务结合更加紧密的专业化信息系统。2000 年，南京军区福州总医院和北京天健公司在国内率先合作建成全院级的医学影像系统，并创造性地提出“后台自动传输”和“分中心调度”等概念和办法，有效地解决了在当时的技术条件下大容量医学影像的存储、传输和管理问题，这标志着中国 PACS 建设从实验研究阶段进入推广应用阶段。2003 年，中山市人民医院和广东医科大学附属医院联合研制的“大规模集成化医院信息系统”率先在国内实现院内全部信息系统的集成互联、数据共享，并荣获 2005 年度广东省科学技术进步奖一等奖。同年，广州军区总医院开发和实施了电子病历系统，采用电子病历编辑器方式进行临床文档的书写和管理。2005 年，佛山市南海区中医院（现广东省中西医结合医院）实现了电子病历应用全院化。2006 年，北京协和医院开展床边个人数字处理（又称掌上电脑）（personal digital assistant，PDA）应用实践，形成护理闭环管理。通过不断的探索实践，医院信息系统新业态逐步形成，并渗透到临床业务活动中。

2009 年以来，新医改与技术创新推动医院信息化发展进入新阶段。2009 年新医改方案将“卫生信息化建设”写入中央文件，时任卫生部部长的陈竺在全国卫生工作会议上形象地将新医改的框架比作“一顶、四梁、八柱”，医院信息化即为其中一根支柱，这表明国家对医疗信息化建设的重视程度达到了新的高度。

为了确保医院数字化建设快速发展，必须持续强化组织领导，不断加大资金投入，不断完善人才保障、信息安全管理、远程医疗服务等政策制度体系。随着基础建设持续深入、重点项目稳步推进，信息系统功能的应用不断拓展。例如，随着电子病历、居民健康卡、远程医疗、区域卫生信息化工程的深入推进，预约挂号、健康门户、检验检查报告查询、健康档案查询、健康管理、互联网医疗等面向公众的信息服务功能逐步应用，人民群众就医日趋便捷。事实证明，医院信息化在降低就医成本、提高就医体验、改善医患关系、促进和谐就医方面发挥了重要作用。

近十年来，在推动医疗改革的过程中，政府越来越重视医院信息化的作用。分级诊疗、质量监管、绩效考核、患者服务、深化支付改革等对信息化的要求更加突出，围绕信息化主题的政策、标准、规范、方案陆续出台，医疗信息化建设的热情高涨。

伴随着互联网、云计算、物联网、大数据、移动医疗和人工智能等新兴技术产业应用的加速，医疗信息化建设更加深入。新兴技术在优化就医流程、跨医疗机构共享互认检查检验结果、跨地域核算结报医疗费用、促进优质医疗资源向边远地区延伸、有效改善群众就医感受、创新工作模式、提高服务管理水平等方面的作用越来越显著。

1.4 医院信息系统现状

经过四十余年的发展，我国的医院信息化建设工作取得了长足进步，特别是近十年来，医院信息化的发展形势令人鼓舞，无论是国家、医院还是软件公司都投入了大量的人力、物力与财力。医院信息化建设工作经历了自由发展到政策推动发展两个阶段，信息化的应用价值日益显现，发展潜能得到各方共识。

目前，全国绝大部分医院已建立医院信息系统，该系统已成为医院管理和临床业务运行必不可少的基础性设施，涵盖经济运行管理、临床应用和管理决策等方面，并正在向智慧医院方向发展。这也充分说明医院本身对医院信息系统的认识上了一个新台阶。医院信息系统的应用为医院带来效率、效益，并提高了管理水平，信息化已成为推进医院可持续发展和政策落实的重要支撑条件，这使医院管理层对医院信息系统的重要性和必要性有了更深的认识。

临床信息系统是目前医院信息系统的发展重点之一，其主要目的是保障医疗安全、减少医疗差错和意外事故，提高患者满意度，提高临床业务效率，优化医院流程，降低医院运营成本，支持医院经营全成本核算。

近年来，医院数字化转型的重点一直围绕着信息化建设展开。国家为了全面推进医院信息化建设工作，陆续出台一系列医院信息化方面的政策、制度、标准和规范，旨在推进以电子病历为核心的医院信息化建设，创新发展预约诊疗制度等医疗服务工作，构建智慧医疗、智慧服务、智慧管理“三位一体”的智慧医院，进一步发挥信息技术在医疗卫生领域和医学教育中的重要作用，积极推动深化医疗体制改革，发展医疗卫生服务新模式和新业态，推动国家“健康中国 2030”战略的实施。

1.4.1 医院信息化建设中存在的问题

我国医院信息化建设已经初具规模，许多医院建立起覆盖全院的信息系统，并开展相关研究和应用，目前在临床信息系统、病历编辑、床边移动应用、知识库应用及电子病历集成等方面取得了不同程度进展。然而，认识不到位、难以统一各医疗机构数据标准、缺乏项目示范及配套的医疗制度法规等因素，影响了医院信息化的发展。目前，医院信息化建设中普遍存在以下问题。

1. 发展缺少战略规划

很多医院对信息化战略规划的重要性和必要性认识不足，信息化建设与医院发展战略脱节，把医院信息化建设当作单纯的技术应用，只是按照上级信息化建设要求“照葫芦画瓢”，导致出现重建设达标、轻内涵理解、缺成效评估等问题。部分医院简单照搬建设标准，与自身情况和实际需求结合不够；有的医院以评级达标为目的，机械化理解标准条件，缺乏对信息内涵要求和实用效果把控；有的建设项目过分追逐新技术，对技术成熟度把控不准，导致投资高、收效低；行业普遍缺乏对信息技术应用效果客观性、系统性的评价标准，进而导致一些系统基础建设欠扎实、集成收益不高、应用效果难以提升。

2. 系统集成度较低

系统集成难是国内医院信息系统建设存在的老问题，系统集成的目的是如何利用现有标准，实现系统之间的互操作，其前提是约定和规范特定业务场景下的信息化协同工作流程、数据交互活动和对现有标准的使用。中国医院协会信息专业委员会调查数据显示，医院信息系统在国内医院的应用比例并不低，但是实际情况是相当一部分医院科室的信息系统为独立系统，这些信息系统很多是科室根据自身业务需要主导建立的，因为在建立时并未考虑与现有医院信息系统的集成，或者当时的医院信息系统并不具备集成这些应用系统的条件，所以就成为孤立的信息系统。随着医院信息化的发展，这些孤立的信息系统缺乏应遵循的标准，只能以临时约定接口的方法进行数据访问，难以共享共用，或者软件厂商更迭导致这些信息系统不得不推倒重建，不仅浪费资金，而且原来系统中保存的数据也很难在新系统中继续保留。

3. 关注信息的采集，不关注信息的共享与利用

医院信息化工作以采集的数据范围与数据为主要工作目标，数据采集后的共享与深度利用往往被忽略。对于信息化工作来说，信息的采集是一项基础性工作，及时有效地利用信息才是信息化工作的重心。如果信息没有利用好，往往就无法体现信息化工作的真正价值。

4. 规范、标准建设滞后于医院信息系统应用的要求

国内医院信息系统标准化进程起步较晚，现有规范、标准的覆盖面与成熟度还不能满足医院信息系统建设的基本要求，而国外一些相对成熟的规范、标准与国内实际情况差距较大，应用十分困难。虽然近年来卫生健康信息标准化建设取得了一定进展，但是依然存在标准的可应用性不高、标准不易获得且缺乏标准应用工具、缺乏主动应用标准的动力、缺少权威高效的协调机制、标准制定与应用缺乏全过程规划及闭环管理等问题。在我国医院信息化建设的过程中，采用的标准、规范偏少，信息的共享与交换主要以“点对点”方式进行，这种方式局限性较强，系统升级、更换厂商往往会带来严重后果。

5. 缺乏医学知识库

医学知识库的建立与应用是实现临床信息系统目标必不可少的条件，也是实现医疗决策支持系统的基础。随着应用医疗决策支持系统促进医疗安全与质量意识的增强，医院对医学知识库的需求日益迫切。医学知识库包括药品知识库，各类疾病的临床指南、临床路径等。

建立临床医学知识库是一项专业性极强的工作，需要多学科专家的共同努力才能实现。虽然随着临床信息系统应用的普及和知识图谱、自然语言处理等技术的发展，医学知识库的建设取得了一定的发展，但是目前大多数医学知识库的建设还停留在以医学出版物和医学论文库为依据、为临床提供知识搜索服务、由医生进行主动查询的层面。

6. 缺乏良性的医院信息化市场环境

目前国内有数百家医院信息系统开发商，但是真正建立在现代医院管理基础上并利用

信息技术开发成功的医院信息系统屈指可数，存在“全而不强”“小而不精”等情况，同时由于缺乏行业技术标准和业务规范，制约了医院信息系统开发商做大、做强。

软件产品方面，存在产品功能落后，跟不上需求的发展；产品没有真正站在用户的角度设计，易用性不佳；产品所采用的技术过时，不能满足应用需求；产品标准依从性差，集成困难；产品的灵活性不够，难以满足用户的个性化需要等情况。

服务能力方面，供应商企业的项目管理和实施能力不足，导致项目实施的目标达成率相对较低，项目“扯皮”的情况比较常见；项目进展不符合要求，客户满意度低，项目无法按期验收，阻碍产业持续发展。

医院信息化产品缺乏评判标准，医疗机构在选择医院信息化产品时，难以对产品进行有效的评估和横向比较，也难以对供应商的服务能力进行可信的评估和了解。缺少可靠的产品评估方法使产品质量不易评价，这对医院信息化产业和市场的成熟化不利，也很难有效推进医院信息化产品的去芜存菁、优胜劣汰。

7. 缺乏医院信息化专业人才梯队

信息化人才队伍是医院信息化建设与发展的核心力量和重要保障，医院信息化工作需要具备较高综合专业技术水平的人员，不仅要有扎实的计算机、信息等相关专业知识，还需要具备一定的医学知识和医院管理知识。从当前实际情况来看，信息技术专业人员缺乏必要的医学知识，不了解医院具体业务流程，而医学人员的计算机水平又有限。

1.4.2 医院信息化建设的理性思维

医院信息化不是简单地利用计算机系统模拟传统手工方式，而是根据医院管理模式并采用科学化、信息化、规范化和标准化理论设计和建设的。在建设医院信息系统之前，医院必须首先规范自身的管理制度及运行模式。医院信息系统建立的过程，也是医院规范自身管理模式和管理流程、提高工作效率、不断完善机制的过程。

近年来，我国许多医院信息化建设的规模越来越大，但医院信息化建设并不存在一条“短平快”的捷径。“急功近利，拔苗助长”的建设项目违背信息化发展的客观规律，常常适得其反。因此，医院的信息化建设既不能操之过急，也不能消极等待，应该学会用科学发展观和理性思维解决医院信息化建设中存在的问题。

1. 提高认识，统一行动

医院信息化建设是一项庞大的系统工程，信息化建设成功与否的决定性因素是人。在医院信息化建设的过程中往往会遇到三类人：支持者、反对者和中立者。其中，支持者能够深刻地认识和理解信息化是实现医院现代化管理的基础和条件，它不仅能够减轻自身的工作强度、提高工作效率和工作质量，还能够为医院带来更大的经济价值和社会效益；反对者既不理解信息化管理是什么，也害怕在实行信息化管理后失去工作或丧失“权力”；中立者主要是对信息化的认识不够，他们认为传统的管理方式和新的管理方式对自己没有什么影响，建立或不建立信息化系统无所谓。

因此，医院信息化建设的首要问题是提高认识，真正了解医院自身的现状及问题，弄清医院的出路、新的经济增长点与信息化建设的关系，搞清楚信息化与现代化的关系。这里尤其强调医院决策者对医院信息化的思想认识水平，因此医院信息化建设也往往被称为“一把手工程”。事实证明，只有在长期的、反复的信息化建设过程中，用户才能慢慢地认识、理解和支持信息化建设。只有提高全体员工的信息素养，统一行动，才能实现医院现代化管理的目标。

2. 顶层设计，分步实施

传统的医院信息化建设通常缺乏顶层设计，是从单个系统入手，各系统的设计和建设相对独立，然后再将各系统集成或独立运行，通过人工进行运维协调。这种设计和建设模式往往导致医院的“个性”不明显，运维不协调，大量前期设计的功能无法发挥作用。

顶层设计、分步实施是医院信息化建设的指导思想。确定目标，分解目标，分步、分块实现目标，解决在实现目标过程中出现的问题，是实现医院信息化的第一步。

顶层设计应当具有一定的灵活性。灵活性包括适应医院的战略调整，适应国家的政策法规调整，适应技术发展的调整，适应业务发展的调整，在保持大体不变的前提下进行合理的升级和调整。

在做好总体规划的前提下，应该选择那些信息化需求紧迫且能够体现效益的部门优先建设，这样不仅信息化建设的成功率高，同时又能快速体现医院及各部门的效益，有利于得到各级领导的支持和其他部门的仿效，从而以点带面、分步实施。

3. 循序渐进，量力而行

医院信息化建设应该循序渐进、量力而行。有些医院看到别的医院在建设医院信息化系统，也盲目跟着建设，缺少对自身医院信息化建设总体目标的长期规划，更没有真正弄清楚医院信息化管理的概念和对象，这种不切实际的跟风行为最终只会给医院带来灾难。

医院信息化建设离不开系统整合和信息共享。医院信息系统整合有利于共享是医院信息化建设的最终目标，但是在医院信息化建设初期大多存在“信息孤岛”现象。事实上，信息整合是对信息自身价值的再挖掘、再利用，最终提取的信息才能真正有利于用户作出准确的分析和正确的决策。在医院信息系统建设初期，原始信息的采集渠道往往还不通畅，甚至信息的标准还不统一，这样得出的信息无法供分析决策所用。因此，医院信息系统的建设不能一蹴而就，应该循序渐进、量力而行。

4. 注重实用，持续发展

在医院信息化建设过程中，软硬件都是非常重要的条件，但并不是决定性因素，决定性因素是人。现在科学技术的发展非常迅速，尤其是计算机和网络技术的发展更是日新月异。由于信息化的发展落在信息技术和产品发展的后面，因此在设备选型时不是选最好的，而是应选最适用的。特别是在信息化建设初期，为了避免损失、少走弯路，在设备和软件的选用上应尽量降低成本，把建设工作的重点放在医院信息系统的实际应用上。

此外，在医院信息系统建成后，应树立“仅是起点，而非终点”的观念。医院信息化建设是一个长期的、动态的过程，它必须根据医院的发展和信息技术的进步而不断地变化。因此，医院信息化建设是一个只有起点、没有终点的系统工程，它由一个平衡转移到下一个平衡。

5. 以评促建，探索前行

国家相关政策密集发布，评测要求越来越多、越来越严格，很多评测成为医院管理的硬性要求，如互联互通评测、电子病历评测等。“以评促建”是指通过评测提升医院信息化应用整体水平，促进医院在信息化建设方面的发展。在当前形势下，应当具有大胆探索的精神，在保证医疗安全的同时不断创新医院信息化建设模式。

6. 化繁为简，敏捷实施

医院信息系统涉及管理、医疗、护理、药品、医保、财务、检验、检查等功能，其软件系统往往功能“大而全”、操作复杂，给使用者带来糟糕的体验，不利于医院信息系统的推广应用。因此，在软件系统规划和设计时，设计者应从用户角度出发，了解哪些是基础、哪些是核心、哪些是外围、哪些是扩展，结合用户实际使用情况科学配置，从而减少不必要的“补丁”，让系统变得容易驾驭。随着信息技术的快速发展，特别是互联网、大数据、人工智能等新兴技术的广泛应用，满足人民群众对医疗服务的更高要求，推进医院信息系统敏捷地实现相关的功能，实现现有系统的快速迭代，成为目前医院信息系统建设和完善的主要目标。

1.5 我国医院信息化发展趋势与任务

改革开放以来，随着我国经济的发展，各行各业都得到快速发展，但卫生事业发展相对滞后。2006 年 6 月，国务院启动新一轮医药卫生体制改革研究制定工作。经过三年的努力，国务院于 2009 年 3 月 18 日印发了《医药卫生体制改革近期重点实施方案（2009—2011年）》。该方案指出新医改的目标是建立覆盖城乡居民的基本医疗卫生制度，为群众提供安全、有效、方便、低成本的医疗卫生服务，实现人人享有基本医疗卫生服务。2019 年 3 月 5 日，国家卫生健康委员会发布《医院智慧服务分级评估标准体系（试行）》，明确提出对医院智慧服务的政策指引和要求。随着智慧服务分级体系的试行，行业内纷纷提出了智慧医院、智慧医疗、智慧管理和智慧服务等新理念、新思想。

根据目前我国医院信息系统的应用情况及发展趋势，以患者电子病历的信息采集、存储和集中管理为基础，连接临床信息系统和管理信息系统的医疗信息共享和业务协同平台，使医院内不同业务系统之间实现统一集成、资源整合和高效运转，并通过医院信息平台与区域卫生信息平台对接，实现跨平台、跨医院信息共享和业务协同。由此可见，我国正在逐步实现医疗信息一体化。

在信息深度共享和业务深度协同的基础上，广泛应用云计算、大数据、物联网、移动互联网、人工智能等新兴技术，在医疗服务供需两侧进行深度融合应用与流程再造，向群众、医务工作者、管理者提供全面、快捷、贴心的智慧医疗、智慧服务、智慧管理，从更高层次改善人民群众的就医体验、增强健康获得感，提高医务工作者的工作效率、降低劳动强度，提升医院管理效益、优化资源配置，这是未来医院信息化发展的方向。

1.5.1 我国医院信息化发展趋势

1. 国家相关政策的持续推动

国家医疗相关政策包括医疗信息化政策、医疗卫生政策，二者均直接或间接地推动医疗信息化的建设和发展。医疗信息化政策是直接对医疗行业信息化建设、发展进行指导和规范的政策。

近年来，为推进“健康中国2030”规划纲要的实施，提升医疗机构现代化管理水平，优化资源配置，创新服务模式，提高服务效率，降低服务成本，满足人民群众日益增长的健康需求，国家制定并发布了一系列相关政策、指导建议、建设标准、评测指引等，其内容涵盖了医疗数据标准、功能规范、建议指导方案、建议效果评测、行业促进政策等各个方面，指引信息建设向标准化、规范化、完整化、智能化、智慧化发展，引导和规范行业支撑体系，带动行业高速发展。例如，2015年国务院印发《国务院关于积极推进“互联网+”行动的指导意见》，直接促进了“互联网+”在医疗行业的应用和发展。医疗卫生政策虽然不直接针对医疗信息化，但需要医疗信息化的配套支持。2018年，国家卫生健康委员会、国家中医药管理局印发了《关于进一步做好分级诊疗制度建设有关重点工作的通知》，虽然该文件只是对分级诊疗制度建设提出要求，但分级诊疗的实现需要信息化来驱动。

2. 加快分级诊疗和医联体建设，推动医院信息化建设

建立分级诊疗制度，是合理配置医疗资源、促进基本医疗卫生服务均等化的重要举措，分级诊疗是打破目前我国医疗服务资源不均衡困境的出路之一。分级诊疗的实行需要多方面的支撑，除了法律、政策及各医疗机构的协同管理，信息化技术在连接和打通上下级医疗机构、实现医疗资源的二次分配和资源共享方面发挥了重要作用。在基于分级诊疗体系建设的医联体中，各级医疗卫生机构必须接入统一的信息平台，各机构的信息系统只有实现互联互通，才能实现医联体的一体化管理、资源的整合共享和分工协作。

3. 医保支付制度改革需要信息化先行

医疗保险作为支付主体，其支付方式对医疗行为具有制约作用，对医院管理有着重要影响。医保支付方式的调整直接影响医院的信息化建设。在深化医保支付制度改革的背景下，我国正在开展按疾病诊断相关分组（DRG）付费国家试点，开展区域点数法总额预算和按病种分值付费试点，无论是DRG，还是按病种分值付费（diagnosis-intervention packet，DIP），按项目付费的传统支付体系都将被打破。加强医保信息系统建设是推行医保支付制度改革的前提，充分运用大数据技术推动医疗、医保信息资源共享，加快整合，实现信息互通。

4. 医师多点执业的推广需要信息化的支撑

医师多点执业能够进一步优化医师资源配置，促进医务人员的合理流动，促进多元化办医和公立医院改革。医师多点执业需要医疗信息化手段的支撑，区域医疗信息化建设能够实现各级医院居民健康信息共享，有助于多点执业医师更全面地掌握患者信息，提升诊

断效率，降低患者费用支出。

5. “互联网+医疗健康”“数字化健康”时代，医疗数据共享和互联互通加速

“互联网+医疗健康”为医疗服务模式创新提供了动能，在国家政策的推动下，医疗机构、互联网企业积极探索各种形式与内容的“互联网+医疗健康”服务，医院多样化的互联网服务蓬勃发展。早期互联网软件应用仅仅是一个医疗媒介的升级，用于降低用户获取信息的成本。例如，将线下排队挂号转换为线上预约挂号。新兴技术的发展与应用会逐渐优化整体服务及交互流程，改变现有医疗服务格局，重构健康卫生信息生态体系。

6. 新技术发展为医院信息化创造了发展机遇

新兴技术无疑是当前活跃的、渗透性强、影响力广的创新力量，正在全球范围引发新一轮的科技革命，并以前所未有的速度转化为现实生产力，引领科技、经济和社会日新月异地发展。以云计算、大数据、物联网、移动互联网及人工智能为代表的新兴技术快速发展，应用领域不断拓展。其在医疗领域的渗透率逐渐提高，这将不断丰富医疗信息化的技术手段，带动医疗信息化的改进和创新，进而催生更多的市场应用场景，提升行业市场空间。

1.5.2 我国医院信息化建设的主要任务

在国家医疗政策的推动下，未来 5～10 年我国医院信息化建设的主要任务包括以下几个方面。

1. 医院信息系统持续完善与升级换代

在数字化转型的道路上，目前大多数医院仍在受数据多源异构难以处理、数据互联互通难以实现、数据价值未被完全挖掘、新项目部分内容重复建设等问题的掣肘。

我国医院信息系统建设热潮兴起于 2000 年后，目前医院信息系统的覆盖率较高，三级医院基本达到全覆盖，二级及以下医院的覆盖率达到 80%以上。在医院信息化建设发展过程中，大部分医院应用的信息系统依然是各厂商的早期产品架构，虽然在持续修改、扩充，但是系统的基础框架和技术体系未发生大的更改。

近年来，随着行业发展和新兴技术的广泛应用，医院的各业务场景发生了较大变化，很多医院的信息系统存在技术落后、需求响应不及时、专业技术人员缺少的问题。医院信息系统作为支撑医院管理的核心基础，既要适应行业发展需求，又要满足政策要求，还要跟上技术发展、适应业务变革。随着新产品的试点运行、磨合和完善，以及试点医院的效果反馈，将会有越来越多的医院对医院信息系统进行升级换代，以电子病历为核心，以智能化的功能、开放的平台、分布式的架构等特点满足医院信息化建设新的发展要求。

2. 持续推进电子病历的应用和普及，向专科化、定制化、平台化延伸

2011 年，卫生部组织制定了《电子病历系统功能应用水平分级评价方法及标准（试行）》，从 2013 年起逐步在全国推行电子病历评价工作。2018 年 8 月，国家卫生健康委员会印发《关于进一步推进以电子病历为核心的医疗机构信息化建设工作的通知》，进一步明确了医

疗机构电子病历系统建设内容和开展电子病历应用评价的工作要求。同年12月，又发布了《电子病历系统应用水平分级评价管理办法（试行）》和《电子病历系统应用水平分级评价标准（试行）》，要求组织医疗机构持续推进电子病历信息化建设及进行电子病历系统功能应用水平分级评价。

受电子病历应用评级政策和医疗业务内在需求的共同驱动，电子病历作为医院信息系统建设的重点，已进入了围绕提升评级水平的深化应用新阶段。医疗业务流程实现信息闭环全覆盖，以医生下达医嘱为起点，以医疗业务完成为终点，实现业务链条中各环节的信息化。闭环管理从药疗医嘱的执行链条逐步扩展到临床输血、手术麻醉、检查检验、护理、院内会诊等各个业务流程。在持续扩展医院信息系统功能范围、打通各环节信息共享、实现应用全覆盖的同时，实现医疗业务全流程监管，加强医疗安全保障。

随着医院信息化建设的不断深入，注重通用性临床业务管理的电子病历系统已经无法满足特定科室的业务需求，适合专科科室特点的电子病历的需求日益凸显。由于专科的场景和数据维度具有一定的特殊性，此类电子病历已经朝着专科化、平台化方向发展，即在内在全院通用电子病历的基础上建立更为精细化的专科电子病历系统；在外在专科联盟内建立专科联盟信息平台，实现联盟内的专科数据共享，如单病种质量管理与控制平台、透析患者管理平台等。

3. 大力推动医院信息互联互通

互联互通是医疗机构内部信息化和区域卫生信息共享的关键问题。近年来，国家卫生健康委员会相关部门组织制定了一系列卫生信息标准，期望通过标准化的方式为互联互通提供支持。为了推动信息标准落地实施和信息系统的互联互通，开展互联互通标准符合性测评是重要途径，达到以测促用、以测促改、以测促建的目的。

2012年6月，卫生部启动了针对区域和医院的卫生信息互联互通标准化试点示范建设工程，旨在推动国家统一的卫生信息标准广泛应用落地，实施医院信息互联互通标准化成熟度测评工作。医院信息互联互通标准化成熟度测评以卫生信息标准为核心，以信息技术为基础，以测评技术为手段，以实现国家卫生信息互联互通和信息共享为战略目标。

医院信息互联互通标准化成熟度测评，通过对各医疗机构组织建设的以电子病历与医院信息平台为核心的医院信息化项目进行标准符合性测试及互联互通实际应用效果的评价，构建医院信息互联互通标准化成熟度分级评价体系。电子病历与医院信息平台标准符合性测试，是针对医疗机构的电子病历数据、电子病历共享文档、平台交互服务分别与对应的卫生信息标准的符合性测试。互联互通实际应用效果的评价是针对医疗机构内部、不同医疗机构之间、医疗机构与区域卫生信息平台之间的应用效果等情况进行评价。

国家大力推进互联互通的终极目的是落实“区域协同”战略定位，实现区域医疗信息互联互通，优化区域医疗资源配置，建设应急系统等。远程医疗、分级诊疗、医联体、集团化医院等是区域医疗协同的具体展现形式。

4. 发展基于互联网的医疗卫生服务，完善人口健康信息服务体系建设

互联网技术的发展，特别是移动技术与互联网的融合，为医疗服务模式创新提供了动能。医疗机构、互联网企业均积极探索各种形式与内容的“互联网+医疗服务”。与政府主

管部门推动的改善医疗服务行动相契合，医院多样化的互联网服务蓬勃发展。

2018 年 4 月，《国务院办公厅关于促进“互联网+医疗健康”发展的意见》的印发，推动了“互联网+”在医疗健康领域的落地应用。为落实这一要求，同年 7 月，国家卫生健康委员会和国家中医药管理局发布《互联网诊疗管理办法（试行）》《互联网医院管理办法（试行）》《远程医疗服务管理规范（试行）》3 个管理制度，首次明确了医疗机构可依据规范开展互联网诊疗服务，开设互联网医院。2020 年 5 月，国家卫生健康委员会和国家中医药管理局下发《关于做好公立医疗机构“互联网+医疗服务”项目技术规范及财务管理工作的通知》，对“互联网+医疗服务”收费项目作出进一步规范。

全面建成权威统一、互联互通的人口健康信息平台，规范和推动“互联网+健康医疗”服务，创新互联网健康医疗服务模式，持续推进覆盖全生命周期的预防、治疗、康复和自主健康管理一体化的国民健康信息服务。实施健康中国云服务计划，全面建立远程医疗应用体系，发展智慧健康医疗便民惠民服务。建立人口健康信息化标准体系和安全保护机制。做好公民入伍前与退伍后个人电子健康档案军、地之间接续共享。到 2030 年，实现国家省市县四级人口健康信息平台互通共享、规范应用，人人拥有规范化的电子健康档案和功能完备的健康卡，远程医疗覆盖省市县乡四级医疗卫生机构，全面实现人口健康信息规范管理和使用，满足个性化服务和精准化医疗的需求。

5. 信息安全等级保护

医疗信息既涉及个人隐私，也涉及商业利益。在医疗机构逐步打通内外部网络、开展便民惠民服务、实现医疗信息院内外共享的背景下，信息安全风险也随之增加，政府和社会对健康医疗数据安全保障和患者隐私保护的关注也日益突出。

2017 年 6 月 1 日，《中华人民共和国网络安全法》正式实施，医疗机构网络安全的责任主体更加明确，全面落实网络安全等级保护制度成为法律要求。2018 年 7 月，国家卫生健康委员会发布《国家健康医疗大数据标准、安全和服务管理办法（试行）》，明确了健康医疗大数据的定义、内涵和外延，明确了医疗数据采集、存储、挖掘、应用、运营、传输等多个环节需要遵循的原则及要求。在国家高度重视网络安全工作的大环境影响下，医疗卫生行业在网络安全建设方面必将有更大的投入。如何提升行业整体网络安全建设能力与防护水平，将成为未来一段时间内医疗卫生行业需要共同努力的重要工作内容。

6. 推进健康医疗大数据和人工智能应用

医院信息化的快速发展使医院积累了海量历史数据，信息系统的逐步完善提供了数据的潜在价值。加强健康医疗大数据应用体系建设，推进基于区域人口健康信息平台的健康医疗大数据开放共享、深度挖掘和广泛应用。消除数据壁垒，建立跨部门跨领域密切配合、统一归口的健康医疗数据共享机制，实现公共卫生、计划生育、医疗服务、医疗保障、药品供应、综合管理等应用信息系统数据采集、集成共享和业务协同。建立和完善全国健康医疗数据资源目录体系，全面深化健康医疗大数据在行业治理、临床和科研、公共卫生、教育培训等领域的应用，培育健康医疗大数据应用新业态。

随着算法和硬件技术进步的累计，医学作为人工智能的重点发展领域，也迎来了人工智能应用的突破期。以深度学习为支撑的医学影像人工智能取得突破，肺结节自动识别与诊断、眼底成像辅助诊断、乳腺癌辅助诊断等系统能够达到或超过普通医生的诊断水平。以医学自然语言处理和知识图谱为支撑的辅助诊疗决策取得进展，基于医学知识图谱的智能推理在一些医疗机构开始进行探索，基于自然语言理解的病案内涵质量控制显示了很好的应用价值。以语音识别和自然语言理解为支撑的辅助录入技术进入临床试用阶段，其在检查报告、病历录入、自动随访、自助分诊等场合使用，提升了工作效率。

7. 加快智慧医院建设，实现智慧医疗、智慧管理、智慧服务

智慧医院建设主要包括三方面，即智慧医疗、智慧管理、智慧服务。

面向医务人员的“智慧医疗”。通过对医疗服务和管理过程中的各项关键信息进行采集、规范、分析和整合，实现对医疗服务过程的有效管理，并尽可能地对医疗服务过程中的各项活动实现智能响应和知识指引。智慧医疗的建设将大力推进优质医疗资源共享，完善医疗管理信息系统和医疗服务信息系统，普及应用居民健康卡、电子健康档案和电子病历，开展远程医疗、健康管理、健康咨询服务，并且可以连带推进养老机构、社区、家政、医疗护理机构协同信息服务。

面向患者的“智慧服务”。改进患者服务、改善患者就医体验，既是推进医改的重要内容，也是推进医院发展的重要目标。《医院智慧服务分级评估标准体系（试行）》明确了医院各级别智慧服务应当实现的功能，为医院建设智慧服务信息系统提供指南，指导医院科学、合理、有序地开发和应用智慧服务信息系统；引导医院沿着功能实用、信息共享、服务智能的方向，以患者为中心构建覆盖诊前、诊中、诊后的全程闭环智慧服务，实现医院智慧服务信息化、在线化、智能化，使之成为改善患者就医体验、开展全生命健康管理的有效工具。

面向医院运营人员的“智慧管理”。《医院智慧管理分级评估标准体系（试行）》规定了医院智慧管理分级评估标准体系。通过信息化技术支撑医院精细化管理，实现全流程可追溯闭环管理，提高医院综合管理能力和运营管理部门之间的协同效率，对医院综合数据进行收集、归纳、分类、汇总分析，支持运营综合分析和管理决策，实现政府、医院和患者三方共赢。

思　考　题

1. 医院信息系统的定义是什么？
2. 医院信息系统的体系结构是什么？
3. 医院信息系统的组成包括哪几部分？
4. 医院信息化的意义是什么？
5. 医院信息化建设存在哪些问题？
6. 医院信息化建设的理性思维包括哪些内容？
7. 我国医院信息化的发展方向是什么？
8. 我国医院信息化建设今后的主要任务是什么？

第 2 章　医院信息系统相关技术标准

本章从医院信息系统开发、建设、应用过程中常用的医疗信息标准出发，以医院信息系统标准的概念和意义为基础，重点介绍 HL7、ICD、DICOM、SNOMED、医疗健康信息集成规范（intergrating the healthcare enterprise，IHE）等标准。读者从中可以了解医院信息系统相关标准化技术的原理和方法、应用情况及发展趋势。

2.1　医学信息标准概述

医学是专业名词最多、最深奥、最难以统一规范的科学领域之一，与人类生命健康关系最密切。医疗卫生信息化的快速发展与传统手工操作“非标准化”的矛盾日益突出。医疗产品软硬件交互、远程医疗、医疗保险、社区卫生、区域协同医疗的快速发展，要求医学信息必须实现跨地区和跨部门互联互通，这些都需要标准化。因此，标准化成为医疗卫生信息化可持续发展的首要任务。

信息标准化是实现信息互联互通的前提和基础。医院信息化建设必须高度重视信息标准的遵循和应用，把与国家标准、行业标准的符合度作为医院信息化建设的重要指标。

2.1.1　信息标准的概念

标准是人类文明进步的成果。从中国古代的“车同轨，书同文”到现代工业规模化生产，都是标准化的生动实践。

狭义的信息标准化是指信息表达上的标准化，实质是在一定范围内使用者能够共同使用的对某类、某些、某个客体抽象的描述与表达。医学信息标准化是指信息标准化在医学领域的具体应用。语言文字可能是人类最早实现标准化并且连续几千年持续不断努力维护其高标准化程度的实例。计算机信息处理技术广泛应用以来，信息标准化的表达方式常为数字、字符等抽象符号，这是因为计算机处理这些抽象符号比信息的其他表达方式（语言、文字、图形、图像等）更快捷、更方便。广义的信息标准化不仅涉及信息元素的表达，而且涉及整个信息处理过程，包括信息传递与通信、数据流程、信息处理技术与方法、信息处理设备等。信息标准化编码的主要特点如下。

1. 完整性与唯一性

无论是一个客体还是一组客体，在信息标准化代码中都应有且仅有一个确定的代码与其对应。如果同一客体有两个或两个以上代码，就会在信息的表达与交换中引起混乱。信息编码的不完整性也会给使用者带来不便，以至无法使用该编码完整地处理信息。信息编码的完整性往往通过设置“收容组”编码保证。“收容组”是指在相应位置设置一个其他类的特殊编码，当客观事物没有对应编码时，可以将其归于相应类别的其他类编码。某些特殊情况必须用两个以上编码表示同一客体时，往往需要添加特殊标志与说明，如 ICD-9 编码体系中的星号与剑号。

2. 科学性

编码的科学性是编码体系赖以生存的基础。对某一客体的分类编码往往依赖于对该客体的本质的认识，是人类长期观察、研究、实践、活动的总结。

3. 权威性

信息标准化最终形成一个标准，该标准只有被用户在一定范围内认可并应用才能成为真正的标准。因此，编码的权威性就成了信息标准化的又一个特征。信息标准通常是由行政管理权威部门或者委托专业技术部门制定和颁布的，并在一定的范围内强制执行，此类标准的权威性与生俱来。西方发达国家的许多标准一般由一家或几家技术先进的公司发起制定和率先使用，这些标准最初只是企业内部标准，随后被其他公司仿效与遵循，最终成为行业标准乃至国家标准、国际标准，这在高新技术产业领域相当普遍。

4. 实用性

标准制定与分类学研究不同。尽管标准的制定应该充分吸收分类学的研究成果，但是标准首先是为实际应用而制定的，因此必须充分考虑其实用性。实践证明，如果一味地追求编码的科学性，兼容并蓄各种学派及每位专家的意见，那么势必导致标准化过程难以实现。标准的制定应掌握好科学与应用的关系，调整好该标准可能存在的与不同用户之间的矛盾，合理照顾现实环境与远景发展的需求。总之，任何一个标准都只能满足一定范围的实际使用要求。对于疾病、手术、药品等复杂的客体，想要得到一个理论上完美且能够满足所有用户（临床、行政、厂家、商业、教育、统计等）全部需求的编码体系是不可能的。

5. 可扩展性与可维护性

标准建立之后并不是一成不变的，需要随着客观情况的变化加以补充、修改和完善，否则该标准就会因落后而无法使用，甚至被淘汰。因此，标准的制定应留有扩展、延伸的余地，同时要持续跟踪维护。

2.1.2 医学信息标准概念

标准是指在一定的范围内获得最佳秩序，经行业、专家或者企业协商一致制定，并由公认机构批准，共同使用的或重复使用的一种规范性文件。例如，国家标准必须通过国家标准化委员会的批准。国家卫生标准首先应通过国家卫生健康标准委员会的认证，然后经国家卫生健康委员会发布才能成为行业标准。国家卫生标准现有 20 个类别，国家卫生信息标准是其中之一。国家卫生信息标准体系基本框架图如图 2-1 所示。

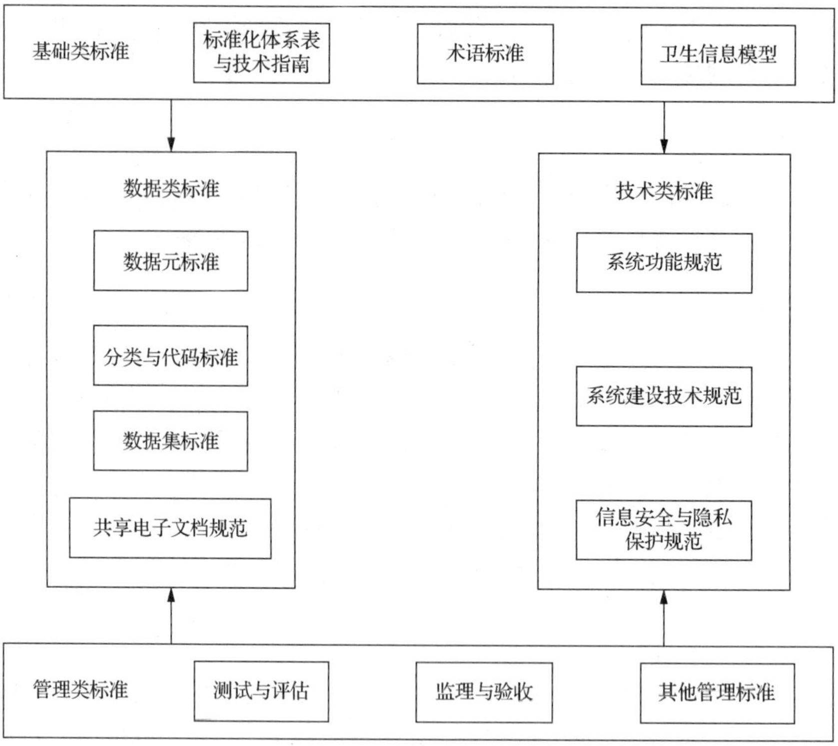

图 2-1 国家卫生信息标准体系基本框架图

2.1.3 国际常见医院信息系统相关技术标准

1. 卫生信息交换标准（HL7）

HL7 是一种国际标准化的卫生信息传输协议，是医疗领域不同应用之间电子数据传输的标准。HL7 汇集了不同厂商用来设计应用软件之间接口的标准格式，允许各医疗机构在异构系统之间进行数据交互。HL7 的宗旨是开发和研制医院数据信息传输协议和标准，规范临床医学和管理信息格式，降低医院信息系统互连的成本，提高医院信息系统之间数据信息的共享程度。

2. 国际疾病分类（ICD）

ICD 是为了对比世界各国人口的健康状况和分析死因的差别，面对各种疾病做出的国际通用的统一分类，由世界卫生组织发布，是确定全球卫生趋势和统计数据的基础，其中含有约 5.5 万个与损伤、疾病及死因有关的独特代码，使卫生从业人员能够通过一种通用语言交换世界各地的卫生信息。

3. 医学数字成像和通信（DICOM）标准

DICOM 标准是医学图像和相关信息的国际标准，它定义了质量能够满足临床需要的可用于数据交换的医学图像格式。

DICOM 标准被广泛应用于放射医疗、心血管成像及放射诊疗诊断设备［X 射线、计算机断层扫描（computer tomography，CT）、核磁共振、超声等］，并且在眼科和牙科等其他医学领域得到越来越深入的应用。在数以万计的在用医学成像设备中，DICOM 标准是部署广泛的医疗信息标准之一。

4. 医学系统命名法——临床术语（systematized nomenclature of medicine—clinical terms，SNOMED CT）

SNOMED CT 是目前国际上广泛使用的一种临床医学术语标准。这种术语标准提供了一套统一的医学术语系统，涵盖大多数临床信息，如疾病、所见、操作、微生物和药物等。SNOMED CT 可以在不同的学科、专业和诊疗地点之间协调一致地实现对临床数据的标引、存储、检索和聚合，便于计算机处理。同时，它还有助于组织病历内容，减少临床诊疗和科学研究工作中数据采集、编码及使用方式的差异，对临床医学信息的标准化和电子化起着重要的作用。

5. 医疗健康信息集成规范（integrating the healthcare enterprise，IHE）

IHE 是由医疗工作者和企业共同发起的，旨在提高医院信息系统之间更好地共享信息的技术框架。IHE 通过提高已有通信标准之间的协同使用水平满足特殊临床需要，以便为患者提供最佳服务。基于 IHE 技术框架的医院信息系统可以更好地与其他系统互联互通，更易于实施，并且可使医护人员高效率地获取相关信息。

2.1.4 国内常见卫生信息标准

2013 年以来，我国政府和相关部门发布了一系列卫生信息标准，涵盖了基础、数据和技术等层面。

1. 基础类标准

基础类标准主要是卫生信息顶层模型领域的标准，主要有《健康信息学 HL7 V3 参考信息模型》（GB/T 30107—2013）、《国家卫生与人口信息概念数据模型》（WS/T 672—2020）、《国家卫生与人口信息数据字典》（WS/T 671—2020）、《卫生信息共享文档编制规范》（WS/T 482—2016）、《卫生信息标识体系 对象标识符注册管理规程》（WS/T681—2020）和《卫生信息标识体系 对象标识符编号结构与基本规则》（WS/T 682—2020）等。这些标准对卫生信息系统的建设、信息交互与共享、数据的规范管理起到了指导作用。

为加强医疗保障标准化建设，加快形成全国统一的医疗保障信息业务编码标准，国家医疗保障局发布《医保疾病诊断和手术操作、药品、医疗服务项目、医用耗材四项信息业务编码规则和方法》《医疗保障定点医疗机构等 10 项信息业务编码规则和方法》。

新型冠状病毒肺炎疫情期间，3 个与疫情防护相关的国家标准发布，分别是《个人健康信息码 参考模型》（GB/T 38961—2020）、《个人健康信息码 数据格式》（GB/T 38962—2020）和《个人健康信息码 应用接口》（GB/T 38963—2020）。这些标准为疫情期间的人员识别、流动、健康和服务管理提供了基础信息标准化保障。

2. 数据类标准

卫生健康信息的共享对于提升信息系统协同工作能力有着重要作用，《健康档案共享文档规范》[WS/T 483—2016（所有部分）] 和《电子病历共享文档规范》[WS/T 500—2016（所有部分）] 的发布，标志着国内卫生健康信息交换从数据提高到文档的能力。共享文档规范能够承载更多的上下文含义，具有较高的语义水平，是实现语义级互操作的支撑保障。

《电子病历基本数据集》[WS 445—2014（所有部分）]、《医院人财物运营管理基本数据集》（WS 599—2018）等 11 项基本数据集，不断丰富了医疗卫生基本数据集内容，同时通过新增的基本数据集增加了卫生信息数据元的类型和数量。

2020 年，国家医疗保障局发布《医疗保障疾病诊断相关分组（CHS-DRG）细分组方案（1.0 版）》，国家医疗保障局、人力资源社会保障部发布《国家基本医疗保险、工伤保险和生育保险药品目录（2020 年）》等分类和代码，为国内医疗保障信息化工作的推进奠定了基础。

新型冠状病毒肺炎疫情期间，为规范新型冠状病毒感染相关编码规则，明确统一的疾病代码，及时准确收集新型冠状病毒感染信息，国家卫生健康委员会、国家医疗保障局发布了《新型冠状病毒感染相关 ICD 代码》。

3. 技术类标准

2014 年发布的《基于电子病历的医院信息平台技术规范》（WS/T 447—2014）和《基于居民健康档案的区域卫生信息平台技术规范》（WS/T 448—2014），为国内医院信息平台和区域卫生信息平台的建设提供了技术指引和参考。

近年来，一系列的专项信息系统基本功能规范陆续发布，内容涵盖医疗、基层卫生服务相关的信息系统，包括院前医疗急救指挥、基层医疗卫生、远程医疗和妇幼健康等。

除了信息系统与平台建设的规范与标准外，政府主导的测评工作对医院信息化建设起到了巨大的推动作用。国家医疗健康信息互联互通标准化成熟度测评促进了各个区域卫生和医疗机构信息化建设标准化水平的提升。《电子病历系统应用水平分级评价标准（试行）》《医院智慧服务分级评估标准体系（试行）》《医院智慧管理分级评估标准体系（试行）》的发布和实施极大地促进了医院临床信息系统、患者服务信息系统以及医院管理信息系统的深入应用。这些评测与评价标准都把信息共享和联通作为重要内容。测评与标准的实施，为推进医院信息化和信息标准化的发展起到了积极的作用。

2.2 卫生信息交换标准

2.2.1 HL7 的定义

HL7 是参考 ISO 采用开放系统互连（open systems interconnection，OSI），通信参考模型七层协议第七层（应用层）的通信模式编制的协议。Health Level 7 中的“Level 7”是指 OSI 七层模型中的最高层，即第七层（应用层），但它并不是遵循 OSI 第七层定义的数据元素，而只是利用其构成自己的抽象数据类型和编码规则。

HL7 是目前国际上通用的医疗信息标准，用于规范各医疗机构之间，医疗机构与患者之间，医疗机构与医疗卫生行政部门、保险公司及其他单位各种信息系统之间医疗数据的传递。HL7 并没有提供一个完全“即插即用”的解决方案，因为在医疗机构的传输环境中有两个重要影响因素：①缺乏数据处理的一致性。②产生的结果需要在用户和厂商之间进行协商。因此，它提供的是一个可在较大范围选择数据处理流程的灵活系统，并尽可能地包括所有已知程序和数据要求。

HL7 组织有 35 个国家分支机构，其中包括“HL7 中国”。HL7 拥有 57 个活跃的工作组，这些工作组的工作范围覆盖从临床诊疗护理、医院管理、医疗质量、临床决策辅助支持到数据安全、电子病历、移动医疗、医疗保险付费等多个领域，工作组的目标是根据自己负责的领域制定或者维护医学信息交换和医学信息模型相关标准。为了更好地支持移动医疗应用的需求，HL7 组织自 2011 年起针对 HL7 现有标准的不足开始了新一代信息交换标准的制定，即快速医疗互操作性资源（fast healthcare interoperability resources，FHIR），最新版的 FHIR 已于 2018 年 12 月发布。

HL7 的目的是促进各医疗信息系统之间临床、检验、保险、管理及行政等各项电子资料的交换，它主要应用在医疗保健领域，特别是在住院患者急需的医护设施领域（医院）及时进行电子数据交换。

2.2.2 HL7 的主要原理

在 HL7 通信协议中，消息是数据交换的基本单位。HL7 的消息是自动生成的，它将 HL7 文档自动转化为一个 HL7 规则数据库和部分数据结构代码，实现一个通信标准的具体工作是生成数据结构，以及实现一个构造器和一个解析器。

数据结构反映标准中各数据对象的相互关系，构造器将数据结构中的数据转化成能够在电子数据交换媒介中传输的数据串，解析器能够将数据串解析回原来的数据结构。数据交换的基本原理是：将业务系统数据首先转换为标准的 HL7 消息格式，并按照协议的通信规则发送至接收系统，接收系统对接收到的 HL7 消息进行解析，再转化为应用程序数据，从而实现系统之间的数据交换。HL7 消息传播示意图如图 2-2 所示。

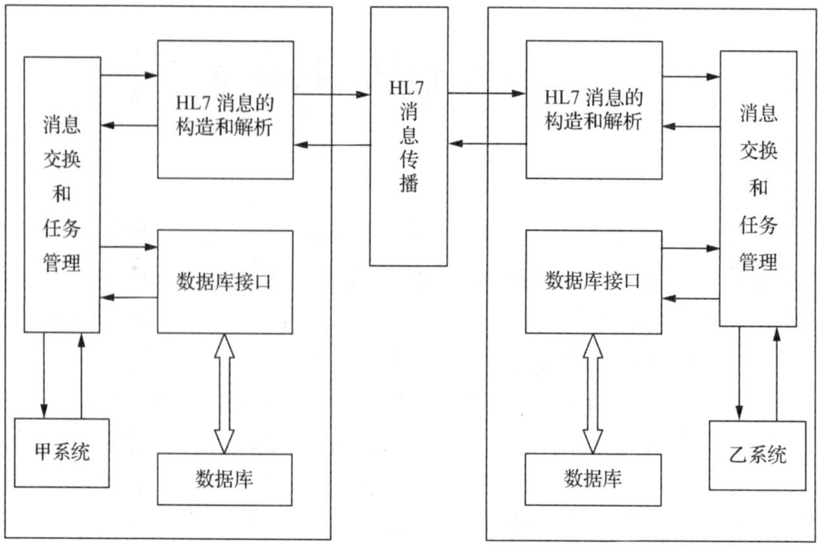

图 2-2 HL7 消息传播示意图

2.2.3 HL7 的应用

随着医院信息化的不断发展，相关产品的标准化进程加快。一方面，国家开展互联互通标准化成熟度测评，大力推动国家标准的落地实施；另一方面，HL7 系列标准提供了一个标准框架用于规范一次医疗事件所要交换的数据格式及数据内容。这些都对医院信息系统的开放性、互联性、标准化等方面提出了更高的要求。

HL7 并不能完全覆盖所有业务范围。虽然 HL7 具有扩展性，但大量的扩展和自定义信息的使用对 HL7 的应用和实施没有实质性意义。因此，在进行业务流程改造时不能盲目使用 HL7。鉴于 HL7 采用事件驱动机制规范一次医疗事件中所要传递的业务数据，在采用主动更新方式的协同业务（患者入出转管理、医嘱信息管理等）中建议采用 HL7。查询类业务由于查询参数的个性化定制性质明显，不建议使用 HL7。

HL7 已经在医疗健康数据交换和信息模型标准领域应用了三十余年，并不断发展以适应医疗健康领域的数字化变革。HL7 汇集了不同厂商用来设计应用软件之间接口的标准格式，允许各医疗机构在异构系统之间进行数据交互。自 2006 年 5 月 HL7 中国委员会成立开始，HL7 在中国的发展和推广就没有停止，并在此过程中得到了认可。

HL7 发展至今有多个不同的版本，每一次新版本的推出都是为了使其更适应行业的需求和发展。例如，行业熟知的 HL7 2.0 版本、HL7 3.0 版本和临床文档结构（clinical document architecture，CDA）标准。

HL7 2.0 版本（简称 HL7 V2）：HL7 V2 是 HL7 的第一项信息交换标准。尽管在其他场景下也会使用 HL7 V2，但是在世界各地的住院环境下，它目前仍是采纳最多、应用广泛的“杰出”标准之一。HL7 V2 采用的消息是由种种可再用区段构成的。此类消息用于发送方系统与接收方系统之间传输与医疗保健服务相关的信息，以及用于调用相关的行为（患者的转移、检验项目的申请等）。此外，HL7 V2 还支持基于通知的单向通信，并且也支持查询及其他工作流程。HL7 V2 是目前世界上广泛使用的医疗行业互操作性标准，全球约有80%的系统使用 HL7 V2 实现相应的互操作，HL7 V2 标准在未来仍会继续发挥它的价值和作用。

HL7 3.0 版本（简称 HL7 V3）：HL7 V3 是 HL7 的下一代消息传输标准。它首次引入了共同的参考信息模型（reference information model，RIM）、数据类型模型、一套词表及一种正式的标准制定方法。作为用于共享医疗保健信息的消息传输的备选架构，HL7 V3 还引入了对“文档”的使用。尽管“V3”这条术语在名义上同时涵盖消息传输和文档传输，但其通常是指“V3 消息传输”。目前，ISO 已将那些作为 HL7 V3 基础的数据类型纳入 ISO 21090，HL7 RIM 也被采纳为一项 ISO 标准。HL7 V3 消息传输标准已经获得许多大型项目的采用，尤其是在电子健康档案（electronic health record，EHR）方面。同时，其他尚未全面采用 HL7 V3 方法的标准开发与发展组织（Standards Developing and Development Organization，SDO）也采用了 HL7 RIM 和 ISO 21090 数据类型。

CDA 标准：CDA 是目前广泛采纳的 HL7 V3 标准。CDA 不但提供了包含相应文档（文书、医疗文书）元数据的标准化头，而且还能携带种类繁多的、采用章节形式加以组织的临床内容。CDA 文档内容既可以是可携带文档格式（portable document format，PDF）未经编码的文件，也可以是实现完全编码的 V3 结构化文档实例。

截至目前，上述标准已经无法适应医疗机构复杂多样的信息系统之间的互操作，这就促使新的互操作性标准——快速医疗互操作性资源（FHIR）诞生。

庞大数据在系统之间频繁传递，这是 FHIR 产生的一个主要原因。FHIR 标准于 2011 年提出，其开发工作也始于同年，由 HL7 International 领导。FHIR 用于标准之间转换，它让使用旧标准的老式系统仍可以在健康信息生态系统里交换数据信息。其推出过程汇聚了众多行业资深人士的经验和理念，因而能够很好地完成繁杂数据之间的互操作问题。

2.3　国际疾病分类

2.3.1　ICD 的定义

ICD 是世界卫生组织制定的国际统一的疾病分类方法。它是根据疾病的病因、病理、临床表现和解剖部位等特征，将疾病分门别类成为一个有序的组合，并用编码的方法表示的系统。

1853 年国际统计学会开始编制统一的疾病名称和死因分类，经四次修订，到 1893 年产生只包括死因的国际疾病与死因分类，同时规定每隔十年修订一次。2019 年 5 月 25 日，瑞士日内瓦召开的第 72 届世界卫生大会审议通过了《国际疾病分类第 11 次修订本》，首次将起源于古代中国且当前在中国、日本、韩国和其他国家普遍使用的传统医学纳入其中。表 2-1 列出了 ICD 的修订过程。

表 2-1 ICD 的修订过程

项目	1893 年	1900 年	1909 年	1919 年	1929 年	1938 年	1948 年	1955 年	1965 年	1975 年	1994 年	2019 年
ICD 版次	诞生	1	2	3	4	5	6	7	8	9	10	11
间隔年		7 年	9 年	10 年	10 年	9 年	10 年	7 年	10 年	10 年	14 年	22 年

截至 2013 年，在全世界设有 20 个世界卫生组织国际分类家族合作中心，它们分别是法国、德国、印度、意大利、日本、韩国、澳大利亚、巴西、中国、科威特、墨西哥、荷兰、南非、西班牙、泰国、英国、委内瑞拉、挪威、美国、俄罗斯分类合作中心。

北京协和医院世界卫生组织疾病分类合作中心成立于 1981 年，其主要工作是负责有关疾病分类的中文事项，包括培训、指导、咨询、翻译和协助卫生行政部门收集和控制疾病分类资料的质量。

2.3.2 ICD 的分类原理

1. 疾病分类

疾病分类是根据疾病的某些特征（病因、病理、临床表现和解剖部位等），按照一定的规则对疾病分门别类。ICD 实际上也是一种分组，有时一个组别可以包含若干种相同或相似性质的疾病，有时仅单纯包含某种疾病。组别主要是根据疾病的发生频率、疾病的严重程度及疾病的流行情况等因素确定的。组别的设定除了突出疾病的上述特点，还要考虑分组的详细程度，也就是组别的大小和层次。

ICD 是用编码的方法表示分组情况的。例如，用 A01 表示伤寒和副伤寒。

2. 疾病分类的目的

疾病分类的目的是按照设定的方案进行资料的收集、整理、分析和利用。

ICD 依据疾病的四个主要特征，即病因、解剖部位、病理及临床表现（症状体征、分期、分型、性别、年龄、急慢性、发病时间等）进行分类。每一特征构成了一个分类标准，形成一个分类轴心，因此 ICD 是一个多轴心的分类系统。

3. 疾病命名

疾病命名是给疾病起一个特定的名称，使其可以区别于其他疾病。例如，“急性阑尾炎”这一病名，表示疾病发生的部位是阑尾，又表示疾病的临床表现为急性炎症，因此很容易理解疾病本身，也容易区别于其他疾病。

4. 疾病命名与疾病分类的关系

疾病命名是疾病分类的基础，没有疾病名称就无法分类，疾病命名表本身就是一份详细的疾病分类表。反之，将一份疾病分类表详细地扩展开，使每一个编码都对应一个特指的疾病名称，这时的疾病分类表就是一份疾病命名表。

5. 疾病分类轴心

疾病分类轴心是分类时所采用疾病的某种特征。

疾病分类轴心也是分类的标准，一旦标准确立，分类就围绕着标准进行。

6. ICD的主要分类编码方法

（1）分类

ICD 的分类有三个层次，首先是类目，类目下分亚目，亚目下分细目。通常在同一个层次的分类都是围绕疾病的一个特性，即围绕一个轴心展开的。例如，“某些传染病和寄生虫病”的各个类目，都是以“病因”为分类轴心。但是类目下的亚目分类，个别情况有两个分类轴心。例如，类目 A19 粟粒性结核病的主要分类轴心是临床表现的急慢性，而它的亚目 A19.0 至 A19.2 是以解剖部位为分类轴心的。两个层次之间是从属关系，如亚目从属于类目，并继承了类目的基本特性。

（2）类目

类目是三位数编码，包括一个字母和两位数字。例如，A00 表示霍乱，A01 表示伤寒和副伤寒，A02 表示其他沙门菌感染，等等。

（3）亚目

亚目是四位数编码，包括一个字母、三位数字和一个小数点。例如，A01.0 表示伤寒。

（4）细目

细目是五位数编码，包括一个字母、四位数字和一个小数点。细目是选择性使用的编码，它提供一个与四位数分类轴心不同的新的轴心分类，其特异性更强。例如，S82.01 表示髌骨开放性骨折。

（5）双重分类（星号和剑号分类系统）

剑号表示疾病的原因，星号表示疾病的临床表现。例如，Ⅰ型糖尿病性视网膜病变，编码是 E10.3† H36.0*，其中 E10.3† 表示疾病由Ⅰ型糖尿病所致，H36.0*表示疾病部位在视网膜。

（6）ICD 索引排列方法

ICD 索引排列是按照汉语拼音-英文字母顺序排列的，并分不同层次。分层以“—”（横道）为标准。第一个“—”表示主导词的内容，其下可包括若干个修饰词，并依据它们与主导词的关系逐层依序排列，下一层均继承上一层的内容。

以“聋”为例，具体说明如下：

—传导性　（“—”代表聋）；

——单侧　（“——”代表聋、传导性）；

——双侧　（“——”代表聋、传导性）；

——和感音神经性，混合性　（“——”代表聋、传导性）；

———单侧（“———”代表聋、传导性和感音神经性、混合性）；

———双侧（“———”代表聋、传导性和感音神经性、混合性）。

这里第一个“—”表示主导词的内容，即“聋”，第二个“—”表示最临近的前面一个

“—”的内容。（———单侧）可以写成：聋，传导性和感音神经性，混合性，单侧。一般在阅读时可以反过来读，即可以读成：单侧传导性和感音神经性混合性聋。

2.3.3 ICD-10 的编排方法

按照 ICD-10 的疾病分类方法，ICD-10 的代码分布见表 2-2。

表 2-2 ICD-10 的代码分布

章	块	标题
一	A00-B99	某些传染病和寄生虫病
二	C00-D48	肿瘤
三	D50-D89	血液及造血器官疾病和某些涉及免疫机制的疾患
四	E00-E90	内分泌、营养和代谢疾病
五	F00-F99	精神和行为障碍
六	G00-G99	神经系统疾病
七	H00-H59	眼和附器疾病
八	H60-H95	耳和乳突疾病
九	I00-I99	循环系统疾病
十	J00-J99	呼吸系统疾病
十	K00-K99	消化系统疾病
十二	L00-L99	皮肤和皮下组织疾病
十三	M00-M99	肌肉骨骼系统和结缔组织疾病
十四	N00-N99	泌尿生殖系统疾病
十五	O00-O99	妊娠、分娩和产褥期
十六	P00-P96	源于围生期的某些情况
十七	Q00-Q99	先天性畸形、变形和染色体异常
十八	R00-R99	症状、体征和临床与实验室异常所见，不可归类在他处者
十九	S00-T98	损伤、中毒和外因的某些其他后果
二十	V01-Y98	疾病和死亡的外因
二十一	Z00-Z99	影响健康状态和与保健机构接触的因素
二十二	U00-U99	用于特殊目的的编码

2.3.4 ICD 的应用

1. 疾病分类的作用和意义

（1）标准化

ICD 符合目前医学的发展，科学、准确、完整地反映目前医学认知水平。这是医学信息化的应用基础，方便对各国的死因分类、疾病分类进行比较、交流等。

（2）共享性

ICD 使得疾病信息得到最大范围的共享，可以反映国家卫生状况，同时还是医学科研和教学的工具和资料。

（3）费用管理

疾病分类是医疗经费控制的重要依据之一，DRGs 是目前各国医疗改革研究的重点。

（4）国内与国际交流

由国家卫生健康委员会每年编写的《卫生健康统计年鉴》反映了我国的卫生状况，说明国家卫生费用的投入情况，包括卫生设施、卫生人员的配备等。根据 ICD 收集的居民病伤死亡原因与国际进行交流。

（5）医疗、科研检索

医院病案是珍贵的医学资料，不仅可用于医疗参考，还可用于临床科研。当医务人员需要检索某种疾病时，病案工作人员通过相关 ICD 编码在病案系统中检索相关病案号，医务人员可以通过病案号在信息系统中查看相关病案。

（6）医院管理、评审

病案首页信息丰富，通过疾病分类可以提取不同的病种信息，了解各病种的平均住院日、病床周转率、平均住院费用和住院人数等，从而进行科室管理。重点学科的申报、高水平医院的评审及三级公立医院绩效考核都需要各病种的信息，这些病种信息都是通过 ICD 查询统计的。

2. ICD-10 在中国的应用

1993 年 ICD-9 在全国推广，2002 年 ICD-10 在全国推广。我国已将 ICD-10 列为国家标准，要求所有医院在病案首页统一使用 ICD-10 编码。随着医院管理的量化、细化，ICD-10 编码工作将直接影响医疗质量管理和医院信息化工作。

目前 ICD-10 在医院信息系统中的应用主要有以下方面：出院患者信息上报、医疗质量控制、门诊统计、医疗保险付费信息上报、医疗保险支付系统、医院信息管理系统、病案统计信息管理系统、门诊医生工作站、电子病历、医疗信息统计分析等。

2.4　医学数字成像和通信标准

医学数字成像和通信标准（DICOM）定义了满足临床需要的可用于数据交互的医学图像格式。DICOM 被广泛应用于放射医疗、心血管成像及放射诊疗诊断设备。例如，CT、磁共振成像（magnetic resonance imaging，MRI）、数字减影血管造影（digital subtraction angiography，DSA）、单光子发射计算机断层成像（singlephoton emission computed tomography，SPECT）、超声内镜检查、数字 X 射线影像等。DICOM 在眼科、口腔科、病理科等其他医学领域也得到越来越广泛和深入的应用。

2.4.1　DICOM 的定义

DICOM 是由美国放射学会（American College of Radiology，ACR）和美国电器制造商协会（National Electrical Manufacturers Association，NEMA）组织制定的专门用于医学图像存储和传输的标准。DICOM 详细定义了影像及其相关信息的组成格式和交换方法，利用这个标准，可以通过在影像设备上建立一个接口完成影像数据的输入/输出工作。DICOM 支持网络通信的标准方式，如允许一个厂商向另一个厂商的存档系统中存储信息，允许一个厂商查询另一个厂商存档系统中的信息，允许一个厂商调阅另一个厂商存档系统中的信息。DICOM 支持图像打印的标准方式，如允许一个厂商向另一个厂商的打印机打印影像。DICOM 支持存储信息的标准方式，如允许一个厂商与另一个厂商使用标准媒体交换信息，并且提供一个标准的文件格式存储指定影像和患者数据。

DICOM 涵盖了医学数字图像的采集、归档、通信、显示及查询等几乎所有信息交换的协议；以开放互联的架构和面向对象的方法定义了一整套包含各种类型的医学诊断图像及其相关分析、报告等信息的对象集；定义了用于信息传递、交换的服务类与命令集，以及消息的标准响应；详细描述了唯一标识各类信息对象的技术；提供了应用于网络环境 OSI 通信参考模型或传输控制协议/互联网协议（transmission control protocol/internet protocol，TCP/IP）］的服务支持；结构化地定义了制造厂商的兼容性声明。

2.4.2 DICOM 的主要原理

DICOM 经历了一个从无到有、从简单到复杂的发展过程。从 ACR-NEMA 1.0 版本和 ACR-NEMA 2.0 版本发展到现在的 DICOM 3.0 版本，DICOM 的组成部分也在不断地补充，目前共有 16 个基本部分和扩充部分，具体如下：

1）介绍和概述。给出了标准的设计原则，定义了标准中使用的一些术语，对标准的其他部分给出了一个简要概述。

2）一致性。它是指遵循 DICOM 的设备能够相互连接、相互操作的能力。DICOM 要求设备制造商必须给出本设备所支持的 DICOM 功能的说明，即一致性声明。它包含三个主要部分：可以识别的信息对象集合、支持的服务类集合和支持的通信协议集合。

3）信息对象定义。对医学数字图像存储和传输方面的信息对象提供了抽象的定义。每个信息对象的定义由其用途和属性组成。

4）服务类规范。服务类是将信息对象与作用在该对象上的命令联系在一起，并说明了命令元素的要求，以及作用在信息对象上的结果。服务类可以简单理解为 DICOM 提供的命令，或提供给应用程序使用的内部调用函数。

5）数据结构和语义。说明了 DICOM 应用实体如何构造从信息对象与服务类的用途中导出的数据集信息，给出了构成消息中传递的数据流编码规则。

6）数据字典。它是 DICOM 中所有表示信息的数据元素定义的集合。标准中为每一个数据元素指定唯一的标记、名字、数字特征和语义。

7）消息交换。消息是由用于交换的一个或多个命令及完成命令所必需的数据组成的，是 DICOM 应用实体之间进行通信的基本单元。这部分说明了在医学图像环境中的应用实体用于交换消息的服务和协议。

8）消息交换的网络支持。说明了 DICOM 实体之间在网络环境中的通信服务支持，以及必要的上层协议的支持。这些服务和协议保证了应用实体之间有效地和正确地通过网络进行通信。

9）消息交换的点对点通信支持。说明与 ACR-NEMA 2.0 相兼容的点对点通信环境下的服务和协议。在 DICOM 3.0 中该部分已淘汰。

10）数据交换的介质存储和文件格式。它提供了在各种物理存储介质上不同类型的医学图像和相关信息进行交换的框架，并且支持封装任何信息对象定义的文件格式。

11）介质存储应用框架。用于医学图像及相关设备信息交换的一致性声明。它给出了心血管造影、超声内镜检查、CT、MRI 等图像的应用说明和 CD-R 文件交换格式的说明。

12）数据交换的存储功能和介质格式。它提供了在医学环境中数字图像计算机系统之间信息交换的功能。这部分说明了存储介质之间的关系，以及特定的物理介质特性及其相应的介质格式。

13）打印管理点对点通信支持。定义了在打印用户和打印提供方之间进行点对点连接时，支持 DICOM 打印管理应用实体通信的必要的服务和协议。在 DICOM 3.0 中该部分已淘汰。

14）灰度标准显示函数。这部分仅提供了用于测量特定显示系统显示特性的方法。这些方法可用于改变显示系统，以便与标准的灰度显示功能相匹配，或用于测量显示系统与标准灰度显示功能的兼容程度。

15）安全框架。该部分为 DICOM 3.0 新增部分，定义了安全框架的一致性声明。安全框架通过引用外部已开发的安全标准，使用公钥基础设施（public key infrastructure，PKI）、智能卡等安全技术。

16）内容映射资源。该部分为 DICOM 3.0 新增部分。它定义了 DICOM 信息对象结构化文档的模板，信息对象使用的编码术语集合，DICOM 维护的术语词典，以及针对不同国家的编码术语的翻译。

基于操作系统提供的 TCP/IP 协议，DICOM 能够实现不同操作系统之间互联。通过扩展 TCP/ IP 协议，定义一组同类应用之间统一的通信接口，DICOM 可以实现同类应用之间的互操作。根据 ISO/OSI 网络协议模型的分层概念，它是一种网络应用层协议。在实践上，利用 TCP/IP 协议的跨平台特性，扩充定义了适合医学图像传输的应用协议栈。符合 DICOM 标准的两台设备采用的交换方式是 DICOM 协议中定义的请求/响应方式，传输数据的格式是 DICOM 数据流。不论图像及患者信息在具体设备的内部如何存储，在对外交换时它们的格式都是 DICOM 格式，这样就消除了不同厂家产生的图像格式不一致带来的障碍。

2.4.3 DICOM 的应用

因为 DICOM 具有良好的互操作性，可以方便地对不同厂商生产的符合 DICOM 的医疗设备进行互连，所以在很多情况下 DICOM 被用于两台医疗设备之间的图像通信。DICOM 也可作为图像产生（CT，MRI 等）设备和图像处理工作站之间的通信接口。

DICOM 还可作为远程放射系统的图像通信标准。因为远程医疗一般在不同单位之间进行，设备也分布在不同地区，所以一般情况下进行远程医疗的设备大多是由不同厂家生产的，而这些设备必须遵循同一标准才能通信。目前，世界各国的远程医疗系统基本上采用 DICOM 作为其图像通信标准。

DICOM 也可作为小型 PACS 或部分 PACS 的通信标准。CT 设备和 MRI 设备共享打印系统就是最简单的 PACS。DICOM 提供了完整的打印标准且已成为工业界的通用标准，利用这一标准可使多台设备共享一个打印系统。建立 DICOM 的目标之一就是方便 PACS 中各种设备之间互连。在 DICOM 中，医学图像包含图像产生设备、图像分析、医师的诊断报告、患者情况等许多信息，这些信息与图像的结合为在 PACS 中医学图像的自动路由、图像分析和医师诊断带来了方便。

DICOM 亦可作为综合医学信息系统的图像通信标准。由于 DICOM 的制定参考了其他医学信息系统的相关标准，其中一个重要的标准就是 HIS/RIS 中的 HL7，这样就保证了 PACS 的通信标准与 HIS/RIS 通信标准相互兼容，可以将它们方便地集成在综合的医学信息系统中。目前 DICOM 被越来越多的医学图像设备厂商重视，他们纷纷在各自的产品中增加 DICOM 选件。

2.5 其他标准

2.5.1 SNOMED CT

1. SNOMED CT 的定义

在指称同一事物时，不同的临床医生和不同的医疗卫生机构往往会采用不同的临床术语。例如，对于心脏病学医师来说，心脏病发作、心肌梗死及 MI 可能是指同一含义，而对于计算机而言三者全然不同。因此，不同的医疗保健服务提供者、医疗服务设施、研究人员及其他相关方之间需要协调一致地交换临床信息（语义互操作性）。另外，不同的区域对医学信息的记录方式也各不相同（采用纸质记录或者采用电子记录），因而需要一种广泛全面而又协调统一的医学术语系统作为信息基础结构的组成部分。

SNOMED CT 是由美国病理学家学会（College of American Pathologist，CAP）负责牵头开发并经过科学验证的一部临床卫生保健术语集。它的应用可使卫生保健知识更易于获得并应用于实践，为临床信息数据的采集、聚合处理和共享提供便利。这套术语集提供了一套全面统一的医学术语系统，涵盖了大多数临床信息，如疾病、所见、操作、微生物和药物等，可以在不同的学科、专业和医护地点之间协调一致地实现对临床数据的标引、存储、检索和聚合，便于计算机处理。同时，它还有助于组织病历内容，减少临床照护和科学研究工作中数据采集、编码及使用方式的变异，对临床医学信息的标准化和电子化起着十分重要的作用。

2. SNOMED CT 的组成

2005 年 7 月发布的 SNOMED CT 由概念表、描述表、关系表三个核心部件以及历史表、映射表和相关的技术性文件组成。SNOMED CT 是一个组配式概念体系（compositional concept system，CCS），可以通过与其他概念的组合对概念加以特化。SNOMED CT 以描述逻辑为基础，在设计上便于将内容作为一种动态资源加以维护。

（1）概念表

概念表收录了 366 170 个具有唯一含义且经过逻辑定义的概念，这些概念被组织为 19 个高级层级结构，每个高级层级结构又分别具有各自的子级层级结构，从而形成树状结构。SNOMED CT 不再使用词条表的方式对术语进行表示，而是采用概念的形式。

SNOMED CT 将这些概念分为 19 个层面，包括“临床发现”“操作”“可观察实体”“身体结构”“有机体”“物质”“联接概念”“社会环境”等。其中，“临床发现”和“操作”是两个重要的概念层面，体现了“以临床为中心”的主旨。各个层面还可以再细分，如“临床发现”层面又可分为“畸形”“疾病”“药物作用”“神经系统上的发现”等 19 个二级层面。每个层面以一个大写字母作为标识。例如，“F”代表“临床发现”，“P”代表“操作”，“T”代表“局部解剖”。具体概念的编码以代表层面的字母开头，后面加上数字编码，数字编码体现该概念在整个层面中的位置。SNOMED CT 编码实例如图 2-3 所示。

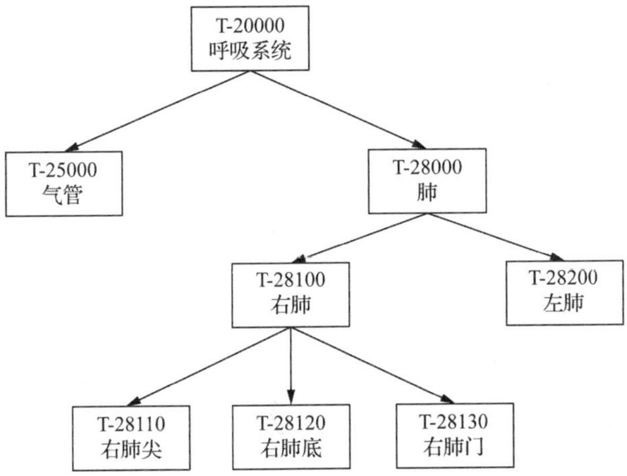

图 2-3　SNOMED CT 编码实例

从图中可以看出，“T”是局部解剖的层面代码，“2”代表呼吸系统，“28”代表肺，“281”代表右肺，“28110”代表右肺尖。由此可见，由编码可以确定某概念所在的层面。

（2）描述表

同一医学概念可能存在多种术语表达形式，在 SNOMED CT 中用描述表指定术语与概念的关系。截至 2005 年 6 月，SNOMED CT 中的所有概念描述达到 993420 个，其中用来灵活地表达临床概念的英语描述或同义词超过 99420 个。这是考虑每个临床医师使用的术语可能存在一定的个性化特征。例如，chronic gastrointestinal hemorrhage（慢性胃肠道出血），有的医师习惯写成“chronicgast rointestinal hemorrhage”，或“chronic GI bleeding”，甚至写成“chronic GI hemorrhage”等。以上这些词都是“chronic gastrointestinal hemorrhage”这个概念的描述或同义词，但只有“chronic gastrointestinal hemorrhage”才能收录在概念表中，其他词只能收录在描述表中。

在 SNOMED CT 中，每一个概念都有唯一的概念编码。一个概念可以有一个或多个描述，这些描述中的词也有编码。这些描述词的编码会对应某一个概念码。上述“慢性胃肠道出血”的各种描述词的编码对应“chronic gastrointestinal hemorrhage”的概念码。

（3）关系表

SNOMED CT 的关系表中约有 1.4 亿组语义关联。同一概念轴内部的概念之间，以及不同概念轴的概念之间，都可以通过语义关联词将医疗体系中可能存在的语义关联信息通过等级和非等级关联完整地表达出来。正是这些具有特定意义的语义关联的连接，使两个概念能够组合在一起形成数量丰富的语义描述，使临床信息及应用具有极大的灵活性。

关系表中的所有关联可分为两大类：“is a”和其他。

“is a”表示“父子”关联，形成上下位的树状结构。这种结构既可作为一种编码顺序，又可看作一种分类法。例如，“慢性胆囊炎（D5- 86420）”→“慢性消化系统疾病（D5-

00005）”→“慢性疾病（DF-00003）”→“疾病（DF-00000）”，从分类上看，后一个概念是前一个概念的上位概念。

除“is a”外的其他关联用于连接不同层面的概念，构成可以表达一定临床意义的短句或词组，既利于灵活多样且详尽描述复杂的临床发现或事件，又利于以自然语言书写为主的临床病案的电子化处理。它常采用下列格式：Concept1 + Linkage Concept + Concept2 = A simple sentence。

例如，“急性阑尾炎”可用以下方式灵活表达。第一种表达方式为急性炎症疾病（Concept1）+发现部位（Linkage Concept）+阑尾（Concept2）=急性阑尾炎。因急性阑尾炎又属于“急性消化系统疾病”，第二种表达方式为急性消化系统疾病（Concept1）+发现部位（Linkage Concept）+阑尾（Concept2）=急性阑尾炎。第三种表达方式为阑尾（Concept1）+由……引起（Linkage Concept）+急性炎症（Concept2）=急性阑尾炎。据统计，在 SNOMED CT 中，“急性阑尾炎”这一概念根据不同的关联关系会出现 17 种表达方式。

3. SNOMED CT 的应用

（1）在临床信息系统中的应用

目前，受控医学词表（controlled medical vocabulary，CMV）在医学信息交换中处于数据处理的核心地位，它紧紧包裹在临床数据库外，临床信息系统将通过一系列引擎与受控医学词表相连接，从而形成可交互的、能够保障患者安全的协作医疗服务与监控的突发公共卫生事件系统、电子病历系统、重症监护室（intensive care unit，ICU）监测系统、临床诊断支持系统、用药观察研究、临床试验系统、医嘱处理系统、疾病监测系统、影像学及社区人群健康服务、基因数据库等系统，方便数据挖掘与决策分析。

（2）SNOMED CT 与统一医学语言系统

2004 年 1 月，SNOMED CT 开始为统一医学语言系统（unified medical language system，UMLS）提供医学术语词条。UMLS 是医学术语研究的重要课题。SNOMED CT 为 UMLS 提供了广泛和重要的医学术语，是 UMLS 所包含的多个术语集之一。UMLS 的主要作用是提供多用途的电子化医学词典，它使许多不同源术语集中的相同语义拥有标准格式成为可能。

（3）SNOMED CT 在医药学中的作用

在美国国家医学图书馆编制的临床药学标准术语 RxNorm 中，SNOMED CT 在公众领域可以提供一些特殊的药品概念与编码信息。SNOMED CT 与 RxNorm 都可应用于药品信息系统。

（4）SNOMED CT 与其他标准之间的映射

SNOMED CT 与其他标准之间的映射是非常重要的。目前，SNOMED CT 已能很好地与其他医疗标准建立映射关系。例如，ICD-9-CM、ICD-10 等。最初的映射一般都简单易行，但后期的基于规则的映射更显重要。这些映射的合理性将在实践中加以检验。SNOMED CT 已成为国际上使用广泛的临床术语标准，更多的研究将涉及其在医学信息系统中的使用，以及与其他医学标准的映射。

（5）采用同一部标准术语集（SNOMED CT 等）

采用同一部标准术语集（SNOMED CT 等）记录信息的好处，与采用电子照护记录及采用结构化形式记录临床信息的那些好处息息相关。在所有的照护领域之间提供一部协调一致的术语集，可用于精确记录临床信息，具有内在的固有结构，是一项处于不断发展（制定）中的国际标准。

2.5.2 IHE

IHE 是北美放射协会（Radiological Society of North America，RSNA）和美国医疗卫生信息与管理系统协会（Healthcare Information and Management Systems Society，HIMSS）于1998 年成立的组织，其目标是促进医疗信息系统的集成，为不同子系统之间的互连提供集成方案。

IHE 是由医学专家、广大医护工作者、相关政府部门、信息技术专家和企业共同发起的，旨在提供一种更好的方法让医学计算机系统之间更好地共享信息。IHE 强化了一些已有的通信标准（DICOM 和 HL7）之间的协同工作，以便为最佳的临床工作提供特定的服务。利用 IHE 概念统一的医学信息系统可以更好地与其他系统通信，更易于实施，并且可使医护人员高效率地获取相关信息。

1. IHE 的定义

IHE 是基于 DICOM 和 HL7 的、旨在提高医疗计算机系统之间更好地共享信息的技术集成框架标准。IHE 严格意义上不能称为标准，而是基于现有成熟的标准（DICOM、HL7和其他一些系统集成的行业标准）制定的一套集成方案。IHE 定位在制定一套规范的流程，并通过 DICOM、HL7 等消息系统实现这种流程，以便实现不同系统的集成。IHE 通过提高已有通信标准之间的协同使用水平满足特殊临床需要，以便为患者提供最佳服务。

IHE 使用面向对象的技术对应用需求进行分解和描述。例如，用角色来描述被分解的一个个对象，用事务来描述对象之间的关系，用集成概况（integration profiles）来描述功能流程。IHE 技术框架定义了一个公共的信息模型和一个公共的词汇表用于系统中医学信息的通信，以及在信息系统中如何应用 DICOM 和 HL7 日趋完善的一系列事务处理来完成一个特定的任务。

2. IHE 与 DICOM、HL7 的关系

IHE 并不是定义新的集成标准，而是首先着眼于现有成熟的标准，如 DICOM 和 HL7。IHE 是一个厂商和用户的共同体，用现有标准（尤其是 DICOM 和 HL7）来完成 IHE 的集成目的。在放射系统集成技术框架中，在不同的地方分别使用了 DICOM 或 HL7 以实现 IHE流程。例如，在 PACS、RIS 和放射设备互连中主要使用 DICOM，在与 HIS 互连中主要使用 HL7。

IHE 本身是一个活动，在已有标准的基础上，通过严密的技术框架的文档性描述，提出、确定和介绍集成的工作流程模式，并通过测试验证，保证参与卫生保健的各个环节及过程都能具有很好的互联性和协同工作能力（互动性）。IHE 的目标是为医疗部门、企业、跨企业及国家级的卫生保健体系提供卫生保健的协同工作方案，提高临床应用的效率和效力，改善系统协同工作能力，改善临床工作流程，改善图像质量和一致性，改善数据的准确性和可用性，降低运作成本，提倡基于卫生保健标准的集成。

3. IHE 的主要原理

理解 IHE，首先应明确几个关键概念并理解它们之间的关系。这些关键概念分别是角色、事务、集成模式、技术框架和领域。

1）角色是指一个产生数据、管理数据或者按照数据动作的系统或者部分系统。产生、管理、对信息进行操作的信息系统或者应用被表达为“功能单元”，被称为“IHE 的角色”。每个角色都支持一组特定的 IHE 事务。一个确定的信息系统可以支持一个或多个角色。例如，设备管理信息系统可以支持影像获取设备、医生工作站和医用打印机等。

2）事务是指为了交换信息而在两个角色之间一个特定的交互作用。事务是角色之间基于标准的信息交换。每一个事务都被定义为一个特定的标准及附加细节，包括用例。这些能够增加更多特异性，并确保系统之间协同工作能力具有更高水平。一个事务是指在两个单独实体或者对象之间完成的一个协议、通信或者动作，通常包括一些有价值的条款的交换，如信息、物品、服务等。

3）集成模式由一组角色和事务按照一定的顺序组成，以便满足特定患者的治疗需要。集成模式为供应商和用户实践 IHE 技术框架功能定义提供了一条方便的途径，无须重申所有 IHE 角色和事务的细节。集成模式描述了临床信息和工作流程的需要，并确定满足这些需要的特定角色和事务。形象地说，IHE 就是一座大楼，集成框架就是一个具有不同功能的预构件，而浇铸这些预构件的黏合剂就是 DICOM 和 HL7。

4）技术框架是提供应用 IHE 所定义的集成能力的全面、详细、周密的指导性文档。技术框架描述了基于标准的系统（角色）之间用于支持特定工作流和集成能力的事务。IHE 技术框架是流程导向的，它定义了一组必须互相交互以成功完成一个特定流程的角色。这组角色通过基于 DICOM 和 HL7 的信息机制并定义清晰的事务的手段交互。该框架有意避免给具体产品分配角色，即使某些产品传统上完成了其中的一些事务。其目的在于详细确定卫生保健信息系统环境中功能模块之间的交互。因此，组成这样系统环境的各个信息系统厂商或者用户可以决定一个特定部门的哪一个产品适合哪一个角色。

5）IHE 由若干临床或者运营领域组成。在每一个领域，有临床和运营经验的用户确定信息共享的优先级，而具有相应信息系统的厂商开发与其要求一致的能够满足用户要求的基于标准的解决方案。

4. IHE 的应用

IHE 技术框架目前的版本共包括 10 个医疗应用领域，其分别是解剖病理学技术框架、心血管病学技术框架、眼科学技术框架、IT 基础架构技术框架、实验学技术框架、患者治疗协调技术框架、患者治疗设备技术框架、质量研究和公共卫生技术框架、放射肿瘤学技术框架和放射学技术框架。

2.5.3 CDA 标准

CDA 是 HL7 V3 的一部分，专门规定临床文档内容的标准化。临床文档是一个完全的信息对象的定义，它包括文本、图像、声音和其他多媒体内容。

1. CDA的特点

CDA的特点如下：

1）持续性。一个临床文档会在一个被定义的局部和调整好的需求内保持一段时间稳定不变。

2）可操作。一个临床文档是由一个接受医疗委托的人或组织维护的。

3）可鉴定。一个临床文档是一组具有法律效应的临床信息集合。

4）整体性。文档鉴定适用于整个文档，并非只适用于整个文档的一部分。

5）可读性。一个临床文档要便于用户阅读。

2. CDA的目标

CDA的目标如下：

1）提供病患医疗记录传输的优先级。

2）允许在更多的系统中廉价地实施。

3）支持在不同技术水平用户之间交换可读性文档。

4）延长在此结构下编码的信息的有效期限。

5）支持大量处理信息交换的应用系统。

6）与大量文档创建系统相兼容。

7）提供独立于传输和存储机制的交换。

8）有能力进行适当的快速设计。

9）政策制定者可以在不扩展本规范的前提下控制他们的信息需求。

3. CDA的设计原理

CDA的设计原理如下：

1）此结构必须与可扩展标记语言（extensible markup language，XML）和HL7 RIM兼容。

2）此结构的技术屏障必须最小化。

3）此结构规范制定交换所需的框架。

4）此结构在交换所需的文档结构和文档内容中应该利用最小的限制和需要。

5）此结构必须是可升级的，以便适应更好的标记，如高度结构化的文本或编码数据。

6）基于此结构的文档应能适应一定的专业、商业、代理商提出的约束和需求。

7）创建和处理文档的文档规范，如果进行交换，就应该使用这个交换结构。

8）可以在配置了XML的浏览器中浏览和打印CDA文档。CDA文档由一般的用标准XSLT语言编写的转换样式转换。

4. CDA文档的结构和传输

CDA继承了HL7 RIM3和HL7 V3发布的数据类型，使用XML语言标记CDA。完整的CDA包括一套分层级的文档规范，这个层级就形成了“文档结构”。

一个CDA文档由一个头和一个体组成，CDA头确定了文档的分类，提供了鉴定信息、受访数据、患者和提供者等。CDA 体包括了临床报告，由可嵌套的四种内容集组成，分别是节、段、列表和表格。内容集包含内容和可选标题，而内容又包含纯文本、链接和多媒体。CDA 文档的体和头都使用 HL7 RIM 中定义的数据类型。

CDA 文档传输建立在 TCP/IP 网络传输标准协议基础上，打在包里的内容是 XML 格式，而 CDA 是完全符合 XML 标准的。反之，虽然非 CDA 标准的 XML 可以发送、接收和显示，其所呈现的内容只能让人看懂，计算机不能理解。例如，医生需要把某患者最近三个月内所有的血糖检测结果找出来，查看其中有多少次不正常。由于患者最近三个月内可能在社区、体检中心和住院时都做过血糖化验，其化验结果文档可能分别保存在社区慢病管理、体检和医院电子病历等不同系统中。尽管社区和体检中心可以用电子邮件将检验报告传送给医院，但电子邮件传送的检验报告只能让医生看懂，计算机却不能从电子邮件中把相关内容找出来。这个用电子邮件传输检验报告的过程与患者亲自将全部化验单拿给医生看并没有太大区别，只不过化验单是通过计算机传送的。如果传输的文档是符合 CDA 架构的，那么医生的计算机就可以自动地读懂相应的内容，可以自动地将所有文档中的血糖检测结果抽取出来并呈给医生，这就是计算机可以理解的语义。由于医生没有更多的时间浏览患者所有的医疗文档和记录，因此使医学文档符合 CDA 标准，让计算机可以自动地传输并理解语义，对医生全面了解患者的病情，以及疾病控制、辅助诊断、医学科研等，具有非常重要的意义。

2.5.4 FHIR 标准

面对多元化的数据来源和数据交互，如何让同一家医疗机构内的众多信息系统顺畅地实现互操作、让不同医疗机构之间的信息传输和利用顺畅高效，这一问题已经到了非解决不可的地步。“互操作性”成为国内医疗信息化重点关注和研究的方向。在医疗信息化快速发展的今天，医疗机构内部和医疗机构之间信息集成共享与互操作越来越频繁，这使得卫生信息传输标准越来越重要。

FHIR 是由 HL7 创建的下一代标准框架，FHIR 结合 HL7 V2、HL7 V3 和 CDA 产品线的最佳功能，同时利用最新 web 标准，密切关注可实施性方面。FHIR 是由基于一系列被称为“资源”的模块化组件构建的。这些“资源”能够很容易地组装进工作系统，用来解决现实世界中的临床和管理问题，而成本只是现有替代系统价格的一小部分。FHIR 适用于不同的语境，如手机上的社交媒体、云通信、基于电子病历的数据共享和大型医疗机构中的服务器通信等。

“资源”是一个独立的概念，它的范围比数据源大，但又比整个患者的文档小。患者是一个 FHIR，在“患者”资源下有一些属性。例如，数据源有姓名、生日、性别、身份证号码。药品也是一个 FHIR，在“药品”资源下有药品的名称、编码、剂型等。家族史又是一个 FHIR，它列出了家族成员可能有的疾病。所有的数据最终生成列表，而这个“列表”资源不是一个具体的概念，它可以是一组相关的数据、相关的内容。例如，列表可能是一组患者的用药，也可能是某一个医生照顾的一组患者，等等。因此，类似的列表是一个底层架构资源。FHIR 的核心理念就是复用所有同类的数据结构。

FHIR 的优势如下：

1）大力注重实施，能够快速和容易实施。

2）在启动开发时，能够得到多个实施库、多个案例帮助开发。

3）相关规格免费使用，没有限制。

4）不受规范限制的互操作性，基础资源既能够按照原样使用，也可以按照本地需求改造应用。

5）基于 HL7 V2 及 HL7 V3 的进化发展，标准可以共存和相互利用。

6）利用 web 标准、XML、JSON、超文本传输协议（hypertext transfer protocol，HTTP）等。

7）能够使用消息或文档进行无缝信息交换。

8）规范简洁，容易理解。

9）针对开发者，支持人易读的格式。

10）基于坚实的本体和严格证明的正确性格式映射。

医疗标准的核心挑战是如何处理医疗流程多样化导致的变异。随着时间的推移，更多的领域和选择被添加到规范中，从而导致实施过程的成本和复杂度增加。替代方案依赖于自定义扩展，但这也产生了大量的实施问题。FHIR 定义一个简单框架用于扩展和适应已存在的资源，以此来解决这个挑战。所有的系统，不管它们是如何开发的，都能够很容易地读取这些扩展，而且能够通过相同的框架像检索其他资源一样检索这些扩展定义。

FHIR 的易学习性使其易于掌握和使用，具备了推广应用的基础，但未来大规模的推广使用还需要更多的业界人士参与，从而建立适应我国医疗卫生行业的 FHIR 标准体系。

思　考　题

1. 简述医疗信息化标准建设的现状和发展前景。
2. 简述 ICD-10 标准的分类编码方法。
3. 简述 DICOM 标准的结构及其在医学图像存储方面的应用。
4. HL7 是什么？它有什么特点？
5. 简述 IHE 的作用。
6. 简述 SNOMED CT 的组成及结构特点。
7. 简述 IHE、HL7 与 DICOM 三者的关系及区别。
8. 目前国内外都有哪些常见的卫生信息相关标准？
9. 简述 CDA 标准的应用。
10. 简述 FHIR 标准的应用。

第 3 章 医院信息系统规范

本章介绍国内医院信息化政策、规范制定的背景，并对政策、规范的内容进行解读。读者可以从中了解目前我国医院信息化建设的主要方向和具体的业务规范要求。

3.1 概 述

近年来，国家为了全面推进医院信息化建设工作，陆续出台了一系列医院信息化方面的政策、制度、标准和规范，旨在推进以电子病历为核心的医院信息化建设，支持医疗服务模式创新发展，推动医疗机构和区域信息系统互联互通，构建智慧医疗、智慧服务、智慧管理“三位一体”的智慧医院体系，进一步发挥信息技术在医疗卫生领域和医学教育中的重要作用，积极推动深化医疗体制改革、发展医疗卫生服务新模式和新业态，推动国家“健康中国 2030”战略实施。

3.1.1 《“健康中国 2030”规划纲要》简介

为推进健康中国建设，提高人民健康水平，根据党的十八届五中全会战略部署制定的《“健康中国 2030”规划纲要》，由中共中央、国务院于 2016 年 10 月 25 日印发并实施。《“健康中国 2030”规划纲要》是中华人民共和国成立以来首次在国家层面提出的健康领域中长期战略规划，是贯彻落实党的十八届五中全会精神、保障人民健康的重大举措，对全面建成小康社会、加快推进社会主义现代化具有重大意义。2017 年 10 月，党的十九大进一步明确指出实施健康中国战略。

《“健康中国 2030”规划纲要》全文共分八篇二十九章，其中第二十四章“建设健康信息化服务体系”阐述了医疗信息化的发展规划，主要包括以下两个方面的内容。

1. 完善人口健康信息服务体系建设

全面建成统一权威、互联互通的人口健康信息平台，规范和推动“互联网+健康医疗”服务，创新互联网健康医疗服务模式，持续推进覆盖全生命周期的预防、治疗、康复和自主健康管理一体化的国民健康信息服务。实施健康中国云服务计划，全面建立远程医疗应用体系，发展智慧健康医疗便民惠民服务。建立人口健康信息化标准体系和安全保护机制。做好公民入伍前与退伍后个人电子健康档案军地之间接续共享。到 2030 年，实现国家省市县四级人口健康信息平台互通共享、规范应用，人人拥有规范化的电子健康档案和功能完备的健康卡，远程医疗覆盖省市县乡四级医疗卫生机构，全面实现人口健康信息规范管理和使用，满足个性化服务和精准化医疗的需求。

2. 推进健康医疗大数据应用

加强健康医疗大数据应用体系建设，推进基于区域人口健康信息平台的医疗健康大数据开放共享、深度挖掘和广泛应用。消除数据壁垒，建立跨部门、跨领域密切配合、统一归口的健康医疗数据共享机制，实现公共卫生、计划生育、医疗服务、医疗保障、药品供应、综合管理等应用信息系统数据采集、集成共享和业务协同。建立和完善全国健康医疗数据资源目录体系，全面深化健康医疗大数据在行业治理、临床和科研、公共卫生、教育培训等领域的应用，培育健康医疗大数据应用新业态。加强健康医疗大数据相关法规和标准体系建设，强化国家、区域人口健康信息工程技术能力，制定分级分类分域的数据应用政策规范，推进网络可信体系建设，注重内容安全、数据安全和技术安全，加强健康医疗数据安全保障和患者隐私保护。加强互联网健康服务监管。

人口健康信息平台是基础，健康医疗大数据应用是关键。大数据采集需要安全、高效、可控的基础网络和数据中心作为支撑和保障。因此，制定完善人口健康信息平台和健康医疗大数据应用的技术标准和规范成为推进和实施“健康中国 2030”战略的重中之重。

《“健康中国 2030”规划纲要》标志着卫生信息化作为支撑体系的一部分，与“健康中国”国家发展战略关联在一起，纳入国家中长期发展规划加以推进。

3.1.2 国家医院信息化政策

为推进实施“健康中国 2030”战略，提升医疗机构现代化管理水平，优化资源配置，创新服务模式，提高服务效率，降低服务成本，满足人民群众日益增长的健康需求，国家制定发布了一系列相关政策文件。《国务院关于积极推进“互联网+”行动的指导意见》指出，加快推动互联网与各领域深入融合和创新发展，在卫生领域推广在线医疗卫生新模式。《国务院办公厅关于促进“互联网+医疗健康”发展的意见》指出，从健全“互联网+医疗健康”服务体系、完善“互联网+医疗健康”支撑体系、加强行业监管和安全保障 3 个方面，全方位指导“互联网+”在医疗中的应用，医疗卫生成为“互联网+”创新应用的重要领域。为了落实这一要求，国家卫生健康委员会和国家中医药管理局发布了《互联网诊疗管理办法（试行）》《互联网医院管理办法（试行）》《远程医疗服务管理规范（试行）》3 个文件，下发了《关于做好公立医疗机构“互联网+医疗服务”项目技术规范及财务管理工作的通知》。

2015 年 9 月，国务院发布《促进大数据发展行动纲要》，指出把医疗健康服务大数据作为民生服务领域的一项重要示范性工程。内容包括构建电子健康档案、电子病历数据库，建设医疗健康管理和服务大数据应用体系，开展健康医疗大数据创新应用研究等。2016 年 6 月，国务院办公厅印发《国务院办公厅关于促进和规范健康医疗大数据应用发展的指导意见》印发，进一步规范和推动健康医疗大数据融合共享、开放应用。

2016 年 11 月，国务院发布《“十三五”国家战略性新兴产业发展规划》，指出实施网络强国战略，加快建设“数字中国”，推动物联网、云计算和人工智能等技术向各行各业全面融合渗透，构建移动医疗、远程医疗等诊疗新模式，促进智慧医疗产业发展。

2017 年 7 月，国务院发布《新一代人工智能发展规划》，在重点任务中，把智能医疗作为人工智能的重要应用领域，提出推广应用人工智能治疗新模式、新手段，建立快速精准的智能医疗体系；探索智慧医院建设，开发手术机器人、智能诊疗助手，研发柔性可穿戴、生物兼容的生理监测系统，研发人机协同临床智能诊疗方案，实现智能影像识别、病理分型和智能多学科会诊；基于人工智能开展大规模基因组识别、蛋白质组学、代谢组学等研究和新药研发，推进医药监管智能化；加强流行病智能检测和防控。

2018 年 12 月，国家卫生健康委员会办公厅印发《关于加快推进电子健康卡普及应用工作的意见》，推进了电子健康卡普及应用。

其他医院信息化重要相关政策文件见表 3-1。

表 3-1 我国医院信息化相关政策文件

政策标准	面向对象	发布时间
《全国医院信息化建设标准与规范（试行）》	面向全国医院信息化	2018 年 4 月
《电子病历系统应用水平分级评价管理办法（试行）》及《电子病历系统应用水平分级评价标准（试行）》	面向临床应用	2018 年 12 月
《区域全民健康信息互联互通标准化成熟度测评方案（2020 年版）》	面向标准化及信息集成互通共享	2020 年 8 月
《国家医疗健康信息医院信息互联互通标准化成熟度测评方案（2020 年版）》		2020 年 8 月
《医院智慧服务分级评估标准体系（试行）》	面向患者服务	2019 年 3 月
《信息安全技术　网络安全等级保护基本要求》（GB/T 22239—2019）	面向医疗安全	2019 年 5 月
《医院智慧管理分级评估标准体系（试行）》	面向医疗管理	2021 年 3 月

3.1.3 国家医院信息化政策介绍

2019 年 3 月 21 日，国家卫生健康委员会在智慧医院建设工作的新闻发布会上提出了“三位一体”的智慧医院体系架构，即智慧医院包括智慧医疗、智慧服务和智慧管理三个维度。为了更好地推进智慧医院建设工作，国家先后发布了针对智慧医疗、智慧服务和智慧管理的评级标准体系。随着 2021 年 3 月 15 日《医院智慧管理分级评估标准体系（试行）》的发布，国家关于智慧医院的整体布局基本成形。智慧医院“三位一体”架构图如图 3-1 所示。

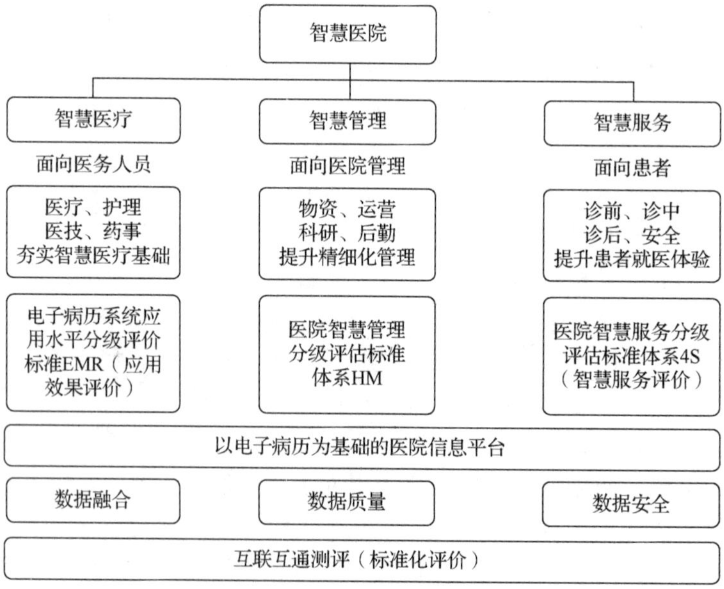

图 3-1 智慧医院“三位一体”架构图

《全国医院信息化建设标准与规范（试行）》对医院信息系统的内涵进行了详细的定义，为医院信息系统功能建设提出了明确的指引，将医院信息系统划分为业务应用、信息平台、基础设施、安全防护、新兴技术应用五大功能模块，并将人工智能作为医院信息化建设的最高目标。

《电子病历系统应用水平分级评价管理办法（试行）》《电子病历系统应用水平分级评价标准（试行）》重点关注医疗文书的完整性、规范性和标准化等方面，从 10 个角度和 39 个项目中，建立完善的医疗文书生产体系，着眼于大数据技术下的临床决策支持和区域协同医疗。

《国家医疗健康信息医院信息互联互通标准化成熟度测评方案（2020 版）》（国家卫生健康委员会于 2020 年 7 月发布）重点关注信息共享和信息互联互通，旨在提高跨机构、跨地域健康诊疗信息交互共享和医疗服务协同水平及信息惠民成效。

《医院智慧服务分级评估标准体系（试行）》重点关注患者就医体验，引导医院沿着功能实用、信息共享、服务智能的方向建设完善智慧服务信息系统，使之成为改善患者就医体验、开展全生命周期健康管理的有效工具。

《医院智慧管理分级评估标准体系（试行）》对医院标准化、规范化管理进行指引，旨在提升医院管理精细化、智能化水平，实现科学决策，最终赋能传统医疗，形成持续改进的体系。

《信息安全技术　网络安全等级保护基本要求》（GB/T 22239—2019）对医院信息安全进行全面的定义。医院信息安全无小事，关系患者的生命安全，是医院信息系统的“头等大事”。网络安全等级保护对医院信息安全提出了具体的标准指引。

3.2 《全国医院信息化建设标准与规范（试行）》简介

3.2.1 发布背景

2018 年 4 月，国家卫生健康委员会发布《全国医院信息化建设标准与规范（试行）》。该规范是由国家卫生健康委员会规划与信息司组织国内相关单位专家和技术人员，在 2016 年发布的《医院信息平台应用功能指引》（明确医院信息化功能）和 2017 年发布的《医院信息化建设应用技术指引》（明确医院信息化技术）基础上，研究制定的医院信息化建设国家级标准与规范。

《全国医院信息化建设标准与规范（试行）》主要根据目前医院信息化建设现状，着眼未来 5～10 年全国医院信息化应用发展要求，针对二级及以上医院的临床业务、医院管理等工作，覆盖医院信息化建设的主要业务和建设要求，从软硬件建设、安全保障、新兴技术应用等方面规范了医院信息化建设的主要内容和要求。在新兴技术应用方面提出了明确的标准，把传统技术作为整个医院信息化的基础，把人工智能作为信息化技术的最高目标，物联网、云计算、大数据、区块链等新兴技术作为人工智能的新基础，推进智慧医院的建设。至此，医院信息化建设标准与规范在国家层面构建起一个较为完整的体系框架。

3.2.2 规范解读

1. “立梁架柱”健全体系

医院信息化建设是全民健康信息化发展的重要组成部分，面临标准化、规范化和应用水平等方面的难点、痛点。加强顶层设计，有利于医院信息化建设在标准规范性、数据一致性、数据完整性、数据联通性、信息应用性、发展平衡性等方面进一步完善，确保各类诊疗数据有效地互联互通和务实应用，促进医院信息化的可持续发展和医疗大数据的可利用性。《全国医院信息化建设标准与规范（试行）》为医院信息化建设评价和指导提供了实操性指南，引导提高各级医院信息化服务水平，促进行业信息发展。

2. 为交互共享创造条件

现阶段，医院信息化应用发展的主要矛盾表现为患者服务、医疗业务、医院管理不断增长的需要和医院信息系统标准化和规范化水平低下。因此，强化信息互通共享，推进标准化、规范化是“必选动作”。

随着居民健康需求转向健康服务个性化、医学治疗精准化、就医问诊便捷化，医院信息化在优化医疗服务流程、健康管理和智慧医疗建设等方面的支撑和引领作用日益凸显。实现信息共享和业务交互，数据标准化、业务规范化及技术架构的支撑三者缺一不可。

《全国医院信息化建设标准与规范（试行）》从业务应用、信息平台、基础设施、安全防护、新兴技术等方面对二级医院、三级乙等医院和三级甲等医院分别提出了具体建设要求，使医院信息化建设有章可循。统一标准和规范，为不同医院之间、医院与区域平台之间数据的交互共享创造了条件，进一步加快了医院信息互联互通的进程。

3. 章节概要

《全国医院信息化建设标准与规范（试行）》分为 5 个章节，包含 22 类 262 项具体内容。其中，业务应用包括便民服务、医疗服务、医疗管理、医疗协同、运营管理、后勤管理、科研管理、教学管理、人力资源管理 9 类；信息平台包括信息平台基础、平台服务集成两类；基础设施包括机房基础、硬件设备、基础软件 3 类；安全防护包括数据中心安全、终端安全、网络安全、容灾备份 4 类；新兴技术包括大数据技术、云计算技术、人工智能技术、物联网技术 4 类。

《全国医院信息化建设标准与规范（试行）》强调，二级及以上医院在医院信息化建设过程中要依据该标准，符合《电子病历基本数据集》《电子病历共享文档规范》《基于电子病历的医院信息平台技术规范》等卫生健康行业信息标准，满足《医院信息平台应用功能指引》、《医院信息化建设应用技术指引（2017 年版）》（试行）（2017 年 12 月，国家卫生和计划生育委员会发布）和相关医院数据上报管理规范的要求。此外，妇幼保健院、专科医院可参照执行。

《全国医院信息化建设标准与规范（试行）》指标体系如图 3-2 所示。

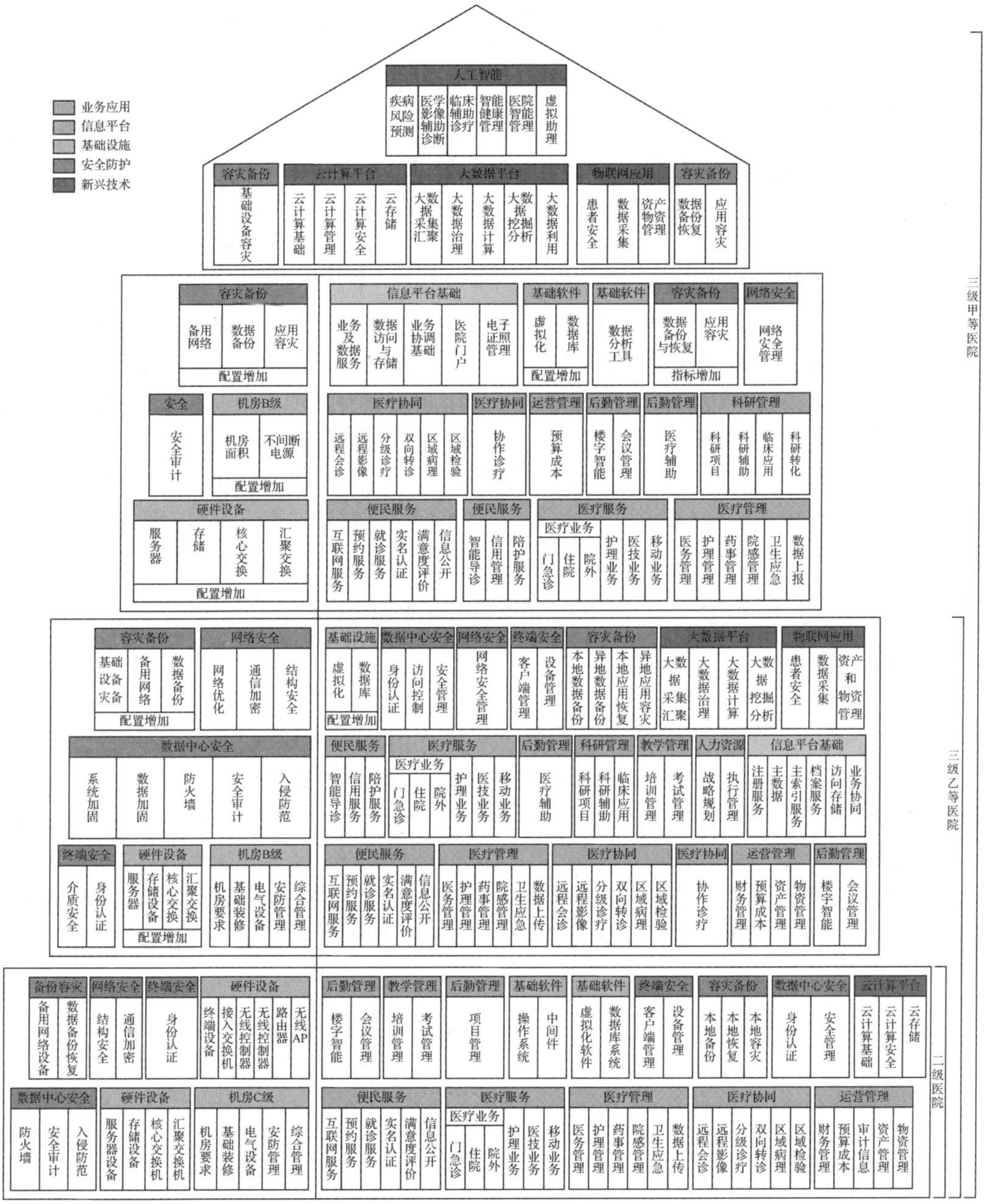

图 3-2 《全国医院信息化建设标准与规范（试行）》指标体系

3.3 《国家医疗健康信息医院信息互联互通标准化成熟度测评方案（2020年版）》简介

3.3.1 发布背景

依据《中华人民共和国基本医疗卫生与健康促进法》、《中华人民共和国标准化法》、国务院《关于实施健康中国行动的意见》（国发〔2019〕13号）、国务院办公厅《关于促进“互联网+医疗健康”发展的意见》（国办发〔2018〕26号）、国务院办公厅《关于促进和规范健康医疗大数据应用发展的指导意见》（国办发〔2016〕47号）等相关政策文件，为落实新医改相关工作任务，加强并持续推进卫生健康信息标准的制定和实施，提高跨机构、跨地域健康诊疗信息交互共享和医疗服务协同水平及信息惠民成效，国家卫生健康委员会统计信息中心发布了《国家医疗健康信息医院信息互联互通标准化成熟度测评方案（2020年版）》（以下简称《医院测评方案》），开展国家医疗健康信息互联互通标准化成熟度测评工作。

《医院测评方案》是医院测评工作的指导性文件。医院测评依据《电子病历基本数据集》《电子病历共享文档规范》《基于电子病历的医院信息平台技术规范》等标准建立了多维度测评指标体系，从数据资源标准化建设情况、互联互通标准化建设情况、基础设施建设和互联互通应用效果等方面进行综合测评，评定医院信息互联互通标准化成熟度。

3.3.2 方案解读

1. 推进“电子病历的标准化”是核心

《医院测评方案》的核心内容是推进电子病历的标准化。在本测评方案发布前，国家卫生健康委员会或其前身虽然也发布过《电子病历基本数据集》《基于电子病历的医院信息平台技术规范》《手术、操作分类与代码》（T/CHIA001—2017）等一些标准化文件，但没有提出“医院信息互联互通”的要求，各医疗机构、医院信息系统开发厂商在贯彻执行这些标准时不够严格。2020年版测评方案就是为了督促和鼓励各医疗机构和医院信息系统厂商更严格地执行这些标准。

2. 在保障医疗大数据安全和公民个人隐私的前提下实现互联互通

《医院测评方案》中用了大量篇幅谈及“安全”这个关键词。从技术角度看，安全和互联互通共享永远都是矛盾的，而数据安全对于医疗机构和医院信息系统开发厂商都是相对陌生的概念和技术。

3. 测评对象、内容及方法

医院测评分为标准符合性测试和应用效果评价两个部分。针对以电子病历和医院信息平台为核心的医疗机构信息化项目，分别进行信息标准的符合性测试和互联互通实际应用效果的评价。

标准符合性测试是指在实际生产环境中对医疗机构组织建设的医疗机构信息化项目，分别从数据集、共享文档、交互服务等方面验证其与国家卫生健康行业标准的符合性。

应用效果评价是指对医疗机构组织建设的医疗机构信息化项目，分别从技术架构、基础设施建设、互联互通应用效果等方面进行评审，包括专家文证审查和现场查验两个阶段。

医院测评的申请机构为中华人民共和国境内、具有独立法人资格的医疗机构。

4. 互联互通水平是分级的，可以循序渐进逐步完善

医院信息互联互通测评的应用效果评价分为 7 个等级，由低到高依次为一级、二级、三级、四级乙等、四级甲等、五级乙等、五级甲等（表 3-2），每个等级的要求由低到高逐级覆盖累加，即较高等级包含较低等级的全部要求。

表 3-2 医院信息互联互通标准化成熟度分级方案

等级	分级要求
一级	① 部署医院信息管理系统。 ② 住院部分电子病历数据符合国家标准
二级	① 部署医院信息管理系统。 ② 门（急）诊部分电子病历数据符合国家标准
三级	① 实现电子病历数据整合。 ② 建成独立的电子病历共享文档库，住院部分电子病历共享文档符合国家标准。 ③ 实现符合标准要求的文档注册、查询服务。 ④ 公众服务应用功能数量不少于 3 个。 ⑤ 联通的外部机构数量不少于 3 个
四级乙等	① 门急诊部分电子病历共享文档符合国家标准。 ② 实现符合标准要求的个人、医疗卫生人员、医疗卫生机构注册、查询服务。 ③ 在医院信息整合的基础上，实现公众服务应用功能数量不少于 11 个、医疗服务应用功能数量不少于 5 个、卫生管理应用功能数量不少于 10 个。 ④ 联通的业务系统数量不少于 15 个。 ⑤ 联通的外部机构数量不少于 3 个
四级甲等	① 建成较完善的基于电子病历的医院信息平台。 ② 建成基于平台的独立临床信息数据库。 ③ 基于平台实现符合标准要求的交互服务，增加对就诊、医嘱、申请单和部分状态信息交互服务的支持。 ④ 基于医院信息平台，实现公众服务应用功能数量不少于 17 个、医疗服务应用功能数量不少于 14 个、卫生管理应用功能数量不少于 17 个。 ⑤ 提供互联网诊疗服务，开始临床知识库建设，在卫生管理方面提供较为丰富的辅助决策支持。 ⑥ 联通的业务系统数量不少于 31 个。 ⑦ 联通的外部机构数量不少于 5 个
五级乙等	① 法定医学报告及健康体检部分共享文档符合国家标准。 ② 增加对预约、术语、状态信息交互服务的支持。 ③ 平台实现院内术语和字典的统一，实现与上级平台基于共享文档形式的交互。 ④ 实现公众服务应用功能数量不少于 27 个、医疗服务应用功能数量不少于 30 个。 ⑤ 提供较为完善的互联网诊疗服务，初步实现基于平台的临床决策支持、闭环管理、大数据应用。 ⑥ 平台初步实现与上级信息平台的互联互通。 ⑦ 联通的外部机构数量不少于 7 个
五级甲等	① 通过医院信息平台能够与上级平台进行丰富的交互，实现医院与上级术语和字典的统一。 ② 基于平台提供较为完善的临床决策支持、闭环管理，实现丰富的人工智能和大数据应用。 ③ 平台实现丰富的跨机构的业务协同和互联互通应用。 ④ 联通的外部机构数量不少于 9 个

一级是对采纳、应用电子病历数据标准的基本要求，医疗机构的住院电子病历数据应符合标准中对数据元属性的要求。

二级是在满足一级要求的基础上，增加对门（急）诊电子病历数据的要求，电子病历数据完全符合标准要求，为规范电子病历数据的传输和共享提供标准数据。

三级是在满足二级要求的基础上，增加对住院电子病历共享文档、文档注册查询交互服务的符标要求，标准化要求从单纯的数据维度扩展到包括共享文档、交互规范、技术架构、基础设施、应用效果的多维度，是从数据采集到数据应用的进一步规范，并要求建成独立的电子病历共享文档库，实现电子病历数据整合。

四级乙等是在满足三级要求的基础上，增加对门急诊电子病历共享文档和个人、医疗卫生人员、医疗卫生机构注册、查询服务的符标要求，初步实现全院信息整合并提供公众、医疗、管理等方面的应用功能，并进一步规范了技术架构、基础设施、应用效果等内容。

四级甲等是在满足四级乙等要求的基础上，建成较完善的基于电子病历的医院信息平台和基于平台的独立临床信息数据库，提供基础的互联网诊疗服务，开始临床知识库建设，在卫生管理方面提供较为丰富的辅助决策支持，业务系统建设较为丰富并实现基于平台的联通，公众、医疗、管理等方面的应用功能要求基于平台实现，并进一步规范了技术架构、基础设施、应用效果等内容。

五级乙等是在满足四级甲等要求的基础上，法定医学报告及健康体检共享文档符合标准，平台实现院内术语和字典的统一，实现与上级平台基于共享文档形式的交互，提供较为完善的互联网诊疗服务，初步实现基于平台的临床决策支持、闭环管理、大数据应用，医院信息平台的性能满足接入上级信息平台的要求，初步实现与上级信息平台的互联互通。

五级甲等是在满足五级乙等要求的基础上，医院信息平台实现与上级信息平台进行丰富的交互且医院信息平台的交互服务完全满足医疗机构内部标准化的要求，医院与上级平台实现术语和字典的统一，基于平台提供较为完善的临床决策支持、闭环管理，实现丰富的人工智能和大数据应用，实现丰富的跨机构的业务协同和互联互通应用。

具体指标及分级情况可查阅本测评方案的附件 1《医院信息互联互通标准化成熟度测评指标体系》。

3.3.3 等级评定

医院信息互联互通标准化成熟度等级由等级分决定，总得分反映了医院信息互联互通的标准化成熟度，体现了等级差异。

《医院信息互联互通标准化成熟度测评指标体系》中每部分的等级分要求见表 3-3。

表 3-3 测评内容的指标达标要求

测评指标	一级/分	二级/分	三级/分	四级乙等/分	四级甲等/分	五级乙等/分	五级甲等/分
数据集标准化情况	10	15	15	15	15	15	15
共享文档标准化情况	—	—	13	14	14	14	15
技术架构情况	—	—	6	7.4	8.1	9.8	10
互联互通交互服务情况	—	—	10.5	12.5	19.1	25	25
平台运行性能情况	—	—	—	—	—	—	—

续表

测评指标	一级/分	二级/分	三级/分	四级乙等/分	四级甲等/分	五级乙等/分	五级甲等/分
硬件基础设施情况	—	—	3	3.9	4.3	4.6	6
网络及网络安全情况	—	—	4.5	5.3	5.48	5.49	5.5
信息安全情况	—	—	1.8	2.9	3.07	3.21	4.1
业务应用系统建设情况	—	—	1.2	1.5	1.8	2.1	2.4
应用建设情况及利用情况	—	—	4	5.1	6.2	7.2	7.7
平台联通业务范围	—	—	1	2.4	2.95	3.6	4.3
等级分	10	15	60	70	80	90	95

3.4 《电子病历系统应用水平分级评价标准（试行）》简介

3.4.1 发布背景

推进电子病历建设，规范电子病历管理，提升电子病历在医院各环节的实际作用与应用效果，是现代化医院管理的重要基础。2010 年 9 月，卫生部印发了《关于开展电子病历试点工作的通知》，并由卫生部医院管理研究所制定了一系列与电子病历相关的业务规范与行业标准。例如，《电子病历基本架构与数据标准（试行）》《病历书写基本规范》《电子病历系统功能规范（试行）》等。2011 年底发布了《电子病历系统功能应用水平分级评价方法及标准（试行）》，开始组织二级以上医疗机构开展电子病历系统应用水平分级评价工作。

随着信息技术的不断发展，我国医院的电子病历系统整体应用水平持续提高。医院通过参加电子病历系统应用水平分级评价，促进了医院信息化建设，完善了电子病历系统的建设规划。电子病历软件开发商也注重信息共享与系统功能整合，特别是与其他厂商产品的互操作性不断提高。国家卫生健康委员会总结了自 2011 年以来我国的电子病历系统应用水平评级经验，结合目前医院信息化发展的现状和新技术的发展趋势，于 2018 年制定公布了《电子病历系统应用水平分级评价标准（试行）》，以此适应我国现阶段电子病历系统应用水平的评级和持续改进。

3.4.2 标准解读

1. 评价目的

1）全面评估各医疗机构现阶段电子病历系统应用所达到的水平，建立符合我国国情的电子病历系统应用水平评估和持续改进体系。

2）使医疗机构明确电子病历系统各发展阶段应当实现的功能。为各医疗机构提供电子病历系统建设的发展指南，指导医疗机构科学、合理、有序地发展电子病历系统。

3）引导电子病历系统开发厂商的系统开发朝着功能实用、信息共享、更趋智能化方向发展，使之成为医院提升医疗质量与安全的有力工具。

2. 评价对象

已实施以电子病历为核心医院信息化建设的各级各类医疗机构。

3. 评价分级

电子病历系统应用水平划分为 9 个等级。每一等级的标准包括电子病历各个局部系统的要求和对医疗机构整体电子病历系统的要求。电子病历系统应用水平分级见表 3-4。

表 3-4 电子病历系统应用水平分级

等级	描述	局部要求	整体要求
0 级	未形成电子病历系统	无。医疗过程中的信息由手工处理，未使用计算机系统	全院范围内使用计算机系统进行信息处理的业务少于 3 个
1 级	独立医疗信息系统建立	使用计算机系统处理医疗业务数据，所使用的软件系统可以是通用或专用软件，可以是单机版独立运行的系统	住院医嘱、检查、住院药品的信息处理使用计算机系统，并能够通过移动存储设备、复制文件等方式将数据导出供后续应用处理
2 级	医疗信息部门内部交换	在医疗业务部门建立了内部共享的信息处理系统，业务信息可以通过网络在部门内部共享并进行处理	①住院、检查、检验、住院药品等至少 3 个部门的医疗信息能够通过联网的计算机完成本级局部要求的信息处理功能，但各部门之间未形成数据交换系统，或者部门间数据交换需要手工操作。 ②部门内有统一的医疗数据字典
3 级	部门间数据交换	医疗业务部门间可通过网络传送数据，并采用任何方式（界面集成、调用信息系统数据等）获得部门外数字化数据信息。本部门系统的数据可供其他部门共享。信息系统具有依据基础字典内容进行核对检查功能	①实现医嘱、检查、检验、住院药品、门诊药品、护理至少两类医疗信息跨部门的数据共享。 ②有跨部门统一的医疗数据字典
4 级	全院信息共享，初级医疗决策支持	通过数据接口方式实现所有系统（如 HIS、LIS 等系统）的数据交换。住院系统具备提供至少 1 项基于基础字典与系统数据关联的检查功能	①实现患者就医流程信息（用药、检查、检验、护理、治疗、手术等处理）的信息在全院范围内安全共享。 ②实现药品配伍、相互作用自动审核，合理用药监测等功能
5 级	统一数据管理，中级医疗决策支持	各部门能够利用全院统一的集成信息和知识库，提供临床诊疗规范、合理用药、临床路径等统一的知识库，为本部门提供集成展示、决策支持的功能	①医院各系统数据能够按照统一的医疗数据管理机制进行信息集成，并提供跨部门集成展示工具。 ②具有完备的数据采集智能化工具，支持病历、报告等的结构化、智能化书写。 ③基于集成的患者信息，利用知识库实现决策支持服务，并能够为医疗管理和临床科研工作提供数据挖掘功能
6 级	全流程医疗数据闭环管理，高级医疗决策支持	各医疗业务项目均具备过程数据采集、记录与共享功能。能够展现全流程状态。能够依据知识库对本环节提供实时数据核查、提示与管控功能	①检查、检验、治疗、手术、输血、护理等实现全流程数据跟踪与闭环管理，并依据知识库实现全流程实时数据核查与管控。 ②形成全院级多维度医疗知识库体系（包括症状、体征、检查、检验、诊断、治疗、药物合理使用等相关联的医疗各阶段知识内容），能够提供高级别医疗决策支持

续表

等级	描述	局部要求	整体要求
7 级	医疗安全质量管控，区域医疗信息共享	全面利用医疗信息进行本部门医疗安全与质量管控。能够共享本医疗机构外的患者医疗信息，进行诊疗联动	①医疗质量与效率监控数据来自日常医疗信息系统，重点包括院感、不良事件、手术等方面安全质量指标，医疗日常运行效率指标，并具有及时的报警、通知、通报体系，能够提供智能化感知与分析工具。 ②能够将患者病情、检查检验、治疗等信息与外部医疗机构进行双向交换。患者识别、信息安全等问题在信息交换中已解决。能够利用院内外医疗信息进行联动诊疗活动。 ③患者可通过互联网查询自己的检查、检验结果，获取用药说明等信息
8 级	健康信息整合，医疗安全质量持续提升	整合跨机构的医疗、健康记录、体征检测、随访信息用于本部门医疗活动。掌握区域内与本部门相关的医疗质量信息，并用于本部门医疗安全与质量的持续改进	①全面整合医疗、公共卫生、健康监测等信息，完成整合型医疗服务。 ②对比应用区域医疗质量指标，持续监测与管理本医疗机构的医疗安全与质量水平，不断进行改进

4. 评价范围及内容

《电子病历系统应用水平分级评价标准（试行）》规定的电子病历系统应用水平的分级评价方法和标准主要用于评估医疗信息处理相关系统的应用水平，医院信息系统其他方面（运营信息管理、患者服务信息管理、教学科研信息管理等）应用水平的评价方法不包含在本标准中。

《电子病历系统应用水平分级评价标准（试行）》评价要求涉及医疗工作流程中的 10 个角色和 39 个评价项目，具体评价范围如图 3-3 所示。

5. 评价方法

采用定量评分、整体分级的方法，综合评价医疗机构电子病历系统局部功能情况与整体应用水平。

对电子病历系统应用水平分级主要评价四个方面：电子病历系统所具备的功能、系统有效应用的范围、电子病历应用的技术基础环境和电子病历系统的数据质量。

（1）局部应用情况评价

《电子病历系统应用水平分级评价标准（试行）》根据《电子病历系统功能规范（试行）》《电子病历应用管理规范（试行）》等规范性文件，就 39 个评价项目分别对电子病历系统功能、有效应用、数据质量三个方面进行评分，将三个得分相乘，得到此评价项目的综合评分，即单个项目综合评分=功能评分×有效应用评分×数据质量评分。各项目实际评分相加，即为该医疗机构电子病历系统评价总分。

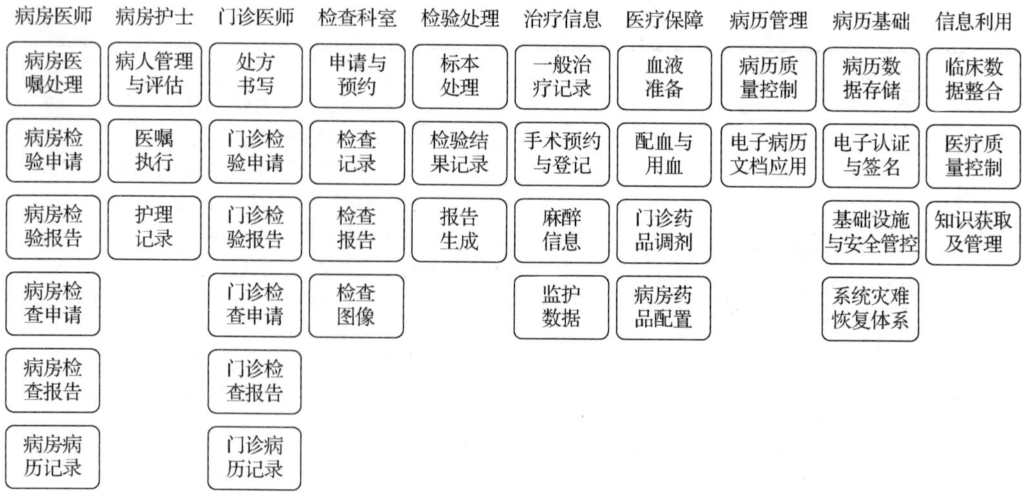

图 3-3　评价范围

（2）整体应用水平评价

整体应用水平评价是针对医疗机构电子病历整体应用情况的评估。整体应用水平主要根据局部功能评价的 39 个项目评价结果汇总产生医院的整体电子病历应用水平评价，具体方法是按照总分、基本项目完成情况、选择项目完成情况获得对医疗机构整体的电子病历应用水平评价结果。电子病历系统整体应用水平分级评价基本要求见表 3-5。

表 3-5　电子病历系统整体应用水平分级评价基本要求

等级	内容	基本项目数/项	选择项目数/项	最低总评分/分
0 级	未形成电子病历系统	—	—	—
1 级	独立医疗信息系统建立	5	20/32	28
2 级	医疗信息部门内部交换	10	15/27	55
3 级	部门间数据交换	14	12/25	85
4 级	全院信息共享，初级医疗决策支持	16	10/23	110
5 级	统一数据管理，中级医疗决策支持	20	6/19	140
6 级	全流程医疗数据闭环管理，高级医疗决策支持	21	5/18	170
7 级	医疗安全质量管控，区域医疗信息共享	22	4/17	190
8 级	健康信息整合，医疗安全质量持续提升	22	4/17	220

注：选择项目中“6/19”表示 19 个选择项目中需要至少 6 个项目达标。

3.5 《医院智慧服务分级评估标准体系（试行）》简介

3.5.1 发布背景

2018 年 4 月，国务院办公厅印发《国务院办公厅关于促进“互联网+医疗健康”发展的意见》，强调健全“互联网+医疗健康”服务体系，发展“互联网+”医疗服务，鼓励医疗机构应用互联网等信息技术拓展医疗服务空间和内容，构建覆盖诊前、诊中、诊后的线上线下一体化医疗服务模式。

2018 年 7 月，国家卫生健康委员会、国家中医药管理局联合印发《关于深入开展“互联网+医疗健康”便民惠民活动的通知》，要求到 2020 年实现电子健康档案数据库与电子病历数据库互联对接，全方位记录、管理患者健康信息。患者可以便捷地查阅本人在不同医疗机构的就诊信息，通过与电子健康档案动态关联更好地进行自我健康管理。到 2020 年，实现医疗联合体内电子健康档案和电子病历信息共享、检查检验结果互认，避免患者重复检查。

2018 年 7 月，国家卫生健康委员会、国家中医药管理局联合印发《关于印发互联网诊疗管理办法（试行）等 3 个文件的通知》，明确允许通过互联网等信息技术开展部分常见病、慢性病患者的复诊。医师应当掌握患者病历资料，确定患者在实体医疗机构明确诊断为某种或某几种常见病、慢性病后，可以针对相同诊断的疾病在线开具处方。

2019 年 3 月，国家卫生健康委员会办公厅发布《医院智慧服务分级评估标准体系（试行）》，明确对医院应用信息化为患者提供智慧服务的功能和患者感受到的效果两个方面进行分级评估。以患者服务为重点，按照诊前服务、诊中服务、诊后服务、全程服务、基础与安全分为 5 大类别 17 个评估项目，评估对象为二级及以上医院，评估等级分为 0～5 级共 6 个等级。

医院智慧服务是智慧医院建设的重要内容，是医院针对患者的医疗服务需要，应用信息技术改善患者就医体验，加强患者信息互联共享，提升医疗服务智慧化水平的新时代服务模式。建立医院智慧服务分级评估标准体系，旨在指导医院以问题和需求为导向持续加强信息化建设、提供智慧服务，为进一步建立智慧医院奠定基础。电子病历、医院运营、教学、科研等信息化建设情况不在本评估范围内。

医院智慧服务评估的目标如下：

1）建立完善医院智慧服务现状评估和持续改进体系，评估医院开展的智慧服务水平。

2）明确医院各级别智慧服务应当实现的功能，为医院建设智慧服务信息系统提供指南，指导医院科学、合理、有序地开发、应用智慧服务信息系统。

3）引导医院沿着功能实用、信息共享、服务智能的方向建设完善智慧服务信息系统，使之成为改善患者就医体验、开展全生命周期健康管理的有效工具。

3.5.2 方案解读

1. 评估对象

应用信息系统提供智慧服务的二级及以上医院。

2. 评估分级

对医院应用信息化为患者提供智慧服务的功能和患者感受到的效果两个方面进行评估，分为 0 级至 5 级。医院智慧服务评估分级见表 3-6。

表 3-6 医院智慧服务评估分级

等级	描述	内容
0 级	医院没有或极少应用信息化手段为患者提供服务	医院未建立患者服务信息系统；或者在挂号、收费、检查、检验、入出院、药事服务等环节中，面向患者提供信息化服务少于 3 个。患者能够通过信息化手段获取的医疗服务信息较少
1 级	医院应用信息化手段为门急诊或住院患者提供部分服务	医院建立服务患者的信息系统，应用信息化手段对医疗服务流程进行部分优化，在挂号、收费、检查、检验、入出院、药事服务等环节中，至少有 3 个环节能够面向患者提供信息化服务，患者就医体验有所提升
2 级	医院内部的智慧服务初步建立	医院应用信息系统进一步优化医疗服务流程，能够为患者提供智慧导医分诊、分时段预约、检查检验集中预约和结果推送、在线支付、床旁结算、生活保障等智慧服务，患者能够便捷地获取医疗服务相关信息
3 级	联通医院内外的智慧服务初步建立	电子病历的部分信息通过互联网在医院内外进行实时共享，部分诊疗信息可以在院外进行处理，并与院内电子病历信息系统实时交互。初步建立院内院外、线上线下一体化的医疗服务流程
4 级	医院智慧服务基本建立	患者医疗信息在一定区域内实现互联互通，医院能够为患者提供全流程的个性化、智能化服务，患者就诊更加便利
5 级	基于医院的智慧医疗健康服务基本建立	患者在一定区域内的医院、基层医疗机构及居家产生的医疗健康信息能够互联互通，医院能够联合其他医疗机构为患者提供全生命周期、精准化的智慧医疗健康服务

3. 评估方法

采用定量评分、整体分级的方法，综合评估医院智慧服务信息系统具备的功能、有效应用范围、技术基础环境与信息安全状况。

（1）局部应用情况评估

局部应用情况评估是对医院各个环节的医疗业务信息系统进行的评估。

1）评估项目。按照患者诊前、诊中、诊后各环节应涵盖的基本服务内容，结合医院信息化建设和互联网环境，确定 5 个类别共 17 个评估项目。

2）评估方法。围绕 17 个评估项目分别对医院智慧服务信息系统的功能、有效应用范围进行评分。功能评估按照实现的功能等级获得等级评分，有效应用范围评估按照实际应用情况获得相应的比例系数评分。将两个得分相乘就得到此评估项目的综合评分，即单个项目综合评分=功能评分×有效应用范围评分。各项目实际评分相加，即为该医院智慧服务信息系统局部应用情况的总评分。

3）功能评分。标准中对每个评估项目均按照 0～5 级列出其对应的功能要求与评估内容。评估是根据各医院智慧服务系统达到相应评估项目的功能状态（评为某一级别必须达到前几个级别相应的要求），确定该评估项目的得分。

4）有效应用范围评分。按照每个评估项目要求的应用范围，分别计算该项目在医院中的实际应用比例。其中，要求实际应用的项目，实际服务中实现应用则视为 100%，无实际应用则视为 0。要求比例的项目，计算该项目在医院内的实际应用比例，所得比值即为得分，精确到小数点后两位。

（2）整体应用水平评估

整体应用水平评估是对医院智慧服务信息系统整体应用情况的评估。具体方法是按照总分、基本项目完成情况、选择项目完成情况得到评估结果，分为0～5级共6个等级。

1）医院智慧服务信息系统评估总分。它是反映医院智慧服务信息系统整体应用情况的量化指标，即局部应用情况评估各项目评分的总和，且该得分不低于相应级别最低总分标准。例如，医院智慧服务信息系统达到3级水平时，其评估总分应大于等于30分。

2）基本项目完成情况。基本项目是医院智慧服务信息系统中的基础关键项目。医院智慧服务信息系统达到某一等级时，其相应等级基本项目应当全部达标。部分项目应用范围必须达到80%以上。

3）选择项目完成情况。选择项目是医院结合实际选择实现的项目。医院智慧服务信息系统达到某一等级时，其相应等级选择项目至少50%应当达标。部分项目应用范围必须达到50%以上。医院智慧服务分级评估基本要求见表3-7。

表3-7　医院智慧服务分级评估基本要求

等级	内容	基本项目数/项	选择项目数/项	最低总分/分
0级	医院没有或极少应用信息化手段为患者提供服务	—	—	—
1级	医院应用信息化手段为门急诊或住院患者提供部分服务	4	8/13	10
2级	医院内部的智慧服务初步建立	6	6/11	20
3级	联通医院内外的智慧服务初步建立	8	4/9	30
4级	医院智慧服务基本建立	9	3/8	41
5级	基于医院的智慧医疗健康服务基本建立	9	3/8	51

注：表中“8/13”是指13个选择项目中至少有8个项目达标。

4. 评估内容

“应用评估”中要求“有应用”的项目，若该功能在实际中应用则视为100%，若未应用则视为0；要求比例的项目，基本项实际应用比例不低于80%，选择项实际应用比例不低于50%。医院智慧服务分级评估项目见表3-8。

表3-8　医院智慧服务分级评估项目

序号	类别	业务项目	应用评估
1	诊前服务	诊疗预约	应用电子系统预约的人次数占总预约人次数比例
2		急救衔接	具备急救衔接机制和技术手段并有应用
3		转诊服务	应用信息系统转诊人次数占总转诊人次数比例
4	诊中服务	信息推送	应用信息技术开展信息推送服务
5		标识与导航	具备院内导航系统
6		患者便利保障服务	具备患者便利保障系统并有应用
7	诊后服务	患者反馈	电子调查人次占全部调查人次比例
8		患者管理	应用电子随诊记录的随诊患者人次占总随诊患者人次比例
9		药品调剂与配送	具有药品调剂与配送服务系统并有配送应用
10		家庭服务	具有电子记录的签约患者服务人次占总签约患者服务人次比例
11		基层医师指导	应用信息系统开展基层医师指导

续表

序号	类别	业务项目	应用评估
12	全程服务	费用支付	具备电子支付系统功能并有应用
13		智能导医	有智能导医系统功能并有应用
14		健康宣教	有健康宣教系统并有应用
15		远程医疗	具备远程医疗功能并有应用
16	基础与安全	安全管理	应用身份认证的系统占全部系统比例
17		服务监督	具有服务监督机制并有监督记录

3.6 《医院智慧管理分级评估标准体系（试行）》简介

3.6.1 发布背景

2021 年 3 月，国家卫生健康委员会为落实《关于进一步完善预约诊疗制度加强智慧医院建设的通知》（国卫办医函〔2020〕405 号）有关要求，指导医疗机构科学、规范开展智慧医院建设，提升医院管理精细化、智能化水平，组织制定并发布了《医院智慧管理分级评估标准体系（试行）》。

医院智慧管理是“三位一体”智慧医院建设的重要组成部分。建立医院智慧管理分级评估标准体系的目的如下：

1）明确医院智慧管理各级别实现的功能，为医院加强智慧管理相关工作提供参照。

2）指导各地、各医院评估医院智慧管理建设发展现状，建立医院智慧管理持续改进体系。

3）完善“三位一体”智慧医院建设的顶层设计，使之成为提升医院现代化管理水平的有效工具。

3.6.2 评估内容

1. 评估对象

应用信息化、智能化手段开展管理的医院。

2. 评估分级

由于医院管理涉及面广、内容较多，本标准仅针对医院管理的核心内容，从智慧管理的功能和效果两个方面进行评估，评估结果分为 0 级至 5 级。医院智慧管理评估分级见表 3-9。

表 3-9 医院智慧管理评估分级

等级	描述	内容
0 级	无医院管理信息系统	手工处理医院管理过程中的各种信息，未使用信息系统
1 级	开始运用信息化手段开展医院管理	使用信息系统处理医院管理的有关数据，所使用的软件为通用或专用软件，但不具备数据交换共享功能
2 级	初步建立具备数据共享功能的医院管理信息系统	在管理部门内部建立信息处理系统，数据可以通过网络在部门内部各岗位之间共享并进行处理
3 级	依托医院管理信息系统实现初级业务联动	管理部门之间可以通过网络传送数据，并采用任意方式（界面集成、调用信息系统数据等）获得本部门之外所需的数据。本部门信息系统的数据可供其他部门共享使用，信息系统能够依据基础字典库进行数据交换
4 级	依托医院管理信息系统实现中级业务联动	通过数据接口方式实现医院管理、医疗、护理、患者服务等主要管理系统（如会计、收费、医嘱等系统）数据交换。管理流程中，信息系统实现至少 1 项业务数据的核对与关联检查功能
5 级	初步建立医院智慧管理信息系统，实现高级业务联动与管理决策支持功能	各管理部门能够利用院内的医疗、护理、患者服务、运营管理等系统，完成业务处理、数据核对、流程管理等医院精细化管理工作。建立医院智慧管理数据库，具备管理指标自动生成、管理信息集成展示、管理工作自动提示等管理决策支持功能

3. 评价内容

按照患者诊前、诊中、诊后各环节应涵盖的基本服务内容，结合医院信息化建设和互联网环境，确定 10 个类别共 33 个评估项目。

医院智慧管理分级评估项目见表 3-10。

表 3-10 医院智慧管理分级评估项目

序号	工作角色	业务项目	项目说明
1	医疗护理管理	医疗、护理质控管理	院级、科室级医疗质量控制，各类医疗护理的数量与质量控制指标设定、统计报表、数据查询与展现处理
2		医疗准入管理	各种医疗准入内容管理，以及医务人员岗位职责和业务权限的管理
3		医院感染管理与控制	医院感染管理的相关工作
4		不良事件管理	各类不良事件报告管理，不良事件处理追踪与反馈
5		和谐医患关系	患者投诉、纠纷预警与处置等记录，职工、患者满意度调查
6	人力资源管理	人力资源规划	部门、人力规划，招聘管理
7		人事管理	人事档案、职务与职称管理
8		人员考核与薪酬管理	薪酬、绩效、福利管理

续表

序号	工作角色	业务项目	项目说明
9	财务资产管理	医疗收入管理	医疗收费账务管理
10		财务会计	会计账务管理
11		预算管理	收入预算管理、支出预算管理、预算项目管理、预算审批和调剂、预算执行和分析等管理及应用
12		资产账务管理	医院固定资产、流动资产管理
13	设备设施管理	购置管理	设备论证、采购、合同、验收过程记录与管理
14		使用运维管理	设备保障与运行维护记录
15		质量管理	设备计量、质控管理
16		效益分析	设备投入产出与使用效益分析
17	药品耗材管理	药品耗材遴选与购置	药品耗材遴选与购置过程管理
18		库存管理	物资验收、库存管理
19		消毒与循环物品管理	消毒供应物品、重复清洗物品的发放、回收、清洗、打包、消毒过程信息记录与处理
20		监测与使用评价	物品使用情况监测与管理
21	运营管理	成本控制	各部门成本记录与管控措施及成效
22		绩效核算管理	结合医院预算管理和成本管理的情况，比对收入、成本进行运营分析管理
23		医疗服务分析评价	医疗服务数量、质量、类别的记录、分析、评价
24	运行保障管理	后勤服务管理	餐饮、工程维修、物流运送、电梯服务、保洁管理
25		安全保卫管理	视频监控、停车、保安、门禁、消防、外协人员、应急预案与演练等管理
26		医疗废弃物管理	医院医疗废弃物收集、转运、消纳转出处理、监督与追踪、统计分析等
27		楼宇管控	建设项目管理、房屋使用分配与记录、设备设施监控、能耗与资源管理、成本计量与分配等
28		信息系统保障管理	建立信息系统运行、维护、巡检的管理体系，有医院信息规划能力和信息系统建设与升级项目的管理机制
29	教学科研管理	教学管理	院校、在职教育与训练、专业技能培训和考核等管理
30		科研管理	科研项目、科研经费、知识产权、伦理审查、学术会议等管理
31	办公管理	协同办公管理	公文流转、行政审批流程、院内信息发布与公告、会议信息等管理
32		档案管理	决策记录（含“三重一大”）、审计记录及意见
33	基础与安全	基础设施与网络安全管理	基础设施、安全管理、安全技术、安全监测

3.7 《信息安全技术　网络安全等级保护基本要求》简介

3.7.1 发布背景

为了配合《中华人民共和国网络安全法》的实施，同时适应云计算、移动互联、物联网和工业控制等新技术、新应用情况下网络安全等级保护工作的开展，我国对原国家标准《信息安全技术　信息系统安全等级保护基本要求》（GB/T 22239—2008）进行了修订，在适用性、时效性、易用性、可操作性方面进一步完善，制定了《信息安全技术　网络安全等级保护基本要求》（GB/T 22239—2019）。

3.7.2 方案解读

1. 网络安全等级保护

网络安全等级保护是指对国家信息、法人和其他组织及公民的专有信息和公开信息以及存储、传输、处理这些信息的信息系统分等级实行安全保护，对信息系统中使用的信息安全产品实行按等级管理，对信息系统中发生的信息安全事件分等级进行响应和处置。

2. 等级保护对象

网络安全等级保护工作对象通常是指由计算机或者其他信息终端及相关设备组成的按照一定规则和程序对信息进行收集、存储、传输、交换、处理的系统，主要包括基础信息网络、云计算平台（系统）、大数据应用平台（资源）、物联网、工业控制系统和采用移动互联技术的系统等。等级保护对象根据其在国家安全、经济建设、社会生活中的重要程度，遭到破坏后对国家安全、社会秩序、公共利益及公民、法人和其他组织的合法权益的危害程度等，由低到高划分为五个安全保护等级。

3. 网络安全等级保护的意义

通过网络安全等级保护工作可以及时发现单位信息系统存在的安全隐患和不足，在进行安全整改之后，有效地提高信息系统的信息安全防护能力，降低系统被攻击的风险，维护单位良好的形象。

网络安全等级保护是我国信息安全保障的基本政策。国家法律、法规和相关政策要求信息系统运营、使用单位开展网络安全等级保护工作。

许多行业主管单位要求行业客户开展网络安全等级保护工作，目前已经下发行业文件的有金融、电力、广电、医疗、教育等行业。

落实个人及单位的网络安全保护义务，合理规避风险。

4. 网络安全等级保护的法律和政策依据

2003 年 8 月，《国家信息化领导小组关于加强信息安全保障工作的意见》（中办发〔2003〕27 号）中指出，要重点保护基础信息网络和关系国家安全、经济命脉、社会稳定等方面的重要信息系统，抓紧建立信息安全等级保护制度，制定信息安全等级保护的管理办法和技术指南。

2004 年 9 月，公安部、国家保密局、国家密码管理局、国务院信息化工作办公室印发《关于信息安全等级保护工作的实施意见》，明确指出信息安全等级保护制度是国家在国民经济和社会信息化的发展过程中，提高信息安全保障能力和水平，维护国家安全、社会稳定和公共利益，保障和促进信息化建设健康发展的一项基本制度。

2007 年 6 月，公安部、国家保密局、国家密码管理局、国务院信息化工作办公室发布《信息安全等级保护管理办法》，进一步明确国家通过制定统一的信息安全等级保护管理规范和技术标准，组织公民、法人和其他组织对信息系统分等级实行安全保护，对等级保护工作的实施进行监督、管理。公安机关负责信息安全等级保护工作的监督、检查、指导。国家保密工作部门负责等级保护工作中有关保密工作的监督、检查、指导。国家密码管理部门负责等级保护工作中有关密码工作的监督、检查、指导。

2017 年 6 月 1 日起施行的《中华人民共和国网络安全法》规定，国家实行网络安全等级保护制度。网络运营者应当按照网络安全等级保护制度的要求履行网络安全保护义务，保障网络免受干扰、破坏或者未经授权的访问，防止网络数据泄露或者被窃取、篡改。

2019 年 12 月，《信息安全技术　网络安全等级保护基本要求》（GB/T 22239—2019）正式实施。网络安全等级保护制度成为国家网络安全保障领域的基本制度。

为深入贯彻党中央有关文件精神和《中华人民共和国网络安全法》，指导重点行业、部门全面落实网络安全等级保护制度和关键信息基础设施安全保护制度，健全完善国家网络安全综合防控体系，有效防范网络安全威胁，有力处置重大网络安全事件，配合公安机关加强网络安全监管，严厉打击危害网络安全的违法犯罪活动，切实保障关键信息基础设施、重要网络和数据安全，2020 年 7 月，公安部制定印发了《贯彻落实网络安全等级保护制度和关键信息基础设施安全保护制度的指导意见》。按照国家网络安全等级保护制度要求，各单位、各部门在公安机关指导监督下，认真组织、深入开展网络安全等级保护工作，建立良好的网络安全保护生态，切实履行主体责任，全面提升网络安全保护能力。深化网络定级备案工作，定期开展网络安全等级测评，科学开展安全建设整改，强化安全责任落实，加强供应链安全管理，落实密码安全防护要求。

5.《信息安全技术　网络安全等级保护基本要求》解读

《信息安全技术　网络安全等级保护基本要求》（GB/T 22239—2019）中采用安全通用要求和安全扩展要求的划分，使得标准的使用更加具有灵活性和针对性。由于不同等级保护对象采用的信息技术不同，其所采用的保护措施也会不同。例如，传统信息系统和云计算平台的保护措施有差异，云计算平台和工业控制系统的保护措施也有差异。为了体现不同对象的保护差异，该标准将安全要求划分为安全通用要求和安全扩展要求。

安全通用要求是针对共性化保护需求提出的，无论等级保护对象以何种形式出现，都需要根据安全保护等级实现相应级别的安全通用要求。安全扩展要求是针对个性化保护需求提出的，等级保护对象需要根据安全保护等级、使用的特定技术或特定的应用场景实现安全扩展要求。等级保护对象的安全保护措施需要同时实现安全通用要求和安全扩展要求，从而更加有效地保护等级保护对象。例如，传统信息系统可能只需采用安全通用要求提出的保护措施，而云计算平台不仅需要采用安全通用要求提出的保护措施，还要针对云计算平台的技术特点采用云计算安全扩展要求提出的保护措施。工业控制系统不仅需要采用安全通用要求提出的保护措施，还要针对工业控制系统的技术特点采用工业控制系统安全扩展要求提出的保护措施。

国家网络安全等级保护制度在建设上对技术体系和管理体系作出了明确要求。在技术体系方面，主要对安全物理环境、安全通信网络、安全区域边界、安全计算环境、安全管理中心作出了明确规范和要求，提升整体的网络安全防护能力。在管理体系方面，主要对安全管理制度、安全管理机构、安全管理人员、安全建设管理、安全运维管理作出了明确规范和要求，按照“谁主管谁负责、谁运营谁负责”的原则厘清网络安全保护边界，明确安全保护工作责任，建立网络安全等级保护工作责任制，落实责任追究制度。

网络安全等级保护建设要求如图 3-4 所示。

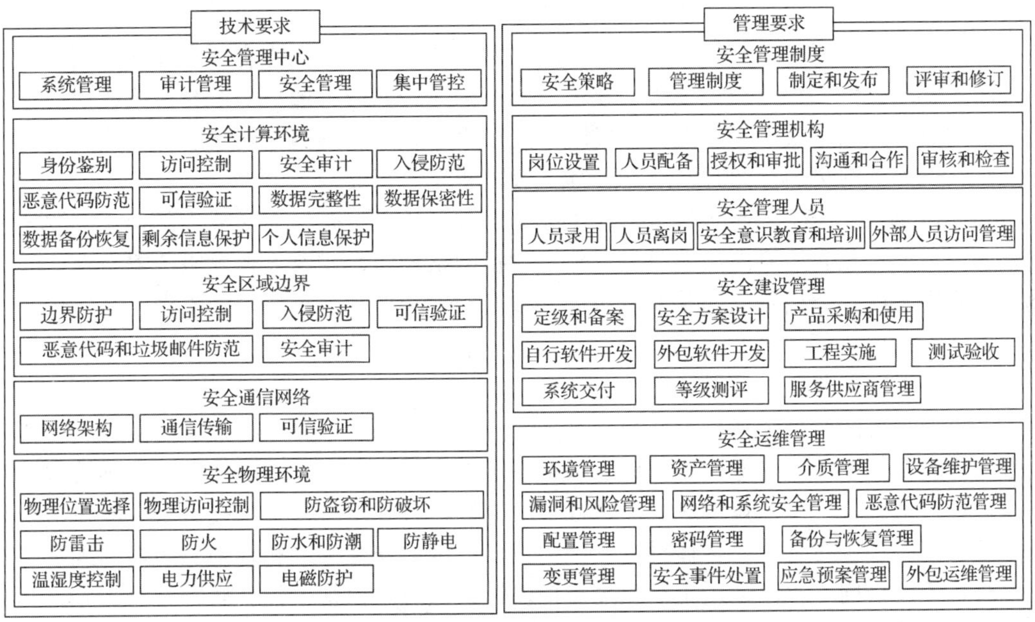

图 3-4　网络安全等级保护建设要求

（1）技术要求

技术要求分类体现了从外部到内部的纵深防御思想。对等级保护对象的安全防护应考虑从通信网络、区域边界到计算环境的从外到内的整体防护，同时考虑对其所处的物理环境的安全防护。对级别较高的等级保护对象还需要考虑对分布在整个系统中的安全功能或安全组件的集中技术管理手段。

1）安全物理环境。安全通用要求中的安全物理环境部分是针对物理机房提出的安全控制要求，主要对象为物理环境、物理设备和物理设施等。涉及的安全控制点包括物理位置选择、物理访问控制、防盗窃和防破坏、防雷击、防火、防水和防潮、防静电、温湿度控制、电力供应和电磁防护。

承载高级别系统的机房相对承载低级别系统的机房强化了物理访问控制、电力供应和电磁防护等方面的要求。例如，四级比三级增设了“重要区域应配置第二道电子门禁系统”

“应提供应急供电设施”“应对关键区域实施电磁屏蔽”等要求。

2）安全通信网络。安全通用要求中的安全通信网络部分是针对通信网络提出的安全控制要求，主要对象为广域网、城域网和局域网等。涉及的安全控制点包括网络架构、通信传输和可信验证。

高级别系统的通信网络相对低级别系统的通信网络强化了优先带宽分配、设备接入认证、通信设备认证等方面的要求。例如，四级比三级增设了“应可按照业务服务的重要程度分配带宽，优先保障重要业务”，“应采用可信验证机制对接入网络中的设备进行可信验证，保证接入网络的设备真实可信”，“应在通信前基于密码技术对通信双方进行验证或认证”等要求。

3）安全区域边界。安全通用要求中的安全区域边界部分是针对网络边界提出的安全控制要求。主要对象为系统边界和区域边界等。涉及的安全控制点包括边界防护、访问控制、入侵防范、恶意代码和垃圾邮件防范、安全审计和可信验证。

高级别系统的网络边界相对低级别系统的网络边界强化了高强度隔离和非法接入阻断等方面的要求。例如，四级比三级增设了“应在网络边界通过通信协议转换或通信协议隔离等方式进行数据交换”，“应能够在发现非授权设备私自联到内部网络的行为或内部用户非授权联到外部网络的行为时，对其进行有效阻断”等要求。

4）安全计算环境。安全通用要求中的安全计算环境部分是针对边界内部提出的安全控制要求，主要对象为边界内部的所有对象，包括网络设备、安全设备、服务器设备、终端设备、应用系统、数据对象和其他设备等。涉及的安全控制点包括身份鉴别、访问控制、安全审计、入侵防范、恶意代码防范、可信验证、数据完整性、数据保密性、数据备份恢复、剩余信息保护和个人信息保护。

高级别系统的计算环境相对低级别系统的计算环境强化了身份鉴别、访问控制和程序完整性等方面的要求。例如，四级比三级增设了“应采用口令、密码技术、生物技术等两种或两种以上组合的鉴别技术对用户进行身份鉴别，且其中一种鉴别技术至少应使用密码技术来实现”，“应对主体、客体设置安全标记，并依据安全标记和强制访问控制规则确定主体对客体的访问”，“应采用主动免疫可信验证机制及时识别入侵和病毒行为，并将其有效阻断”等要求。

5）安全管理中心。安全通用要求中的安全管理中心部分是针对整个系统提出的安全管理方面的技术控制要求，通过技术手段实现集中管理。涉及的安全控制点包括系统管理、审计管理、安全管理和集中管控。

高级别系统的安全管理相对低级别系统的安全管理强化了采用技术手段进行集中管控等方面的要求。例如，三级比二级增设了“应划分出特定的管理区域，对分布在网络中的安全设备或安全组件进行管控”，“应对网络链路、安全设备、网络设备和服务器等的运行状况进行集中监测”，“应对分散在各个设备上的审计数据进行收集汇总和集中分析，并保证审计记录的留存时间符合法律法规要求”，“应对安全策略、恶意代码、补丁升级等安全相关事项进行集中管理”等要求。

（2）管理要求

管理要求分类体现了从要素到活动的综合管理思想。安全管理需要的“机构”、“制度”和“人员”三要素缺一不可，同时还应对系统建设整改过程中和运行维护过程中的重要活动实施控制和管理。对级别较高的等级保护对象需要构建完备的安全管理体系。

1）安全管理制度。安全通用要求中的安全管理制度部分是针对整个管理制度体系提出的安全控制要求，涉及的安全控制点包括安全策略、管理制度、制定和发布及评审和修订。

2）安全管理机构。安全通用要求中的安全管理机构部分是针对整个管理组织架构提出的安全控制要求，涉及的安全控制点包括岗位设置、人员配备、授权和审批、沟通和合作及审核和检查。

3）安全管理人员。安全通用要求中的安全管理人员部分是针对人员管理模式提出的安全控制要求，涉及的安全控制点包括人员录用、人员离岗、安全意识教育和培训及外部人员访问管理。

4）安全建设管理。安全通用要求中的安全建设管理部分是针对安全建设过程提出的安全控制要求，涉及的安全控制点包括定级和备案、安全方案设计、产品采购和使用、自行软件开发、外包软件开发、工程实施、测试验收、系统交付、等级测评和服务供应商管理。

5）安全运维管理。安全通用要求中的安全运维管理部分是针对安全运维过程提出的安全控制要求，涉及的安全控制点包括环境管理、资产管理、介质管理、设备维护管理、漏洞和风险管理、网络和系统安全管理、恶意代码防范管理、配置管理、密码管理、变更管理、备份与恢复管理、安全事件处置、应急预案管理和外包运维管理。

（3）安全扩展要求的内容

安全扩展要求是采用特定技术或特定应用场景下的等级保护对象需要增加实现的安全要求。《信息安全技术　网络安全等级保护基本要求》（GB/T 22239—2019）提出的安全扩展要求包括云计算安全扩展要求、移动互联安全扩展要求、物联网安全扩展要求和工业控制系统安全扩展要求。

1）云计算安全扩展要求。采用云计算技术的信息系统通常称为云计算平台。云计算平台由设施、硬件、资源抽象控制层、虚拟化计算资源、软件平台和应用软件等组成。云计算平台中通常有云服务商和云服务客户/云租户两种角色。根据云服务商所提供服务的类型，云计算平台有软件即服务（software as a service，SaaS）、平台即服务（platform as a service，Paas）、基础设施即服务（infrastructure as a service，IaaS）三种基本的云计算服务模式。在不同的服务模式中，云服务商和云服务客户对资源拥有不同的控制范围，控制范围决定了安全责任的边界。

云计算安全扩展要求是针对云计算平台提出的安全通用要求之外需要实现的安全要求。云计算安全扩展要求涉及的控制点包括基础设施位置、网络架构、网络边界的访问控制、网络边界的入侵防范、网络边界的安全审计、集中管控、计算环境的身份鉴别、计算环境的访问控制、计算环境的入侵防范、镜像和快照保护、数据安全性、数据备份恢复、剩余信息保护、云服务商选择、供应链管理和云计算环境管理。

2）移动互联安全扩展要求。采用移动互联技术的等级保护对象，其移动互联部分通常由移动终端、移动应用和无线网络 3 部分组成。移动终端通过无线通道连接无线接入设备接入有线网络；无线接入网关通过访问控制策略限制移动终端的访问行为；后台的移动终端管理系统负责对移动终端的管理，包括向客户端软件发送移动设备管理、移动应用管理和移动内容管理策略等。

移动互联安全扩展要求是针对移动终端、移动应用和无线网络提出的特殊安全要求，它们与安全通用要求一起构成针对采用移动互联技术的等级保护对象的完整安全要求。移动互联安全扩展要求涉及的控制点包括无线接入点的物理位置、无线和有线网络之间的边界防护、无线和有线网络之间的访问控制、无线和有线网络之间的入侵防范，以及移动终端管控、移动应用管控、移动应用软件采购、移动应用软件开发和配置管理。

3）物联网安全扩展要求。物联网从架构上通常可分为三个逻辑层，即感知层、网络传输层和处理应用层。其中，感知层包括传感器节点和传感网网关节点或射频识别技术（radio frequency identification，RFID）标签和RFID读写器，也包括这些感知设备与传感网网关之间、RFID标签与RFID读写器之间的短距离通信（通常为无线）部分；网络传输层包括将感知数据远距离传输到处理中心的网络，如互联网、移动网络或几种不同网络的融合；处理应用层包括对感知数据进行存储与智能处理的平台，并对业务应用终端提供服务。对大型物联网来说，处理应用层一般由云计算平台和业务应用终端构成。

对物联网的安全防护应包括感知层、网络传输层和处理应用层。由于网络传输层和处理应用层通常由计算机设备构成，因此这两部分按照安全通用要求提出的要求进行保护。物联网安全扩展要求是针对感知层提出的特殊安全要求，它们与安全通用要求一起构成针对物联网的完整安全要求。

物联网安全扩展要求涉及的控制点包括感知节点设备物理防护、感知网络入侵防范、感知网络接入控制、感知节点设备安全、网关节点设备安全、数据融合处理和感知节点管理。

4）工业控制系统安全扩展要求。工业控制系统通常是可用性要求较高的等级保护对象。工业控制系统是各种控制系统的总称，典型的工业控制系统有数据采集与监视控制系统、集散控制系统等。工业控制系统通常用于电力、水和污水处理、石油和天然气、化工、交通运输、制药、纸浆和造纸、食品和饮料及离散制造（汽车、航空航天和耐用品）等行业。

工业控制系统从上到下一般分为5个层级，依次为企业资源层、生产管理层、过程监控层、现场控制层和现场设备层，不同层级的实时性要求不同，对工业控制系统的安全防护应包括各个层级。由于企业资源层、生产管理层和过程监控层通常由计算机设备构成，因此这些层级按照安全通用要求进行保护。

工业控制系统安全扩展要求是针对现场控制层和现场设备层提出的特殊安全要求，它们与安全通用要求一起构成针对工业控制系统的完整安全要求。工业控制系统安全扩展要求涉及的控制点包括室外控制设备防护、网络架构、通信传输、访问控制、拨号使用控制、无线使用控制、控制设备安全、产品采购和使用及外包软件开发。

《信息安全技术　网络安全等级保护要求》（GB/T 22239—2019）依据相关政策、标准、指南等文件及用户业务安全需求，对保护对象进行区域划分和定级，对不同的保护对象从物理环境防护、通信网络防护、区域边界防护、计算环境防护等各方面进行不同级别的安全防护设计；建立统一的安全管理中心，保障防护的有效协同及一体化管理，保障安全技术措施有效落地和运行；以网络安全等级保护安全框架为依据和参考，在满足国家法律法规和标准体系的前提下，通过“一个中心，三重防护”的安全设计形成网络安全综合技术防护体系，突出技术思维和立体防范，注重全方位主动防御、动态防御、整体防控和精准防护。其中，“一个中心”是指安全管理中心；“三重防护”是指通信网络防护、区域边界防护、计算环境防护。等级保护安全框架如图3-5所示。

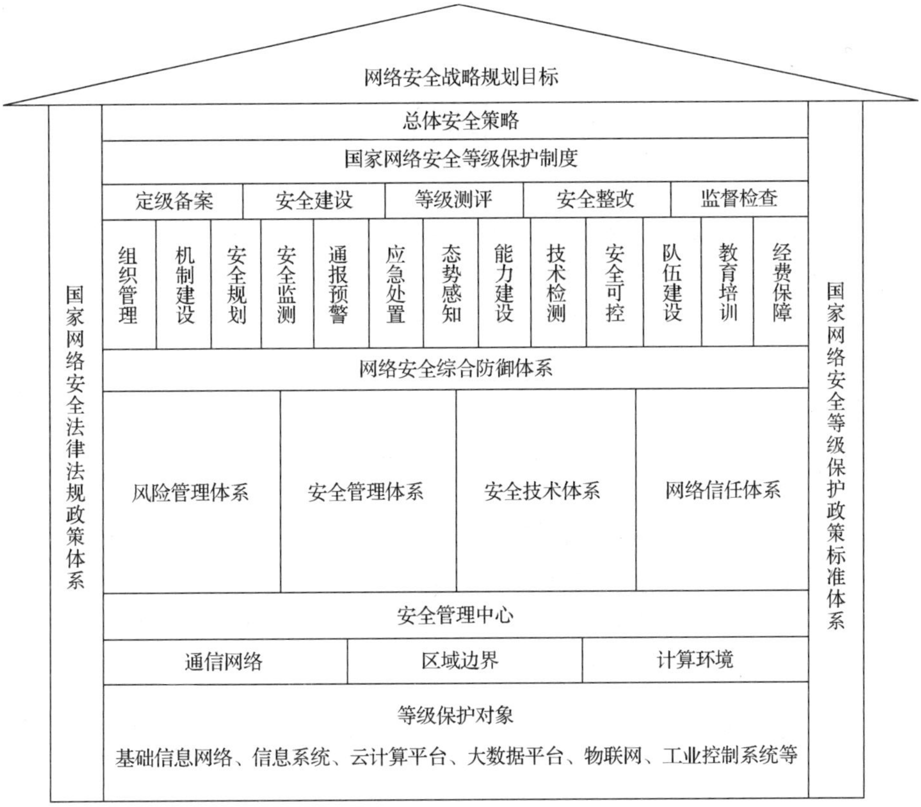

图 3-5　等级保护安全框架

思　考　题

1．国家卫生健康信息标准规范体系的作用和意义是什么？

2．《"健康中国 2030"规划纲要》从哪些方面阐述了医疗信息化的发展规划？

3．《国家医疗健康信息医院信息互联互通标准化成熟度测评方案（2020 年版）》发布的意义是什么？

4．《国家医疗健康信息医院信息互联互通标准化成熟度测评方案（2020 年版）》应用效果评价与等级评定之间的差异是什么？

5．简述医院信息互联互通标准化成熟度的等级评定流程。

6．简述《电子病历系统应用水平分级评价标准（试行）》提出的背景和评价目的。

7．简述《电子病历系统应用水平分级评价标准（试行）》评价的范围和内容。

8．简要介绍《医院智慧服务分级评估标准体系（试行）》的评价分级。

9．《信息安全技术　网络安全等级保护基本要求》（GB/T 22239—2019）中技术安全包含几方面内容？

10．《医院智慧管理分级评估标准体系（试行）》主要有哪些内容？

第4章 医院智慧服务

本章介绍医院智慧服务的概念和主要建设内容，分别从软件架构、功能、数据结构等方面对医院基础业务管理系统、统一预约平台、院内导航、统一支付平台等系统进行详细介绍（互联网医院所涉及的智慧服务内容将在后续章节中详细介绍）。读者可以从中对医院智慧服务的建设内容有一个较全面的了解。

4.1 医院智慧服务概述

智慧医院的“三位一体”是指智慧医疗、智慧服务、智慧管理三位一体。医院智慧服务是智慧医院建设的重要内容，是医院针对患者的医疗服务需要，应用信息技术改善患者就医体验，加强患者信息互联共享，提升医疗服务智慧化水平的新时代服务模式。医院以问题和需求为导向持续加强信息化建设，提供智慧服务，为进一步建立智慧医院奠定基础。

医院智慧服务的主要目的是方便患者，一切以患者为中心，站在患者角度考虑诊前、诊中、诊后全过程存在的问题及优化措施，改善患者的就医体验，并使医疗资源得到充分利用。加强医患之间的信息互联共享，让信息多跑路、多共享，以“为患者提供智慧服务”为目标，提高患者获得感和满意度，让患者得到更便捷的就诊服务。

医院智慧服务建设中存在以下三个难点：

1）服务项目不仅仅是提供一般医疗服务的软件系统的上线，还要结合各地区就医群众的生活习惯、社会背景、知识结构等，按需进行软件系统的设计与改造。

2）智慧服务建设离不开医院业务软件系统的支撑，所有服务项目的数据源于业务系统，因此建设初期要基于医院信息平台实现所有业务系统的融合。预约、支付、查询、信息推送等功能的建设均离不开与医院业务系统的交互，二者相辅相成。业务软件上线使智慧服务更加完善，智慧服务建设将线下信息通过线上传递的方式方便了患者，二者缺一不可，共同实现医院方便患者、服务患者的目的。

3）智慧服务的受众是广大患者，如何做好对患者的宣教至关重要。因此，服务项目的界面应该是人性化、便捷化、智能化的。

医院智慧服务分级评估标准涉及17个项目，其建设内容包括以下几个方面。

① 诊前：诊疗预约、急救衔接、转诊服务。

② 诊中：信息推送、标识与导航、患者便利保障服务。

③ 诊后：患者反馈、患者管理、药品调剂与配送、家庭服务、基层医师指导。

④ 全程：费用支付、智能导医、健康宣教、远程医疗。

⑤ 基础与安全：安全管理、服务监督。

4.2 医院基础业务管理系统

医院的基础业务是智慧服务的主要内容，是承载智慧服务的核心基础。将医院门诊和住院两大主要业务流程有效地管理起来，是医院智慧服务的全程服务内容，是其他医院信息系统的基础。医院基础业务管理系统涵盖了常规的秩序管理、费用支付、信息管理等内容。

4.2.1 医院基础业务管理系统架构

本节主要从门急诊与住院两大业务的信息系统业务流程，介绍医院基础业务管理系统。医院基础业务管理系统的功能除医生工作站外均属于智慧服务范畴（医生工作站属于智慧医疗范畴）。医院基础业务管理系统架构图如图 4-1 所示。

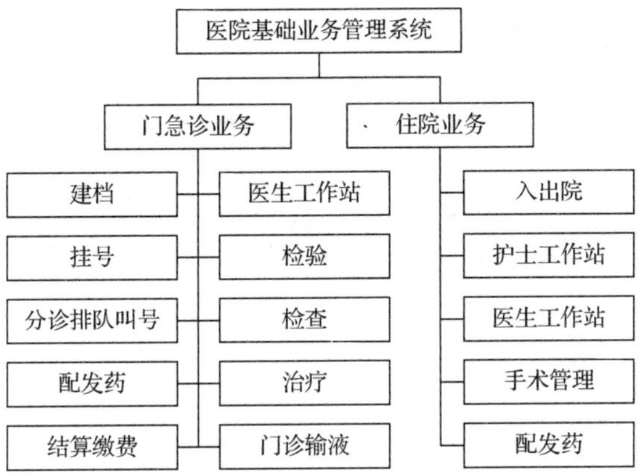

图 4-1 医院基础业务管理系统架构图

4.2.2 门急诊管理系统

医院日常工作主要是围绕门急诊业务和住院业务展开的。其中，门急诊业务是医院业务重要的组成部分之一，不仅直接影响医院经济效益和社会声誉，而且影响住院业务的开展。一般情况下，病情较轻或疾病未得到确诊的患者会先到门急诊科室就诊，绝大部分住院患者也是在门急诊就诊后被收治入院的。

门诊业务主要有以下三个特点。

1）人流量大。门急诊人数日均数千人，有的医院可达上万人。

2）环节多。门诊患者除了看诊，还有配套的治疗、检查、检验、取结果、咨询、取药、输液等环节。

3）时间紧。一般情况下，门诊就诊往往要在当前班次完成所有环节。

1. 门急诊管理系统业务流程

门急诊管理系统一般可分为建档（发卡）、挂号、分诊、收费、发药、检验、检查、治疗和医生工作站等模块。随着医院管理的创新与进步，部分医院从解决看病难和优化门诊就诊环境等方面研究并提出一些新的管理思路，包括强化预约服务，提供更加方便的预约服务通道；推行一卡通，即患者在医院就诊过程中实现持卡就诊，方便各门诊查阅、调阅信息；取消挂号环节，即采用患者“先就诊后交挂号费”模式；预交金服务，提供门诊一次预存多次就诊的管理流程改造等。门急诊业务流程图如图 4-2 所示。

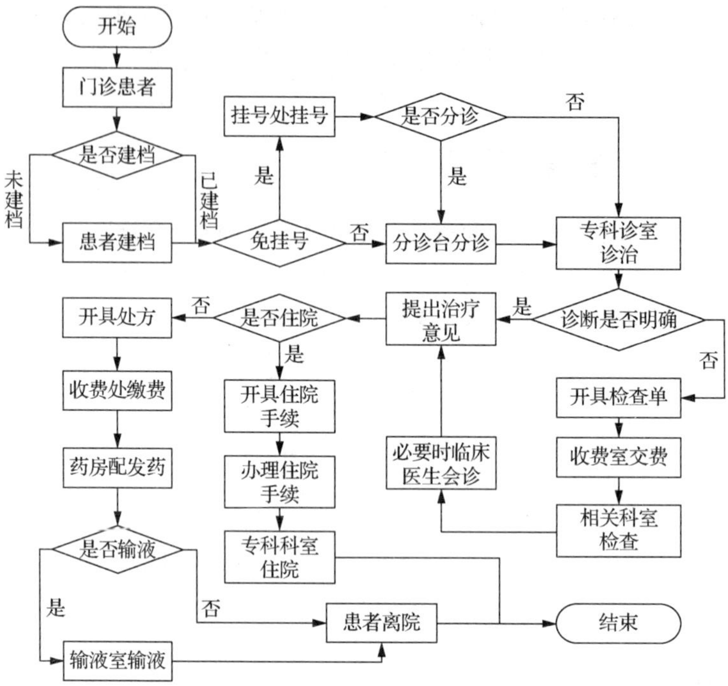

图 4-2 门急诊业务流程图

（1）门诊建档模块

门诊建档是为每一位来医院就诊的患者建立一套个人档案，即患者主索引管理系统。医疗信息直接关系患者的身心健康，越完整的档案信息对确保患者的健康越有帮助。例如，历史诊疗记录的参考查阅，患者信息的唯一性、连贯性和可追溯性等都有利于诊疗工作。

档案信息包括患者基本资料、身份类别、过敏史等。建档常采用“一卡通”或“一号通”的模式，即以一种卡类型（诊疗卡）或者一个号码［患者身份标识号（identity document，ID）］为标识，在建立档案的过程中把卡号与患者的档案信息进行关联，患者在进行就诊或者缴费的过程中无须再出示个人资料，仅凭诊疗卡或者患者 ID 即可调取本人的资料进行就诊或缴费。门诊建档业务流程图如图 4-3 所示。

（2）门诊挂号模块

挂号是患者选择科室或医生，取得就诊权利，缴纳相应诊金、挂号费的过程。医院一般均设置门诊挂号处，门诊挂号处的业务功能包括挂号和出售病历。

传统的医院就诊流程采用“先挂号后就诊”模式。随着医疗改革的发展与服务理念的提升，部分医院逐渐开始采用“免挂号”的就诊流程，即患者到医院就诊，一旦建档完成就不需要挂号，直接进入下一个分诊和就诊环节，在就诊完成后进行收费时，统一由收费软件进行挂号费的补收。此模式在推行的医院得到一定的认可，同时结合“黑名单管理”，在实际运行中未大面积出现患者不缴挂号费、逃费等情况。

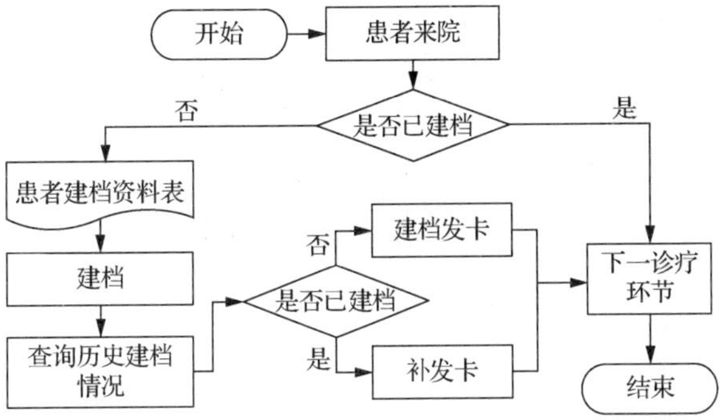

图 4-3　门诊建档业务流程图

门诊患者完成建档后，凭就诊卡到挂号处进行挂号。在挂号的过程中，患者根据自身情况选择挂号科室及医生，挂号员根据患者所述查看此医生是否还有号源，若有则挂号，若无则告知患者是否更换其他医生。患者在确认挂号科室及医生后缴纳相应的挂号费及诊金，完成整个挂号流程。门诊挂号业务流程图如图 4-4 所示。

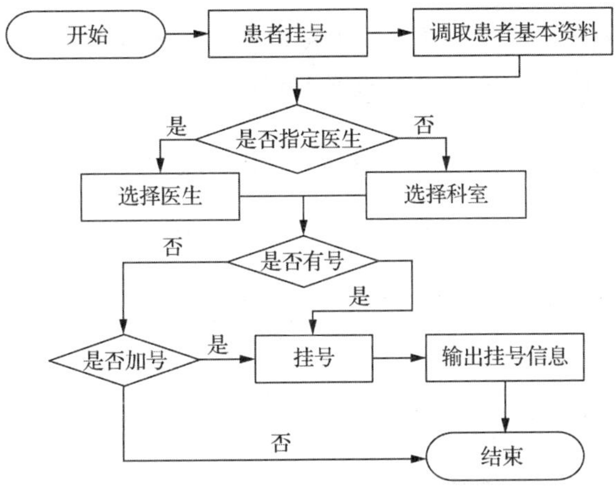

图 4-4　门诊挂号业务流程图

（3）门诊分诊模块

分诊的设立主要是解决患者排队的问题。由于门诊患者较多，分诊可以有效地实现患者就诊秩序优化，防止出现患者插队等问题。另外，可以通过分诊排队有效地解决患者围堵在诊室内的问题，在一定程度上为患者创造一个良好的就诊环境，保护患者隐私。

为进一步优化就诊，有些医院将部分工作前移到分诊台进行前期处理，如生命体征信息的采集和录入、基本病情信息咨询和录入等。一些医院的分诊台还可实现患者分级管理，即根据患者病情进行一定的优先处理。

分诊可分为两种模式，即“免挂号”模式下的分诊和“挂号”模式下的分诊。二者之间的差别在于是否先挂号。先挂号的分诊可从挂号部分获取挂号科室及医生等一些相应的信息，协助快捷完成分诊。无挂号的分诊，患者需要根据自己的病情选择相应的病区，由护士协助完成分诊。门诊分诊业务流程图如图 4-5 所示。

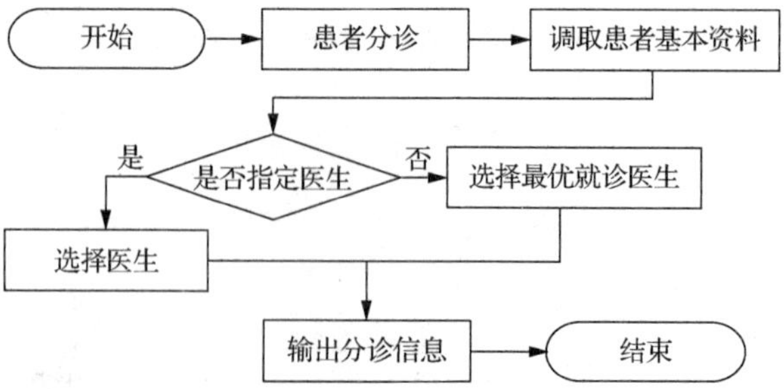

图 4-5 门诊分诊业务流程图

（4）门诊医生工作站模块

门诊医生工作站在 5.2.1 节中详细介绍。

（5）门诊收费模块

门诊收费是针对门诊患者结算费用的过程。一般情况下，患者在就诊完成后或在就诊过程中需要中途缴费结算时，前往收费处缴纳相应的费用。

收费人员通过调出患者的缴费信息或录入应缴费用的明细信息，结合患者的支付方式、身份情况进行费用结算并打印结算单据。由于门诊的特殊性，门诊收费模块不仅支持接收医生工作站发送过来的电子处方信息并生成相应的结算单据，还可通过自行录入的方式录入收费明细。另外，系统还提供退费、医保接口结算、政策性优惠结算、多种支付方式等一系列结算方式。门诊收费业务流程图如图 4-6 所示。

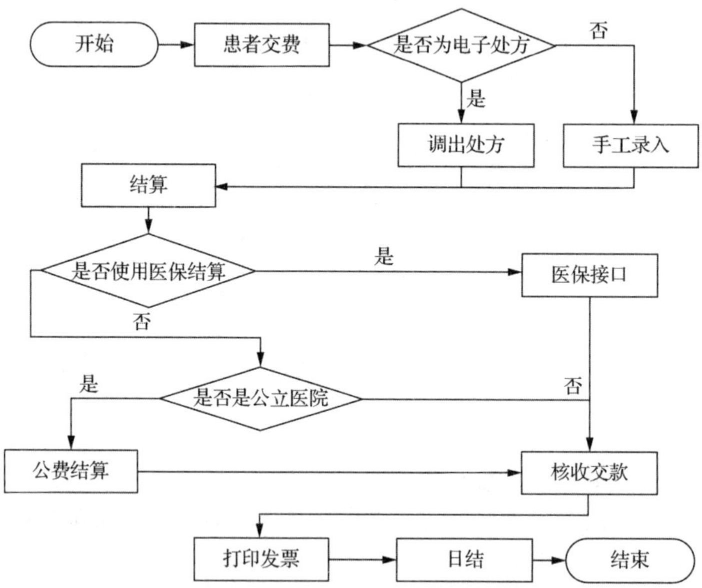

图 4-6 门诊收费业务流程图

（6）门诊药房模块

门诊药房模块是门诊药房人员完成日常工作的软件系统。门诊药房模块通常包含两大业务模块：门诊配发药模块和门诊药房管理模块（本节主要介绍门诊配发药模块）。完成收费后，处方传递到门诊药房，药房的配药人员根据处方内容进行配药。配药完成后，药房工作人员通过指引设备（显示器、语音叫号等）通知患者取药。

门诊药房配发药根据医院情况可以采用“配发药分开”模式或者“配发药混合”模式。在“配发药分开”模式下，完成收费后电子处方在配药界面上显示，配药人根据电子处方进行配药后并确认，此时完成配药的电子处方才显示在发药界面上，发药人根据信息进行最后的核对，完成发药。在“配发药混合”模式下，无配药、发药人员的区分，由一个人单独完成配药及发药工作。门诊药房业务流程图如图 4-7 所示。

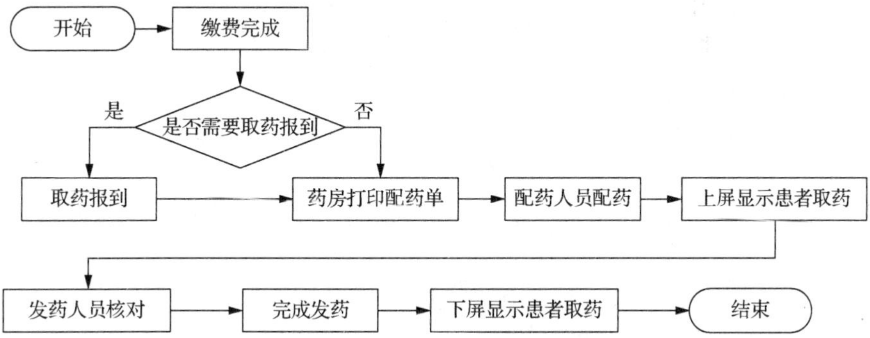

图 4-7　门诊药房业务流程图

（7）门诊输液模块

门诊输液模块是门诊输液室用来实施输液流程管理、确保输液安全的软件系统。收费完成后，若有输液处方，则患者需要到输液室进行输液。常见的输液方式有肌内注射、静脉注射。门诊输液业务流程图如图 4-8 所示。

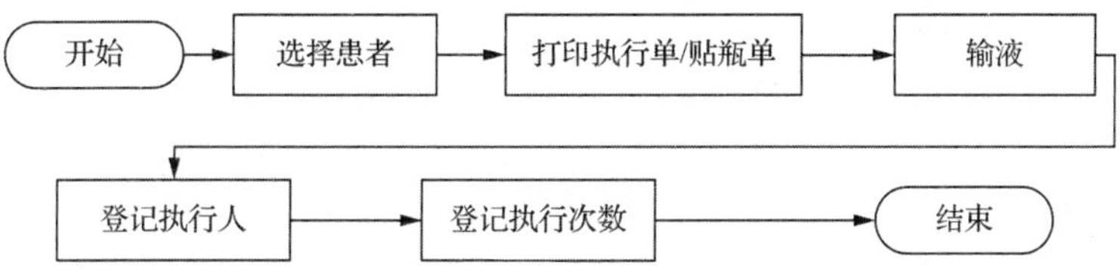

图 4-8　门诊输液业务流程图

2. 门急诊管理系统功能设计

（1）门诊建档模块功能

门诊建档包含两个重要功能，对就诊患者进行建档和查询患者的历史就诊档案。建档的目的是在医院的信息系统中建立患者的基本资料，并为每一位患者建立一个唯一的编号，即患者 ID。患者 ID 类似身份证号码，在医院信息系统中具有标识患者身份唯一性的作用，是所有业务系统的主键值或组合主键值之一。

建档需要对患者的相关资料信息进行完善，如姓名、性别、年龄、身份证号码、医保卡号码等信息。建档完成后，由于患者 ID 不便于记忆，医院一般会使用某种介质。例如，已经预先印制好卡号的就诊卡，将就诊卡与患者 ID 进行绑定，就可以通过卡号找到唯一的患者 ID。

若患者再次来医院就诊时忘记携带本院的就诊卡，则可根据患者提供的信息进行查询，对患者进行补卡或告知患者 ID，让患者就诊。

原则上不允许为同一位患者重复建档。若一位患者有多个档案，则会给医院管理造成混乱。更严重的是，一位患者拥有多个 ID，医生将无法使用同一个 ID 查询同一位患者的过往诊疗记录，这给医生看诊带来严重的不便。

查询功能能够根据患者的姓名、医保卡号码、身份证号码等对患者信息进行查询。查询结果返回患者 ID 及基本信息，同时提供患者的就诊卡号，让患者可以凭借就诊卡号进行就诊。

（2）门诊挂号模块功能

根据挂号业务的特点，门诊挂号模块包括以下功能。

1）主要功能：挂号、退号、改号。

2）提示功能：根据医生的排班信息进行号源提示，包括限号、加号等。

3）收费功能：收取挂号费及诊金等。

除了以上基本功能外，根据业务发展需求，可实现一些扩展功能，如预约登记、排班、预约挂号等。

可以把患者在挂号处进行挂号的整个流程分解为以下三个子流程。

1）挂号处刷就诊卡调取患者资料。

2）患者挂到科室医生的号，完成挂号登记。

3）登记完成后，缴纳挂号费与诊金。

（3）门诊分诊模块功能

分诊模块主要业务功能包括以下三个方面。

1）分诊排队：根据患者先来后到的顺序，为患者提供一个排队就诊顺序。

2）就诊指引：通过指引设备提供排队就诊情况指引，常规的指引设备有发光二极管技术显示器（monitor of light emitting diode，LED）、语音设备等。

3）辅助看诊：包括采集患者基本体征信息等。

根据流程设计，分诊功能可分为以下两个子流程。

1）获取患者信息：通过患者的就诊卡获取对应的患者基本信息、挂号信息及采集的患者基本体征信息等。

2）排队队列处理：取得患者信息后，需要对患者进行分配，赋予患者对应的分诊科室、医生及队列信息，并与 LED 显示屏、语音设备等连接，动态实时显示排队情况。

（4）门诊收费模块功能

门诊收费模块的核心业务是结算费用。结算费用并不是简单地把所有的费用汇总起来。每一位患者的结算过程都需要完成以下九个步骤。

1）生成费用。生成费用包括三种方式：①收费员录入，即收费员根据患者就诊情况录入对应费用信息。②导入医生工作站的费用信息，包括医生开具的处方、检查检验单、治疗单。③自动生成，包括在“免挂号”模式下自动补收的挂号费，以及其他要求自动加收的情况，如根据药袋使用情况加收费用。

2）结算。结算是一个复杂的过程，根据患者的费用信息、身份信息、待遇信息进行结算。最简单的结算对象是自费患者，一般情况下按照实际发生费用进行结算，若涉及打折，则根据相应的折扣进行打折处理。医保患者按照当地的医保结算政策进行费用结算，一般情况下采用接口形式结算，即门诊收费系统与医保系统直接对接结算。公费医疗患者根据公费医疗的相关结算政策进行费用结算。结算是收费系统的核心，通过相关的结算定义、接口，根据患者的身份、待遇、本次就诊明细信息得出患者自费部分及其他支付方式部分两部分金额，最终得出患者本次应缴纳的费用。

3）支付。根据患者结算的自费部分进行支付，允许采用多种支付方式，包括支付宝支付、微信支付、现金、信用卡、银行卡、转账、记账等。

4）输出单据。一般情况下只限于发票或收据，但在特殊情况下也可包括指引单或清单性质的单据。

5）指示下一步。收费完成后，将完成收费的信息通知关联部门，包括通知药房配发药、发送检验检查申请单等。

6）退费。交费的反向操作。

7）日结。生成日结报表。日结报表是财务缴款的依据，体现包括收费员当天的收费情况、现金数、发票使用情况等信息，是收费员需要完成的重要工作报表。

8）查询。提供患者费用查询的功能，并可输出对应的单据，如门诊费用明细清单等。

9）患者提示设备。可采用 LED 显示屏、语音设备等进行提示，提示内容包括找赎情况、相关提示等。

门诊收费主界面如图 4-9 所示。

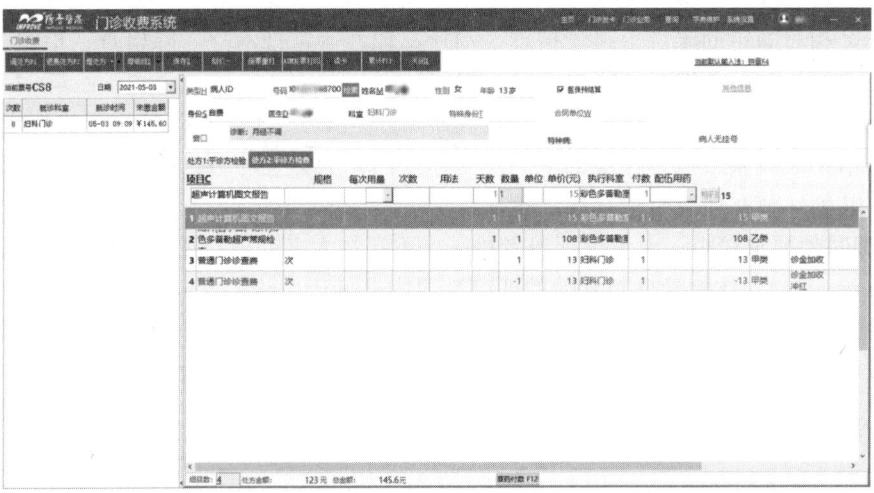

图 4-9　门诊收费主界面

（5）门诊药房模块功能

处方只有在完成收费后才能在门诊药房模块界面上进行显示。门诊药房模块具体功能如下。

1）上屏。完成配药后，通知患者取药。

2）发药。确认发药，登记发药情况，下屏。

3）退药。根据患者情况进行退药。

4）查询。查询发药情况。

5）工作量统计。生成药房配发药工作量报表。

（6）门诊输液模块功能

门诊输液模块具体功能主要包括以下几个方面。

1）打印执行单。执行单包括护士执行签名单、贴瓶签等。

2）执行确认。执行完成后，登记执行人、时间、次数等。

3）查询统计。查询工作量等。

门诊输液模块重点考虑分次执行的情况，即患者一次开药、多次执行的情况。

4.2.3 住院管理系统

住院管理系统是医院的核心软件系统之一，主要实现住院患者全流程管理，贯穿患者从入院到出院的整个住院过程。与门诊相对应，一般情况下，住院只收治病情较重、需要留院治疗的患者。

住院与门诊的区别有以下六点。

1）时间较长。原则上，住院患者住院观察治疗的时间必须超过 24 小时，只有超过 24 小时才能算作住院患者，留观患者在前 24 小时归入门诊患者范畴。

2）医生相对固定。一般情况下，每个住院患者都有相对固定的主管医生对其进行管理。与门诊就诊不同，门诊医生完成本次坐诊后，患者要等到下一次该医生出诊才能由同一位医生看诊，但住院患者的主管医生原则上是相对固定的。

3）有床位管理。与门诊各就诊环节的区别是，住院无须排队，但是要安排床位。每位患者在病区相对固定的床位上接受护理、治疗、输液等常规治疗，除检查、检验、手术及部分治疗项目外，患者均在病区内。

4）过程环节更多。由于住院患者住在医院，方便医生、护士对治疗过程进行实时观察，并根据病情不断调整或执行相应的下一步工作。门诊的一些环节，除排队、取药无须患者参与外，其他环节在住院时均存在。

5）即时性要求较少。由于无须患者排队，不存在太多的窗口服务（排队缴费、排队取药、排队治疗等），住院管理对软件的即时性要求略低于门诊。

6）患者流动性较小。一般情况下，住院患者流动性较小，对于一些窗口服务压力较小，与门诊量相比，住院患者出入量往往不及门诊一个科室的患者流动量。

1. 住院管理系统业务流程

住院管理系统业务流程比门诊流程相对复杂。虽然各医院的管理模式不同，流程细节也各有特点，但总体上大同小异。住院业务总体流程图如图 4-10 所示。其中，医嘱包括药品医嘱、检验医嘱、检查医嘱、手术医嘱和其他非药品医嘱等。

（1）入院登记

患者入院的第一步是进行入院登记，即患者需要在医院信息系统中建立一份个人基本资料档案。近年来，在医院信息集成平台需求的驱动下，对患者基本资料的管理常采用“一卡通”模式或“一号通”模式，即患者仅凭一张诊疗卡或者一个号码（患者 ID）就可以在全院门诊、住院、体检等各软件系统中查询患者的相关信息。这就要求在医院各软件系统模块之间建立一套患者档案共享和管理机制，形成公共的建档及档案管理平台。入院登记的首要工作是判断检索患者是否已在本院办理过“一卡通”或者“一号通”，即本院信息系统中是否已存在患者的基本资料档案。

住院患者需要持有本院医生开具的“入院通知书”方可办理入院，“入院通知书”通常由医生在门急诊医生工作站填写打印。对于公费医疗、医疗保险或其他可以记账的患者，办理入院登记时还须出示医疗记账证明，工作人员按照规定办理相应的记账手续，如登录社保软件系统办理入院登记等。入院登记业务流程图如图 4-11 所示。

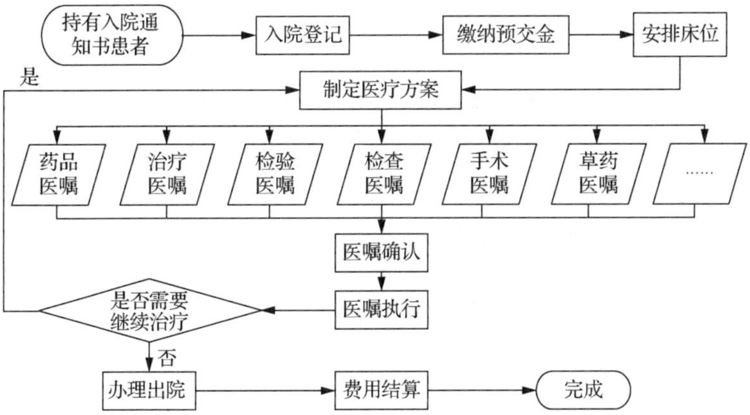

图 4-10　住院业务总体流程图

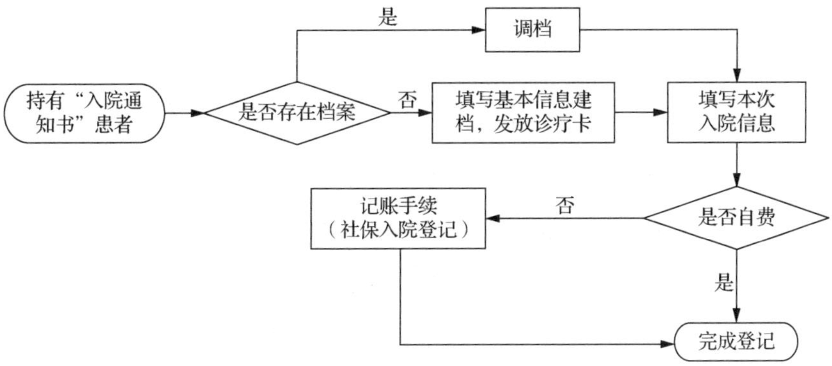

图 4-11　入院登记业务流程图

（2）预交金管理

与门诊患者不同，住院患者在入院时需要缴纳一定数额的预交金，预交金额根据医院管理要求而定。患者可以通过现金、支票、银行卡等多种支付方式进行支付，支付完成后，工作人员打印三联收据并加盖医院财务印章作为支付凭证。有的医院直接由入院登记窗口收取预交金，有的医院由结算收费窗口兼收预交金，还有部分医院单独设立了预交金缴纳窗口。预交金业务流程图如图 4-12 所示。

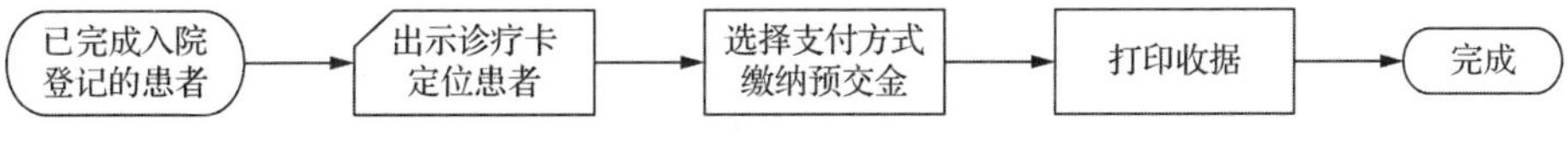

图 4-12　预交金业务流程图

（3）安排床位

患者在办理入院登记、缴纳预交金后到临床科室开始住院。病区的首要工作是护士为患者安排病房及床位，同时病区还将为患者指定具体管床医生、上级医生、主管护士等。安排床位业务流程图如图 4-13 所示。

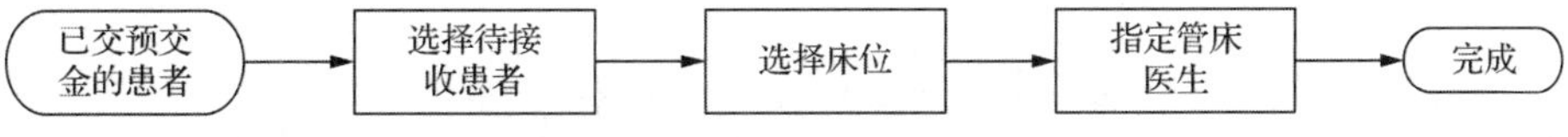
已交预交金的患者
选择待接收患者
选择床位
指定管床医生
完成

图 4-13　安排床位业务流程图

（4）医嘱处理

患者在住院期间的日常活动主要围绕医生医嘱展开。按照处理流程的不同，可将医嘱划分为四个类别，即药品类医嘱、检查检验类医嘱、手术医嘱及其他非药品医嘱。不同类别医嘱处理业务流程各有特点，涉及的人员及部门也各有差异。四类医嘱处理业务流程图分别如图 4-14 至图 4-17 所示。其中，药品类医嘱处理业务流程中药品执行单包括口服执行单、注射执行单、滴注执行单、外用药执行单及其他等。

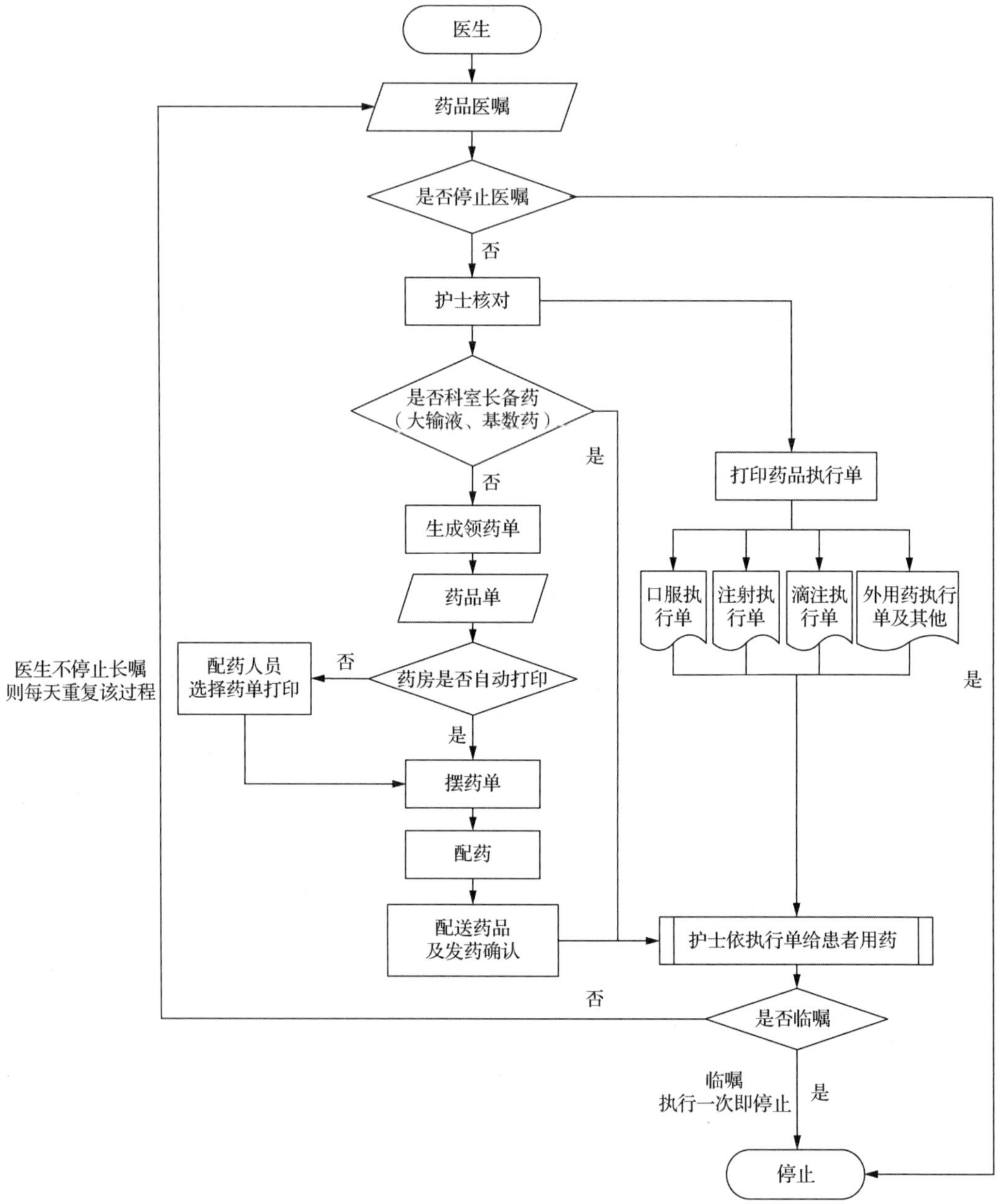

图 4-14 药品类医嘱处理业务流程图

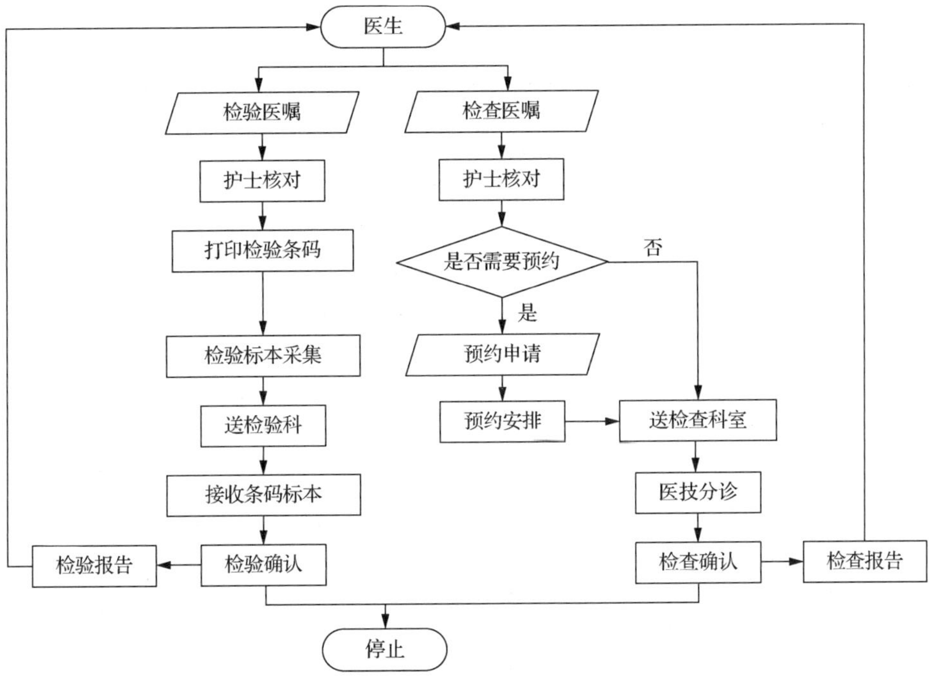

图 4-15　检查检验类医嘱处理业务流程图

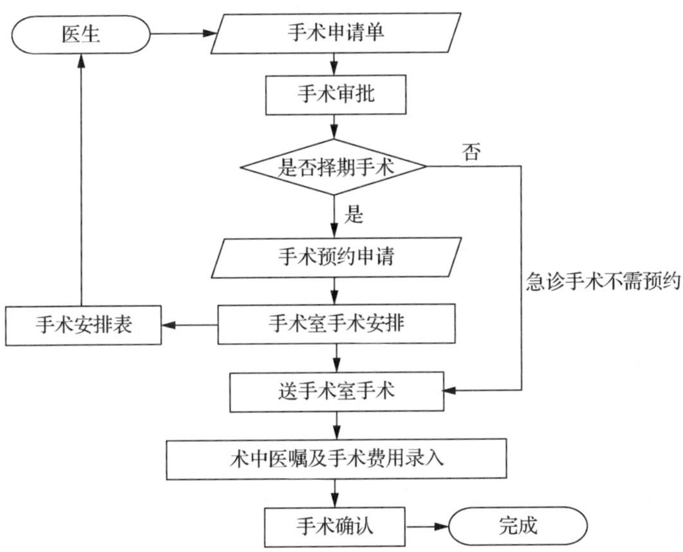

图 4-16　手术医嘱处理业务流程图

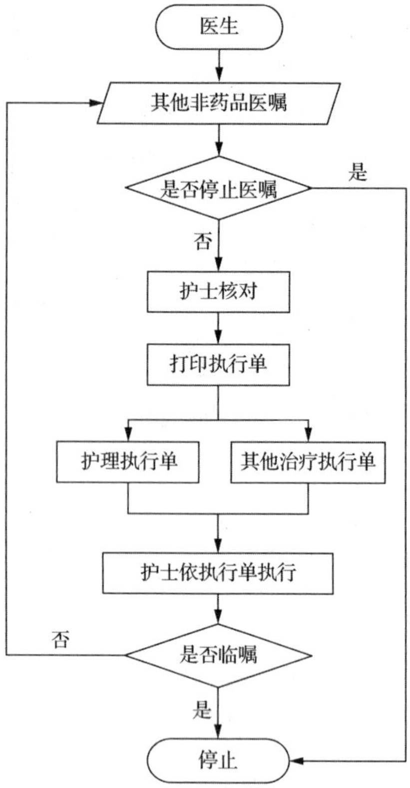

图 4-17 其他非药品医嘱处理业务流程图

（5）办理出院

为患者办理出院手续通常包括以下几种情况。

1）经医生诊断患者病情好转或痊愈，达到出院要求。

2）患者或者家属主观强烈要求出院。

3）患者死亡。

4）转院。

办理出院的主要工作是准确核对患者费用，查看是否存在已申请但未确认的药品单、检查单、检验单等。办理出院处理流程图如图 4-18 所示。

（6）费用结算

费用结算是对患者一段时间内发生的费用做结账处理，计算患者个人负担金额，与预交金做冲销后多退少补，并收回预交金收据。费用结算包括中期结算和出院结算两种情况。费用结算处理流程图如图 4-19 所示。

2. 住院管理系统功能设计

根据管理内容和对象的不同，可将住院管理系统的主要功能划分为入出转管理、医嘱管理、手术管理、医技管理、配发药管理、费用管理、结算及出纳管理七个模块。业务模块通常根据操作用户类别及职能进行划分，主要包括住院入出院模块、护士工作站模块、医生工作站模块、药房模块、手术室模块、医技确认模块、软件维护模块。每个业务模块都涉及一个甚至多个功能模块，每个功能模块也穿插于多个不同业务模块中。这里针对几个主要功能模块进行介绍。

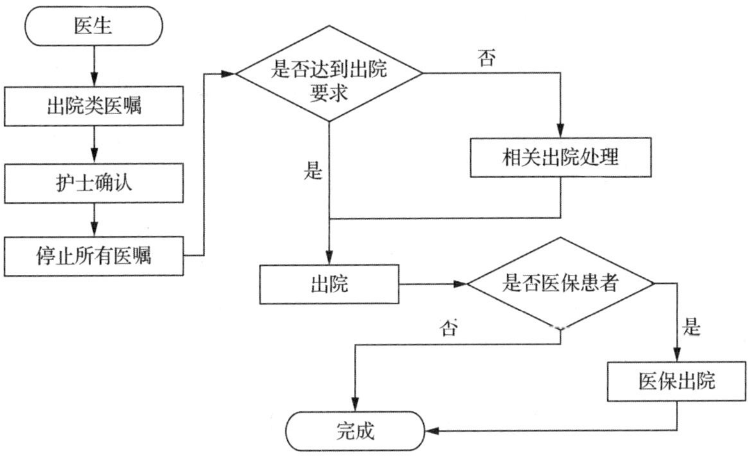

图 4-18　办理出院处理流程图

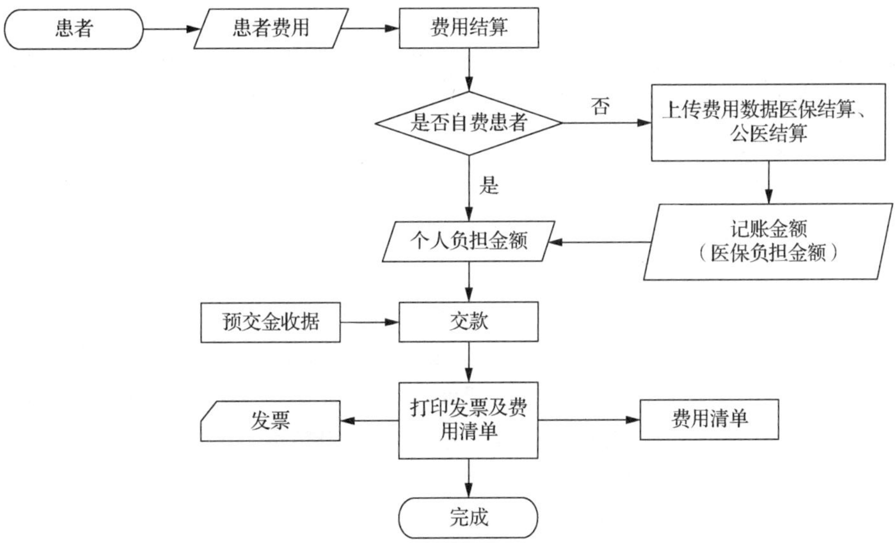

图 4-19　费用结算处理流程图

（1）入出转管理

住院患者入出转管理就是住院床位的管理，主要功能包括入院登记、床位接收、转科、换床、包床、出院、召回等处理，为用户提供完善和高效快捷的床位管理相关操作。床位号是患者住院时一项重要的标识，标志患者在医院内的位置信息，支持医疗业务和床位费的计算等。住院床位管理既涉及医疗工作的正常运作和医疗安全，又影响医院费用核算的准确性。

1）入院登记。入院登记是患者入住医院办理的第一项手续，其任务是建立患者主索引（初次入院患者）和本次住院信息。主索引表的内容应包含上级卫生主管机构规定的病案首页内容，如住院号、门诊号、姓名、出生日期、性别、婚姻等患者基本信息。本次住院信息包括入院日期、入院科室、入院病区、入院诊断、住院次数等与本次住院相关的信息。

① 住院号管理。根据病案管理要求，住院号必须唯一、连贯使用。住院号管理功能可以实现修改患者住院号、保证住院号与患者的唯一对应关系。若患者多次住院，则根据住院次数区分住院信息及病历信息。

② 门诊与住院“一号通”。随着技术发展，许多医院引入使用芯片卡、磁条卡作为便捷管理患者信息的媒介，这就要求实现门诊与住院“一号通”。例如，在入出院管理模块中输入患者门诊 ID 或者采用刷卡的方式就能调阅患者信息，并把部分门诊信息作为入院信息自动填充到住院入出院管理模块中作为住院患者的部分信息。

另外，入院登记支持根据患者主索引自动从门诊系统接收患者信息，同时能够为病案系统提供数据，能将入院信息自动上传到医疗保险接口及区域卫生信息平台等。

2）床位接收。床位接收是护士为新入住本病区的患者安排床位的操作。其操作过程包括三个步骤：①选择待接收患者。②选择预分配空床位。③录入管床医生及上级责任医生等信息。待接收患者的来源通常包括新入院患者和转科患者两种。

3）转科。转科是完成住院患者科室间床位的调动，包括原科室转出和目标科室接收两个步骤。转科动作必须保留转科记录。转科记录的三项要素包括转出日期、转出科室和床位、目标科室和床位。

转科操作流程：①快速定位需要转科的患者。②校验转科可行性，即校验患者是否达到转科要求（是否存在转科医嘱，原科室是否存在未停止医嘱等）。若校验通过，则输入转科日期，一般默认为当天。如果患者转科的日期不是当天，就更改日期再进行下一步操作。下一步操作是将患者从原科室床位移除并释放床位。此时，患者将存在于目标科室待接收患者列表中，但并没有占用目标科室床位。③由目标科室进行“床位接收”操作，完成转科过程。

4）换床。与转科不同，换床是本病区内患者床位之间的调整变动，不涉及科室间床位的变动，不影响以科室为主体的经济核算，因此该功能支持住院患者床位和床位费的实时变更。为保证患者动态记录的可追溯性，需要保留转床操作记录。床位接收、转科、换床等模块功能通常在病房护士站使用，在没有建立护士站的情况下由住院处集中操作。

5）包床与撤销包床。当患者由于家属陪护要求占用多个床位或者直接将某间病房包下时，本模块提供包床功能，自动按照规定的收费标准给此患者计算床位费，同时给该病房所占床位标注“在用”标识，禁止其他患者占用，并在停止包房时提供撤销包床操作。与换床功能一样，为了优化管理，这一模块一般由各科室护士自行操作。

6）出院与召回。出院模块的功能是办理患者出院登记，其操作目的是将患者的床位置为空床，即释放出院患者占有的床号，供其他患者使用。

为患者办理出院手续后，由于误操作或特殊原因，可能需要撤销患者出院登记。这种撤销患者出院登记的操作称为召回，出院患者召回就是恢复原床位，同时删除出院记录。出院功能模块也常设置在护士站，由病区直接操作出院登记更合理、更科学。在病区内，该模块患者出院日期默认为当日，出院科室指定本科室，不提供出院科室的选择操作。

（2）医嘱管理

医嘱管理模块包括医嘱的录入、核对、停止、撤销等功能，在 5.2.4 节中详细介绍。

（3）手术管理

手术室是外科进行手术治疗的主要场所，在较多的医疗机构中都存在资源有限的情况，这是由其本身特点决定的。因此，在手术室的日常管理中需要对手术室进行合理的安排和调配。手术室管理围绕手术室的实际业务，主要完成手术安排、手术记费、手术确认等功能。手术流程管理包括以下四个方面的功能。

1）手术安排。首先通过查询，检索全院的手术申请单，安排每个手术申请单对应的手术室及先后顺序，同时安排麻醉医师、器械护士、巡回护士、手术者、第一助手等。手术安排完成后将具体的安排情况通知到各申请科室。

2）手术记费。主要完成手术过程中临时产生且无法及时记账的费用，记费的方式包括单个患者单项记费、单个患者多项记费、多个患者单项记费三种模式。记费过程必须支持模板记费，记费操作必须支持方便快捷的键盘操作和鼠标操作两种方式。

3）手术确认。主要实现手术完成后的申请单确认操作，确认完成后，对应手术记录将无法再进行操作，也确保下一个业务环节不受影响。

4）查询统计。主要提供手术记录查询、手术费用查询、工作量统计、收入统计等功能。

（4）医技管理

医技管理的主要功能是为医技项目费用执行确认。根据各医院管理要求及信息化程度的不同，医技项目费用有多种不同的计费模式，各模式均有优劣，主要包括以下三种。

1）护士核对医技项目医嘱时计费。该模式实现简单、稳定性好，但在现实业务中经常有些项目已由护士核对却不一定真正执行，这将给护士带来额外的退费操作，也有可能带来多收费用的风险。

2）医技科室启用医技确认系统进行手工确认。该模式实现简单、稳定性好，但医技科室需要增设专门岗位从事医技确认工作，加大了人力资源的投入。

3）与医技专业设备或医技报告系统实现接口，在医技系统出报告时自动调用接口计费。该模式即时性好、效率高、节省人力，但实现复杂。

此外，医技管理功能还包括医技预约、医技预约安排、医技药品申领及查询统计等。

（5）配发药管理

根据医院规模的不同，住院配发药模式可分为住院中心药房配发药模式及集中式的静脉用药配液中心（简称配液中心）管理模式两种。常规业务均采用住院中心药房集中配发药模式进行处理。

住院配发药主要根据住院患者用药申请单进行配发药，包括针对医嘱的发药、预发药、退药及医嘱用药的基本审查功能。为降低护士站配液可能出现的差错，降低用药风险，规范配液行为，在部分医院中对静脉输液用药部分进行集中式配液，从而产生了以静脉用药集中配液为主的配液中心。

静脉用药集中调配是指医疗机构药学部门根据医生处方或用药医嘱，经药师进行适宜性审核，由药学专业技术人员按照无菌操作要求，在洁净环境下对静脉用药物进行加药混合调配，使其成为可供临床直接静脉注射使用的成品输液操作过程。

不管采用何种模式，住院配发药系统的功能主要包括以下四个方面。

1）用药审查。对医生开出的用药医嘱或处方进行审查，对不合格的提供拒发或不发功能。

2）配药。根据用药医嘱或处方生成配药的单据，并进行配药。

3）发药。对配好的用药进行发药。

4）退药。当临床用药发生变化时，对已发出的用药进行回收。

配发药管理的具体功能描述如下。

1）药单获取与审查。自动获取药品名称、规格、批号、价格、生产厂家、药品来源、药品剂型、药品属性、药品类别、医保编码、领药人、开方医生和门诊患者等药品基本信息。自动调取住院患者的用药申请单进行配发药，对获取用药情况进行审查，对不合理用药进行拒发。根据不同的地点对信息进行过滤和筛选，如配液中心，只能获取静脉输液类的用药申请。

2）配药。生成并打印便于配药人员使用的配药单。根据配药的特点，常规的配药单包括以下五种。

① 口服药单。一般情况下，口服药单采用按床位、按患者的明细进行配发药。

② 针剂明细单。一般在医院启用了配液中心的前提下采用针剂明细单。在其他模式下，针剂用药一般采用汇总单的形式以病区为单位进行配药。

③ 针剂汇总单。将整个病区的患者针剂用药进行汇总摆药。

④ 紧急用药单。抢救或紧急医嘱类的用药单。

⑤ 特殊用药单。毒、麻、精神类等特殊分类的用药单。

3）发药。对配药单进行发药确认，记录配发药人员、配发药时间等。对退药单进行退药确认，记录退药人员、退药时间等。

4）库存接口。库存接口可与物流系统中的药品管理流程接口实现以下功能。

① 自动生成药品进药计划申请单，并发往药库。

② 对药库发到本药房的药品的出库单进行入库确认。

③ 提供本药房药品的调拨、盘点、报损、调换和退药功能。

④ 具有药房药品的日结、月结和年结等功能，并自动比较会计账及实物账的平衡关系。

5）查询统计。查询统计主要实现以下功能。

① 可以随时查询任意时间段的入库药品消耗，以及任意时间段某一药品的入、出、存明细账。

② 药品有效期管理及毒麻药品等的管理。

③ 打印工作量报表等。

（6）费用管理

费用管理是住院患者管理系统的重要功能，医生医嘱严格执行物价政策，尽可能对费用进行自动化处理，减少手工录入费用的繁重工作量，并为患者提供明细清单，为科室提供医疗管理支持，为医院提供费用监控。

若充分地满足收费自动化要求，就应实现医嘱实时录入和信息录入字典化。医嘱发生地是在临床科室，尽可能通过医生工作站或护士工作站录入医嘱，根据医嘱的相关信息（频率、用量、给药方式等）定义费用、生成算法，实现住院患者费用的实时、准确和自动计算。在医院信息系统中，费用产生的主体是医嘱管理系统，但是在一些特殊情况下（一些非常规及一些费用变更和冲销），仍然要求保留录入记费功能。例如，护士补录材料费、医技科室补录加强费用、手术室补录手术材料费用、长期医嘱冲销部分费用等。这些功能仅作为医嘱收费方式的一种补充，是一种非医嘱录入的特殊处理。如果医院尚未建立病房医嘱系统，那么本模块直接承担全部费用录入。

（7）结算及出纳管理

出纳就是处理住院患者与医院之间发生的费用往来，也就是按照财务规定对每一笔往来的费用进行管理。出纳录入的主要任务是完成费用收取和退款事项，是住院处出纳收费窗口办理预交金、结算、补交欠费等手续的功能模块。

1）预交金。在处理预交金事务时首先选定患者，在“支付方式”中选择相应的支付方式，支付方式包括支付宝支付、微信支付、现金、支票、汇票、记账等，然后输入患者缴纳的费用金额和暂存收据号，打印预交金收据。若退还预交金，则先选定需要退还的预交金，输入收据号，确认退还操作，收回暂存收据。另外还提供收据重打功能，收据重打包括原票据重打和换号重打两种情况，换号重打时原收据号自动作废。

2）结算与取消结算。费用结算包括中期结算和出院结算两种情况。中期结算是对在院患者一段时间内的费用进行结算处理的过程。出院结算是对已出院患者本次住院所有未结算费用进行结算处理的过程。对于医保患者、公费医疗患者等存在第三方负担医疗费用的患者，结算时需要将费用明细上传社保系统获取计算结果，或者在医院系统中按照预定的算法计算个人负担金额及第三方负担金额，并按照发票分类显示分摊结果。取消结算是针对患者完成结算后又可能发生变更的情况进行的操作，是结算动作的反向操作，取消结算后费用还原为结算前状态，而且不涉及出纳业务，不需要保留任何操作痕迹。再次结算时，“结算次数”仍然与上一次结算次数相同。

3）交款。交款是指将结算结果中的个人负担费用与患者预交金做冲账后要求患者多退少补的过程。交款界面显示的内容包括应交金额、已预收金额及补交或者应退金额。选择支付方式，确认金额无误后收款，即可自动打印发票。对发票提供原票据重打和换号重打功能，换号重打时原发票号自动作废。此外，还提供打印本次费用结算明细清单的功能，将费用清单随发票红联一起交付患者。

4）退费。退费主要针对已完成交款的出纳业务。与取消结算不同，已交款业务不能直接无痕反向操作取消交款，需要保留原始交款痕迹，只能通过办理退费手续产生新的负数退费数据对上次交款进行冲抵。退费业务在当天的财务报表中体现为负数。再次结算时，“结算次数”将在此基础上累加，而不是复用已退费业务的结算次数。

5）票据号管理。此功能主要实现对发票号、预交金票据号的维护管理。发票、票据作为一种凭据，其号码必须保证唯一有效性，这对于财务做账和患者本身都非常重要。需要注意的是，按照财务做账的要求，对作废的票据需要收回原票据且其票据号不能重复使用。另外，每个收费员都要按照实际业务情况保管好自己的新票据，维护好自己的票据号段，一般不会出现多个收费员共用同一个票据号段的情况，否则容易出现混乱。

6）信息查询。此模块的主要功能包括患者住院的详细情况查询与费用信息查询，为收费员、财务人员提供多种查询方式和数据筛选方式。

7）统计报表。此模块的主要功能是为收费员、财务统计人员提供多种统计查询报表，确保报表数据的准确性。

4.2.4　医院基础业务管理系统数据结构参考

医院信息系统涉及的数据表较多，业务仅字典方面的表加起来就有几十到上百个。下面列举几个住院管理系统的主要业务表。

1. 门急诊管理系统数据结构参考

门急诊管理系统根据主要业务情况产生相应的主要数据，具体情况见表 4-1。患者主索引信息数据结构参考表、就诊记录表数据结构参考表、处方明细表数据结构参考表、发票明细表数据结构参考表、支付明细表数据结构参考表见表 4-2 至表 4-6。

表 4-1 门急诊管理系统主要数据流表

序号	业务步骤	主要数据	备注
1	门诊建档发卡	患者主索引	登记患者基本信息，为患者分配一个唯一的 ID 号，用于所有相关数据
2	挂号、分诊	就诊表	为患者每次就诊登记就诊基本信息，包括看诊的医生、科室、诊断等
3	医生工作站	处方明细表	记录医生开出的处方明细
4	收费	发票明细表	记录结算的发票号、发票使用情况
		支付明细表	记录结算支付情况

表 4-2 患者主索引信息数据结构参考表

字段名	中文意思	类型	主键
p_id	患者 ID	varchar（12）	TURE
name	姓名	varchar（32）	
sex	性别	varchar（1）	
birthday	生日	datetime	
social_code	身份证	varchar（18）	
response_type	身份类型	varchar（2）	
setup_date	建档日期	datetime	
social_code	社保号	varchar（20）	

表 4-3 就诊记录表数据结构参考表

字段名	中文意思	类型	主键
p_id	患者 ID	varchar（12）	TURE
times	就诊次数	int	TURE
visit_dept	就诊科室	varchar（7）	
doctor_code	就诊医生	varchar（5）	
visit_date	就诊日期	datetime	
icd_code	主要诊断	varchar（16）	
icd_code1	次要诊断	varchar（16）	
response_type	就诊身份	varchar（2）	
gh_dept	挂号科别	varchar（7）	
clinic_type	医生出诊类型	varchar（6）	
visit_flag	就诊标志	varchar（1）	
gh_responce	挂号身份	varchar（2）	

表 4-4　处方明细表数据结构参考表

字段名	中文意思	类型	主键
p_id	患者 ID	varchar（12）	TURE
times	就诊次数	int	TURE
prescription_type	处方类型	varchar（2）	TURE
prescription_sn	处方号	smallint	TURE
varcharge_code	项目编码	varchar（6）	
varcharge_price	收费价格	decimal（12,3）	
varcharge_amount	收费数量	decimal（12,4）	
record_opera	录入人	varchar（5）	
record_date	录入日期	datetime	
supply_code	用法	varchar（4）	
freq_code	频率	varchar（10）	
dosage	用量	decimal（12,4）	
dosage_unit	用量单位	varchar（10）	
persist_days	天数	smallint	
specification	规格	varchar（64）	
apply_dept	开单科室	varchar（7）	
apply_doctor	开单医生	varchar（5）	

表 4-5　发票明细表数据结构参考表

字段名	中文意思	类型	主键
p_id	患者 ID	varchar（12）	TURE
account_sn	缴款次数	int	TURE
receipt_sn	机制流水号	int	TURE
pay_unit	付款方	varchar（2）	TURE
varcharge_total	付款金额	decimal（12,2）	
varcharge_opera	收费员	varchar（5）	
varcharge_date	收费日期	datetime	
receipt_no	发票号	varchar（20）	
dept_no	收费组	varchar（2）	
report_date	日结日期	datetime	
responce_type	结算身份	varchar（10）	

表 4-6　支付明细表数据结构参考表

字段名	中文意思	类型	主键
p_id	患者 ID	varchar（12）	TURE
account_sn	缴款次数	int	TURE
item_no	支付顺序号	smallint	TURE

续表

字段名	中文意思	类型	主键
cheque_type	支付方式	varchar（2）	
cheque_no	支付凭证号码	varchar（12）	
varcharge	支付金额	decimal（12,2）	
varcharge_opera	收费员	varchar（5）	
varcharge_date	收费日期	datetime	
report_date	日结日期	datetime	
dept_no	收费组	varchar（2）	

2. 住院管理系统数据结构参考

住院管理系统根据主要业务情况产生相应的主要数据，具体情况见表 4-7。住院患者登记表数据结构参考表、住院患者医嘱表数据结构参考表、住院患者费用明细表数据结构参考表见表 4-8 至表 4-10。

表 4-7 住院主要数据流

序号	业务步骤	主要数据	备注
1	入院登记	患者住院登记信息	登记患者基本情况、入院情况等
2	护士工作站	医嘱表	记录医生开出的医嘱明细
3	出院结算	费用明细表	记录每天患者发生的费用
		发票明细表	记录结算的发票号、发票使用情况
		支付明细表	记录结算支付情况

表 4-8 住院患者登记表数据结构参考表

字段名	中文意思	类型	主键
patient_id	患者 ID	varchar（12）	TURE
admiss_times	住院次数	smallint	TURE
inpatient_no	住院号	varchar（12）	
name	名字	varchar（32）	
admiss_date	入院日期	datetime	
admiss_status	入院病情状态	varchar（2）	
clinic_diag	门诊诊断	varchar（16）	
admiss_diag	入院诊断	varchar（16）	
admiss_physician	入院医师	varchar（5）	
admiss_dept	入院科室	varchar（7）	
admiss_ward	入院病区	varchar（7）	
admiss_type	入院类别	varchar（1）	
dis_date	出院日期	datetime	

续表

字段名	中文意思	类型	主键
dis_dept	出院科室	varchar（7）	
dis_status	患者出院状态	varchar（2）	
dis_ward	出院病区	varchar（7）	
dis_diag	出院诊断	varchar（9）	
refer_physician	住院医生	varchar（5）	
consult_physician	主治医生	varchar（5）	

表 4-9　住院患者医嘱表数据结构参考表

字段名	含义	类型	主键
order_sn	医嘱序号	float	TURE
patient_id	患者 ID	varchar（12）	
admiss_times	就诊次数	tinyint	
dept_sn	科室号	varchar（7）	
ward_sn	病区号	varchar（7）	
order_code	医嘱编码	varchar（6）	
order_name	医嘱名称	varchar（128）	
order_time	医嘱时间	datetime	
enter_time	录入时间	datetime	
confirm_time	确认时间	datetime	
execute_time	执行时间	datetime	
start_time	开医嘱时间	datetime	
enter_stop_time	停止医嘱时间	datetime	
complete_stop_time	确认停止时间	datetime	
order_doctor	开医嘱医生	varchar（5）	
stop_doctor	停止医嘱医生	varchar（5）	
stop_confirm_doctor	停止确认医生	varchar（5）	
frequ_code	执行频率	varchar（10）	
order_type	医嘱类型	varchar（1）	
status	医嘱状态	varchar（1）	
supply_code	给药方式	varchar（3）	
drug_specification	医嘱规格	varchar（50）	
doseage	每次剂量	float	
doseage_unit	每次剂量单位	varchar（4）	
varcharge_amount	每次领量	float	
drug_occ	每次用量	float	
p_order_sn	父医嘱号	float	

续表

字段名	含义	类型	主键
exec_unit	执行科室	varchar（7）	
long_once_flag	长临标志	varchar（1）	
order_long_id	长嘱标志	int	
skin_test	皮试标志	varchar（1）	

表 4-10　住院患者费用明细表数据结构参考表

字段名	含义	类型	主键
patient_id	患者 ID	varchar（12）	
admiss_times	就诊次数	smallint	
ledger_sn	结算次数	int	
detail_sn	明细号	int	TURE
varcharge_code	收费项目	varchar（6）	
pack_sn	包装序号	varchar（2）	
orig_price	收费项目价格	decimal（18，5）	
varcharge_price	收费项目价格	decimal（18，5）	
varcharge_amount	收费项目数量	decimal（18，5）	
varcharge_group	收费项目分组	varchar（2）	
bill_item_code	账单码编号	varchar（3）	
audit_code	核算码	varchar（5）	
dept_sn	科室编号	varchar（7）	
ward_sn	病区编号	varchar（7）	
exec_sn	执行科室	varchar（7）	
varcharge_status	上账标志	varchar（1）	
varcharge_date	上账日期	datetime	
varcharge_operator	上账操作员	varchar（5）	
account_date	结算时间	datetime	
account_operator	结算操作员	varchar（5）	
cash_date	交款时间	datetime	
cash_operator	交款操作员	varchar（5）	
order_no	医嘱号	float	
happen_date	生成时间	datetime	
apply_status	确认标志	varchar（1）	
pay_self	审批标志	varchar（1）	
item_flag	费用标志	tinyint	

4.3 统一预约平台

随着生活质量的提高，人民群众的健康意识逐渐增强，大病小病都要去大医院就诊的情况越来越普遍，导致大医院就诊患者持续增多，医疗资源紧缺，就医环境也受到了影响。为缓解现状，国家一方面倡导“小病进社区医院”，另一方面贯彻落实医药卫生体制改革意见，改革公立医院服务管理，改善群众看病就医体验。2009 年 8 月，卫生部印发《卫生部关于在公立医院施行预约诊疗服务工作的意见》，明确要求三级医院必须建立和完善预约诊疗平台，缓解患者就医难的现状。建立统一预约诊疗平台是医院发展的必然趋势，也是医疗改革的重要环节之一。

智慧服务的起点是诊前服务，特别是诊前预约管理。在医院评级方面，国家对医院的预约管理提出更高的要求，医院应当提供更为便捷的预约方式，方便居民获取快捷的医疗服务。智慧服务实现区域内就诊“一卡通”，实现区域内各医院之间患者信息互通，在预约方面实现分时段预约、精准预约至分钟，体现智慧服务在方便患者方面有了明确而具体的指引。

随着医学技术不断发展，在临床诊断与治疗中，医技检查的作用越发突出，医院检查项目也不断增加。例如，胃镜室、心功能室、核医学科、超声科、影像科及肺功能室等均开设多种检查项目。上述科室在很多医院均独立开展项目的预约与检查工作，各科室自己登记和确认，导致资源无法共享，增加患者等待时间，在一定程度上也影响了医院工作效率。利用信息化技术建立统一预约平台，提供新型服务方式，通过微信、医生工作站及统一服务预约中心等方式预约医技检查，可以明显缩短患者医技检查等候时间，提高医生的工作效率，从而改善患者就医体验。

4.3.1 统一预约平台概述

统一预约平台是在传统预约方式基础上建立的医院多院区统一预约平台，实行门诊挂号、医技检查及床位“一站式”预约，可以实现医院预约号源统一管理及预约服务多样化，可以有效整合医院资源，为患者提供便捷的就医咨询和预约服务，通过优化医疗资源配置和医疗信息公开化，引导患者选择更适合的医生。患者根据预约信息提前安排就诊计划，减少排队等候时间，有效提高医疗服务质量及医疗资源的利用率。

建立统一预约平台的目标是实现门诊预约、复诊预约、检验或检查预约、住院预约等“院内+院外”多种途径的预约模式。一体化统一预约平台可用于门诊护士站进行检验、检查等预约，并可辅助医生开具非处方药，减少患者排队时间和排队次数，为患者提供便利。例如，检查预约，通过提取检查单信息自动生成预约单打印给患者，同时通过集成交互平台将相应的预约信息传递到其对应的系统，提高医护人员的工作效率。一体化预约平台可支持集团医院内部多个院区之间的预约，即在一个院区可以预约其他院区的检查项目。

4.3.2 统一预约平台架构

统一预约平台架构图如图 4-20 所示。

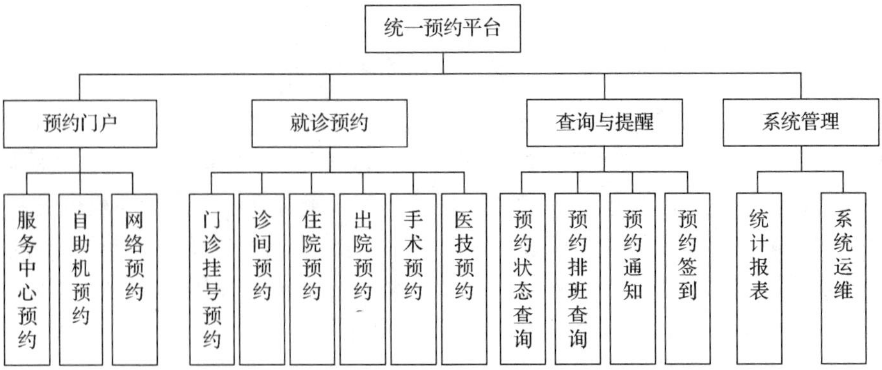

图 4-20　统一预约平台架构图

4.3.3　统一预约平台功能设计

统一预约平台主要包括三个功能设计：预约门户、就诊预约、查询与提醒。

1. 预约门户

预约门户主要包括服务中心预约、自助机预约、网络预约三种。

1）服务中心预约。到医院指定的服务中心预约窗口进行预约与查询，由医院预约人员进行相应的操作。

2）自助机预约。在医院自助预约设备上进行预约和查询。

3）网络预约。利用移动设备或计算机通过医院门户网站预约、医院合作单位网站预约等多种线上模式进行预约，或者通过关注医院微信公众号并进行身份认证进入自助预约界面进行预约。默认推荐本院区的最优方案（时间最优），如果患者对预约时间不满意，可以自行选择预约时间。当医生开出检查申请单后，患者可以采取线上预约的方式为自己预约检查。

2. 就诊预约

就诊预约模块主要包括门诊挂号预约、诊间预约、住院预约、出院预约、手术预约、医技预约六种。

1）门诊挂号预约。提前通过预约门户进行门诊挂号。

2）诊间预约。在就诊过程中，通过医生工作站或者护士工作站直接进行预约，可以直接预约下次复诊或多次复诊，为患者就医提供便利。系统会在医生工作站上显示患者的具体预约时间。

3）住院预约。需要住院治疗的患者（不包括危急重症和疑难病例）在等候期间将其入院后必须完善的辅助检查预约在入院当天完成。实施规范有序的院前检查和优化服务流程，缩短术前住院天数和平均住院日，加快床位周转，提高患者就诊率，能为患者提供合理有序的就诊流程。

4）出院预约。护士提前为患者出院进行出院手续预约，提前通知患者出院时间，提前通知药房备药、取药，填写患者出院注意事项，做好患者出院健康宣教指导等工作，告知患者家属完成费用结算，持患者有效身份证件办理出院手续等。

5）手术预约。通过录入术前诊断、特殊情况、时间安排、手术科室、手术名称、手术登记、是否隔离、是否急诊、备注的相关信息完成手术申请预约。

6）医技预约。主要包括检验预约和检查预约。缴费后，患者可以根据医生下达的医嘱按照自身需求登录预约门户查看医院检查项目，并且进行预约信息登记，合理安排自身检验或检查时间。如果是较为紧急的检查项目，就可以在医生工作站进行诊间紧急预约。

3. 查询与提醒

查询与提醒模块主要包括预约通知、状态查询、预约排班和预约签到。

1）预约通知。通过各种渠道完成预约后，自动发送预约成功提醒，预约提醒可以是电话、短信、微信推送等形式。医护工作者可以根据医护工作站患者信息查看患者预约项目的完成进度。

2）状态查询。患者可以通过收到的信息查询预约的时间、诊室以及注意事项等。

3）预约排班查询。针对医护工作者，支持开放门诊医生排班，每个班次支持自定义总号数，支持每个预约号定义具体就诊时间，方便患者获取医生工作时间安排。

4）预约签到。患者持预约号短信或者预约条形码按照预约时间到达科室进行确认、签到。到达确认的目的是确定患者已到达科室，防止诊室医生叫空号。签到不是进行二次排队，而是维持预约的秩序，达到预约检查的目的。在到达确认后，排队叫号系统激活预约患者状态进行叫号。统一预约平台可以管控患者的签到时间和签到排队号，其中签到时间可由科室自主设定。签到排队号可以按照签到顺序或预约时间段自动生成。预约签到途径分为自助机签到和科室前台签到。

4.4 院内导航系统

《全国医院信息化建设标准与规范（试行）》要求，三级医院应通过专用固定终端或移动终端为患者提供医院范围内的智能导航。医院智能导航系统应当具备地点标注、线路图标注、目的地导航、信息提醒、预期步行时间、支持室内三维（3-dimension，3D）和室外地图、最优路径算法和提示、室内室外定位功能切换、室内 3D 图像处理等功能。提供医院范围内包括车位定位、地图导航、科室分布导航等智能导航服务。《医院智慧服务分级评估标准体系（试行）》在“诊中服务”中明确提出，医院应当具备院内导航系统。

4.4.1 院内导航系统概述

院内导航系统主要是帮助患者在医院内获得动态连续的位置指引，顺利找到目的地。院内智能导航要能适合不同人群使用，既支持移动端导航又与医院信息系统进行联动，实现就诊流程信息的推送功能。院内导航软件可嵌入医院微信、支付宝使用，也可与医院自助机设备联合使用。

院内导航系统应与医院业务系统对接实现智能导诊，可以根据患者的就诊环节及流程主动向患者推送下一步的就诊提示信息，无须患者主动输入，患者点击就诊提示信息后，手机可以自动进入地图导航页面，为患者提供移动的、“一对一”的、精准的智能导航服务。

做到让信息多跑路、患者少跑腿。

“以需求为主导，实用有效”是院内导航系统的建设原则。通过建设能与医院挂号及分诊系统结合的导航导诊系统，在医院现有业务基础上深化多元服务，提升室内定位及导航服务能力，实现室内位置数据采集与分析等相关基础，提升医院整体服务效率和服务水平。

4.4.2 院内导航系统架构

院内导航系统架构图如图 4-21 所示。

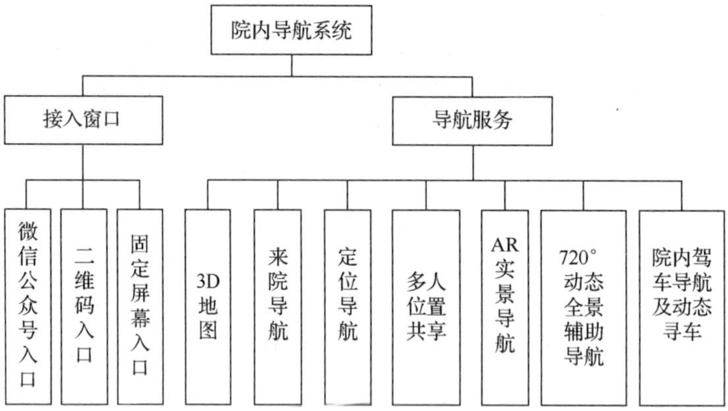

图 4-21 院内导航系统架构图

院内导航系统需要在院内固定位置部署蓝牙定位基站，当持有智能手机的用户进入定位区域时，利用蓝牙基站对智能手机进行粗略定位。同时，综合调用手机内的多种传感器数据，计算手机（持有用户）的运动方向与状态，结合院内地图，进一步实现运动状态和轨迹的精准计算，通过多种方法将运动状态和轨迹的感知计算结果与蓝牙节点定位计算结果进行融合，获得更好的院内导航精度与体验。院内导航系统主要技术路线如图 4-22 所示。

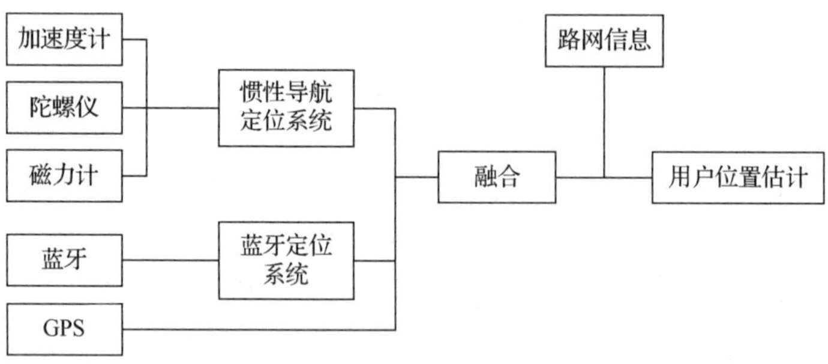

图 4-22 院内导航系统主要技术路线图

4.4.3 院内导航系统功能设计

1. 接入窗口

（1）微信公众号入口

院内导航系统可与医院信息系统集成，可在医院微信公众号中实现自助导航。在所有涉及位置的就医流程点均可调用定位导航系统，一键完成导航，患者无须在地图上选择目的地或者输入目的地，方便患者使用。

1）根据患者的就诊环节及流程向患者推送下一步就诊提示信息（抽血室、CT 候诊室等），患者点击目标地点后进入导航小程序界面，即可提供当前位置到目标地址的智能路线推荐并进行实时导航，整个过程无须患者输入目标地址即可完成目的地导航。

2）支持自动签到。通过手机挂号的患者在距离目的地 20 米左右就能收到微信提示并自动签到，患者可以查询其前面候诊情况。

（2）二维码入口

支持与医院自助挂号机对接开发，可自动生成导航目的地二维码并打印在缴费凭证上，使用微信扫描该二维码，无须输入位置信息即可进行导航。同时，医院也可在路标处粘贴院内导航小程序，患者通过扫码进入院内导航系统，实现院内实时导航。

（3）固定屏幕入口

支持在触摸屏上点击查看医院三维多楼层布局展示，并支持在地图上点选科室后弹出对应二维码，扫码即可通过手机导航到达该目的地，从而实现与手机导航系统互联，进行智能导航。

2. 导航服务

1）3D 地图。导航系统可以通过 3D 地图引擎展现院内地图，实现地图的立体成像及院内外地图一体化。医院所有建筑楼宇 3D 建模，让用户快速了解该楼宇的结构，快速判断位置。地图细节展现能够最大程度还原真实场景，如医疗自助服务终端设备、扶梯、楼梯等都可在地图上用 3D 模型展现。

2）来院导航。支持跳转院外地图进行来院导航，并列出所有来院交通路况和周边停车场位置，以及到达时间估算、到达距离显示等。

3）定位导航。路径预览，当起点和终点在不同楼层或不同楼宇时，无须选择楼层，即可在页面上同时显示所涉及的不同楼层的所有地图，并在多楼层地图上预览全路径信息，可一目了然地看到从起点到终点的全路径情况，也可自行选择不同的路径（扶梯、楼梯、电梯等）进行导航。智能交互式导航可提供语音方式的路径导航指引，确保患者准确到达目的地。

4）多人位置共享。导航系统支持位置信息发送和共享，同时支持导航寻人。定位后，患者可将自己当前的位置信息通过微信发给陪诊亲友，亲友点击信息之后就可以实时导航到位置信息的发送点。此外，也可以通过位置实时共享功能让身处院内不同位置的人在地图上快速查看到对方的位置，并且彼此的移动轨迹也能实时展现，点击亲友头像之后还可以实时导航到亲友身边。

5）增强现实（augmented reality，AR）实景导航。在实时导航过程中支持切换到实景导航模式，让患者能够在导航过程中建立导航与实际场景之间的感知关系。

6）720° 动态全景辅助导航。在用户实际导航过程中，关键节点位置（拐弯、分岔口、电梯等）的 720° 全景图会自动弹出，并且在患者左转或右转时，全景图会随着路径方向自动转动，确保患者在关键节点不迷失，准确找到目标位置，提升患者的导航体验。

7）院内驾车导航及动态寻车。与医院停车管理系统接入，可以支持用户直接通过车牌号或车位号信息实时动态导航寻车，高效地实现反向寻车智能导航功能。此外，院内导航需要提供可与停车场空位侦测系统对接，为车主用户进行空位指引，帮助其轻松找到空车位。

4.5 统一支付平台

随着移动支付应用的普及和深入，传统的窗口现金支付已经无法满足居民对服务便捷性的要求。2017 年 12 月，国家卫生和计划生育委员会、国家中医药管理局印发的《进一步改善医疗服务行动计划（2018—2020 年）》指出，通过诊室内记账、诊间结算、手机等移动设备支付，减少患者排队次数，缩短挂号、缴费、取药排队时间。医院通过建设统一支付平台，以移动支付为切入口，可以全方位覆盖医院支付场景，支持手机、窗口、诊室、自助机、预付等各种缴费方式，覆盖挂号、诊间、住院等各种缴费业务，实现自费、医保、商业保险等“一站式”支付。实现患者就医支付按需选择，实现“无现金医院”，同时通过综合对账模式减少财务工作量，降低结算业务差错率。此外，《医院智慧服务分级评估标准体系（试行）》也明确提出提供电子支付的功能要求。

4.5.1 统一支付平台概述

统一支付平台是利用信息化平台技术建立一个面向各种渠道的集成支付平台，实现支付算法统一管理、结算流水统一管理及医保接口统一接入等业务的集成化、平台化，是实现智慧服务中费用支付便捷化的基础平台。建立统一支付平台后，将有效减少基础业务系统在对接各类外部接口、新兴支付手段、新兴支付设备及各类医保政策应用等方面的困难。

4.5.2 统一支付平台架构

统一支付平台架构图如图 4-23 所示。

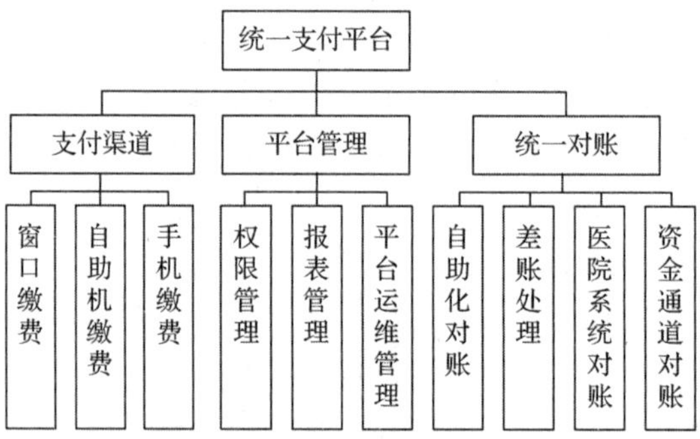

图 4-23 统一支付平台架构图

4.5.3 统一支付平台功能设计

1. 支付渠道

信息技术的发展日新月异，为患者提供了更便捷的支付方式，医院的支付方式也随之多样化。目前医院主要的支付方式有三种，即窗口缴费、自助机缴费和手机缴费。

1）窗口缴费。在急诊、门诊、住院、医技等环节设立人工收费窗口，统一支付平台提供该服务所需的软硬件环境，与读卡器、条形码扫描枪等硬件设备整合，为患者提供线下刷卡、线上扫码等支付方式进行缴费。

2）自助机缴费。目前常见的自助终端缴费机分为立式自助挂号缴费机和诊间壁挂式缴费机。自助机缴费可以方便患者完成缴费、就诊卡充值等功能，减少患者缴费来回奔走的距离，同时还可以查看诊室医生信息介绍和当前诊室就诊叫号信息，以及进行个人费用清单查询等。

3）手机缴费常用于“诊间缴费”。目前常见的方式是在每个医生诊室放置一个二维码扫码设备，医生给患者开好处方后，患者在扫码设备上扫描付款码完成缴费。

缴费主要流程图如图 4-24 所示。

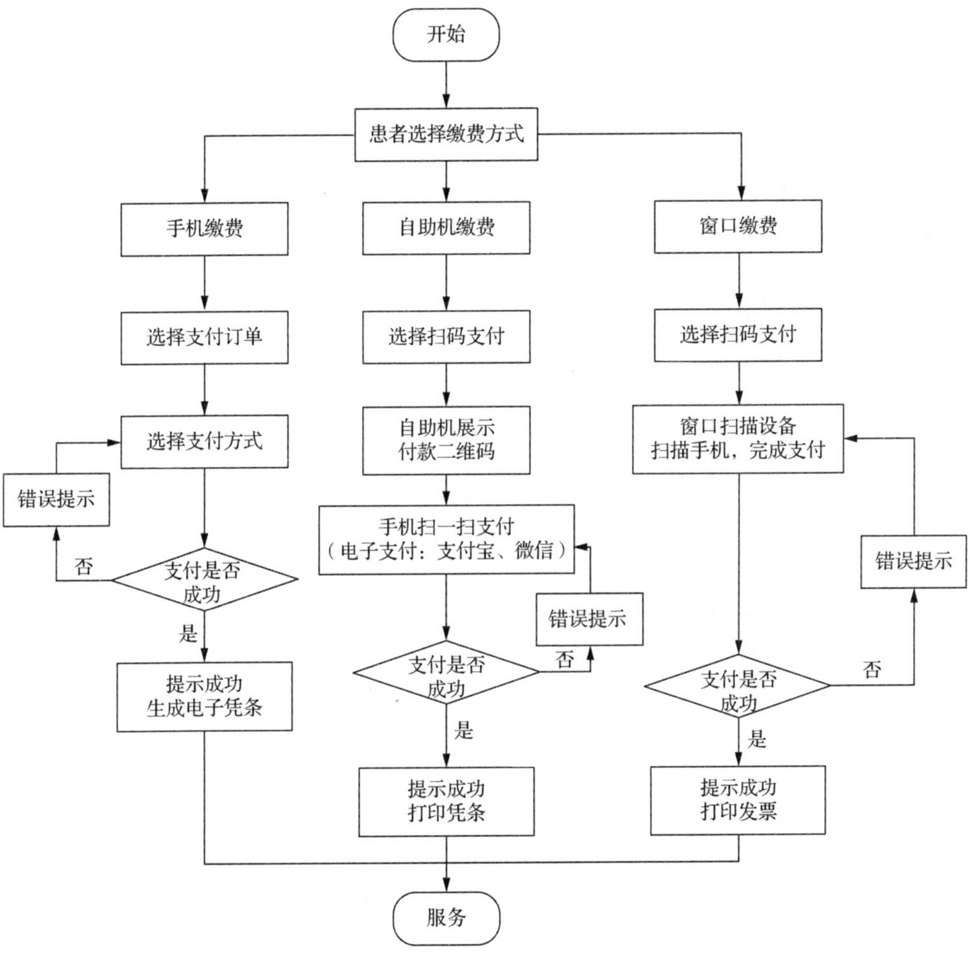

图 4-24　缴费主要流程图

2. 统一对账

随着支付渠道不断增加，医院各类费用对账变得复杂困难，统一对账平台可以实现多渠道对账的对接，减少财务复杂繁重的对账工作量，不仅提高工作效率，也提高患者就诊满意度。

统一对账通过订单号和支付号自动进行账务核对，若发现不符，则即时进行预警提醒，实现软件系统精准对账，减少财务工作量，降低差错概率。同时，按照管理者的要求灵活处理账务数据，并按模板输出各种统计报表，提供自助分析功能，给出业务分析和决策支持建议，实现财务分析智能化，节省人力成本，提高医院运行效率。

3. 统一医保、公医结算

随着医保政策不断调整，以及线上医保结算、新兴支付工具和手段不断兴起，越来越多的人选择跨省、跨区就医，统一医保、公费医疗结算功能就显得非常重要。建立一个多渠道统一的医保、公费医疗结算平台，是统一支付平台的重要功能要求。

思 考 题

1. 基础业务管理系统主要包括哪些功能模块？
2. 门诊业务有哪些主要特点？
3. 住院业务与门诊业务的主要区别是什么？
4. 简述门诊业务总体流程。
5. 简述住院业务总体流程。
6. 简述门诊分诊模块的功能。
7. 根据“流程改造”的思想，提出两点或两点以上门诊业务流程改造的新思路。
8. 简述统一预约平台的主要业务模块。
9. 提出一到两个院内导航系统的优化建议。
10. 统一支付平台共有几种支付方式？

第 5 章　医院智慧医疗

智慧医疗是“三位一体”智慧医院的核心内容。本章介绍智慧医疗的基本概念和建设内容，重点介绍医生工作站、电子病历、护士工作站、医学实验室管理系统、医学影像与存储系统、药事管理系统、健康管理平台等软件系统，具体包括系统概述、功能架构、业务流程、功能设计、数据库设计等内容。

5.1　智慧医疗概述

智慧医疗的概念非常广泛，从广义上讲，智慧医疗应当包括利用所有针对医疗服务、医疗管理、医疗支撑的智慧化建设、技术创新、管理创新等。

智慧医疗是指通过打造基于健康档案的区域医疗卫生信息平台，利用先进的信息技术实现患者与医务人员、医疗机构、医疗设备之间的互动，逐步达到信息化。

从我国智慧医院建设的发展目标出发，智慧医疗主要是以临床数据中心和电子病历为核心，融合物联网、人工智能、云计算、大数据、“互联网+”等技术，面向医务人员提供综合应用服务（医疗、药事、护理、医技、医疗质量、医疗协同等），并在此基础上跨越原有医院信息系统的时空限制，支持智能决策，实现医疗服务最优化。

本章主要针对与医务人员工作密切相关的信息化系统进行说明，主要包括以下几个方面。

1）以临床医生为核心的医生工作站和电子病历系统。

2）以临床护理为核心的护理管理系统。

3）以临床检验为核心的医学实验室信息系统。

4）以影像检查为核心的医学影像与存储系统。

5）以专科检查医生为核心的部分专业系统。

6）以药剂师为核心的药事管理相关系统。

7）以健康管理师为主体的健康管理平台系统。

5.2　医生工作站

5.2.1　医生工作站概述

医生是医院最重要的成员，医生工作站是临床信息系统的核心之一。在医院传统管理模式下，医生工作站根据业务特点分为门诊医生工作站和住院医生工作站。在对医院管理流程进行优化和整合的过程中，有些医院逐步将门诊医生工作站与住院医生工作站合二为一，实现医生工作站一体化。同时，打破原来的“门诊患者只开处方，住院患者只开医嘱”的限制，以方便诊疗为重心。

1. 门诊医生工作站

门诊患者人次多、流动性大、看诊时间短。一般情况下，每位患者看诊时间约 10 分钟，普通科室医生一个班次（4 小时）能够看诊约 30 位患者，而个别科室（牙科）一个医生一个班次只能看诊不到 10 位患者。

为提高医生看诊效率，医生工作站要简单易用、响应快速，方便医生录入，如模板录入、历史资料引用等。

门诊医生工作站的主要功能包括叫号、开处方、开各种检验检查单、检验检查结果查询等。

1）排队叫号。医生工作站叫号模块与分诊排队系统对接，实现排队叫号功能。

2）开处方。处方包括西药、中草药、中成药处方。处方内容包含品名、用量、次数、用法、天数、数量。该功能一般支持处方模板调用和历史处方复制，支持处方权限管理，支持用药监控，支持药品库存提醒等。

3）开检验、检查申请单。模拟医生手工申请单格式，采取分类选择、控件选择方式。

4）下诊断。支持多个诊断，包括主要诊断、次要诊断、中医诊断、中医症形等。

5）书写门诊病历。在 5.2.5 节详细介绍。

6）查询。查询患者历史就诊记录、检验检查结果。

7）接口。与合理用药系统接口，提供处方自动监测和咨询功能：药品剂量、药品相互作用、配伍禁忌、适应证等。自动向相关部门传送检查、检验、诊断、处方、治疗处置、手术、收住院等诊疗信息及相关费用的信息，保证医嘱指令顺利执行。

门诊医生工作站主界面如图 5-1 所示。

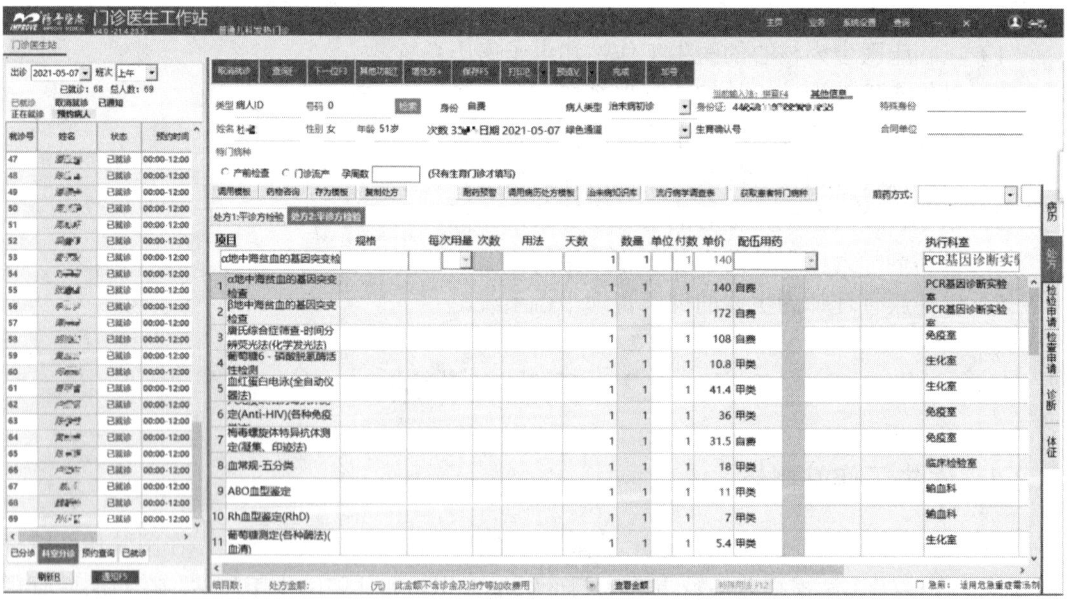

图 5-1 门诊医生工作站主界面

2. 住院医生工作站

住院医生工作站的基本功能与门诊医生工作站类似。二者的根本区别在于，住院医生工作站以下达医嘱为主，具体功能包括下达医嘱、开具检验检查申请单和手术申请单、检验检查结果查询等。

1）下达医嘱。医嘱包括药品医嘱、诊疗医嘱。医嘱内容根据医嘱类型的不同而不同。一般治疗性医嘱包含项目名、用量、次数、用法、嘱托标记等信息。但特殊医嘱可能仅是文字说明，如转科医嘱、出院医嘱。与门诊处方类似，下达医嘱界面一般支持医嘱模板调用和历史医嘱复制，支持处方权限管理，支持用药监控，支持药品库存提醒等。此外，由于医嘱有临时医嘱和长期医嘱之分，长期医嘱有“停医嘱”操作界面，临时医嘱有“撤销医嘱”操作界面。

2）核对。医生每天查房后会对患者医嘱进行核查，确定患者当前治疗方案是否合理，若存在不合理则进行修正（新增、停止）。

3）检查申请单。模拟医生手工申请单格式，采取分类选择、控件勾选方式。

4）手术申请单。手术申请单主要包括手术名称、手术时间、术前准备信息、麻醉方式、备血情况、术前医嘱等。一般情况下，除急诊手术外的手术申请单必须提前一天提交手术室，提交前由本科室主任进行审核。

5）住院病历。在 5.2.5 节详细介绍。

6）查询患者历史就诊记录、检验检查结果。

7）临床路径。维护临床路径，管理患者入径/出径，临床路径变异记录、分析。

8）接口。与合理用药系统接口，提供处方自动监测和咨询功能：药品剂量、药品相互作用、配伍禁忌、适应证等。自动向有关部门传送检查、检验、诊断、处方、治疗处置、手术、收住院等诊疗信息及相关费用的信息，保证医嘱指令顺利执行。

住院医生工作站主界面如图 5-2 所示。

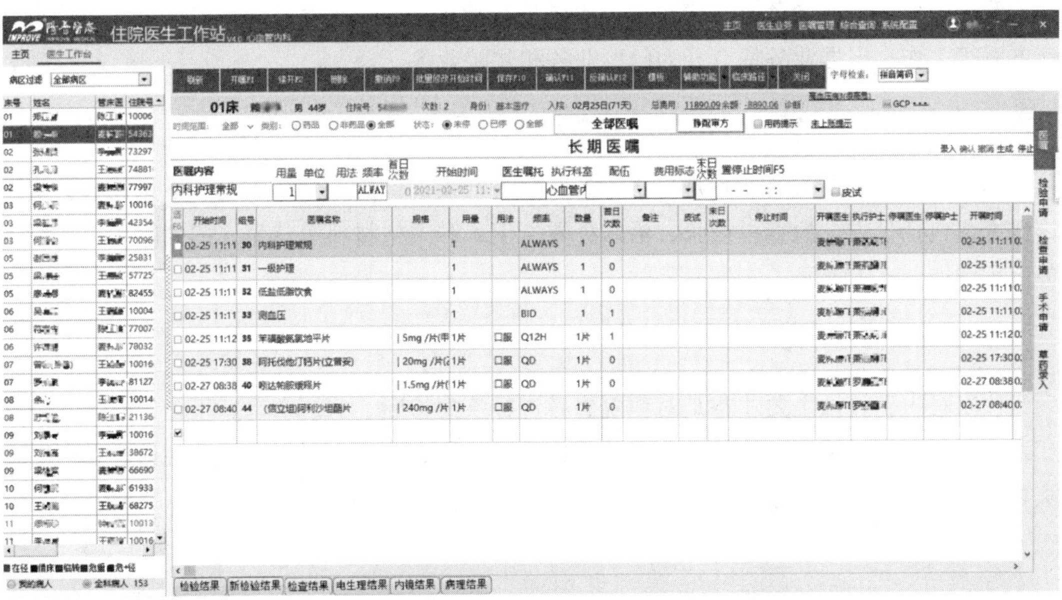

图 5-2　住院医生工作站主界面

5.2.2 医生工作站系统架构

本节主要从门诊业务、住院业务、临床决策支持、临床路径管理、电子病历管理五个方面介绍医生工作站。

医生工作站架构图如图 5-3 所示。

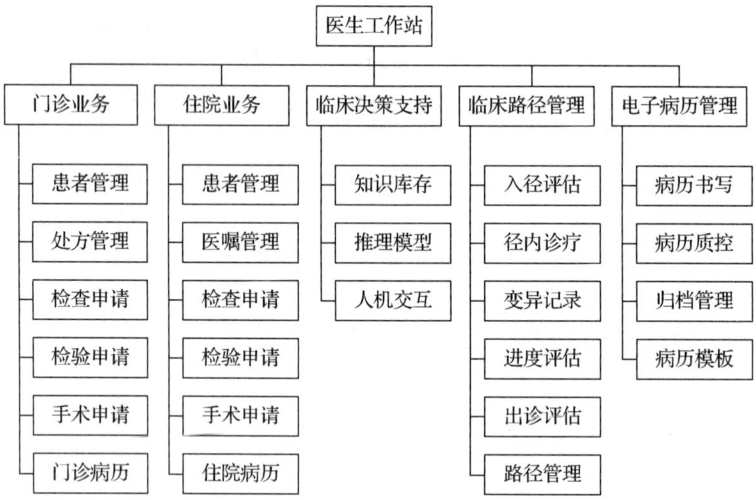

图 5-3 医生工作站架构图

5.2.3 医生工作站业务流程

医生工作站主要业务是有序地安排患者进行疾病诊断、医嘱下达、病历书写、确定诊疗方案等工作，根据业务特点分为门诊业务和住院业务。

1. 门诊医生工作站

门诊医生工作站主要业务是接诊患者，并进行疾病诊断、病历书写、下达诊疗方案。诊疗方案包括处方、检查、检验、治疗处置、手术和卫生材料等信息。门诊医生工作站业务流程图如图 5-4 所示。

2. 住院医生工作站

住院医生工作站主要业务是对住院患者进行疾病诊断、病历书写、下达诊疗方案。诊疗方案包括医嘱、检查、检验、治疗处置、手术、护理、卫生材料，以及会诊、转科、出院等信息。住院医生工作站业务流程图如图 5-5 所示。

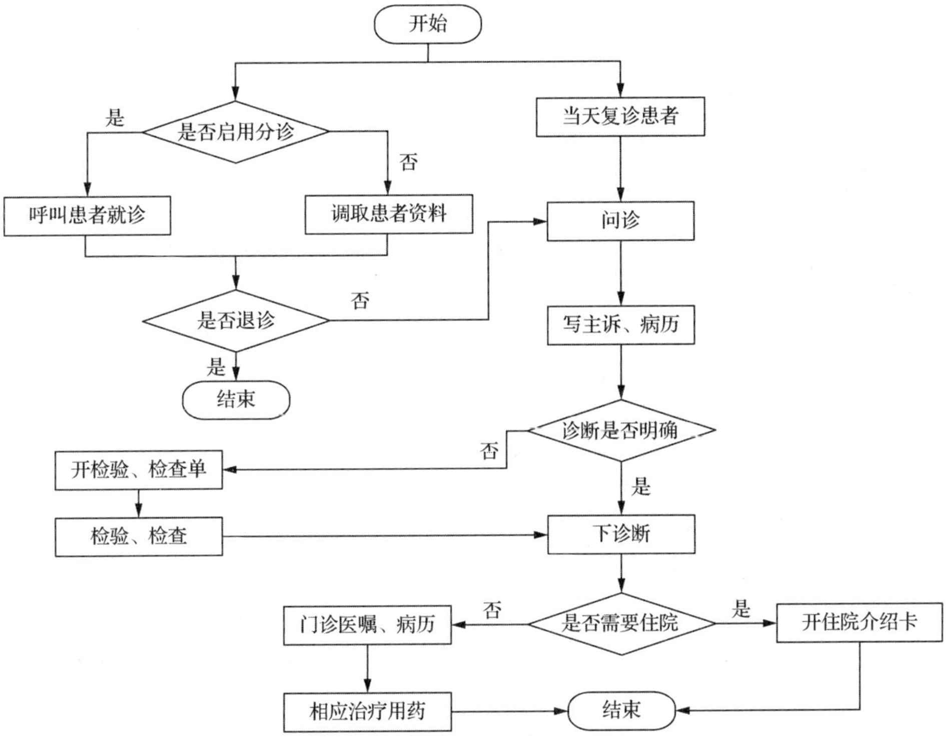

图 5-4　门诊医生工作站业务流程图

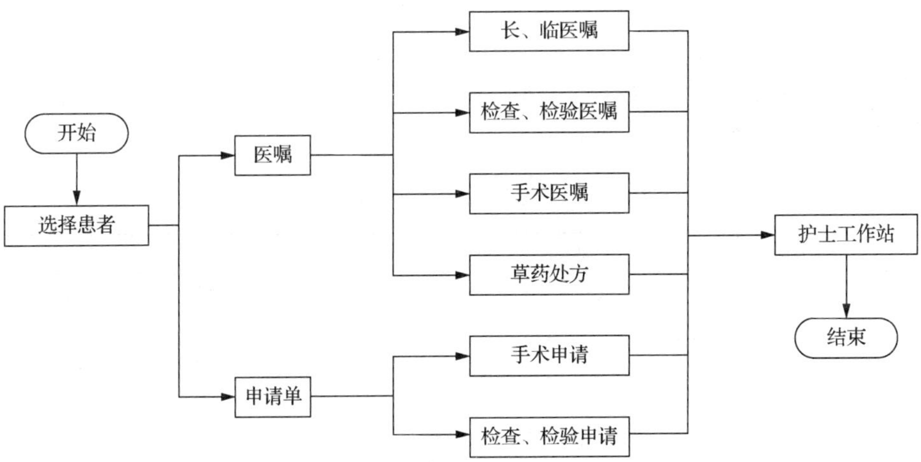

图 5-5　住院医生工作站业务流程图

5.2.4　医嘱管理模块

医嘱是指医师在医疗活动中下达的医学指令。医嘱内容及起始、停止时间应当由医师书写。医嘱内容应当准确、清楚，每项医嘱应当只包含一个内容，并注明下达时间，应当具体到分钟。医嘱分为长期医嘱、临时医嘱和备用医嘱三类。

1. 医嘱管理模块概述

医嘱管理模块主要实现对患者处方或医嘱进行录入、核对、停止、撤销等功能，包括下达门诊处方、住院医嘱、检验检查申请、手术术前医嘱和术后医嘱等功能。

2. 医嘱管理模块功能设计

1）支持临床医生直接在系统中录入医嘱，然后自动将医嘱传输到药房或执行科室。电子医嘱管理系统使医嘱标准化、更加清晰和完整，能够极大地减少手工抄录错误。

2）支持按照专科、病区、医生等条件建立医嘱模板和检查、检验、手术申请单模板，缩短各种医嘱的书写时间，提高医生工作效率。

3）支持医生对各种医嘱的开、停、作废等操作，自动审核医嘱的完整性。与护士工作站互联集成，动态地将医嘱自动传输到护理部门，由护士确认后执行，避免出现错误。

4）支持所有医嘱和申请单打印功能。

5）与收费管理系统、药房系统、医学影像系统、检验系统、其他临床支持系统等互联集成，自动核算各项费用，实现医疗费用报销类别管理，以及医学图像和检查检验报告的共享和查询。

6）支持医生查询相关资料：历次门诊、住院信息，检验检查结果，并提供比较功能。提供医嘱执行情况、病床使用情况、处方、患者费用明细等查询。

3. 医嘱管理模块数据结构参考

医嘱管理主要负责存储医嘱、处方明细信息，存储的主要数据为医生在开具处方、下达医嘱等过程中产生的临床数据。

根据主要业务情况，产生相应的主要数据，具体情况见表 5-1。处方表数据结构参考表、医嘱表数据结构参考表见表 5-2 至表 5-3。

表 5-1　医生工作站主要数据流

序号	业务类型	主要数据	备注
1	门诊处方信息	处方表	记录包括处方项目、次数、天数、用法、数量、特殊用法等处方信息
2	住院医嘱	医嘱表	记录医嘱项目、次数、天数、用法、特殊用法等医嘱信息

表 5-2　处方表数据结构参考表

字段名	含义	类型	非空值	主键
P_id	患者流水号	varchar（12）	FALSE	TURE
times	就诊次数	int	FALSE	TURE
prescription_type	处方类型	varchar（2）	FALSE	TURE
prescription_sn	处方序号	smallint	FALSE	TURE
detail_sn	明细序号	smallint	FALSE	TURE
charge_code	项目序号	varchar（2）	FALSE	FALSE
serial_no	项目规格	varchar（2）	FALSE	FALSE

续表

字段名	含义	类型	非空值	主键
herbal_amount	草药副数	decimal（8,2）	TURE	FALSE
supply_code	给药方式	varchar（4）	FALSE	FALSE
Freq_code	次数代码	varchar（10）	FALSE	FALSE
Dosage	用量	decimal（12,4）	FALSE	FALSE
Dosage_unit	用量单位	varchar（10）	FALSE	FALSE
persist_days	天数	smallint	TURE	FALSE
comment	注释	varchar（64）	FALSE	FALSE
skin_test_flag	皮试标志	varchar（1）	FALSE	FALSE
parent_sn	父项序号	int	TURE	FALSE
apply_dept	开单科室	varchar（7）	FALSE	FALSE
apply_doctor	开单医生	varchar（5）	FALSE	FALSE
p_name	打印名称	varchar（32）	FALSE	FALSE

表 5-3　医嘱表数据结构参考表

字段名	含义	类型	非空值	主键
order_sn	医嘱序号	float	FALSE	TURE
patient_id	患者 ID	varchar（12）	FALSE	
Admiss_times	就诊次数	tinyint	FALSE	
dept_sn	科室号	varchar（7）		
ward_sn	病区号	varchar（7）		
long_once_flag	长临标志	char（1）	FALSE	
order_code	医嘱编码	char（6）	FALSE	
pack_sn	包装序号	char（2）		
frequ_code	执行频率	varchar（10）		
supply_code	给药方式	char（3）		
drug_specification	医嘱规格	varchar（50）		
doseage	每次剂量	float		
doseage_unit	每次剂量单位	varchar（4）		
persist_days	天数	smallint		
p_order_sn	父医嘱号	float		
pay_self	审批标志	char（1）		
emergency_flag	紧急标志	char（1）		
self_buy	费用标志	char（1）		
skin_test	皮试标志	varchar（1）		
instruction	备注	varchar（128）		
start_time	开医嘱时间	datetime	FALSE	
enter_stop_time	停止医嘱时间	datetime		
order_doctor	开医嘱医生	varchar（5）		
stop_doctor	停止医嘱医生	varchar（5）		

5.2.5 电子病历

病历是患者病情、诊断和治疗处理过程的记录，是医护人员进行医疗活动的信息传递媒介和执行依据，同时也是临床教学和科研的主要信息源。病历在医疗工作中的基础地位，决定了对医疗、教学和科研水平的重要影响。

1. 电子病历概述

电子病历是指医疗机构围绕提高医疗质量、保障医疗安全、提高医疗效率而提供信息处理和智能化服务功能的信息系统，电子病历的主要功能包括电子病历信息的采集、存储、访问和在线帮助，主要应用于门急诊、住院病房和医技科室。

电子病历在国际上有多种称谓，如计算机化的患者记录（computer-based patient record，CPR）、电子患者记录（electronic patient record，EPR）、电子医疗保健记录（electronic health care record，EHCR）、电子医疗记录（EMR）、电子健康档案（EHR）等。

目前主流称谓有两种：EMR 和 EHR，二者虽然均为电子病历，但本意却大不相同。EMR 侧重点在医疗，是指医学记录。EHR 侧重点在健康，是指与健康相关的记录。2005 年 9 月，HIMSS Analytics 顾问机构［是医疗信息和管理系统协会（HIMSS）的全资子公司］发布了 *Electronic Medical Records vs. Electronic Health Records: TURE, There Is a Difference* 白皮书，明确指出 EMR 和 EHR 不是同一个概念，而是同一套系统的不同发展阶段，应当是先有 EMR，才有 EHR。目前世界上已有一些 EHR 的早期模型，但因为 EMR 信息标准不统一，在 EMR 能够方便地实现信息标准转换从而与 EHR 结合之前，大范围（区域或全国）建立 EHR 是较困难的。

《电子病历系统应用水平分级评价标准（试行）》对电子病历进行更加广义的定义。电子病历是指医务人员在医疗活动过程中，使用医疗机构信息系统生成的文字、符号、图表、图形、数据、影像等数字化信息，并能实现存储、管理、传输和重现的医疗记录，是病历的一种记录形式。

2. 电子病历子系统架构

电子病历管理系统架构图如图 5-6 所示。

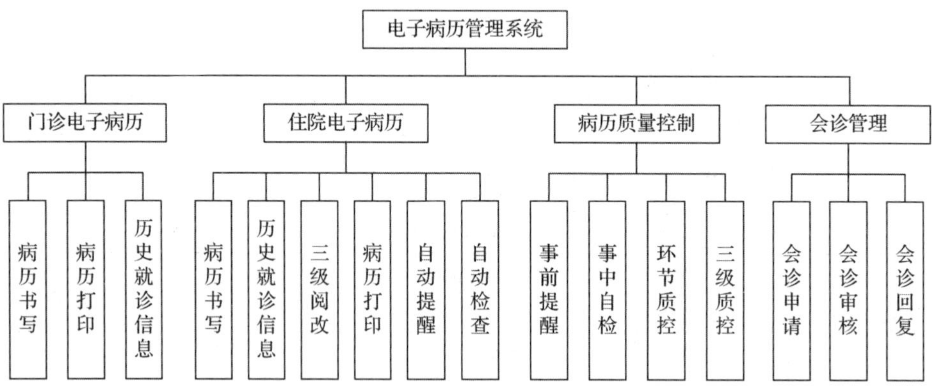

图 5-6 电子病历管理系统架构图

3. 电子病历子系统业务流程

电子病历包括门急诊电子病历和住院电子病历。门诊患者挂号就诊，医生在开具处方的同时必须填写病历信息，如诊断、病史、处理意见等信息。住院患者收治入院，医护人员对其进行相关诊治后使用电子病历记录诊治的过程，包括下达医嘱、书写病历及开具相关的检验检查申请单。医生在书写病历的过程中，对病历内容进行环节质控。患者出院后科室质控员对整份病历进行质控评分，通过后病案室接收，编码进行院质控，最后审核上架。

电子病历业务流程图如图 5-7 所示。

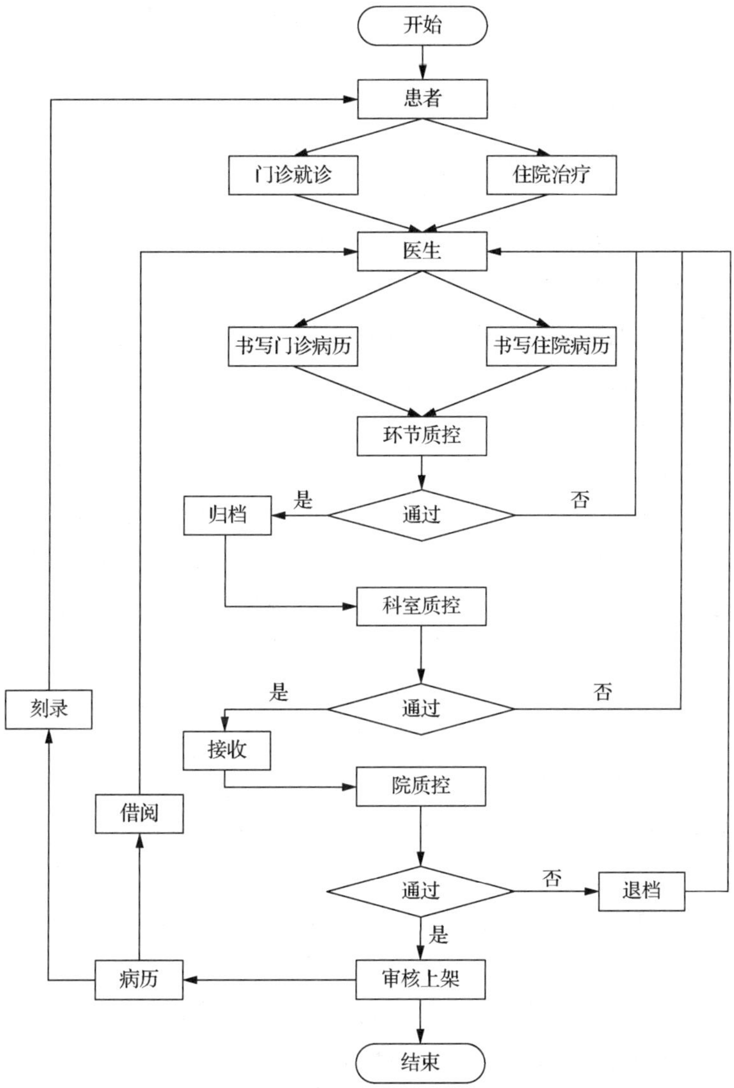

图 5-7　电子病历业务流程图

4. 电子病历系统功能设计

（1）门诊病历

供医生查看并填写患者电子病历，确认患者治疗的过程。支持病历内容填写、处置内容填写、回访及复诊内容填写等功能。提供各类知情同意书，进行相应操作前可打印相应的知情同意书给到患者，双方签字确认后开始相应操作，避免医疗纠纷。支持回溯历史就诊信息、处方信息、检验检查记录/报告。

（2）住院病历

支持全部住院医疗文书的规范处理，包括住院病历、入院记录、术前讨论、手术记录、术后病程记录、出院小结、转院记录等。

支持医生查阅相关资料，包括历次住院信息及检验、检查、影像报告的结果。支持相同内容自动提取，如患者基本信息、年龄及诊断。保证病历内容的前后一致性，避免出现各种错误。

包含书写时限的自动提醒与自动检查功能。按照病历内容书写的时限要求实时提醒，医生登录系统时将在每个患者的书写界面得到病程书写时限的提示，使医生能够随时了解病历书写的时限要求，避免超时完成电子病历，造成不必要的纠纷。

所有医疗文书具有三级阅改功能，保留病历修改痕迹（编辑者、新增/删除的内容、时间、相邻历史版本的对比痕迹）。医疗文书诊断内容，中医采用《中医病证分类与代码》（修订版）（国家卫生健康委员会、国家中医药管理局于 2020 年 11 月发布）中医病证诊断编码，西医采用 ICD-10 编码。提供各种同意书模板，方便医生修改并打印。

支持病历三级质控。患者出院后医生对病历进行自评，自评完成后将病历提交给科室，由科室质控员进行病历质控，若不通过则退回医生修改，若通过则提交给病案室进行终末质控。

（3）病程记录

病程记录是指继入院记录之后，对患者病情和诊疗过程所进行的连续性记录，内容包括患者的病情变化情况、重要的辅助检查结果及临床意义、上级医师查房意见、会诊意见、医师分析讨论意见、所采取的诊疗措施及效果、医嘱更改及理由、向患者及其近亲属告知的重要事项等。

病程记录书写主界面如图 5-8 所示。

（4）电子会诊单

提供智能模板功能，根据病历病程内容自动生成会诊申请单的病历简要和诊断信息。提交会诊申请后自动发送消息通知受邀请的科室医生，受邀请医生收到消息通知的同时浏览患者的病历资料。

（5）病历质量控制

医院质量管理把病历作为重要的质控对象。医院使用电子病历后，为全过程质量管理创造了便捷的管理条件，传统的终末质量控制将逐步被全过程质量控制所替代。

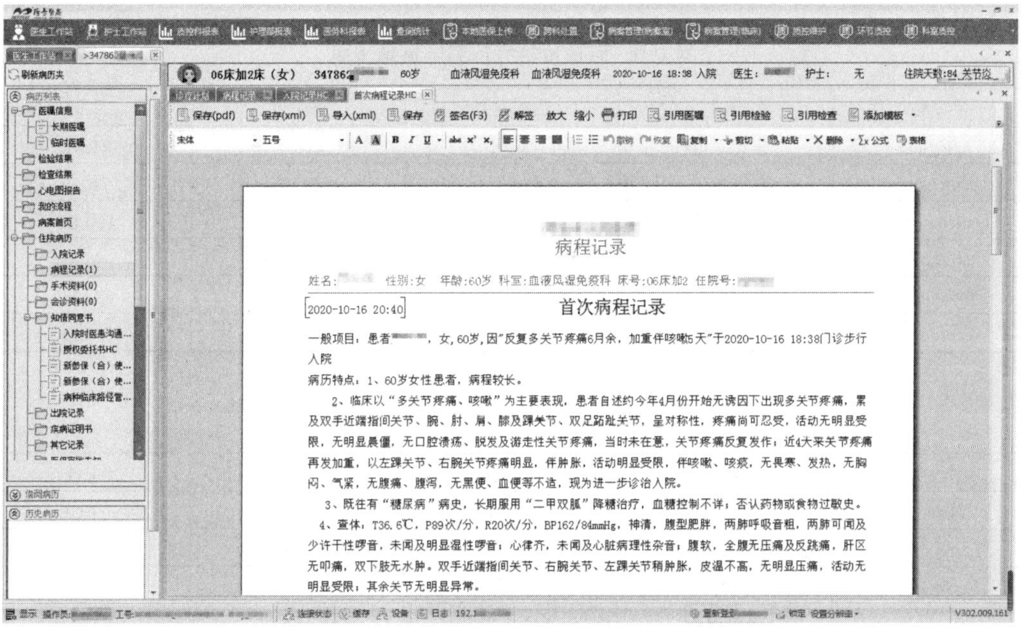

图 5-8　病程记录书写主界面

5. 电子病历系统数据结构参考

根据主要业务情况，产生相应的主要数据，具体情况见表 5-4。入院记录表数据结构参考表、病程记录表数据结构参考表、病程记录痕迹表数据结构参考表、质控评分表数据结构参考见表 5-5 至表 5-8。

表 5-4　电子病历主要数据流表

序号	业务步骤	主要数据	备注
1	患者主索引登记	患者住院登记信息	登记患者基本情况，入院情况等
2	医生书写病历	入院记录	入院大病历
		病程记录	每天产生的病程记录
		病程记录痕迹	医生对病历修改产生的痕迹保留记录
3	病历质控	质控评分表	病历质控环节的评分

表 5-5　入院记录表数据结构参考表

字段名	含义	数据类型	非空值	主键
registerid	住院登记 ID	numeric（10,0）	TRUE	TRUE
colcoder	字段名	varchar（50）	TRUE	TRUE
colcontent	字段内容	varchar（4000）	FALSE	FALSE
colcontentxml	字段内容 XML	xml	FALSE	FALSE
colcontentrtf	字段内容 RTF	image	FALSE	FALSE
recorddate	记录时间	datetime	FALSE	FALSE

表 5-6 病程记录表数据结构参考表

字段名	含义	数据类型	非空值	主键
pnid_int	主记录 ID	numeric（10,0）	TRUE	TRUE
colcode	字段名	varchar（50）	TRUE	TRUE
colcontent	字段内容	varchar（4000）	FALSE	FALSE
tablecode	表格 Code	varchar（100）	FALSE	FALSE
rowindex	表格行索引	numeric（4,0）	FALSE	FALSE
recorddate	记录时间	datetime	FALSE	FALSE

表 5-7 病程记录痕迹表数据结构参考表

字段名	含义	数据类型	非空值	主键
serno	流水号	numeric（10,0）	TRUE	TRUE
pnid	病程主记录 ID	numeric（10,0）	TRUE	FALSE
colcode	字段名	varchar（50）	FALSE	FALSE
colcontent	字段内容	varchar（4000）	FALSE	FALSE
colcontentxm	字段内容 XML	xml	FALSE	FALSE
colcontentrtf	字段内容 RTF	image	FALSE	FALSE
modifierid	修改人	numeric（8,0）	FALSE	FALSE
modifydate	修改时间	datetime	FALSE	FALSE
tablecode	内嵌表格 Code	varchar（100）	FALSE	FALSE
recorddate	记录时间	datetime	FALSE	FALSE

表 5-8 质控评分表数据结构参考表

字段名	含义	数据类型	非空值	主键
gid	流水 ID	numeric（10,0）	TRUE	TRUE
registerid	住院患者登记 ID	numeric（10,0）	TRUE	FALSE
classid	质控分类	numeric（1,0）	TRUE	FALSE
deptscore	科室分值	varchar（10）	FALSE	FALSE
deptqcoperid	科室质控人	numeric（8,0）	FALSE	FALSE
deptqcdate	科室质控时间	datetime	FALSE	FALSE
casescore	院分值	varchar（10）	FALSE	FALSE
caseqcoperid	院质控人	numeric（8,0）	FALSE	FALSE
caseqcdate	院质控时间	datetime	FALSE	FALSE
caselevel	病历质量等级	numeric（1,0）	FALSE	FALSE
director	科主任签名	numeric（8,0）	FALSE	FALSE
dsigndate	主任签名时间	datetime	FALSE	FALSE
FALSEe	备注	varchar（500）	FALSE	FALSE
status	状态	numeric（1,0）	TRUE	FALSE

5.2.6 临床路径管理系统

临床路径是指针对某一疾病建立一套标准化治疗模式与治疗程序，是一个有关临床治疗的综合模式，以循证医学证据和指南为指导促进治疗组织和疾病管理的方法，最终起到规范医疗行为、减少变异、降低成本、提高质量的作用。

20 世纪 60 年代美国人均医疗费用为每年 80 美元，到了 20 世纪 80 年代末，人均医疗费用上涨到每年 1710 美元，增加了 21 倍。美国政府为了遏制医疗费用不断上涨、提高卫生资源利用率，在 1983 年 10 月 1 日以法律形式确定了“诊断相关分类为付款基础的定额预付款制”，即同一种诊断相关分类患者均按同样标准付费，与医院实际服务成本无关。1985 年美国马萨诸塞州波士顿新英格兰医疗中心第一个运用临床路径，这种方法被证实既可以缩短住院天数、节约护理费用，又可以达到预期治疗效果。此后，许多机构纷纷效仿并不断发展，逐渐成为一种既能贯彻质量保证法及持续质量改进法，又能节约资源的治疗标准化模式，因而较为普遍地被称为“临床路径”。

2009 年 7 月，国务院办公厅印发《国务院办公厅关于印发医药卫生体制五项重点改革 2009 年工作安排的通知》（国办函〔2009〕75 号），在“推进公立医院改革试点”工作部署中明确要求“推行常见病临床路径”。随后，国家卫生部医政司组建了临床路径技术审核专家委员会，组织制定了 22 个专业 112 个病种临床路径，下发了《临床路径管理试点工作方案》并召开了试点工作会议。在国家卫生部指定和各省（市）推荐的基础上，经筛选，最终确定了 23 个省（市）110 家医院作为临床路径管理试点单位。2017 年 8 月 30 日，国家卫生和计划生育委员会、国家中医药管理局正式发布《医疗机构临床路径管理指导原则》，并在临床路径的推行过程中，累计制定了超过 30 个临床专业、1000 个病种的临床路径国家指导标准，基本实现临床常见病、多发病全覆盖。临床路径在全国进入了广泛应用阶段，针对临床路径的信息化系统已成为医生工作站的重要组成部分。

1. 临床路径管理系统概述

临床路径管理系统以原国家卫生部、原国家卫生和计划生育委员会、国家卫生健康委员会发布的临床路径相关规范文件为基础，覆盖临床路径全生命周期（路径定义、路径执行、路径质控和路径统计），实现患者从入径到出径整个诊疗过程的科学化、标准化、规范化管理，实现临床路径的持续改进。

2. 临床路径管理系统架构

临床路径管理系统架构图如图 5-9 所示。

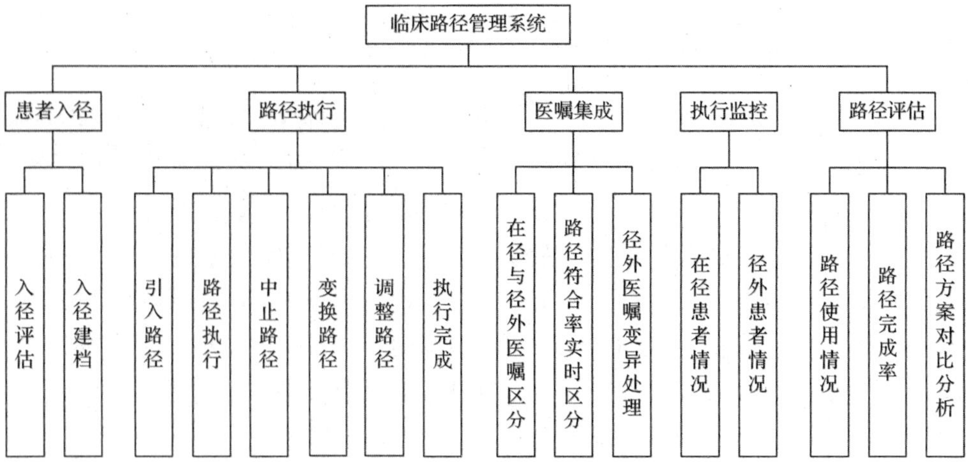

图 5-9 临床路径管理系统架构图

3. 临床路径管理系统业务流程

临床路径业务流程图如图 5-10 所示。

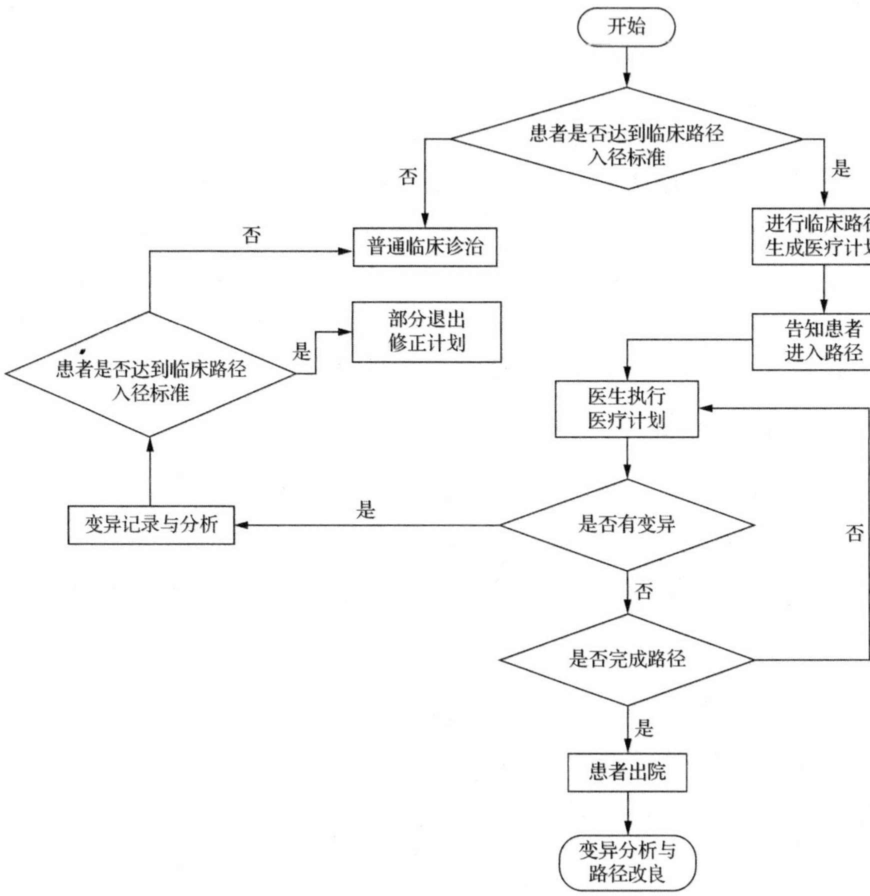

图 5-10 临床路径业务流程图

4. 临床路径管理系统功能设计

临床路径包含以下内容或执行流程：疾病的治疗进度表；完成各项检查，以及治疗目标和途径；有关的治疗计划和预后目标的调整；有效的监控组织与程序。

（1）路径定义

对特定病种建立临床路径，根据患者病情状况设置节点以区分治疗阶段。在不同治疗阶段设定对应治疗方案，包括医嘱、检查、检验、手术、护理等。

（2）入径患者治疗

根据患者情况选择对应阶段治疗方案进行治疗，当患者病情按照路径方向发展时，及时选择进入下一节点进行下一阶段的治疗。

临床路径执行界面如图 5-11 所示。

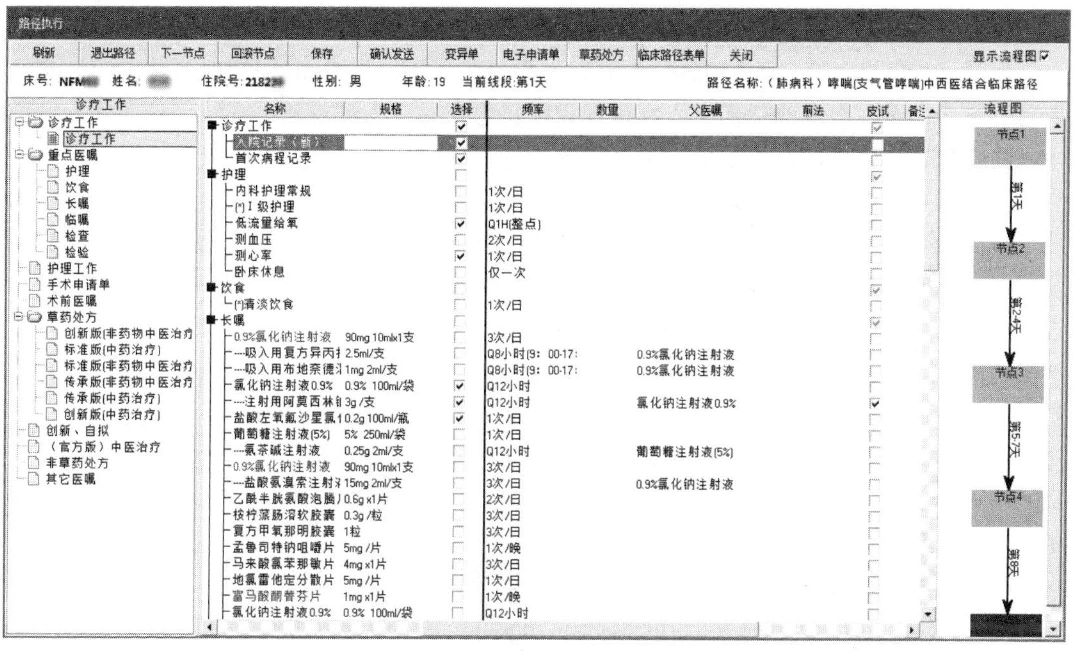

图 5-11　临床路径执行界面

（3）变异记录分析

生成变异时需要针对变异进行描述以便日后进行统计分析。

（4）临床路径报表

临床路径报表主要是对临床路径的使用详情进行查询、统计分析，具体包括如下内容。

1）临床路径患者概要查询。

2）临床路径使用情况统计。

3）临床路径变异明细记录统计。

5.2.7 临床决策支持系统

临床决策支持系统（clinical decision support system，CDSS）是一种协助医护人员进行医疗决策的交互式专家系统。它是人工智能理论在医疗领域的重要实践，其概念仍在不断更新。目前CDSS主流的工作定义是罗伯特·海沃德（Robert Hayward）提出的，他认为CDSS即连接临床观察与临床知识，影响临床决策，改善临床结果。这一定义将CDSS简化为功能概念。

医学博士杰里·奥射罗夫（Jerry Osheroff）将临床决策支持定义为运用相关的、系统的临床知识和患者信息，加强医疗相关的决策和行动，提高医疗水平和医疗服务水平。他还设计了著名的“临床决策支持五要素”框架，现在被美国医疗保险和医疗补助服务中心推荐为提高质量水平的最佳实践。该框架包括五个要素：在工作流程中，通过正确的渠道，在正确的时间，在正确的干预模式下，向正确的人，提供正确的信息。

美国医药信息学会（American Medical Informatics Association，AMIA）将CDSS定义为为医务工作者、患者或任何个人提供知识、特定个体或人群信息，在恰当的时间，智能化地过滤和表达信息，为的是提供更好的健康、诊疗和公共卫生服务；或者CDSS是在正确的时间，对正确的对象，提供正确的信息。

CDSS的研究始于20世纪50年代末，最早的研究方向是医学专家通过推理引擎将专业知识和临床经验整理后存储于知识库中，利用逻辑推理和模式匹配的方式帮助用户进行诊断推断。直到20世纪70年代中期，世界上第一个CDSS（MYCIN）才由美国斯坦福大学研制成功。这套软件可以根据输入的检验信息，自动识别51种病菌，正确使用23种抗生素，可以协助医生诊断及治疗细菌感染性疾病，为患者提供最佳处方。

随后，具有各种功能特色的CDSS相继出现，如美国匹兹堡大学的Internist-I、QMR，犹他州大学的ILIAD、HELP，哈佛大学的DXPLAIN，荷兰威科公司的Uptodate，爱思唯尔公司的MD Consult等。

在医生看来，借助CDSS提升自己的诊疗水平是一种高成效的方式，而大医院要想通过HIMSS EMRAM（medical record adoption model，电子病历应用模型）评价体系，CDSS也是无法避开的一环。

1. 临床决策支持系统概述

CDSS是提升医疗质量的重要手段，因此其根本目的是评估和提高医疗质量，减少医疗差错，从而控制医疗费用的支出。临床医生可以通过CDSS的帮助深入分析病历资料，从而作出最恰当的诊疗决策。临床医生可以通过输入信息对CDSS输出的“正确”决策进行选择，并通过简单的输出指示决策。

CDSS实现辅助决策的理论主要关注临床医生与CDSS之间的互动，以便利用临床医生的知识和CDSS对医学知识的管理更好地分析患者信息，这样的作用较之于人或者CDSS系统本身具有更大的优越性。尤其是CDSS可以提供建议或输出一组相关信息，便于临床医生浏览参阅，并可以选择有用的信息而去除那些错误的CDSS建议。

另一个重要的CDSS分类是基于它被使用的时机。医生利用CDSS提供服务，以便帮助他们治疗患者。被使用的时机分为诊断前、诊断中和诊断后。医生使用诊断前的 CDSS 可以完成对疾病的初步诊断。诊断中的 CDSS 可以帮助医生回顾并筛选出初步诊断，以便完善最终诊断结论。诊断后的 CDSS 可用于挖掘患者与其既往医疗信息、临床研究之间联系的资料，以便预测其将来的健康问题。

AMIA 指出，CDSS 对临床的干预分为五种，即警告提醒、信息按钮、成组医嘱（医嘱套餐）、文档管理和格式及相关数据表达。

2. 临床决策支持系统架构

临床决策支持系统架构图如图 5-12 所示。

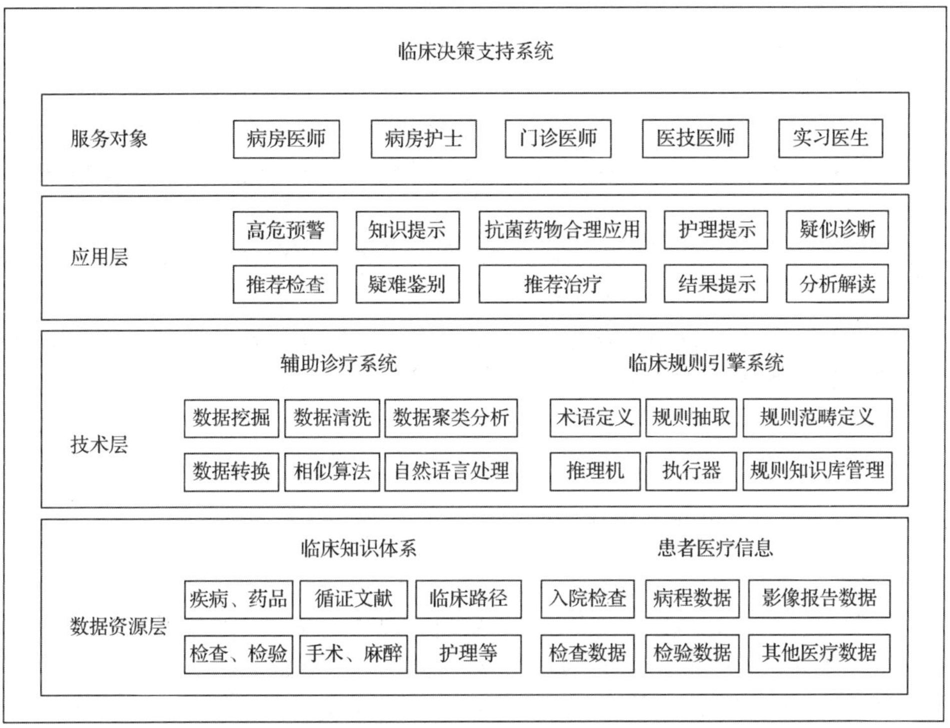

图 5-12 临床决策支持系统架构图

3. 临床决策支持系统功能设计

（1）系统组成

1）基于知识库。大部分 CDSS 属于此类，它由三大模块组成：知识库、推理机和人机交流接口。知识库存储编译好的医学知识。例如，关于药物相互作用的指示可写成规则“IF 服用了药物 X，AND 服用了药物 Y，THEN 显示警告信息”。推理机是对知识库的知识与患者信息进行整合、比较、分析的引擎。人机交流接口不仅允许将结果显示给使用者，同时也可以接收外部输入信息。

2）基于非知识库。基于非知识库的 CDSS 多采用人工智能的形式，这种人工智能在近年来的 CDSS 研发中被称为“机器学习”，可以允许计算机从既往经验中或是其他临床资料中获得知识。两种非知识依赖系统分别基于人工神经网络和遗传算法，其系统组成也包括人工神经网络、遗传算法。

（2）系统功能

CDSS 主要包含以下几个使用环节。

1）基于临床知识库，对信息进行收集、整理、分类、过滤、加工并建立逻辑关联知识点。

2）采用警告提醒、信息按钮、成组医嘱（医嘱套餐）、文档管理及相关数据的表达形式。

3）对疾病进行诊断、治疗、护理、手术、合理用药等方面的决策支持。

4）为临床医生诊断治疗提供建议、提醒、报警、计算、预测方面的决策支持。

（3）使用场景

按照使用场景划分，CDSS 拥有诊前决策、诊中决策和诊后决策三大场景。

1）诊前决策。CDSS 根据临床医生针对患者症状的描述，在诊断、用药和手术之前，按照标准诊疗指南提示医生诊断要求、鉴别要点及相关诊疗方案，包括手术诊断时提示手术操作要点及术前检查等。

2）诊中支持。CDSS 为医生提示药品适应证、药效、药理等，包括手术常见并发症及症状等，以及术后综合治疗及评估方案。

3）诊后评估。CDSS 挖掘患者与其既往医疗信息、临床研究之间联系的资料，以便预测患者将来的健康问题，存储并分析不符合临床诊疗指南及临床操作指南的治疗方案，为医疗质量评估提供依据，提升医院管理水平，规范医疗行为，同时也为循证医学提供科学证据。

4. 临床决策支持系统发展障碍

1）医学知识的复杂性导致系统设计时需要考虑的因素非常多，如患者的症状、体征、实验室检查数据、家族史、基因、流行病学资料、现有的医学文献等。另外，每年发表的临床研究数以千计，其中不少研究彼此矛盾，大量的数据导致系统维护困难。目前成功用于诊断环节的 CDSS 常局限于某个领域。例如，1971 年上线使用的 Leeds 腹痛诊断系统，其诊断正确率高达 91.8%，而医生的诊断正确率在 79.6%。但这套系统仅能用于腹痛诊断。

2）临床工作的复杂性也增加了系统整合的难度。目前大多数临床决策支持系统仍独立于临床工作流程，导致医生需要独立打开 CDSS，然后花费时间录入患者资料，降低了工作效率。目前整合较成功的案例是临床用药 CDSS，主要解决药物相互作用问题，比较容易设计。

3）CDSS 经常产生大量的警告信息，很容易导致医护人员疲劳应付。

5.3 护士工作站

5.3.1 护士工作站系统概述

护士是医院重要的成员，护理是患者治疗过程中的一个重要环节，护士既是医疗服务的协调者，又是医疗服务的提供者，这些特性决定了护理信息系统与其他医疗信息系统之间有着密切的联系。

护士工作站和医生工作站一样，也是临床信息系统的核心。在医院传统管理模式下，护士工作站根据业务特点分为门诊护士工作站和住院护士工作站。在对医院管理流程进行优化和整合的过程中，有些医院逐步将门诊护士工作站与住院护士工作站合二为一，实现护士工作站一体化，即实现护理记录、护理文书、护理医嘱、医嘱执行、患者管理等一体化管理。

护士工作站是医院信息化的重要内容，旨在为医护人员提供更多的便利，有效减少医护人员的工作量，提高医护人员的工作效率。建立护士工作站，提高医院护理管理的信息化水平，对护理管理的科学化、规范化具有重大意义。

5.3.2　护士工作站系统架构

一般情况下，护士工作站主要是指住院护士工作站。由于门诊管理流程的不同，门诊护士工作多半以专业分工进行划分。本节重点介绍住院护士工作站。

在早期，护士工作站是整个住院管理系统的核心，负责医嘱录入、核对、处理等工作。随着医院信息化的推进，大部分医院实现了医生工作站、护士工作站信息化的重点在医嘱的核对、执行、费用的管理工作，但还有少部分医院仍采用医生手写医嘱、护士代录入的情况。

护士工作站系统架构图如图 5-13 所示。

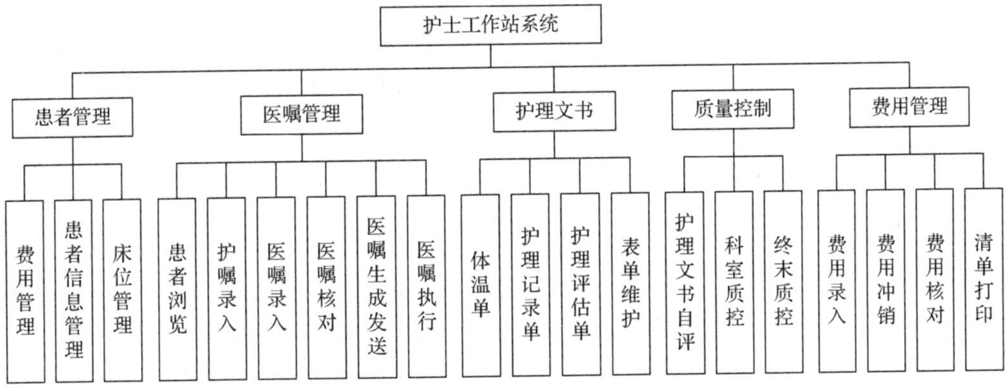

图 5-13　护士工作站系统架构图

5.3.3　护士工作站业务流程

住院护士工作站是协助护士核对并处理医生下达的医嘱，对医嘱执行情况和床位进行管理的软件系统。其主要包括床位管理、医嘱处理、护理管理、费用管理四大模块。医嘱处理作为住院护士工作站的核心部分，可细分为护嘱录入、医嘱核对、医嘱发送、检查和检验单处理、执行单打印、医嘱执行签名等业务功能。住院护士工作站业务流程图如图 5-14 所示。

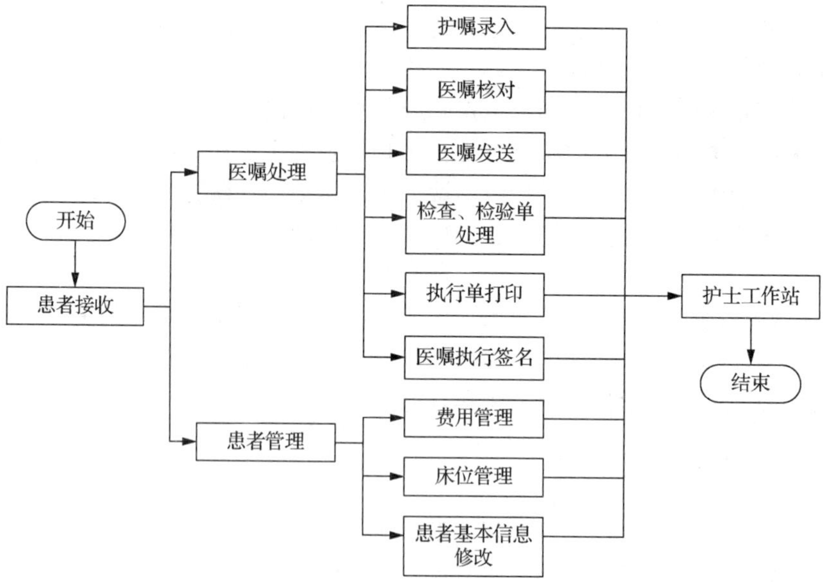

图 5-14 住院护士工作站业务流程图

5.3.4 护士工作站基础功能设计

本节重点说明住院护士工作站基础功能设计。住院护士工作站基础功能主要包括医嘱处理、床位管理、医嘱闭环管理、费用管理、护理管理。其中，医嘱处理是对患者的医嘱进行核对、发送、执行；床位管理是指进行安排床位、包床、换床、转科、转护理单元（或病区）、患者浏览等操作；医嘱闭环管理是指通过信息技术对整个医疗过程进行实时监控及反馈；费用管理贯穿医嘱处理的各个环节，可以作为单独模块来设计，也可以作为医嘱处理大模块下面的子模块。

1. 医嘱处理

医嘱处理包括护嘱录入、医嘱录入、医嘱核对、医嘱发送、医嘱执行。在执行医嘱过程中，根据需要，可能会发生打印执行单、打印条形码、医嘱执行签名、采集标本、检查预约、领药等操作。

（1）医嘱录入

一般情况下，医嘱由医生工作站录入，护士工作站核对无误后即可执行。

护士工作站医嘱录入的具体内容包括医嘱的类型、组号、项目、用量、频率、用法、开始时间、开单医生、执行科室、发药地点、是否皮试等信息。与医生工作站录入医嘱的区别是，护士工作站的医嘱录入信息需要增加录入“开单医生”一项，并且会根据开单医生的情况自动判断医生处方权。对已实施库存管理的医院，根据库存情况确定是否有药。对其他的用药控制、费用控制等，一般情况下都与医生工作站功能类似。

对医嘱录入提供模板录入、简码录入等功能。对医嘱的其他处理，提供包括作废、停医嘱等操作。详细的说明可参考医生工作站医嘱录入相关功能设计说明。

医嘱录入的具体步骤是首先选择正确的患者，选择患者的方式一般包括床号查询、住院号查询及患者列表选择。

完成患者选择后，护士应当认真核对患者的信息，一般提供一些患者基本信息的即时提示及计算，包括姓名、性别、床号、住院号、在本院的住院次数、入院日期、在院时间、结算身份、总费用、押金余额、主管医生、药费比等信息，这些信息对护士具有非常好的提示和参考意义。医嘱处理主界面如图 5-15 所示。

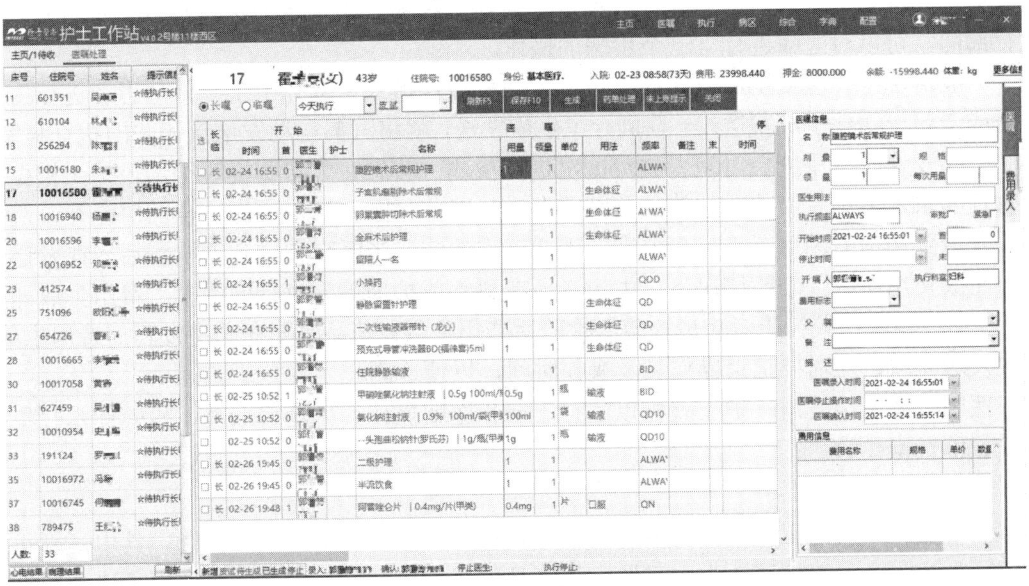

图 5-15　医嘱处理主界面

（2）医嘱核对

医嘱须经护士审核方可生效，记入医嘱单，并将有关的医嘱信息传输到相应的执行部门。未经护士审核的医嘱，医生可以直接作废，不记入医嘱单。医嘱核对必须在医嘱录入且完成确认后方可进行。在医生工作站医嘱录入模式下，护士工作站的医嘱核对必须在医生录入且完成确认后方可进行。

在未实施电子病历医生工作站的医院，医嘱核对主要是指护士将医生手写医嘱与计算机医嘱进行核对，检查其正确性。但目前大部分医院取消了手写医嘱，直接采用电子医嘱，因此医嘱核对基本不再存在与手写医嘱的比对过程。护士在核对医嘱时，更多是检查医嘱录入是否规范、是否存在配伍禁忌、是否有用法用量错误。护士核对医嘱发现问题时，应与医生沟通并由医生修正，或直接将医嘱退回医生工作站并详细说明原因。对需要皮试的医嘱，护士在核对时必须先填写皮试结果，如果皮试结果为阳性，医嘱就必须退回医生工作站。

在临床应用中，医生只管医嘱是否正确，费用由护士负责核对和录入。一般情况下，护士会根据医嘱用法和执行时间合理调整收费。例如，检验项目中的抽血费用，若三个检验项目一起做，则只收一次抽血费。

医嘱核对一般是按患者逐个进行核对。护士核对医嘱时，首先应当选择正确的患者，并即时关注患者的基本信息情况进行核对，核对无误时，护士要进行相应的核对确认，自动标识已完成核对的医嘱。由于患者医嘱很多，提供全选、选中功能。新开医嘱、有变化医嘱（停止医嘱、作废医嘱）必须进行核对，长期医嘱在核对后需要每天发送。已核对医嘱不允许医生再修改，只允许作废医嘱或停止医嘱，未核对的医嘱允许医生删除。

（3）医嘱生成发送

完成医嘱核对后，需要通知后续医嘱执行部门，告诉对方需要做相应的处理，这就需要对医嘱进行生成和发送操作。医嘱生成发送并非必需步骤，有些医院在核对完成后即将其直接发送到相关执行部门，但在管理过程中会带来一些不便。例如，药房摆药一般要等所有科室的医嘱都处理完成后才分科室进行摆药。医嘱生成发送工作就相当于通知下一个执行部门，可以对医嘱进行下一个步骤的操作。

一般情况下，医嘱生成发送操作可分为两种操作模式，选择单个或部分患者进行生成发送或全科一次性生成发送。一旦执行了生成发送，就将医嘱自动发送到相关的执行科室。

医嘱发送时，系统会对患者欠费情况进行检测，若存在欠费则提醒护士，护士根据医院管理要求催促患者交款或暂停部分医嘱发送。对药品医嘱，需要先检查药房库存，避免医嘱发送到药房后因库存不足而退回，造成延误治疗。当医嘱完成各项检测后，在发送成功时生成费用明细。一般情况下，由患者所在科室或护理单元执行的医嘱，费用生成即生效；检查、检验医嘱待患者完成检查、检验后费用生效；药品医嘱在药房发药后费用生效。医嘱发送完成，还需要记录操作员及操作时间，以便追溯。

医嘱一经生成发送，护士就可以进行下一步医嘱操作，如药房取药、检验标本收集及送检、检查操作等。

（4）医嘱执行

医嘱执行在实际工作中分为两个概念，真正地执行和告知系统已执行。其中，真正地执行，如护士为患者输液；告知系统已执行是将执行情况进行记录，包括电子记录和纸质记录两种形式。系统中的医嘱执行相应管理针对后者进行，其业务包括检查检验单处理、执行单打印、医嘱执行签名等。

1）检查检验单处理。检查检验单处理包括申请单查询与打印、检查预约申请、条形码打印、标本采集等功能。检查检验申请单详细内容见 5.2.3 节，条形码打印和标本采集详细内容见 5.4.4 节。检查预约功能，由护士根据患者检查医嘱提出预约申请，申请包括患者信息、需要检查项目、预约时间，由检查科室确认后回复最终检查时间、检查医生及检查地点安排。

2）执行单打印。医嘱一经生成，就会产生相应的执行单数据，执行单数据根据医嘱的执行方法自动归类。常见执行单包括服药单、输液卡、贴瓶单、治疗护理单等。

服药单是指患者口服药的记录单，一般采用汇总方式输出，包括病区、执行日期、床号、姓名、药品名称、用量、频率、用法、规格、服药时间和执行签名等内容。

输液卡也叫“输液巡视卡”，是用于输液执行的单据，一般采用明细方式输出，包括病区、床号、住院号、姓名、执行日期、医嘱类型、药品名称、每次用量、频率、滴速、输液巡视签名、核查签名、配药签名、执行者签名等内容，其中滴速由巡视护士填写。

贴瓶单是用于输液贴瓶使用的单据，一般采用不干胶打印，内容采用明细方式输出，包括床号、姓名、药品情况、每次用量等内容。

治疗护理单是治疗和护理类医嘱执行的单据，常见的治疗项目有导尿、换药、冲洗等，常见的护理项目有常规护理、等级护理等。一般采用明细方式输出，包括病区、执行时间、床号、姓名、项目名称、次数、用法等内容。

执行单可按护理单元集中打印，也可按单个患者进行打印，选择患者后再选择具体执行单类型。执行单打印一般默认打印指定日期未打印过的执行单，若对打印过的执行单进行重打印，则在打印的单据上显示“重打印”标志，避免重复执行。

3）医嘱执行签名。医嘱执行签名是指护士在对患者执行医嘱后签名确认的过程。医嘱执行签名有两种方式，手写签名和电子签名。

2. 床位管理

床位管理一般采用病区床位情况一览表的形式展现。床位一览表中通常包括患者的床号、住院号、姓名、性别、年龄、病情、护理等级、陪护、饮食情况。同时还列出科室的床位使用情况，包括编制床位数、空床数、在院患者总数、床位使用率、加床数，帮助护士宏观地了解科室的床位情况。

针对床位管理的内容，提供包括字典维护、安排床位、包床、换床、转科、出院、转护理单元、患者浏览等功能。

（1）字典维护

字典维护工作一般由医院专门科室负责。考虑部分医院经常存在对床位进行调整的情况（加床、增加婴儿床等），也会将床位字典维护转交到护士工作站，由护士进行设置。

病床字典信息包括病床编码、病床所属护理单元、病床名称、病床类型、收费标准等。病床类型有普通病床、家庭病床、婴儿病床、加床等。病床字典维护实现对病床信息的增加、修改、删除。

（2）安排床位

安排床位是患者进行护理单元的第一个步骤，只有安排了床位的患者，护士才能对其进行医嘱录入和管理工作。进入护理单元的患者包括四种类型：新入院患者、转科患者、转护理单元患者、出院召回患者。

患者进入护理单元后，由护士对进入该护理单元的患者进行接收。护士对患者基本信息、转入科室进行核对后，根据患者的情况进行床位安排，在实际管理过程中，床位的安排应考虑患者的性别、主管医生的情况。患者基本信息一般由入院登记处录入，包括住院号、姓名、出生日期、身份证号码、入院诊断、联系电话、联系人等，患者或其代办人还需要到收费处缴纳一定金额的预交金。床位安排完成后，录入管床医生、护理级别等信息。系统根据安排的床位及护理级别自动收取相应的床位费和产生相应的护理长期医嘱。对于入院登记或转科时选错科室且目标科室已接收的情况，在目标科室未发生有效诊疗记录的情况下可以撤销接收，撤销接收患者在纠正错误后再重新接收。

护理单元的床位一般分为五种：编制床、正式开放床、加床、婴儿床、陪人床。其中，编制床是指经卫生主管部门批准的床位，一般只是一个数量，并非正式的床位；正式开放床位是指医院正式投入使用的床位；加床是指正式投入使用的床位不足时额外增加的床位；婴儿床是指针对婴儿临时增设的流动性床位；陪人床是指照料患者的家属或护工临时休息的临时性床位。

（3）包床/撤销包床

患者占用两张或两张以上病床时，就要进行包床操作。包床操作一般发生在患者将整个病房“占为己有”，方便家属照料患者，不允许其他患者进入该病房时。包床必须征得医院同意才可进行，在一些医疗资源紧张的医院，一般不允许包床。对包床的患者，另外按照政策要求收取额外的包床费。

包床操作将要包的空床与主床患者进行关联，实现床位占用的操作。床位一旦进行了包床操作，就不再视为空床，并且不允许安排其他患者到被包的床位上。

撤销包床就是结束包床行为，去除患者与床位的关联信息，将病床置为空床状态，并停止包床收费。按照医院统计规定，包床不能计入病床使用率，只是便于患者浏览和实现收费。患者转科和出院时，包床行为将自动撤销。

（4）换床

换床是指在患者所属科室不变、护理单元不变的情况下，完成患者更换床位。多数情况下，换床操作发生在将患者从临时加床或借床转入正式编制的床位时。床位号是临床记录的关键内容在临床工作中，为方便医护人员信息沟通，经常使用床位号这一关键信息，因此换床操作需要记录的床位使用情况包括床位号、入住时间、离开时间等。患者从入院安排床位开始直至出院，其间所有床位变化需要查询、追溯。

（5）转科

转科是指患者因诊疗需要从一个临床科室转到另一个临床科室的情况，但有几种特殊情况不需要转科。例如，患者到手术室做手术，患者到血透中心做透析。患者转科前必须由医生下达“转科医嘱”，护士核对转科前患者医嘱是否处理完毕、费用是否收取，然后再进行转科操作。转科时需要选择目标科室，患者转出原科室，需要在新科室的护理单元重新进行患者接收、床位安排。转科操作在目标科室未接收前可撤销，但因转科而停止的医嘱不再恢复，需要医生根据患者病情重新下达医嘱。

（6）转护理单元

传统模式下，科室病床由临床科室管理，即入院到某个临床科室的患者必须安排到该科室的病床，并由该科室的护士负责管理。近年来，很多医院对护士管理进行改革，引出“护理单元”的概念，护士归属于护理单元，病床归属于护理单元，一个护理单元可以管理多个临床科室的患者，一个临床科室的患者也可以由多个护理单元进行管理。

转护理单元，患者所属科室不变，管床医生不变，医嘱不变，只改变护理单元及床位信息。最常见的转护理单元患者是产科患者，产前护理和产后护理一般由两批不同的护士负责，产妇在生产后由产科区转到产后区。

（7）出院

患者出院前需要下达出院医嘱并停止所有住院医嘱，护士完成费用核对。患者出院后不再占用床位，将病床置为空床。

（8）患者浏览

床位管理主界面除了能够进行安排床位、转科、换床等常规操作外，更重要的一项功能是作为护士工作台，让护士能够直观快捷浏览患者，及时掌握病床使用情况和患者各项信息。在护士工作台能够一目了然地看到整个病区患者分布情况和患者信息，患者信息包括患者住院号、姓名、性别、年龄、护理级别、入院日期、收费类别等重要内容。患者诊疗信息变化也能在工作台及时展示。例如，检验危急值，有新医嘱需要处理等。

3. 医嘱闭环管理

医嘱闭环管理模式是指通过信息技术对整个医疗过程进行实时监控及反馈。通过移动终端对医嘱从下达、转抄、核对，再到执行、确立执行结果的整个流程进行监测，使医嘱管理过程形成一个闭环。

这种模式对医嘱的全生命过程实现可追溯管理，对医疗安全控制有着积极的意义。

闭环模式在医嘱执行的部分实际上是对现行护士工作站的扩展和补充，它的应用在很大程度上使护士从传统手工处理医嘱的方式转变为医嘱信息化管理，减少了处理医嘱中出现的人为错误，实现医嘱信息资源的共享。实际上就是将传统的纸质单据转变为计算机系统来完成最后一道环节的衔接，弥补了执行过程、结果反馈这一缺失的环节。

要实现医嘱的闭环管理，除了传统的医生工作站、护士工作站、药房管理等信息系统，还必须结合自动识别、移动医疗、自动化等新技术的综合应用。跟踪监控医嘱执行的全过程，极大程度地限制人为差错，保证在正确的时间给予患者正确的处置。

（1）医嘱流程

医嘱是医生下达的、对患者处置情况描述的记录，是护士遵照医嘱执行各种处理的依据，也是各种信息的源头。

在一般业务流程中，医疗小组在医嘱下达并最终录入的过程中存在时效滞后性。当班医生在查房之前需要在医生工作站上阅读患者的病史资料，在查房期间根据患者情况边查边及时抄录医嘱信息，查房结束后统一将手写纸质病历上的医嘱录入医生工作站。整个过程手工环节过多，容易产生人为误差。

在闭环管理过程中，医生根据给药途径、次数、类别、注意事项等信息下达医嘱，之后由计算机对医嘱进行拆分。执行护士可通过计算机自动生成的每个班次的执行工作清单进行药疗、输液、治疗等工作，从而避免传统护士在核对纸张执行单过程中可能出现的差错。医嘱闭环管理有效地节省了手工记录、摘抄、核对消耗的大量时间，避免了人为误差，减少了医疗差错，提高了工作效率，将医务人员的时间真正合理地用于患者身上。

（2）实时诊疗

在患者住院登记时，医院根据诊疗卡信息生成患者专属腕带。医务人员通过扫描腕带确认患者信息，借助移动查房车或手持终端设备进行无线查房，从而实现在患者床边下达医嘱或执行医嘱。

护士在床旁给药时，通过移动设备扫描患者腕带与药袋或输液袋上的条形码自动进行患者身份与医嘱核对，确认无误后为患者进行床边给药，从而保证了给药的正确性。用药后，对应的执行人员及时间等相关信息均自动存储到系统中，使全程操作记录实现了实时监控。

移动应用可缩短处理医嘱中机械性操作和记录的程序，节省护士手工重复占用的时间，优化工作流程，使护士有更多时间服务于患者，从而提高护理质量。

（3）部门执行

在药房，自动分包机自动接收医嘱信息，通过在药袋上打印药片信息、口服途径、剂量、频次及二维条形码等将患者在同一时间服用的药片（胶囊）自动装入一个药袋内，极大地方便医务人员在核对药单、拿药、摆药等多个环节上的手工操作，通过减少人为干预，降低人为失误导致的药品不良事件，实现药房药品自动化管理。

静脉配置中心将患者信息及具有输液袋标识的条形码打印在每袋药品上，以便识别身份和核对医嘱。

在输液过程中，护士工作站通过输液袋下面加装的传感器可以实时地观察输液状态、剩余时间，获取最佳换药液的时间，以免造成人为差错，体现了正确的患者、正确的药品、正确的剂量、正确的时间、正确的使用理念。在患者输液等待过程中，护士也可以腾出更多的时间开展其他护理工作。

4. 费用管理

患者在住院期间，医生根据需要给患者下达诊疗方案，包括用药、治疗、手术、检验、检查等，每一项目诊疗活动可能会涉及一定收费，费用何时发生、应该收多少，一般由护士进行管理。费用类别很多，常见的有床位费、护理费、西药费、中药费、材料费、治疗费、手术费、检查费、检验费等。费用管理主要功能包括费用录入与冲销（退费）、费用核对、费用清单打印。

（1）费用录入

患者的费用大部分自动生成。例如，医嘱对应的收费在医嘱生成时自动产生，床位费通过计划任务在晚上自动收取，可以减轻费用录入工作。然而，仍有部分情况需要护士手工录入费用，如医嘱执行时临时需要加收的一些材料费用。费用录入方法：通过收费项目编码、拼音编码或模板套餐等方式，查找收费项目，选择收费项目，录入数量、执行科室等信息，然后保存和上账费用。保存状态的费用属于未生效的临时记录，可进行删除和修改，已上账费用是有效费用，可进行清单打印和费用结算，上账费用不允许直接删除和修改，需要删除费用可通过费用冲销方法，增加一条负记录进行抵销。

（2）费用冲销

当患者存在收费错误或医嘱生成后需要作废等情况，就可能涉及退费。但费用管理是非常严谨的，不能随便录入和删除，一般只有医院赋予了费用冲销权限的护士才能冲销患者费用，并且一般只能冲销执行科室为本病区的费用，不能冲销其他科室的费用。冲销费用需要先选择待冲销费用（费用为已上账未结算），确认后即生成与所选择费用其他信息一样、数量相反的记录，冲销费用的数量可修改为小于等于原数量，但不允许冲销费用的数量大于原数量。费用录入和冲销一般只针对诊疗项目，药品项目冲销一般不采用这种方式，而是通过医生停医嘱或作废医嘱产生退药记录。

（3）费用核对

费用核对是护士日常工作中重要的一部分，特别是在患者转科或出院前，必须对患者所有费用进行详细核对，避免出现错收、漏收费用情况。费用信息包括项目名称、上账日期、数量、单位、单价、金额、执行科室、费用分类等。护士通过费用查询核对界面能够查看当前患者所有生效费用明细，能够对费用进行排序、过滤和汇总，并且能够快速查阅患者详情、医嘱和预交金等与费用相关的信息。

（4）费用清单打印

费用清单包括费用清单、一日清单和催款单等。

费用清单一般是指患者入院至今的总费用和分类费用情况，包括患者信息、统计时间段、打印日期、费用类别、具体费用等。

一日清单是指病区每天必须打印前一天的费用明细交给患者核查。一日清单信息包括患者信息、总费用、总预交金、昨天费用明细。

催款单是指在患者欠费或即将欠费时提醒患者及时缴款的单据，内容一般包括患者信息、目前费用情况和提醒事宜。

5.3.5 护士工作站数据结构参考

转院记录信息表数据结构参考表、住院床位信息表数据结构参考表见表 5-9、表 5-10。

表 5-9 转院记录信息表数据结构参考表

字段名	含义	类型	非空值	主键
patient_id	患者 ID	char（12）	FALSE	TURE
admiss_times	就诊次数	smallint	FALSE	TURE
trans_times	转科次数	smallint	FALSE	TURE
admiss_date	入院时间	datetime		
dis_date	出院时间	datetime		
trans_date	转科时间	datetime		
orig_dept	原科室	char（7）		
orig_ward	原病区	char（7）		
orig_room	原房间	varchar（7）		
orig_bed	原床号	varchar（8）		
curr_dept	现科室	char（7）		
curr_ward	现病区	char（7）		
curr_room	现房间	varchar（7）		
curr_bed	现床号	varchar（8）		
mark	标志	varchar（1）		
orig_operator	原操作员	varchar（7）		
curr_operator	现操作员	varchar（7）		
trans_status	转科状态	int（4）		

表 5-10 住院床位信息表数据结构参考表

字段名	含义	类型	非空值	主键
ward_sn	病区代码	varchar（7）	FALSE	TURE
bed_no	床号	varchar（8）	FALSE	TURE
dept_sn	科室代码	varchar（7）	FALSE	TURE
room_no	房间号	varchar（7）		
bed_status	床位标志	char（1）		
patient_id	患者 ID	varchar（12）		
admiss_times	住院次数	smallint		
sex	性别代码	varchar（1）		
type	床位类型代码	char（1）		
comment	备注	varchar（60）		
lend_flag	加床标志	varchar（1）		

续表

字段名	含义	类型	非空值	主键
hide_flag	隐藏标志	bit		
sort_no	排序号	int		
group_no	分组	int		

5.3.6 护理病历系统

1. 护理病历系统概述

护理病历是护理人员在医疗、护理活动过程中形成的文字、符号、图标等资料的总称，记录患者的病情变化、治疗情况和所采取的护理措施，是护士运用护理程序为患者解决实际问题与其过程的具体体现及凭证。

护理病历主要包括体温单、医嘱单、入院护理评估单、一般护理记录单、手术护理记录单、手术患者核查表等，是病历的重要组成部分。

2. 护理病历系统架构

护理病历主要包括四大功能模块：护理表单、患者管理、质量控制和软件接口。

护理病历系统架构图如图 5-16 所示。

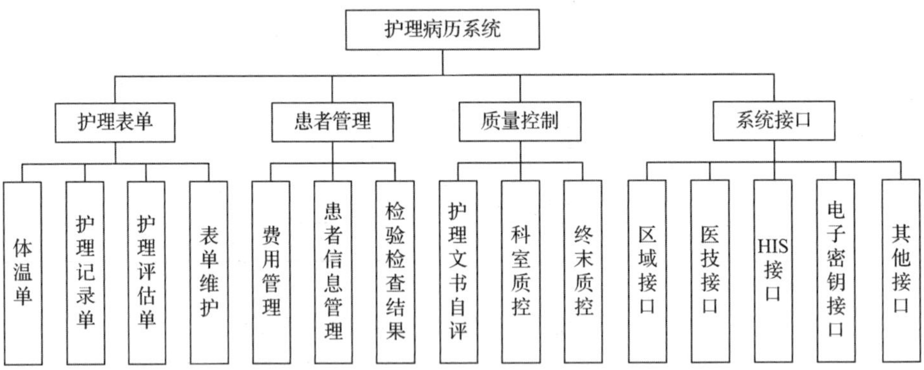

图 5-16 护理病历系统架构图

3. 护理病历系统业务流程

护理病历系统业务流程图如图 5-17 所示。

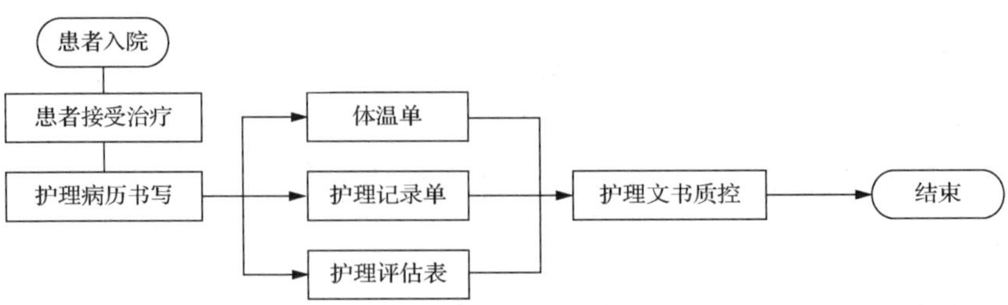

图 5-17 护理病历系统业务流程图

4. 护理病历系统功能设计

临床护士工作站要以最直观的方式填写各种护理资料，包括体温单、首次护理记录、一般护理记录和各种专科护理资料。护理记录单具体要求如下。

（1）体温单

1）实现输入体征数据后直接自动描点连线。

2）直接在同一界面上进行增删改操作。

3）提供病区患者批量录入功能，提高录入速度。

4）提供体温单打印功能，支持续打和连续打印。

5）护理资料录入。

6）采用表格录入方式方便填写各种护理资料。

7）体温单与护理资料之间信息可以直接互用，护理资料与病历之间信息直接互用，避免重复录入。

（2）手术护理资料

1）自带各种符合国家病历规范的手术护理资料样式，包括各种同意书、术中护理记录和术后护理记录。

2）采用表格录入方式方便填写。

（3）病房病历记录书写

1）可自定义病历结构与格式，支持结构化病历的书写。

2）提供插入检查检验结果功能。

3）可按照任意病历结构化项目进行检索。

4）病历数据与医嘱等数据全院一体化管理。

5）对已由医师确认病历的所有修改，有完整的痕迹记录。

6）书写病历的时限可设置并能提示。

7）电子病历内容应存储为通用格式，可被经过医院方授权的第三方调用。

8）历史病历完成数字化处理且可查阅，并可与其他病历整合。

（4）病房护理记录书写

1）护理记录、体征记录数据可存放在医院统一医疗数据管理体系中。

2）支持生命体征、护理处置对接移动设备自动导入相应记录单。

（5）质控管理

1）病历质量管理控制。病历质量管理模块协助质量管理部门对病历书写质量进行管理，其主要任务包括医护人员各项工作情况的提醒、自动痕迹修改、质控评分、病案室管理及数据统计分析。提供一套完整闭环由科室评分到质控科评分的质控流程。

① 提供医务抽查在院病历及出院病历功能。

② 根据病历规范病历评分标准的客观项对患者的病历进行自动评分。

③ 医务人员可以对病历进行自我评分。

④ 能够记录病历内容缺陷，并对时限等规定必须书写的病案内容进行自动判断，生成相应的质控记录。

⑤ 质控结果反馈给相应的病历书写医师和管理者。

⑥ 出院时有对病案首页内容进行质量核查的功能。

2）各项工作提醒，具体内容如下。

① 病历书写时限提醒，包括事前提醒和事后提醒。

② 上级医师审核提醒，及时提醒上级医师需要审核的患者病历。

③ 缺项漏项提醒，提醒医护人员填写必填项。

④ 特征值提醒，如男性患者不允许录入月经生育史。

3）自动痕迹修改，具体内容如下。

① 上级医生修改病历，字体自动红色，删除采用双画线。

② 自动显示修改人和修改时间。

③ 提供痕迹比对功能。

4）电子病历文档应用，具体内容如下。

① 对所有电子病历数据具有完善的分级访问控制，能够指定访问者及访问时间范围。

② 能够为医疗机构外的申请人提供电子病历的复制服务。

（6）临床数据整合

1）能够生成用于数据分析的相互关联对照的患者信息、医嘱信息、检查报告、检验结果、手术信息、用药记录、体征记录数据。

2）能够形成临床数据仓库，有统一索引与规范数据格式。结构化的数据内容包括住院病案首页、门诊就诊记录、医嘱记录、检查报告、检验报告、手术记录、治疗记录、体征记录。

（7）电子病历的接口模块

1）通过接口模块实现在电子病历系统直接调阅检验结果、检查报告及病理结果等。

2）直接引用 HIS 资料，如患者基本资料和医嘱信息，减少医生录入工作量。

3）采用直观方式实时查看每位患者的检验检查报告及浏览图像。

4）书写病历资料时可以直接引用检验检查文字结果。

5）为值班医生提供全科患者当天的检验结果查询。

6）检验报告可来自全院统一医疗数据管理体系。

7）医师、护士能够在系统中看到检验危急值。

8）医师、护士能够在系统中看到检查危急值。

5.4 医学实验室信息系统

检验科是医院重要的医技科室之一，又称化验室或检验中心。检验项目涉及生物化学、微生物学、细胞学、免疫学、体液学和分子生物学等多个学科。临床医师根据患者病情特征开具适用的检验申请，并根据获得的检验结果对患者的病情作出准确合理的诊断。医学实验室信息系统（laboratory information system，LIS）作为医护人员与临床实验室沟通的桥梁，在辅助临床工作上具有重要的意义。

5.4.1 医学实验室信息系统概述

医学实验室信息系统是指利用信息技术实现临床检验室的信息采集、存储、处理、传输、查询，并提供分析及诊断支持的软件系统。它是医院信息化的重要组成部分之一，是结合临床检验科日常工作中的需求，按照检验室的工作流程设计，使检验科各部门分散的业务联成一个共同整体，是集分析、检测、质量控制和综合管理于一体的模块化、开放化的信息平台，是实现仪器检测与医疗信息自动化、智能化的检验室管理系统。

随着科技的发展、医疗水平的提高和人民群众对健康关注度的提升，越来越多的检验项目和方法被引进临床。面对逐步增多的检验申请、检验项目、越来越快的检验周转时间和越来越完善的国家法律法规、指南等要求，临床检验科室在逐渐引进实验室全面自动化（total laboratory automation，TLA）的同时，对临床实验室信息系统的要求也逐步提高。在原有的信息采集、存储、处理、传输、查询的基础上，要求医学实验室信息系统深度融合物联网、互联网、大数据应用等新兴技术和《医学实验室质量和能力认可准则》[ISO 15189：2012（E）] 的专用要求和六西格玛精益管理等管理理念，实现检验科室运营、管理的自动化、智能化、精益化，减轻检验人员工作量，提高检验科室的管理水平，提升临床诊断质量和效率，为患者提供更优质的医疗服务体验。

5.4.2 医学实验室信息系统架构

医学实验室信息系统架构图如图 5-18 所示。

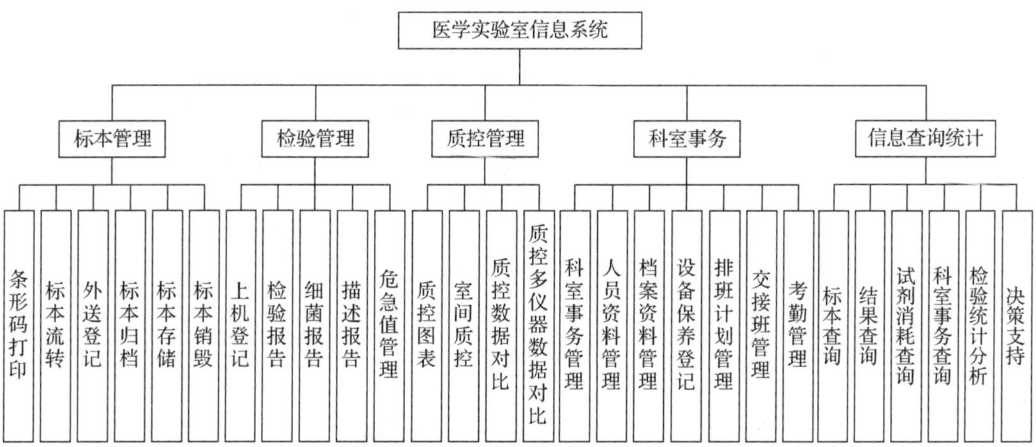

图 5-18 医学实验室信息系统架构图

5.4.3 医学实验室信息系统业务流程

医学实验室信息系统的业务流程主要分为门诊流程和住院流程两大类型。它的业务源大部分为本院的门急诊患者和住院患者，同时也存在体检送检和外院送检等情况。LIS 业务流程图如图 5-19 所示。

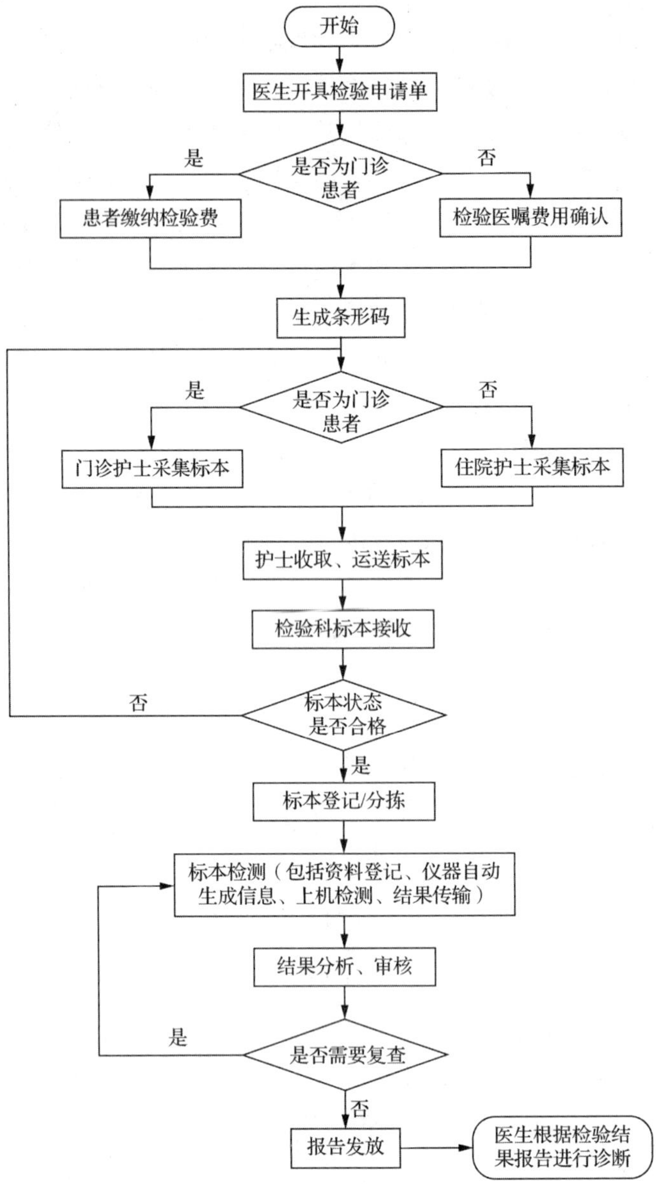

图 5-19 医学实验室信息系统业务流程图

1. 住院检验处理流程

住院检验处理流程表如表 5-11 所示。

表 5-11　住院检验处理流程表

步骤	说明
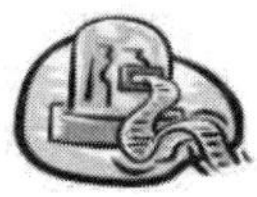	检验申请。由病房医生开具检验申请单，病房护士按照医生下达的医嘱生成条形码和标签，贴在标本采集的试管或容器上
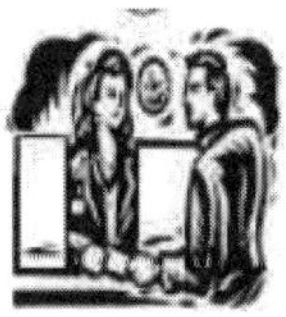	住院押金扣费。住院患者的检验费用一般从住院押金中扣除，扣费有两种模式：①医师开具检验申请，审核后扣费；②检验科签收标本后扣费
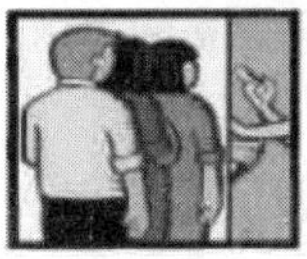	标本采集。护士在 HIS 系统中为住院患者生成相应的标本条形码和标签，贴在标本采集的试管或容器上，检验项目按照规则进行合并。同时，护士为患者采集标本或患者自留样本，保存在贴好条形码标签的容器里，交由送标本的相关人员（根据管理的需要而定，可以是护士、护工、患者家属等）
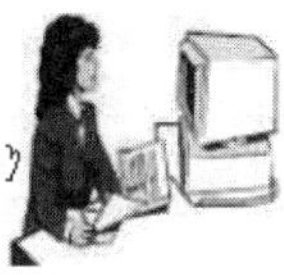	标本接收。检验技师对送到检验科标本接收窗口的标本进行接收，可扫描容器上的条形码实现自助登记接收
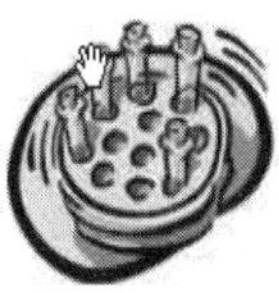	标本检验。检验技师将标本送入相应的仪器进行化验，由计算机接收仪器传出检验结果并自动生成报告单，对部分无法通过设备直接产生检验结果的，还需由检验技师自行录入检验结果
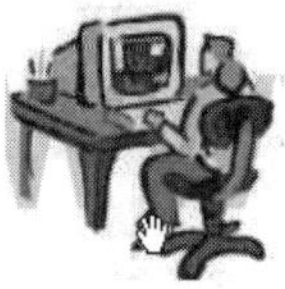	报告单审核。对所有需要发布的报告单进行审核，防止报告单出现一些常识性错误或由设备失控带来错误结果的情况
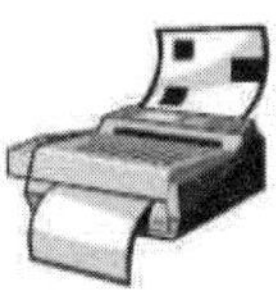	报告单发送。技师打印检验报告单并发送到相应的临床部门。对于实现全院信息共享的医院，护士或医生可以通过计算机直接在科室中查看电子报告并打印检验结果报告单。同时，存在危急值的报告还可以发送手机短信提醒医生及时查看

2. 门诊检验处理流程

门诊检验处理流程表如表 5-12 所示。

表 5-12　门诊检验处理流程表

步骤	说明
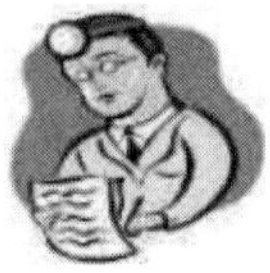	检验申请。门诊医生根据患者病情需要，开具检验申请单
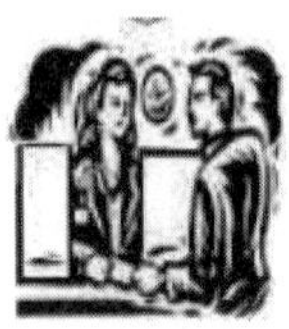	门诊缴费。患者到收费处缴纳费用。对于实现门诊预交金的医院，可以实现患者无须缴费即可进入下一步诊疗流程
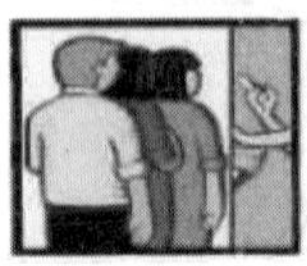	标本采样。护士在门诊标本采集点为患者生成相应的标本条形码和标签，贴在标本采集的试管或容器上。对部分由患者自留样本的检验项目，生成条形码的流程一般由门诊护士完成，有些地方根据情况可交由检验科室标本接收窗口完成。同时，护士为患者采集标本或患者自留样本，保存在贴好条形码标签的容器里，交由送标本的相关人员（根据管理的需要而定，可以是护士、护工、患者家属等）
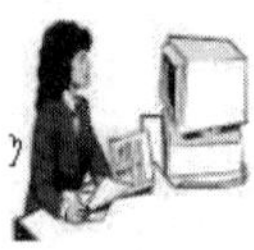	标本接收。检验技师对送到检验科标本接收窗口的标本进行接收，可扫描容器上的条形码实现自助登记接收
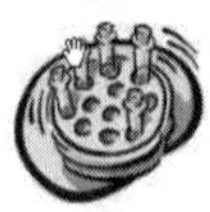	标本检验。检验技师将标本送入相应的仪器进行化验，由计算机接收仪器传出检验结果并自动生成报告单，对部分无法通过设备直接产生检验结果的，还需由检验技师自行录入检验结果
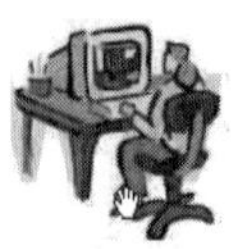	报告单审核。对所有需要发布的报告单进行审核，防止报告单出现一些常识性错误或由设备失控带来错误结果的情况
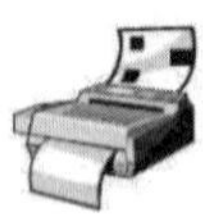	报告单发送。技师打印检验报告单并发送到相应的临床部门。对于实现全院信息共享的医院，患者可通过自助设备自行打印检验结果报告单。同时，检验报告上传至互联网，患者可以通过医院微信公众号、医院就诊 App 等完成用户认证并查看检验报告，但其结果仅供参考，不用作其他用途及法律依据，检验及检查结果信息仍以医院出具的报告单为准

5.4.4 医学实验室信息系统功能设计

1. 标本管理

标本管理主要以条形码的方式实现。条形码贯穿整个检验流程，取代人工输入患者资料的步骤，有效降低了手工输入过程中出现差错的可能性，并且可以完整记录标本流转的各个节点，如采样时间、签收时间、检验时间、回退过程、报告审核人员等时间、人员和过程信息。当检验流程发生差错时，可以提供标本溯源信息，确定发生差错的过程节点。

（1）条形码打印

传统的手工开单、人工输入患者信息的方式主要存在以下四种隐患。

1）由医生手工开出的检验单书写的规范性可能存在缺陷，如书写不清或者字迹潦草。当患者到达收费处缴费时，收费员的录入可能存在错误隐患并给患者带来不便。例如，收费员辨认不清医生开出的检验项目而错误收费，或者要求患者去医生处重新开单。

2）交费完毕后，当患者到标本采样处时也存在隐患。采样操作者也是根据医生的申请单给患者进行血液或其他样本的采样，存在辨认不清申请单内容的隐患。

3）采样后，由采样操作者将患者信息及检验项目名称书写在采样标本瓶上，面积微小且弯曲的标本瓶标签使信息书写变得困难，同时有些标本需要由患者自己取样并将个人信息写到标本器皿上，这使标签信息的正确性、标准性和科学性变得更难判定。当检验科的检验医师通过标本上标明的信息为标本进行检验处理时，可能出现信息不正确或者辨认错误的情况。

4）检验报告单中患者基本信息是检验医师通过标本上的标识和申请单中的信息填入计算机的，可能因辨认字体不清而出现录入错误，给患者领取报告单造成麻烦，甚至造成医疗事故或医疗纠纷。例如，将患者的姓名输错，或者输成了同音异字，使患者认为该报告单并非属于自己而要求重做或进行投诉。

为了减少上述情况的发生，利用条形码的读取、识别进行标本管理。护士在采集标本时，通过患者身份识别信息（申请单上的二维码、诊疗卡、身份证等）下载医嘱信息，把申请项目及患者姓名等信息从 HIS 直接传入 LIS，减少大量的人工录入过程，提高工作效率，并实现真正的信息共享。

具体方法如下。

1）编制化验组合。根据需要预先编制由不同项目组成的化验组合，如肝肾功能组合、生化组合、电解质组合、血脂组合等检查套餐。设置条形码对应信息，以便在打印条形码时调用。

2）编制化验标本类型、试管类型等。

3）住院检验申请单医嘱下载。选择医嘱起始日期、医嘱结束日期、科室、床位号、住院号，下载后可将整个科室患者的所有检验申请单医嘱信息全部下载到 LIS 中，并根据规则合并或拆分生成相应的条形码信息。

4）门诊检验申请单医嘱下载。选择医嘱起始日期、医嘱结束日期，读取类型（门诊 ID、姓名或发票号），根据读取类型输入相关信息，根据选择的过滤条件下载相关医嘱，并生成相应的条形码信息。

5）当有一些免费检验项目或者外院送来的非本院患者的标本时，申请单需要手工开具。

条形码的拆分与合并是为了减轻患者采集标本的负担并保证标本周转时间而引入的一项功能。患者的检验申请单一般包括几条检验组合医嘱，如果不进行合并，那么每条检验组合医嘱都将生成一个条形码，并都需要采集一次患者标本进行检验。但有时不同的检验组合是可以使用相同的试管、相同的标本进行检验的，这时就可将多个检验组合进行合并，生成一个条形码信息标签记录，进而大大减轻患者采集标本的负担。通常检验组合项目合并的规则为同物理组别、同种试管类型、同种标本类型的检验组合医嘱可以合并为一个条形码信息标签，这个条形码标签记录着这几个检验组合医嘱的明细信息等。

条形码拆分的意义在于：如果有两条检验组合医嘱，同物理组、同试管类型、同标本类型，这时理应合并这两组医嘱，但其中有一组医嘱为紧急标志需要马上出检验结果，这时需要将两组医嘱拆分生成两个条形码信息标签，以便将紧急检验的医嘱拆分先报告结果。

（2）标本流转

这项功能的设计是为了实现标本的采集、护工收取、护工运送、检验前台签收、各检验组签收等流程节点条形码信息保存，每一次确认条形码都会记录流程明细，方便标本溯源。

1）标本采集。确认采集，护士将患者标本采集到对应的贴有条形码的采样管后，在标本采集界面用条形码扫描机扫描条形码或者手工输入条形码号进行确认。确认时要求输入身份账号、密码，记录确认采集的人的相关信息及采集时间，以便检验科签收标本时确认标本是否在有效时间范围，若超出有效时间范围，则可及时回退标本进行重新采样。

2）标本收取。护工确认收取标本，护工将已采集有标本的试管从病区或者标本采集区收取后，在标本收取界面用条形码扫描机扫描条形码或者手工输入条形码号进行确认。确认时要求输入身份证号码、密码，记录确认收取的人的相关信息及收取时间。可打印当前已确认收取列表，并且系统会提示标本需要送达的目的地。

3）标本送达。护工将标本送达目的地后，在标本送达界面用条形码扫描机扫描条形码或者手工输入条形码号进行确认。确认时要求输入身份证号码、密码，记录确认送达的人的相关信息及送达时间，可打印当前已确认送达的列表。

4）标本签收。护工将标本送达目的地后，由检验科前台进行签收，在标本签收界面用条形码扫描机扫描条形码或者手工输入条形码号进行确认。确认时要求输入身份证号码、密码，记录确认签收的人的相关信息及签收时间，可打印当前已确认签收列表。通常标本送达与标本签收需要同时进行，以便即时发现标本运送错漏的情况。

5）二次送检。当一个样本需要送到多个专业组进行检验时，进行二次送检，在相关界面用条形码扫描机扫描条形码或者手工输入条形码号进行确认。确认时要求输入身份证账号、密码，记录确认二次送检的人的相关信息及签收时间，可打印当前已确认二次送检的列表。

6）标本回退。当检验科接收到不合格的标本时（标本采集容器错误、标本量不足或标本存在溶血、脂血等问题），检验工作人员将对其进行退回处理并填写退回原因，医生工作站和护士工作站将自动提示有标本退回，点击即可查看标本退回原因等相关信息。在标本流转和后续标本检验的任何一个步骤，如果发现标本不合格，就可以进行标本回退功能操作。

（3）标本归档、标本存储和标本销毁

标本归档、标本存储和标本销毁这三项功能组成了标本后处理流程。

标本归档时，允许检验科人员自定义标本存储冰箱、试管架大小等，通过条形码关联标本在冰箱中的存储位置，方便检验科人员在后续可能出现的标本复检时查找标本。

标本存储时，允许检验科人员根据医院实际情况、不同标本类型等方面自定义标本存储时间，当到达设定的存储时间时，提醒科室人员对标本进行销毁处理。

标本销毁时，检验科人员通过扫描条形码的方式对即将销毁的标本进行记录，完成标本全流程、全节点的闭环管理。

2. 检验管理

检验报告管理是 LIS 的一个重要组成部分，包含标本上机登记、检验报告审核、危急值管理等诸多对临床工作影响重大的功能，涉及从标本上机到最后检验结果审核、发放的各个环节。现代实验室大部分检验项目由自动化分析仪器完成检测，检验仪器通过单向或双向通信方式与 LIS 软件互联，完成检验指令的下达与检验结果的传输。然而，部分标本的化验无法在检验仪器上完成（尿液、粪便、分泌物等标本），需要检验人员使用提供开放接口的辅助设备进行人工检测（显微镜等），LIS 软件通过接口实现与设备的连接，方便检验人员在 LIS 软件中操作设备。

（1）标本登记

检验科对标本进行签收后，表示已经确认标本无误，可以进行检验。检验时需要登记标本的基本信息（姓名、性别、年龄、患者标识、检测项目等），标本登记一般是以专业组和检验仪器为单位进行，每个标本需要指定唯一的标本号，当天不能重复，标本上机检测时的标本号与登记的标本号必须相同，这样才能确保仪器的测定结果与登记的基本信息匹配。当检验仪器为双向通信模式时，标本号一般默认为条形码号，标本登记的方式一般有如下三种。

1）扫描条形码登记。扫描标本容器上的条形码进行登记，通过条形码获取患者的基本信息和检测项目，为标本指定唯一的标本号，可以选定某台检验仪器进行登记，也可以根据标本的检测项目系统自动分配仪器。在自动分配模式下，当标本中的项目可以在多台仪器上检测时，弹出仪器列表供用户选择，且支持记忆仪器的功能。标本中的检测项目全部登记完成后，应当控制不能再次扫描，避免标本重复检验。

2）输入患者标识登记。输入患者标识从 HIS 中获取患者的基本信息和检验项目，弹出数据选择列表框，供用户选择对应的检验项目进行登记。此方式适用于未实现标本条形码管理的实验室。

3）手工输入信息登记。手工输入患者的基本信息和检验项目，需要提供灵活简单的信息录入功能，实现标本的快速录入。

（2）检验报告及审核

标本检测完成后，仪器检测的结果自动传输到 LIS 中，通过标本号与登记信息进行对应，手工检测的项目需要将结果手工录入 LIS 中，提供快速录入的模板，通过检验组合可以显示具体的检验项目，且每个项目可以设定默认结果，可以提供字典供检验人员选择录入。检验报告界面如图 5-20 所示。

检验结果可分为以下三类。

1）普通类检验结果。包括检验项目代码、项目名称、结果、单位、偏高偏低提示、参考范围、试验方法、报告评价等内容，其中部分检验项目还需要显示图形，如血常规检测的直方图和散点图等。根据患者性别、年龄、标本类别等条件设定不同的参考范围。

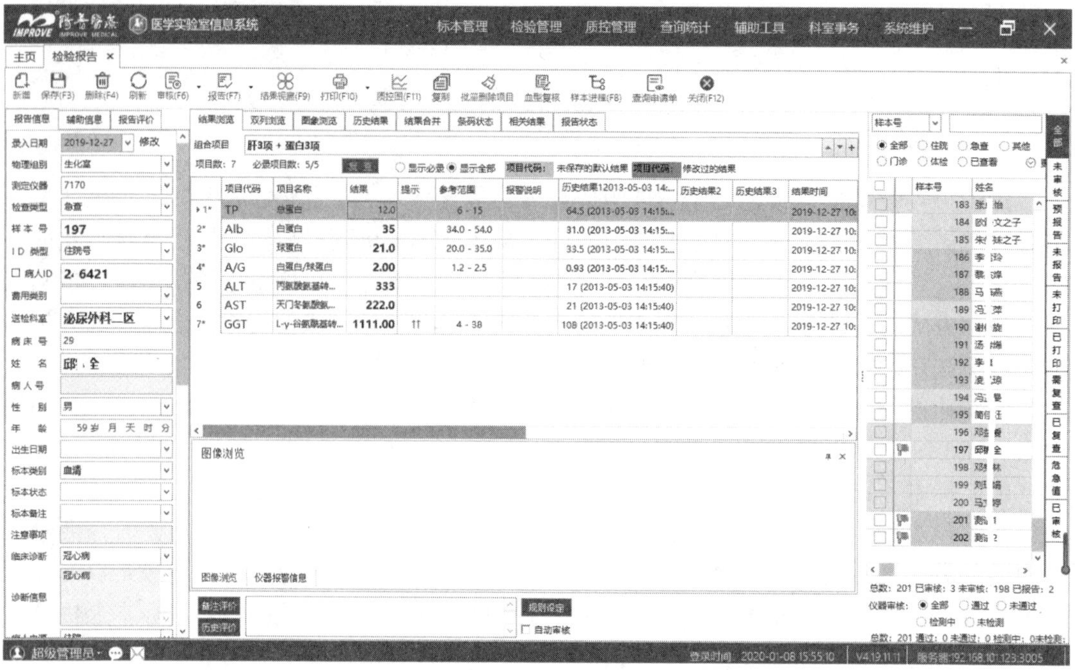

图 5-20 检验报告界面

2）描述类检验结果。一般描述类结果多为手工输入，提供丰富的描述模板，如检验涂片检查等。

3）微生物检验结果。微生物检验结果也可分为三类。

① 药敏鉴定。检验结果包括检测出的细菌及抗生素对细菌的药敏鉴定结果。鉴定结果一般分为敏感、中介、耐药三种。

② 培养鉴定。检验结果只包括检测出的细菌，不做抗生素对细菌的药敏鉴定。

③ 无菌或涂片报告。检验结果包括未检测出的细菌或涂片类的描述性结果。

标本的基本信息和检验结果都完成后，需要对报告进行审核，自动过滤结果已齐的报告列表，并加以状态区分，如结果已齐、结果未齐、急查报告、危急值报告、报告超时等，提醒检验人员对报告进行审核，报告审核可支持批量审核。

审核应具备报告初筛的功能，包括患者基本信息是否正确、检测检验结果是否漏项、结果是否超出参考范围或危急值范围、结果类型是否匹配、结果与历史结果对比提示等，智能提醒检验人员报告是否合格。报告审核需要经过二次确认，检验人员和审核人员不能为同一个操作人员，签名确认后报告生效。为了减轻检验科人员的工作强度，使检验医师能有更多的时间关注含有危急值或者疑难结果的患者报告，越来越多的检验科开始尝试检验结果自动审核。自动审核是在原有的报告初筛功能的基础上进一步收集信息、细化审核规则，如标本状态信息、仪器报警信息、试剂状态、检验结果逻辑关系等，实现绝大多数结果的计算机自动审核的功能。同时，对不符合自动审核规则的标本结果进行标记，提醒检验科人员进行人工审核。

（3）报告及危急值发放

报告审核完成后，检验人员可以对报告进行打印发放，除了常规的打印发放方式，现在检验科还提供如下几种报告发放的方式。

1）通过 LED 显示屏显示报告已审核的患者列表，患者可以到报告打印窗口打印报告，或通过检验报告自助打印终端进行打印。

2）将检验结果发送到医院的 HIS 中，临床医生可以在医生工作站中查看并打印检验报告。

3）将检验结果发送到互联网上，发送手机短信提醒患者，患者通过用户认证后可以在网上查询检验结果，也支持检验报告邮件发送。

4）有危急值出现时，提醒检验科人员及时审核、复查。在发出含有危急值的报告时，需要发送短信提醒主管医生及时查看，或在医生工作站和护士工作站中自动弹出报警信息，帮助检验科人员在限定时间内通知临床科室，并提醒临床科室及时处理危急值报告。

3. 质量控制管理

临床实验室要获得可靠的化验结果，就要建立一个全面的质量管理体系。在全面质量管理体系中，实验室质量控制（室内质量控制和室间质量评价）是一个重要的环节。它控制着自收取样本至获得测定结果并对结果进行分析的整个测定过程，是保证高质量操作的必要措施。

质量控制一般通过检测已知结果范围的质控品，对检测结果与给定结果范围进行比较，判断检测系统的整体稳定性。例如，是否需要做系统的纠正，患者检验结果是否可接受。

（1）质量控制图

质量控制图是一种根据假设检验的原理，以横坐标表示样组编号，以纵坐标表示质量特性或其特征值，求得中心线和上下控制界线。在直角坐标系中，把抽样所得数计算成对应数值并以点的形式按样组抽取次序标注在图上。观察点与中心线、上下控制界线的相对位置及其排列形状，分析和判断系统是否处于控制状态，从而生成具有区分正常波动与异常波动功能的统计图形。

使用时，检验科室人员需要选择日期范围、物理组、仪器和仪器中包含的项目。

为了更好地方便检验科人员监控系统运行的稳定性，应支持多水平（低、中、高）质控同时显示在一张质量控制图上。同时，应内置多种质量控制图，如 L-J 图、雷达图、半定量图、Monica 图等。

（2）室间质控

室间质控是在卫生部门领导下，由临床检验中心负责组织此项活动。由临床检验中心向各临床实验室定期发出质控物（已知菌株或模拟标本），在各实验室不知质控物正确结果的情况下，要求各实验室在指定日期回报结果，包括细菌鉴定、药敏试验结果等。

检验中心负责综合分析各实验室回报结果，找出实验室自身不能发现但已经发生的问题，有针对性地组织讨论和解答问题，提高各实验室的检验水平。

室间质控功能通过选择日期、物理组等条件查询目标批号的样本号、检验项目等信息，支持将质控物的测定结果从检验报告中导入质控图表作为质控数据，方便检验科人员上报、管理室间质控结果。

4. 查询统计

信息的查询统计是面向医生与患者的便利的查询平台。

（1）条形码查询

可以指定查询条形码信息及打印，且通过这个功能打印的条形码不会被记录到条形码流程明细中，不受条形码状态限制。

当贴有条形码的标本试管送到检验科时，若原有的条形码标签模糊或损坏了不能进行扫描，则可根据患者 ID 或者条形码号查询该条形码信息并重新打印。因为该条形码信息已经签收，在条形码打印界面不能再次打印，所以可以在这个界面进行条形码重打，将打印好的条形码重新贴管。

还有一种情况是，在检验科签收微生物标本条形码后进行微生物检验时，由于微生物培养通常是分几个阶段的，根据不同标本的检测需求，一种标本会移植、接种在多个涂片或培养皿中，为了记录、辨别这些标本都是同一个患者的，往往会打印几份该患者的条形码标签，粘贴于培养皿上。同时，在还未全面实现微生物实验室无纸化的实验室，还需要打印一个条形码粘贴在记录标本涂片分析、培养状态的记录报告上。

条形码查询功能包含条形码明细记录及条形码执行信息模块，其中一个信息模块用于显示条形码中的条形码记录明细（合管的条形码有多条医嘱明细）；另一个信息模块用于记录条形码的执行状态明细。从医嘱下载到标本确认的各个操作过程都会一一记录下来，并可通过此模块查询。

（2）检验报告查询

具有集成查询与打印功能的查询模块可设置于实验室的工作计算机上，也可置于病区或门诊的医生工作站或护士工作站中。既可独立运行，也可嵌入 HIS 软件中。

查询模块提供灵活多样的查询规则，如可根据患者编号、姓名、性别、年龄、开单科室、开单医生、患者来源（门诊、住院等）、检验项目等单个条件或多个条件组合查询。除了能够直观地显示患者的报告单结果，还支持报告单的打印、报告单的导出（jpg、pdf 或 Word 文档），以便保存或存档。

（3）数据统计分析

统计模块也应具备灵活的统计条件，类似于查询模块支持单个条件或多个条件结合的统计。完善的数据统计分析模块将极大地简化科室数据收集、分析、整理过程，应当支持以下多种统计方式。

1）综合统计报表。按照科室、检验科组别、检验科人员、检验项目进行的工作量统计；按照时间段、部门、组别、项目进行的财务方面的统计；提供某一患者在指定时间内一系列测定结果的变化趋势图。

2）结果数据基本分析。按照特定的条件计算指定检验项目的均值、中值、标准差、方差、最大最小值，或某些定性结果的阳性检出率，使医生能够直观地了解某类病情的变化趋势或研究某一特定总体的特征。

3）微生物数据分析。提供多种微生物相关数据分析，如各种细菌耐药率、各种细菌检出率、各种细菌分布率等。细菌耐药率是抗菌药物合理应用的一个重要监测指标，得出细菌耐药情况用以指导临床医生合理用药。实验室的细菌耐药率统计表中提供了医院一定时间内送检标本的分布、标本中细菌分离情况及主要分离菌的细菌耐药情况。

4）质控数据统计与失控数据分析。质控数据统计功能可以统计分析给定日期范围内各个仪器中的质控项目的 AVG（平均值）、SD（标准差）、CV（变异系数）、N 等值。失控数据分析提供给定时间范围内出现的全部失控事件记录，包括失控仪器、失控项目、失控时间、失控时的测定值、失控规则、失控原因和解决措施。这两个功能方便科室对仪器的质控和失控事件进行管理，并通过提供历史事件分析，辅助科室提高质控管理能力，减少失控事件的发生。

（4）决策支持统计

在提供完善的基本数据统计与分析功能后，可利用已有数据与分析结果设计决策支持统计功能，根据国家法律法规及 ISO15189：2012（E）质量控制体系对临床实验室的要求，提供一键式决策支持的报表输出。

5.5　医学影像存储与传输系统

影像存储与传输系统（PACS）是随着数字成像技术、计算机技术和互联网技术的进步而迅速发展起来、旨在全面解决医学图像的获取、显示、存储、传送和管理的综合系统。PACS 主要由影像采集、数字化诊断、信息流管理、影像显示、高级处理、影像会诊、网络存储、网络发布等构成，是一套可弹性组合且易扩充的医疗解决方案，其目的在于协助用户建立全院大容量的数字化影像管理系统及影像数据库。

PACS 的主要任务是把日常产生的、海量的各种医学影像信息（包括核磁共振、CT、超声检查、各种 X 光机、各种红外仪、显微仪等设备产生的图像）通过各种接口（模拟、DICOM）以数字化的方式保存，当需要时在一定的授权下能够很快地调回使用，同时支持辅助诊断管理功能。同时，通过与 HIS、互联网医院等系统与平台的连接，达到影像数据在临床各科室和远程的共享，实现患者信息登记、影像数据获取、传输、短时存储、查询、软阅读、诊断、电子报告、归档存储等各应用层次的全程控制与管理。

5.5.1　医学影像存储与传输系统概述

随着计算机软硬件技术、多媒体技术和通信技术的高速发展及医学发展需求的不断增长，PACS 标准化进程不断推进，美国放射学会和美国电器制造商学会推进的医学数字成像和通信标准 DICOM 3.0 逐渐得到行业内普遍接受。目前，除了传统医学影像科室（超声科、放射科和内镜科），PACS 已扩展到几乎所有的医学图像领域，如心脏病学、病理学、眼科学、皮肤病学、核医学、超声学及牙科学等。PACS 所包含的内容和能力已超越这一名词原本的含义，现在的 PACS 是指包含了放射科信息系统（radiology information system，RIS）和传统的医学影像存档与通信软件的医学影像信息系统。

近年来，PACS 的技术发展主要体现在以下几个方面。

1）内部存储格式标准化为 DICOM 3.0。目前几乎所有欧美的 PACS 厂家都使用 DICOM 3.0 文件格式来存储图像。用 DICOM 3.0 格式有许多好处，其中之一是，当要更换 PACS 时，不必找原来的 PACS 厂家转换数据。更重要的是，用 DICOM 3.0 文件格式可以随时通过影像模式加减和更改图像文件的内容，而传统的固定字段长度图像格式，若添加信息，则需要全盘改动。

2）采纳标准压缩算法压缩图像文件。新一代的 PACS 大多采用 DICOM 支持的标准压缩算法，如 JPEG、JPEG2000、JPEG-LS 和 Deflate 等。厂家用自定义算法来压缩图像的现象越来越少。

三级存储模式（在线、近线和离线）已经转变成两级（在线和备份）。目前欧美先进的 PACS 厂家都在推行在线和备份两级存储。备份只是为了防意外，如火灾、地震等。在线存储用的硬盘利用冗余存储磁盘阵列加网络附加存储（network attached storage，NAS）技术或存储区域网络（storage area network，SAN）技术。过去，PACS 界最常见的是用三级图像存储模式：在线、近线和离线。

3）PACS 在国内发展方向的重点是应严格遵守国际技术标准的系统设计和完全开放式的体系结构，基于 IHE、DICOM 3.0 和 HL-7 等国际标准，浏览器 / 服务器结构应具有良好的兼容性，基于 Internet/Intranet 技术的网络结构，需要支持局域网、广域网，可实现远程会诊，采用 TB 级甚至 PB 级存储，提高响应能力，提供容错、纠错能力及更好的数据安全性和灾难恢复能力，有高性能数据压缩技术，系统界面友好，有强大的中文支持能力，易学易用，有语音、图像和数据的传输等多种技术的无缝整合，有完整的系统解决方案，系统利于维护和技术支持。

5.5.2 医学影像存储与传输系统架构

医学影像存储与传输系统架构图如图 5-21 所示。

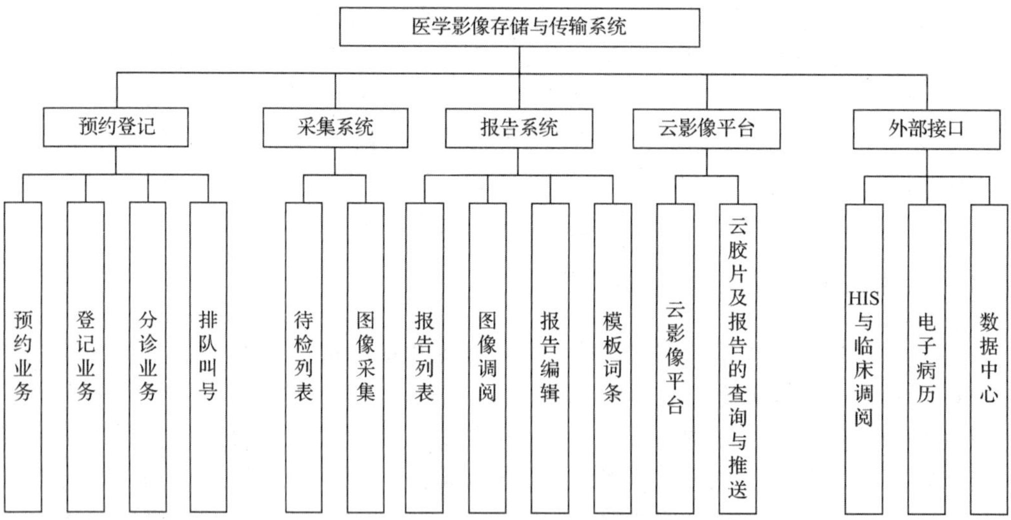

图 5-21 医学影像存储与传输系统架构图

5.5.3 医学影像存储与传输系统功能设计

1. 预约登记

预约登记功能通过与医院统一预约平台互联，实现从临床医生开申请单到患者到达影像科室签到、登记、叫号的全过程管理。

（1）预约业务

医技检查项目等候时间长、“检查难”成为广大患者“看病难”的主要原因之一，究其原因除了检查资源不足外，还存在传统检查预约流程不完善，造成患者排队环节多，无效等待时间长。检查科室布局分散，检查资源和检查要求由各科室掌握，造成资源无法共享，无法从医院层面进行统筹规划和动态管理，忙闲不均，检查秩序较差，医护人员忙于维持科室秩序，患者检查提醒不到位，导致“无效预约”和“无效等待”增多，患者被动接受服务，信息严重不对称，自主选择性差，患者差异、疾病差异、设备差异、检查条件差异导致患者预约精准率差、资源利用率低。

一个运行良好的医学影像预约功能可以大大减轻患者的就医成本，提升就医体验，同时方便医院科学配置资源，提升运营效率。

预约服务可以通过三种模式实现。

1）患者拿到门诊医生或住院医生开具的检查申请单后到达影像科室，科室护士扫描或手动输入开单条形码为患者进行预约服务。

2）临床医生在开单时即可完成患者的医技检查预约，同时患者也可以在开单或者缴费时通过接口的方式自动无感知预约，预约信息体现在预约单或者缴费单上。

3）患者拿到门诊医生或住院医生开具的检查申请单后，通过扫描申请单上的二维码，在微信、医院官方 App 或自助机上操作，自行安排预约。

其中，第二、第三种可以在患者到达检查科室前实现预约，减少患者在院移动距离和等待时间。

预约业务须支持开单医生或患者查询医疗影像科室医生排班，并可显示检查项目预约时段空余可约人数，实现检查项目预约时段的灵活选择。

患者成功预约后，通过与医院短信平台和医院公众号平台的对接，为患者提供预约操作过程提醒和检查前一天提醒，以及预约信息和注意事项的告知。

（2）登记业务

前台登记工作站通过检索 HIS 自动录入患者信息，或由护士手动录入患者基本信息及检查申请信息，实现登记、预约报到、登记取消、登记修改功能，以及打印排队预约小票、扫描申请单或知情同意书、不干胶打印胶袋等功能。

同时，也应支持患者在自助机上或微信操作，进行自助签到。

（3）分诊排队叫号业务

在患者报到登记后自动分诊排号，支持多种便捷的叫号方式。例如，显示器方式显示叫号，医生或护士通过终端重复呼叫、选择性呼叫，急诊患者、老年患者等特殊人群优先呼叫等。叫号时的提示内容至少包括患者姓名及检查室号等内容。

同时，提供多种表格，如待检列表与总数、已发报告列表等，方便医护人员实时监控等待患者人数，优化业务流程，减少患者等待时间。

2. 采集系统

提供采集患者图像信息（采集时间、采集项目、图像数字），包括前台采集、后台采集、新建采集、分组采集等功能；图像采集、接收设备发送的图像数据，如图 5-22 所示。

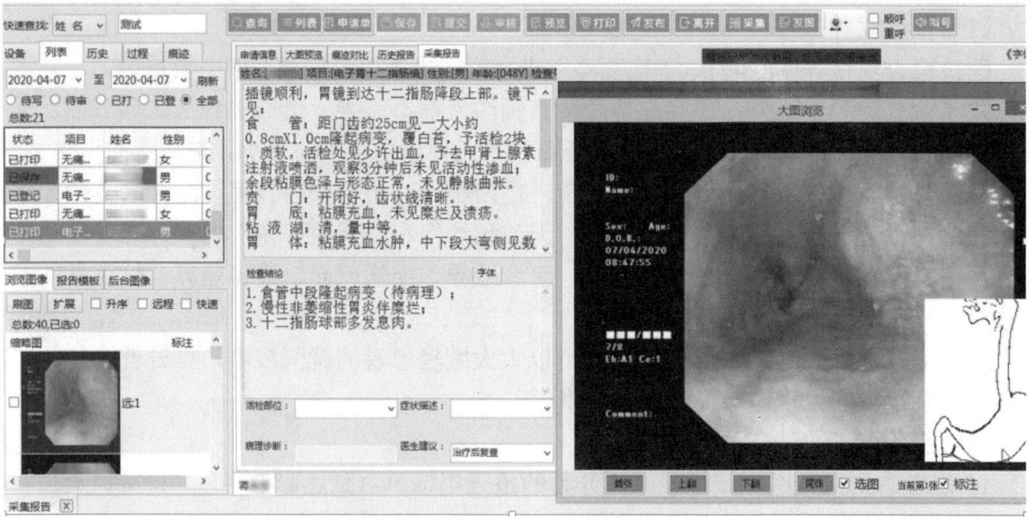

图 5-22　PACS 影像采集工作站界面

使用符合 DICOM 标准设备的采集工作站可在检查过程中或检查完成后自动或手动将影像转发至服务器。对于非 DICOM 标准设备，采集工作站可在使用 DICOM 网关收到登记信息后，在检查过程中进行影像采集，采集的影像自动转发或由设备操作技师手动转发至服务器。

数据采集应支持多种采集卡，实现与采集卡无关性。在医生选择已登记、叫号的患者后，显示患者的申请信息和历史报告等，方便医生为患者的影像采集做准备。同时，支持图像与视频的采集、编辑、导入、复制、纠错、提取、转发等诸多功能。

为保证患者和医护人员的安全，对影像采集全过程进行检测、质控，同时影像采集、转换、上传、归档等流程全程留痕。

3. 报告系统

报告系统由图像调阅与报告编辑两大功能模块与报告模板信息等支持性功能组成，连接影像采集与报告发布。

（1）图像调阅

患者在检查室完成影像检查后，医师可通过阅片室的网络进行影像调阅、浏览及处理，并可进行胶片打印输出，然后交付患者。需要调阅影像时，自动按照后台设定路径从服务器或与之连接的前置服务器中调用。

在图像显示界面，医生一般可以进行一些测量长度、角度、面积等图像后处理，除了测量功能，还提供缩放、移动、镜像、反相、旋转、滤波、锐化、伪彩、播放、窗宽窗位调节等基础功能，以及 MPR 三维重建、正电子发射断层显像-计算机断层成像（positron emission tomography-computed tomography，PET-CT）图像融合、病灶定位追踪、CT 值测量、图像空间定位、任意患者、任意检查图像对比、心胸比测量图像等高级后处理功能。

人工智能技术也被引入影像识别，用于实现肺癌早期筛查、食管癌早期筛查、糖尿病视网膜病变筛查等智能诊断功能。

（2）报告编辑

患者完成影像检查后，医生对影像质量进行评审，并进行质量分析。对完成质量评审控制后的影像，诊断医生可进行影像诊断报告编辑，并根据诊断医师权限分别进行初诊报告、报告审核工作。

在书写报告过程中，可使用诊断常用词语模板，减少医生键盘输入工作量。同时应用电子病历编辑技术和影像测量数据智能提取等技术，实现简要报告的结构化、智能化，大大提升检查报告书写效率，杜绝人为转录报告单的错误风险。

在诊断报告审核过程中对修改内容进行修改痕迹保留，可获得临床诊断、详细病史、历史诊断等信息，可将报告存储为典型病例供其他类似诊断使用，供整个科室内部学习使用。

审核完成的报告打印输出后由医生签字后提交，同时诊断报告上传至服务器存储备份。打印完成后的报告不能再进行修改，只能以“只读”方式调阅。

4. 云影像平台

云影像平台与电子云胶片是新发展的为医院、医生、患者提供云胶片的服务系统。将影像资料和检查报告存储在云端，方便医生、患者移动阅片，患者检查完成后无须等候取片，可通过手机管理自己的影像资料。

（1）云影像平台

云影像平台兼容多种云存储类型，平台架构支持检查影像数据的分级存储，支持院内前置机作为在线存储、云存储作为高线存储（长期海量存储），支持DICOM标准格式的无损压缩，既实现原始影像及报告的云端管理应用，又节省存储空间，在保证调阅性能的前提下减少院内存储冗余，既保证院内业务正常使用，又充分利用网络和云计算资源，实现快速方便安全的院内外远程影像诊断的一体化应用。通过构建社区卫生服务中心、基层卫生院、县级人民医院、市级人民医院互联互通影像云，实现“基层拍片，上级诊断”的检查新模式。

云平台通过开放式、标准化数据访问接口建立影像数据的共享调阅机制，将放射、超声、病理、内镜等科室数据存储于云端，实现统一归档、管理与后续的扩展应用。同时，通过平台服务支持当前及历史检查数据的快速调阅。

医生可以实时访问云影像平台数据，查询患者当次检查的DICOM影像、云胶片及报告，以及查询患者的历史检查影像及报告。患者可以通过移动终端访问云影像平台，查询上传至平台的检查影像和图文报告。

（2）云胶片和电子检查报告的查询及推送服务

当完成报告审核后，检查数据可通过云影像平台进行发布、推送。与医院短信平台对接，当患者检查报告审核完成后，同步进行短信推送，提醒患者取报告、胶片，人性化的服务提高患者的就医体验。

患者凭借报告单上的二维码，或者院方短信平台推送的短信，通过检查号、身份证号、短信动态密码等验证登录，直接调阅自己的图文报告、云胶片和检查相关信息。支持患者下载DICOM原始图像数据，患者提交下载申请后，以邮件和短信方式通知患者下载地址，但这项功能会对患者下载 DICOM 图像的时间范围、次数、网络带宽占用等进行控制。同时，保存完整的访问记录，包括手机号、身份证号、检查号、下载时间、下载地址、有效时间等。

5.6 其他临床支持系统

5.6.1 心电图信息系统

医院作为人口健康信息平台中不可或缺的部分，完善其信息化建设对实现“健康中国2030”起着至关重要的作用。在医院的信息化建设中，心电图信息系统（electro cardiogram information system，ECGIS）是医院建立完善电子病历管理的必要组成部分，与影像数据的数字化管理和临床检验数据的数字化管理具有同等重要的地位。

实现心电图的全院数字化管理，既可以减少患者排队等候时间，也可以解决长期以来困扰医院的心电图资料无法有效保存的问题；既可以通过有效的分工提高技师和心电医生的工作效率，也可以实现医生通过本次心电图和历史心电图对比，更好地观察病情，提高医院的临床和科研工作水平；既可以实时了解仪器使用状态提高医院收益，也可以提高医疗服务水平，提升医院的整体形象。

1. 心电图信息系统概述

心电图信息系统可以把全医院所有数字输出的静息心电图机数据整合在同一平台。在医院信息管理平台上，心电检查完全实现网上申请、收费、预约和登记，实现实时在线诊断、网上传输报告及远程会诊等，使医院的电生理检查申请、各种电生理数据及报告实现数字化、网络化、无纸化集中管理。

根据信息化建设规划，结合临床应用，实现医院的电生理检查数据联网，实现数据共享，并且与医院电子病历和体检信息管理系统整合，实现以下功能。

1）电生理检查的管理及整合。实现电生理检查的数字化，实现心电电生理检查报告和电子病历系统整合，实现在电子病历信息平台下能够调阅患者历次检查报告。

2）优化检查流程。对接医院内部现有的设备，包括静息心电图机、动态心电图机；对门诊、急诊、病房、体检等的检查流程进行优化。实现报告的集中管理、Web 共享，并且完善和医院现有信息系统的接口，使数据融入医院的整个信息系统中。

3）功能的扩展。利用汇总心电图数据，后续可以增加教学软件、远程诊断、实习医生的培训考核，并利用心电图数据实现科研统计。

4）远程会诊。基于平台实现远程会诊；远程会诊平台实现多级会诊，分会诊中心建立在各个医疗中心，处理社区、卫生室的会诊请求；建立医院会诊中心，处理各个医疗中心的会诊请求。

2. 心电图信息系统架构

ECGIS 对全院各种心电设备产生的检查数据及相关患者信息按照统一的数据格式归档，并提供统一的数字化心电波形浏览、测量工具，以及对心电波形分析、报告及电生理数据的挖掘与共享。在此基础上，ECGIS 通过网络及接口与其他系统软件实现数据共享与交互。心电图信息系统架构图如图 5-23 所示。

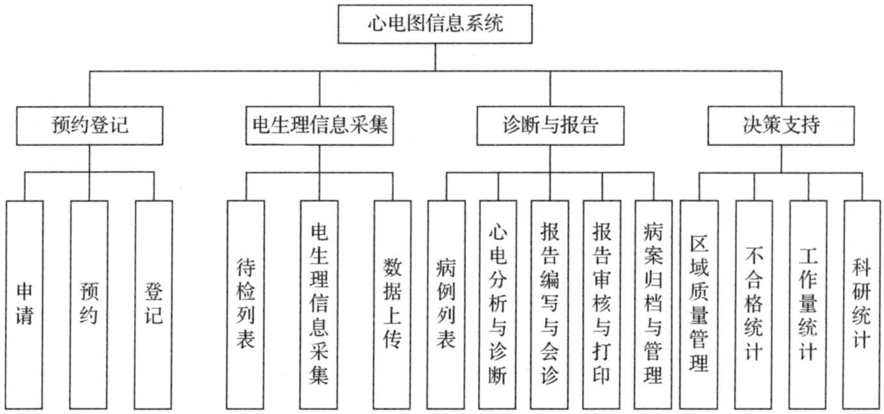

图 5-23　心电图信息系统架构图

3. 心电图信息系统功能设计

（1）预约登记

ECGIS 的预约登记功能与其他医技系统基本相同。

临床医生在门诊或病房通过医生工作站开具申请单，内容包括患者信息及检查项目。

患者报到登记时，ECGIS 自动从 HIS 中获取患者信息，包括基本信息、缴费信息、诊断信息、检查要求等，并自动产生、发放心电图患者检查号。登记采用集中登记和分部门登记两种方式。

根据登记先后顺序自动排队叫号，但可进行人工干预并设置优先规则，如急诊患者、高龄患者、危重患者、军人优先等。

（2）心电信息采集

患者按照顺序依次接受心电图检查，扫描排队号的条形码后进行检查，同时转换心电图数据并传输到服务器。心电图信息系统采集界面如图 5-24 所示。

医生根据不同的申请单选择不同的检查。通过接收患者的预约单，提取患者的预约信息。在患者开始做检查时，自动调入患者信息，然后开始为患者做检查。

技师或护士在操作心电监测设备为患者检查时，自动填写患者的检查信息及显示结果。

同时，提供待检患者列表，方便医护人员安排工作。

完成心电图信息采集后，在上传数据到服务器之前，可以预览即将上传的心电图，保证传送到服务器的图形清晰；如果干扰大，就可以删除该数据，重新采集；检查完毕，心电图存储在服务器中等待医生分析确定。

支持静息心电图检查、运动心电图检查、动态心电图检查及动态血压等不同种类的心电电生理检查，检查数据以数字形式、统一的数据格式进行存储，并实现全院共享。

（3）诊断与报告

诊断与报告是 ECGIS 的核心功能，充分考虑数字化心电图的诊断特点，利用数据分析、辅助诊断、远程会诊、智能报告编写等功能降低医护人员的工作强度，提高医生的工作效率，缩短患者的报告等待时间。子功能具体如下。

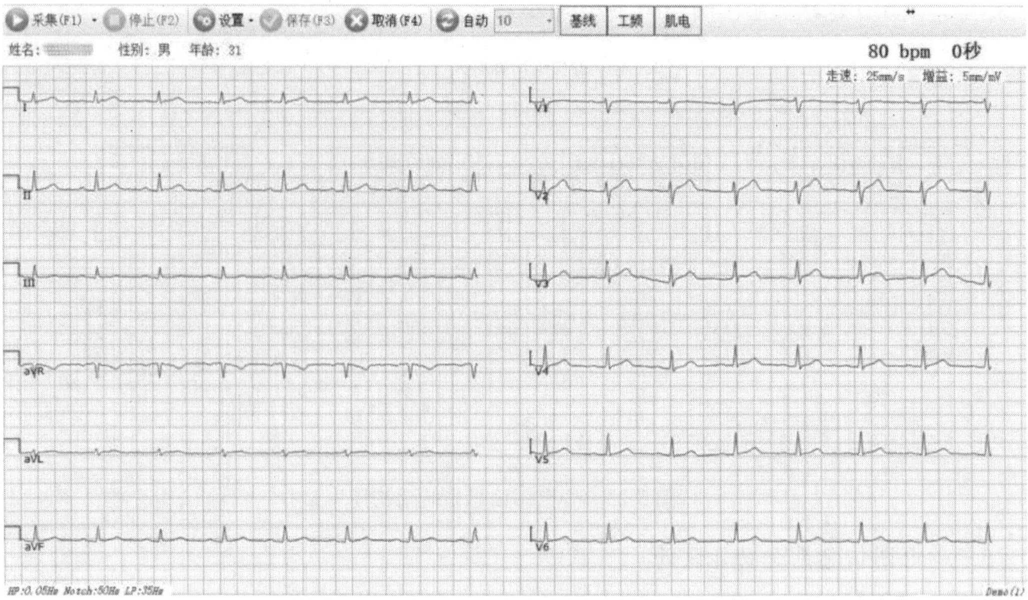

图 5-24　心电图信息系统采集界面

1）病历列表。显示所有的心电图病历，按照检查时间顺序排列，并显示患者的检查状态，包括未检查、已检查、未报告、已报告、已审核和已发送。

在对各个检查部门提交的心电监测数据进行集中分析、诊断前，智能化 ECGIS 会对数据进行预先分析处理，并根据处理结果进行分级，当患者数据有异常测量值时，以异常诊断的特殊颜色提醒，并不能提供级别分类，提示医生进行优先级处理或是否对异常结果重点查看。

对已经检查待诊断的检查列表，在状态中可以显示未诊断的患者其自动诊断的结果级别。自动诊断级别有五种：异常危急、异常、异常可疑、正常和不可识别。

对自动分析为危急值的检查，自动启动危急值处理流程，包括以下内容。

① 在待检查列表中，标明该检查为危急。

② 通过即时消息在待检查队列中提示，当前诊断组中的医生都可以优先处理该检查。

③ 通过系统配置给科室主任发送短信，包括该检查的波形及自动诊断的结论。

同时，病历列表拥有丰富的筛选和查询功能，并可以在同一界面上显示患者的个人信息及测量参数、报告诊断，方便医生工作。

2）心电分析与诊断。心电分析与诊断需要首先浏览心电。心电浏览主要用于从数据中心调阅心电及心电诊断报告，具备对调阅的心电进行后处理、心电标注、测量、打印等功能。

心电数据支持 HL7-aECG 格式，接受和显示多种设备的心电图像，并可通过网络进行心电数据的快速查询与调阅，将网络上的心电资料（患者信息、心电图像等）载入本机存储。患者检查的基本资料包括患者姓名、性别、病历号、检查日期、检查设备等。

医生对患者的心电图进行分析时，可以使用系统提供的通用分析工具，如同屏对比、波形放大、电子分规测量及心电图数据重新分析功能。对相同 ID 的心电数据进行多次检查对比，自动分析比较心电图的变化，并在报告中显示；对有干扰波形的心电图进行再次滤波调节。显示同步十二导心电图波形也支持根据医生习惯自定义多种显示模式，可以分肢体导联、胸部导联的电压调节与走纸速度调节。支持 RR 间期与 R 波幅值差的测量，可以精确对心律不齐的倍数测量。同时，支持多份图谱任意导联组合，如 12 导联叠加分析、15 导、18 导快速处理等，并可以自动分析心率、PR 间期、电轴等所有心电参数，测量超过 20 种的心电图参数，提供学术研究基础。

临床中一些药物试验（阿托品试验和普萘洛尔试验）需要在一定的时间内对患者连续或间断地采集心电数据，最后根据需要提取指定时间、指定导联的波形组合分析。同时，拥有强大的纠错能力。医院检查患者多，检查医生操作失误导致导联接错，而患者此时已经离开检查室不能及时补做。当发生这种情况时，提供导联纠错功能，医生只需点击选择需要调整的电极，就可以实现任意两个通道接错的纠正，免除患者重新检查的操作。

有些心电数据与原始心电数据的形态学存在差异，对医生的诊断造成困难。通过对比显示心电图和原始心电数据的形态学差异并利用小波分析的奇异值的提取方法，可以准确地识别无法正确显示的切迹和顿挫，并用特殊的颜色将这些区域显示出来，防止忽略这些细节造成漏诊。漏诊的波形，系统对其进行颜色处理，可以将高波形以不同的颜色显示，医生选中该波形，进行双击就可打开放大界面，查看其完整的波形。

医生通过系统提供的专用的心电测量工具，对心电图进行放大、测量、分析，查看心电轴。分析完成后生成心电图报告，确定报告正确后签字，最后将签字的心电图报告存储到服务器。

3）报告编写与会诊。对于实现分级诊疗的医院，可以充分利用系统的远程会诊与专家会诊功能，确保对每个患者的心电图准确分析、诊断。

医院分院进行心电图检查，通过网络将心电图数据传输到总院心电图诊断中心，医生进行会诊后将诊断结果回传到数据发送端，同时将数据自动转存到心电数据中心服务器。整个流程实现诊断中心和检查端的流程交互，并且将逾期未处理的数据通过弹窗、短信等方式及时提醒。

当出现疑难病例时，检查部门的医生可以通过专家会诊功能及时请求心电诊断专家的协助与指导。心电诊断专家通过智能移动专家会诊客户端受理申请单位的会诊申请。

诊断完成后，医生使用报告编写与会诊功能中的模板自动填写或手动编写心电报告，通过使用丰富的报告诊断库和智能化、模板化、个性化的诊断模板，避免过多的键盘输入。同时，输入键盘支持心电图特殊符号的输入技术，不需要在键盘上反复切换。

模板内置多种输出报告格式，如横排十二导、竖排十二导、2×6、3×4、3×4+长Ⅱ导联、心电参数表、单独长Ⅱ导联等。医生可以通过打印预览功能预览报告，选择打印的长导联，支持双面打印图文报告。图文报告可以 PDF 等形式输出，支持向网络打印机直接输出报告。

4）报告审核与打印。医生对诊断完成的报告单进行审核，审核之后的报告将自动上传到心电服务器，临床医生可以调阅该心电图报告，可以从同一患者历史心电图数据中抽取指定导联，进行同屏对比。

5）病历归档与管理。报告完成确认后，根据设定的存储规则自动上传到服务器并归档。数据归档规则由医院设定，可按检查类型［静息、动态心电图（holter monitoring electrocardiogram）、平板］、检查部门（门诊、急诊、病房、社区）等原则分类管理。

医生在查找归档后的病历时，可以通过多条件检索及分类管理功能快速定位所需的病历。同时，医生可以对心电报告进行标记和收藏，并可对选择收藏的病历进行分类管理、自定义标记和说明，为操作医生提供一个进行心电数据分析和处理的私有科研空间。

（4）决策支持

ECGIS 提供可自由定制的数据统计和决策支持功能，所有的字段信息都可作为统计条件，并组合使用。根据需要可进行工作量、科研、教学统计。

5.6.2 麻醉与围手术期医学信息系统

1. 麻醉与围手术期医学信息系统概述

数字化手术室是指将现代化数字技术应用在手术室工作环境中，并利用一些软硬件设施，在洁净手术室内建立完整的手术室信息管理系统。它不仅能让医护人员实时获取、查询并记录患者的相关信息，还与医院信息系统相集成，实现手术科室事务全面数字化管理。与传统手术室相比，它优化了手术工作流程，提高了医护人员的工作效率，手术室内洁净度得到了有效控制，既能满足临床教学的需要，也能通过自动保存术中信息，满足科研和医疗举证之用。

麻醉与围手术期医学信息系统作为数字化手术室的一部分，以服务围手术期临床业务为核心，提供对手术麻醉、护理、麻醉复苏等全过程信息化管理功能，为手术室、麻醉科提供流程化、信息化、自动化、智能化的临床业务综合管理平台。有效规范手术流程，解决患者诊疗信息的电子化记录问题，保障医疗安全。麻醉与围手术期医学信息系统可以有效提高手术周转率和工作效率、改善医疗服务质量、提升医院管理水平，是数字化手术室的重要组成部分。麻醉与围手术期医学信息系统主界面如图 5-25 所示。

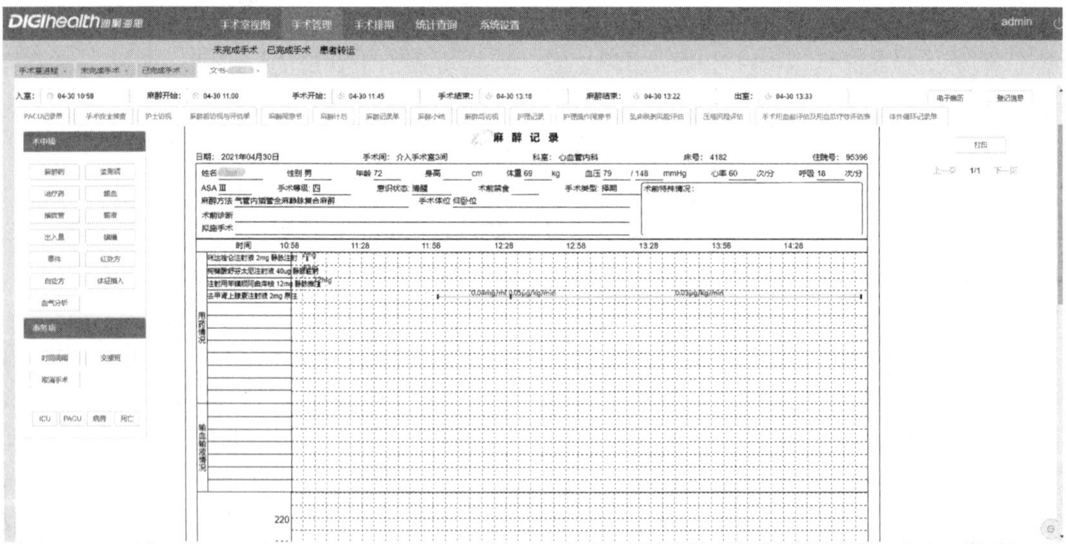

图 5-25 麻醉与围手术期医学信息系统主界面

2. 麻醉与围手术期医学信息系统架构

麻醉与围手术期医学信息系统架构图如图 5-26 所示。

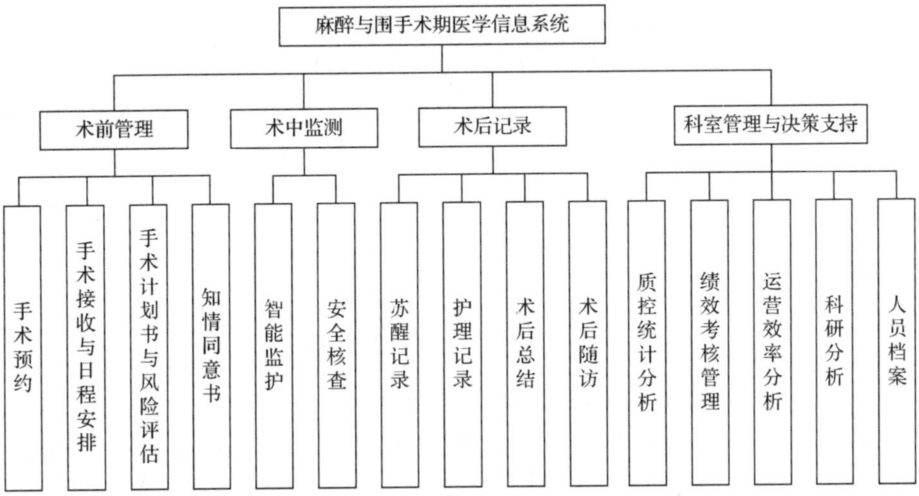

图 5-26　麻醉与围手术期医学信息系统架构图

3. 麻醉与围手术期医学信息系统功能设计

（1）术前管理

麻醉与围手术期医学信息系统术前管理包括手术预约、手术接收与日程安排、手术计划书与风险评估管理、患者知情同意书管理四个方面。

1）手术预约、接收与日程安排。手术预约功能与其他医技系统功能基本相同，通过录入术前诊断、特殊情况、预约时间、手术科室、手术名称、手术登记、是否隔离、是否急诊、备注的相关信息完成手术申请。同时，提供急诊患者直接进入术中麻醉操作的绿色通道。

临床科室申请预约后，由手术室、麻醉科护士通过手术护理工作站接收申请，接收后的手术可以进行手术日程安排。医护人员通过填写手术时间、手术间、台次、手术者、麻醉方法等信息对手术室人员进行安排，在手术安排时，若已经配置了手术间，则可自动显示。同时，通过麻醉批量排班功能确定术前访视和手术麻醉医生，并选择麻醉方法。护士长安排手术室的护理人员及手术时间，洗手护士、巡回护士可通过拼音检索和工号检索选择。

手术日程安排完成后，系统形成排班公告，自动对排班的医生、护士进行工作提醒，并可以通过手术时间、住院号、科室、手术位置进行手术筛选查询，实现手术排班的闭环管理。

2）手术计划书、风险评估与知情同意书。通过 HIS、LIS、PACS 与电子病历等系统的无缝对接，方便麻醉医生全面了解患者本次入院的基本信息及既往病史、手术史、药物过敏史等相关情况，并对患者进行全面的病情评估。根据手术内容不同，可对患者分别进行循环系统评估、创伤及昏迷评估、新生儿评估等，并可对患者进行评估分级，确定患者的麻醉风险级别，决定是否可以进行手术麻醉。

在完成术前评估后，麻醉与围手术期医学信息系统的智能辅助系统协助麻醉医生根据评估结果作出相应的手术麻醉计划。计划包括麻醉方法、麻醉用药途径、麻醉前用药、手术监测项目、麻醉方案及实施安排，以及可能出现的麻醉并发症等信息。

术前访视记录、麻醉计划、麻醉同意书等是电子病历的重要组成部分，数据、模板统一定义。完成后，医生通过电子签名功能确认签字，同时可以输出打印、存档。

上述流程完成后，医生可以选择打印麻醉知情同意书等系列文件，包括麻醉知情同意书、自费药品同意书、经外周静脉穿刺的中心静脉导管术（peripherally inserted central venous catheter，PICC）知情同意书，然后与患者及其家属进行术前沟通，由患者或其家属签署知情同意书，完成术前全部流程。

（2）术中监测

在患者进入麻醉诱导室后，麻醉医生和手术室护士通过围手术期移动工作站完成患者交接，对进入手术室进行手术的患者，进行各项生命体征的智能监护。自动采集并记录与围术期移动工作站患者连接的术中监测设备监测的数据，并对危急值进行实时判断与报警。医生根据个人工作习惯与患者特征，可以自定义设置显示在麻醉记录单上的数据，还可以选择设置显示的频率。数据的展现形式包括数值型、波形图和趋势图等。在手术完成后，自动将过程记录生成麻醉记录单。

智能提醒麻醉医生进行患者手术风险评估和安全核查，并记录评估与安全核查信息。手术风险评估包括自动计算分数和分级评分，对手术切口清洁程度、麻醉分级、手术持续时间、手术类别的评估。安全核查需要在手术的不同时间段进行三次，分别是麻醉实施前安全核查、手术开始前安全核查、离开手术室前安全核查。在手术风险评估和安全核查后，可以选择打印风险评估表单和安全核查表。

同时，智能提醒护士填写术前至术后护理情况的记录，以及术前清点、术前核对、术后核对各种器械，然后根据录入的信息生成护理记录单和手术计费。

（3）术后记录

在医生完成手术患者进入麻醉复苏室（post anaesthetic care unit，PACU）后开启术后记录流程。麻醉与围手术期医学信息系统支持护士进行术后护理交接班，并开始记录术后护理过程，同时继续使用监护仪对患者进行监护，苏醒功能自动读取监护仪数据生成复苏记录。通过对已完成手术患者的相关生命体征等记录及术后随访功能，支持麻醉医生录入麻醉、椎管内麻、神经阻滞、特殊操作、术后镇痛、离室情况等信息，形成麻醉总结单。

（4）科室管理与决策支持

通过手术患者报告登记，把控术前、术中、术后的各个节点，完整记录围手术期临床业务流程。

通过众多过程记录（手术患者报告登记、麻醉科疑难患者登记、麻醉科疼痛治疗登记、交接班管理、护士排班、医生排班、麻醉并发症登记、会诊登记表、气管插管拔管静脉登记表、术前讨论记录、抢救危重伤病员登记表、生命支持设备使用登记表、麻醉、一类精神药品使用登记表等），多维度进行人员工作量分析、绩效考核管理和运营效率分析。

同时，通过记录患者用药、围手术期生理状态的监控记录等数据，辅助后续的科研分析。

5.6.3　临床输血管理系统

自卫生部 2012 年 6 月发布《医疗机构临床用血管理办法》起，国家陆续发布了多个与用血安全相关的规范文件。其中，《全国医院信息化建设标准与规范（试行）》和《医院信息化建设应用技术指引（2017 年版试行）》等规范对医院的输血管理提出了更具体、更规范的要求。

1. 临床输血管理系统概述

临床输血管理系统根据国家《医疗机构临床用血管理办法》《三级综合医院评审标准（2020 年版）》（国家卫生健康委员会于 2020 年 12 月发布）等规范文件的要求，对临床输血过程进行全流程闭环管理，提高医护人员工作效率，为患者提供更优质的医疗服务体验。

临床输血管理系统实现了从血库到临床用血的全过程管理，提高用血安全和工作效率，实现血液在医院各环节的监管，涵盖标本采集、送检与接收核对管理；血型鉴定、交叉配血与输血相容性检测管理；血液的预定、入库登记与库存管理；血液的发放与领取管理等功能。同时，将传统的输血管理制度化、信息化，可实时追踪业务过程节点，监控数据流向，并采用先进的信息处理技术完整记录输血及血液管理的全部数据，对数据进行深入挖掘和统计分析。

临床输血管理系统全面支持移动端应用，方便医护人员对患者的监控、信息录入与审核。

2. 临床输血管理系统架构

临床输血管理系统架构图如图 5-27 所示。

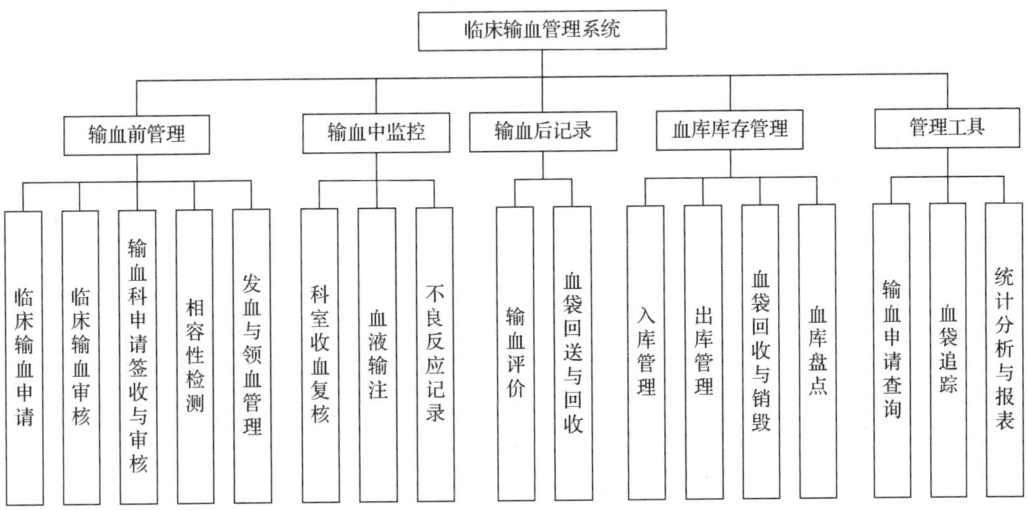

图 5-27　临床输血管理系统架构图

3. 临床输血管理系统功能设计

临床输血管理系统通过输血前管理、输血中监控、输血后记录、血库库存管理和管理工具五大模块实现从血液入库、血液申请、领用至最终血袋销毁的全流程闭环管理。同时通过血袋追踪、不良反应管理等功能实现对用血流程的全方位管理，最大限度地规避用血风险，降低医疗事故概率，提升患者就医体验。

临床输血管理系统用户涉及临床科室医护人员、医务科人员、输血科人员。

（1）输血前管理

输血前管理系统全面管理从临床医生评估输血需求、患者或其家属签署输血知情同意书、医生提出输血申请、输血科审核、备血到护士领血的全部流程。通过信息化手段加强各科室之间沟通，减少不必要的等待。

1）临床输血申请。当患者出现失血过多、造血功能障碍等病情时，医生可以通过输血缓解患者病情。

医生在医生工作站打开医嘱界面并选定患者后，单击内嵌血库按钮，可以直接跳转至输血申请单界面新增输血申请，在输出患者输血知情同意书后，进入输注申请环节。

自动读取患者信息，如是否存在孕产史、输血不良史、药物过敏史等。在完成患者信息填写后，医生需要在输注申请中填写输血申请类型、输血类型、输血方式、用血日期、输血目的等信息。临床输血管理系统界面如图 5-28 所示。

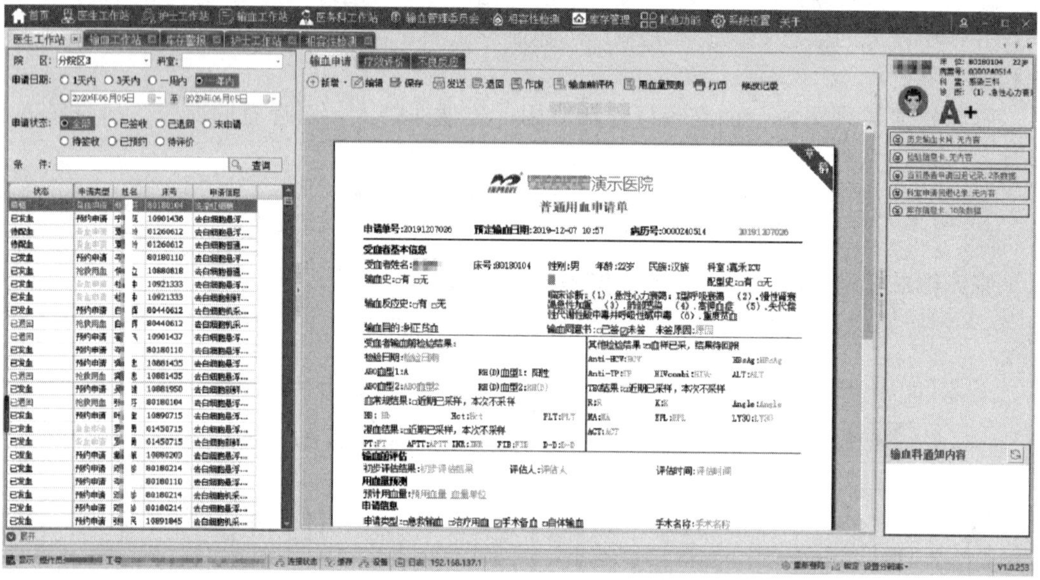

图 5-28 临床输血管理系统演示界面

一般情况下，医生需要首先填写输血申请并对患者的输血必要性进行评估。根据医生填写的数据申请内容和已有检验信息，系统智能判断这次输血申请的合理性。若判断为不合理申请，则根据标准给出客观提示，同时医生可以填写申诉理由进行申诉，并由上级医生进行审核。在通过输血前评估后，医生保存并发送输血申请单，交由上级医生进行审核。

对需要急性输血的患者支持“绿色通道”功能。医生在选择“急性输血”后，可以越过输血前评估、上级医生审核等流程，将输血申请单直接发送至输血科，待输血科签收。

2）临床输血审核。对于普通输血申请，根据过去 24 小时用血量，最多需要三级审核；同一个患者过去 24 小时用血量小于 800mL 只需要一级上级审核；用血量在 800～1600mL

之间需要二级主任审核；用血量大于 1600mL 需要三级医务科审核。

上级医生可以看到本科室所有患者的输血申请单信息，选择“待上级审核”状态的申请单后弹出签名界面，输入工号和密码即可审核成功。此时申请单状态发生变更，小于 800mL 的申请单在上级审核之后直接变为“待输血科签收”状态，大于 800mL 的申请单的状态变为“待主任审核”。

若上级医师发现该输血申请单不合理，则可进行退回操作，并填写退回原因。退回后的申请单状态变为“已退回”，同时申请医生会收到该申请单退回提示信息。主任审核和医务科审核遵循同样流程。

3）输血科申请签收与审核。输血科收到输血申请后可以在申请管理界面查看完整的输血申请单信息，并根据情况进行签收或打回处理。

签收：确认申请合理且库存满足要求的前提下，输血科通过申请，进行签收操作。

退回：当存在不符合项时，输血科填写回退理由，回退输血申请。

4）相容性检测。输血科完成输血申请的签收与审核后，进入血液匹配和交叉配血环节。

根据申请的血液成分和血型，查询血库中可用血袋列表，并优先推荐有效期最短的血袋供配血选择。选定血袋后，输血科人员列表上方的献血码定位血袋，并通过扫描血袋献血码确定血袋，存入配血记录中。

完成交叉配血试验后，系统通过接口和输血科人员录入获取标本类型、标本采集人、标本采集时间、标本检测血型，Rh 血型、冷凝集、抗筛、自身抗体结果等信息，完成配血登记。然后由输血科人员对配血方法、配血结果及技术加工信息进行初审和结果核对。

核对完成后，自动发送领血通知给用血科室。

5）发血与领血管理。护士在护士工作站接收到领血通知，在打印相应的领血凭证后到输血科领血。

输血科人员与护士共同核对领血凭证后，在发血与领血窗口进行双签。完成后，输血申请单变为“已发血”状态并打印发血单，完成输血前管理的全部流程。

（2）输血中监控

临床输血管理系统确保血袋与患者的匹配，并实时监控患者的输血效果，帮助医护人员及时发现输血不良反应，保证患者的生命安全。

1）科室收血复核。护士拿到血袋回到用血科室后，进入科室复核界面。选择“待复核”的输血申请单后，显示出符合需要的血袋信息。护士根据屏幕上的献血码、血液成分、血量、血型、失效日期等信息，对接收的血袋进行初步复核。签名后，申请单状态更新为“已复核”。

初步复核成功后，需要根据相同的复核流程进行科室第二次复核，再次成功后，输血申请单状态更新为“科室核对”。

2）血液输注与不良反应记录。患者开始输血后，护士通过输注管理界面实时记录患者输血过程中的情况，包括巡视人、输血速度、体温、呼吸频率等信息。系统的智能提醒功能，保证输血护理的执行，简化护士记录填写的烦琐操作，实现输注记录的完整溯源性。

在输注过程中，如果患者出现不良反应，医护人员就要判断不良反应类型，填写不良反应记录，记录内容包括输血器具名称、反应时间、已输入量、体温、血压、脉搏、呼吸、症状、其他症状、主要处理、其他处理、主管医生、上报时间、输血护士、输血时间、送检标本名称、送检人、送检时间、复查结果、初步诊断、处理方法、登记人、登记时间、审核人、审核时间等内容。同时启动相应的临床处理程序，如停止输血、采集患者及血袋中剩余血液送检、尿液送检、采集血袋中剩余血液送检验科进行微生物培养等。常见体征描述在临床处理措施中通过选中模式输入，简化医生操作。输血科也可以对患者的不良反应记录进行查找与管理。

（3）输血后记录

1）输血评价。在输血完成后，临床医生需要通过分析患者指征的变化填写本次输血评价。临床输血管理系统提取患者基本信息和手术相关内容、输血前后的检验指标等内容，以便医生进行输血前后对比，并作出输血评价。

当医生未及时填写输血评价时，临床输血管理系统将自动提醒。同时，在医生为同一患者进行下一次输血申请时，限制申请填写并提示医生有输血评价未完成。

2）血袋回送与回收。患者输血完成后，临床护士对血袋进行回送处理，然后输血科进行回收。

临床护士在临床输血管理系统中选中需要回送的血袋，系统会弹出签名窗体，输入工号和密码，签名成功后即回送成功，这时输血科可以接收此血袋，并进行回收处理。

输血完成后，输血科对血袋进行回收，可以通过患者 ID 进行一次性确认，登记回收人与回收时间，并对已回收的血袋和未回收的血袋进行统计。血袋回收查询模块内容包括状态、献血码、产品码、血液成分、患者 ID、姓名、性别、年龄、科室、床位号、输血完成时间、过时、回收时间、回收人。

（4）血库库存管理

1）入库管理。血制品入库有手动入库、接口入库、文本入库和自体血入库等多种方式，将血制品的数据资料录入系统，尽可能地减少手工劳动，保证数据的准确性。已入库的血袋提示不能重复入库，血制品审核后不允许再次进行修改、删除等操作。统计、查询入库统计资料，打印相应入库单据。

2）出库管理。血液出库方式主要有备血出库、退回血站、报损出库、自身出库、借调出库等。报损出库主要是针对不小心弄破血袋或血液污染进行报损处理。可以根据时间和出库方式进行信息查询，打印血液出库相关单据等。

3）血袋回收与销毁。对经回收或报废的血袋进行销毁操作。可以根据状态、销毁时间、血袋号查询血袋销毁相关信息，打印血袋销毁的相关单据等。

4）血库盘点。血库盘点主要包括新建盘点信息、查看血库详情信息、库存报警、审核、反审、复审、删除等。

根据血库现存血液的详细信息生成盘点单，方便输血科工作人员完成日常的盘点工作。

同时，临床输血管理系统能够根据血液的库存情况进行预警提示，主要分为低于报警期限血液和低于库存报警线血液两种情况。预警等级可分为四个级别：一级报警、二级报警、三级报警、四级报警。报警级别可按要求自行设置。

（5）管理工具

1）输血申请查询。输血申请查询功能可以根据通知日期、科室、患者姓名、申请单号、住院号、床位号等条件精准查询所要查找患者的输血申请信息。在精确查找输血信息后，显示与该次输血相关的全部信息，如患者检验信息及输血前评估、各个流程节点经办人与时间等。

2）血袋追踪。临床输血管理系统血袋追踪功能可以显示单个血袋从血站入库到最终销毁操作过程中的所有记录，达到追踪溯源效果。

3）统计分析与报表。BMS 支持各种数据统计分析和报表打印，为血库管理者提供便捷的统计功能，大大节约时间成本，提高工作效率。主要包括科室血型分布统计、用血统计分析、申请用血统计、实际用血统计、临床诊断汇总、输血目的统计、患者用血查询、手术用血统计、医生用血统计、科室用血统计、血液出入库统计、血型鉴定工作量、抗体筛查工作量、配血工作量统计等。

5.7　药事服务系统

5.7.1　药事服务系统概述

药事服务是指向患者提供合理、安全用药方案及相应的药品供应保障服务。药事服务主要包括药品供应链服务和临床药学服务。将过去单一的药品供应转化为药品供应、药学服务、药房管理等服务。药事服务以处方集为载体，以专业药学服务为特征，通过重构供应链有效地整合上下游资源，提升整个产业链的效率。

5.7.2　药事服务系统架构

药事服务系统架构图如图 5-29 所示。

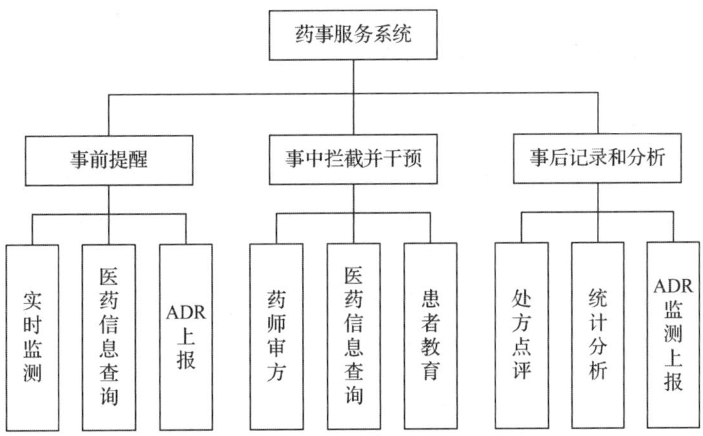

图 5-29　药事服务系统架构图

5.7.3　药事服务系统功能设计

1. 合理用药

随着医药科技的迅猛发展，临床使用药品的种类及数量均以惊人的速度增加，患者自身所患疾病和生理状况千差万别，临床用药呈个体化趋势，每个患者的用药都具有差异性。同时药物联用、合用情况越来越普遍，药品合理使用及其相互作用被忽视。而新药在不断涌现的同时，一方面在治疗疾病的过程中给患者提供了更多的途径和方法，给人类带来很大的益处；另一方面，也大大增加了医护人员正确使用药物的难度。药物滥用、误用（抗生素的滥用，超剂量给药等）、同时服用多种药物的情况普遍出现，导致出现大量的药源性疾病，轻则使用药者增加痛苦，重则使人致残甚至死亡，同时也增加了医疗费用，造成个人和社会的经济损失。因此，安全用药监测尤为重要。

合理用药主要针对医生下达医嘱，对医生下达医嘱的过程实现快速监测、检查用药处方或医嘱。通过处方使用分析，医生从中可以得到正确用药指导。

因此，合理用药系统设计时主要包含以下功能模块。

（1）合理用药监测

系统对药物的相互作用、注射液体外配伍、剂量、药物过敏史、禁忌证、副作用、重复用药、给药途径、特殊病种或人群用药等方面进行监测，实时给予警告和提醒。

合理用药监测功能适合以控件形式嵌入医生工作站中，在电子处方和医嘱环节上借鉴杀毒软件思路，建立起一套用药安全监测系统，实时警告、提示、显示，避免药物事故发生。监控内容应包括药物应用要点提示功能、药物相互作用审查功能、注射药物配伍审查功能、药物过敏史审查功能、儿童用药审查功能、老年人用药审查功能、妊娠期妇女用药审查功能、哺乳期妇女用药审查功能、给药方式审查功能、用药剂量审核功能。

（2）审查结果与统计分析

在进行用药监测时，应对监测结果的数据进行自动采集和保存，并提供全面的药物监测结果的统计和分析。医院可以根据需要设定统计条件和统计范围，显示问题医嘱的发生情况、问题类型、分布科室、严重程度和发生频率，并可以“科室”“医生”“药品”“时间”“监测类型”“警示级别”等多种关键字对患者用药处方的监测结果进行全方位统计和分析，能够生成各种统计报表并以 Excel 文件形式导出，为医院相关部门提供医院合理用药分析和管理的数据信息。

（3）智能审方

门诊处方开具后，需要经药师审核处方才可以通过。如果有不合格处方，药师就可以直接跟临床医生沟通修正确认，保证患者取得有效电子处方。智能审方有效地减少患者的药品花费，同时保证了患者用药安全。

可通过建立总药师控制机制实时监测全院处方情况，包括总处方数、已审核处方数、待审核处方数、不通过处方数、修改通过的处方数，实时监控处方合理率。同时，药师应具备实时旁观检查审方药师审方界面权限。

2. 静脉配置

静脉药物调配中心（pharmacy intravenous admixture services，PIVAS）是指在符合国际标准、依据药物特性设计的操作环境下，经过药师审核的处方由受过专门培训的药技人员严格按照标准操作程序进行全静脉营养、细胞毒性药物和抗生素等静脉药物的配置，为临床提供优质产品和药学服务的机构。静脉配置中心系统应包含以下几个基本功能。

（1）处方审核

设立审核机制，输液前药师要对处方进行审核，确保药物的适宜性和稳定性。

（2）批次管理

医护人员在按照药品品种、用法、频次创建药品批次后进行本次用药标签打印及对应药品粘贴，同时打印本次静配药品数量分类汇总单。

（3）打包核对

配置完成后，成品扫码并收取费用，同时可通过语音播报或系统通知患者所属科室，进行分科发放。

（4）统计查询

根据功能模块配置的历史查询功能可查询审方历史、批次历史、领药历史。同时需要提供统计功能：全院静配药品使用统计、批次内常用药品统计、各科室常用药品统计。

3. 处方点评

处方点评主要是根据医院的需要将整个合理用药管理总结了三个管理规定，对不规范处方、用药不适宜处方、超常处方三项进行规定。通过六项点评指标达到多层次管理：单张处方药品的数量、药品使用是否符合适应证、国家基本药物的使用比例、抗菌药物的使用比例、注射剂型的使用比例、不合理用药比例。院内点评管理包括三个层次：医生开具处方时自我复查、药房药剂师复查评价、院长统计监督。医疗卫生主管部门对相关资料实施监察管理，根据《医院处方点评管理规范（试行）》（卫生部于 2010 年 2 月发布）进行多层次管理，督促医生采用合理用药模式。设计系统时应考虑以下几点。

1）适时性。按照国家相关法规要求随时可生成处方点评表格。

2）准确性。精确地计算出六项点评指标，避免大量的手工操作，并统一点评标准。

3）可追溯性。可以自动追溯到不合理处方、问题处方的科室、医生及事件等详细信息，为以后的责任追溯找到依据。

处方点评的主要功能如下。

（1）开方医师自我复查

开方医生复查前有审核制度，将违反合理用药原则的处方进行标记，审核处方中药品的用法用量是否合理，抗菌药物是否规范使用，依照《处方管理办法》（卫生部于 2007 年 2 月发布）和《麻醉药品和精神药品管理条例》（国务院于 2005 年 8 月发布，2016 年 2 月修改）对麻醉药品、精神药品的使用情况进行评价。最后再根据患者的临床诊断，对价格昂贵药品使用的合理性进行分析评价，重点对大处方进行合理性分析评价。

（2）药师复查评价

药师是处方点评的主体，根据卫生部发布的《处方管理办法》及《医院处方点评管理规范（试行）》对处方的规范性、用药适宜性、先进性进行初步点评，之后还可由药师对筛选出的问题处方进行再次人工点评，并生成处方点评工作表。若将系统点评与人工点评相结合，则可提高药师的工作效率，也解决了以往单纯依赖系统点评的刻板性和脱离临床实际情况的问题。

（3）院长统计监督

将医院一段时间、某位医生、某个科室或全院的处方（医嘱）数据进行智能审核分析，通过分析结果，为医院管理者提供综合的多维度的处方分析报告，从而更好地促进医生对药品和收费项目合理、合规使用，使医院开具的诊疗单和处方单满足合理、合法、合规的要求。

5.8 健康管理平台

5.8.1 健康管理平台概述

随着“健康中国 2030”国家战略的引导和支持，健康管理已逐渐形成新模式。为普及健康生活，优化健康服务，完善医疗保障，建设健康环境及发展健康产业，健康管理平台为健康管理新模式提供信息化支撑，实现以下目标。

1）构建体检中心专业指导下的健康体检管理体系。

2）利用互联网、物联网技术将健康管理服务延伸至体检机构之外。

3）利用智能技术提升体检机构现场服务及检后随访服务能力。

4）实现体检中心内外数据融合互通，打造健康大数据平台。

5.8.2 健康管理平台架构

健康管理平台架构图如图 5-30 所示，是以综合平台为基础的服务型信息系统，由健康促进、健康干预、综合平台、配套功能、个人空间等服务功能构成。通过设备接口接入远程健康监测设备，居民可通过移动健康管理设备访问和使用。

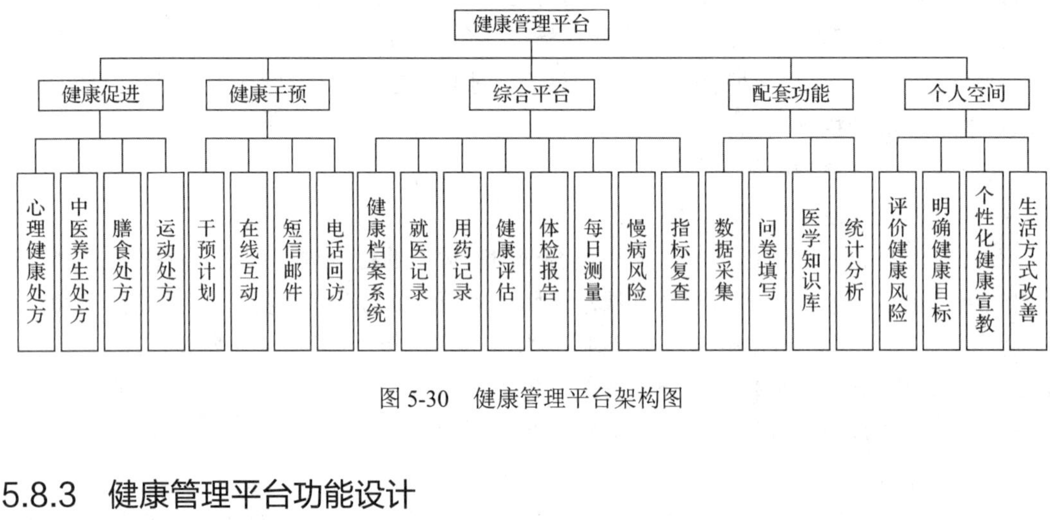

图 5-30 健康管理平台架构图

5.8.3 健康管理平台功能设计

1. 综合平台

（1）健康档案系统

健康档案信息包括居民基本信息、体检报告、诊疗记录、每日体征检测数据、个人生活方式记录、营养状况、运动状况、工作行为、心理状态等健康数据。

（2）体检报告

可以添加、编辑、查看、删除个人体检报告。

（3）指标复查

通过体检复查对比历史异常数据，有效评估干预效果和居民的健康促进程度，以便制定或修改干预计划、进行有针对性的调整。

（4）问卷量表

调查问卷主要是收集常规体检报告以外的健康信息，如家族史、生活习惯、运动状况、饮食习惯、营养状况、心理和体质情况等。调查问卷同样是健康评估的重要依据之一，分为三类：常规问卷、心理问卷、中医体质问卷。支持多种输入方式。

（5）就医记录

就医记录信息旨在方便健康管理师了解就医及治疗方案等情况，使健康管理师了解患者的健康情况。

（6）用药记录

用药记录信息旨在为健康管理师提供用药情况，以便监督、提醒客户用药，并能根据检测指标和干预效果对用药及治疗方案提出建议。

（7）每日测量

健康监测界面用于健康管理师查看最新的自助检测数据，以便健康管理师及时了解并作出有针对性的健康管理。

（8）健康评估

根据健康档案信息，通过评估模型对管理对象目前健康状态进行汇总分析，对未来十年的常见慢性病患病风险进行科学的评估。

（9）慢病风险

以慢病风险评估模型为工具，评估居民慢性病未来5～10年的患病风险。

（10）生活方式

从饮食、运动、心理、睡眠等方面进行综合分析及评分，发现生活方式方面的问题。

（11）心理评估

以90项症状检核表（Symptom Check-List-90，SCL-90）为基础，从躯体表现、强迫症状、抑郁、焦虑等九个方面初步评估心理状况。

（12）中医体质

以中华中医药学会体质辨识标准《中医体质分类与判定》（ZZYXH/T 157—2009）为基础，对九种体质逐一进行分析辨识，并给予初步建议。

2. 健康促进

为每一位参加健康管理的客户提供一份详尽的健康促进方案，通过健康知识库给客户提供全面的分析和指导。

（1）膳食处方

设计一天或一周的食谱，使人体摄入的蛋白质、脂肪、碳水化合物等比例合理，提供均衡膳食处方。提供相关禁忌、注意事项等。

（2）运动处方

运动处方的基本内容包括根据能量需求推荐运动项目及运动量，描述运动的要领和功效，以及推荐运动强度、运动时间、地点等基本知识。

（3）心理保健处方

以 SCL-90 量表的结果为基础，为居民提供有效的心理调整方案，同时也包含对睡眠状况的分析建议。

（4）中医养生处方

结合体质辨识标准的判定结果，为居民提供一套适合其年龄、性别、疾病的中医养生方案。

3. 健康干预

支持短信、邮件、电话、在线、呼叫中心等主要干预方式。可根据预先设定的条件自动生成回访计划，并到时自动提醒健康管理师。

（1）干预计划

根据居民健康状况自动生成年度回访计划，并适时提醒健康管理师进行干预和记录。疾病异常的回访模板可以单独设置。

（2）在线互动

居民登录个人健康空间与医护人员及时互动沟通，支持离线留言等。

（3）短信邮件

居民可以在个人空间进行健康信息或健康邮件的订制；还可根据居民的设置定期、定时发送短信自定义信息。居民可在线查看记录。

（4）电话回访

支持对呼叫中心的衔接，也支持对电话、上门、现场活动等情况的记录和查询统计，支持回访工作量统计。

4. 远程健康监测

通过各类检测设备采集相关生命体征数据并传输到健康管理数据中心进行综合分析，异常情况自动报警，健康管理师或医生可实时查看用户的健康状况并进行相应处理。实现将监测从院内延伸到院外，进一步体现医院"以患者为中心"的服务理念。

1）实现远程无线物联网健康监护。

2）连续监测，实时掌握动态健康状况。

3）医嘱智能核对，异常自动报警。

4）增加就医模式，支持分级诊疗、双向转诊、有序就医。

5）医生与患者的远程双向互动，实现实时健康干预。

5. 移动健康管理

移动健康管理系统通过移动通信网络实现对用户的移动健康管理服务。使用移动设备可以接收个人健康检测设备的数据并无线实时传输至服务器，经汇总分析，即时通过通信网络把健康指导反馈到用户移动设备上。用户还可以通过这些移动设备随时随地查看自己的健康档案，与健康管理师交流互动。

1）集成多种网络连接方式，支持第五代移动通信技术、Wi-Fi、蓝牙、以太网等方式。

2）与远程管理人员（健康管理师）即时联网互动，并支持音视频交流。
3）移动设备与检测设备匹配操作简便，数据一键上传，检测结果即时反馈。
4）扩展性强，集成多项健康应用。
5）随时随地开展自我健康监测与管理。
6）支持一键呼救，能够准确对用户定位，开展紧急救护指导与救护实施。

思　考　题

1. 门诊医生工作站有哪些业务流程？
2. 住院医生工作站有哪些业务流程？
3. 简述住院业务与门诊业务的主要区别。
4. 住院护士工作站的主要功能是什么？
5. 简述合理用药。
6. 简述临床路径管理。
7. 简述临床决策支持。
8. 医学影像系统的概念是什么？
9. 建立 PACS 的目标是什么？

第 6 章　医院智慧管理

医院智慧管理是“三位一体”智慧医院建设的重要组成部分。《医院智慧管理分级评估标准体系（试行）》明确提出医院智慧管理分为六个级别、十个工作角色、三十三个业务项目的建设要求，涵盖了人、财、物、事、医疗质量、医疗安全、基础建设等多个维度。结合《全国医院信息化建设标准与规范（试行）》的管理内容，医院智慧管理具体包括医疗质量安全管理、人力资源管理、绩效管理、财务管理、核算管理、物资管理、设备管理、药品管理、科研管理、后勤管理、信息管理、医院文化、医院服务优化等方面内容。

医院智慧管理是在医院管理的基础上，充分利用大数据、物联网、人工智能等新兴技术提升医院精细化管理和智能化管理水平，实现高效的业务联动与管理决策支持能力。医院管理是按照医院工作的客观规律，运用现代管理理论和方法，对人、财、物、信息、时间等资源进行计划、组织、协调、控制，充分发挥整体运行功能以取得最佳医疗效率和医疗效果的管理活动过程。智慧管理目标是医院各管理部门能够利用院内的医疗、护理、患者服务、运营管理等系统，完成业务处理、数据核对、流程管理等医院精细化管理工作。建立医院智慧管理数据库，实现管理指标自动生成、管理信息集成与展示、管理工作自动提示等管理决策支持功能。

基于篇幅限制，本章仅从人员管理、财务管理、物资管理、医疗质量与安全事件管理、综合运营与决策支持管理五个方面对医院智慧管理进行介绍。

6.1　医院人员管理

医院人员管理有两个重要的维度：①对医院内部员工的管理，即医院人力资源管理。②对患者的管理，即客户关系管理。

医院内部资源除了各项软硬件、仪器设备等基础设施外，最大的资源是医院自身的人才队伍，医院人才队伍建设是医院建设的重点和难点。利用信息化技术实现高效的医院人力资源管理，并建立完善、可持续发展的管理机制，保障医院健康稳定运行，是医院人力资源管理的重要工作。

医院最大的外部资源是患者。随着我国医疗卫生体制改革的日益深化和医疗市场竞争的日趋激烈，以及全民教育水平的提高、医疗知识的普及、人权意识的提升，医疗消费者对医疗服务的选择范围不断扩大，选择能力和选择欲望也日益增强，医院传统的管理理念和管理方式面临着巨大的冲击和考验，如何吸引并保持病源已成为医院竞争的焦点。客户关系管理的有效实施将有助于形成良好和谐的医患关系，给医院带来长久、稳定、健康的发展。

在《医院智慧管理分级评估标准体系（试行）》中，针对人的业务项目主要包括两个工作角色、四个业务项目，分别是医疗护理管理和人力资源管理。本节对医院人力资源管理系统和医院客户关系管理（hospital customer relationship management，HCRM）系统进行详细的阐述。

6.1.1　医院人力资源管理系统

医院人力资源管理与通用人力资源管理一样，包括人力资源规划、招聘与配置、培训与开发、绩效管理、薪酬福利管理、劳动关系管理六个方面。医院人力资源管理系统是指结合医院管理的特点形成的针对医院人力资源管理的系统。

1. 医院人力资源管理系统概述

医院人力资源管理系统整合医院员工个人信息，全面、直接、客观地反映医护人员的工作绩效，综合考虑医疗数量、质量、风险程度及患者满意度等方面，为综合评价医护人员的工作业绩提供依据，并为医护人员的晋升、职称评定提供更完整的资料。

医院人力资源管理系统辅助医院对各个部门、科室、岗位体系和职务体系实现标准化管理。从员工进入医院开始到员工离职或退休，医院人力资源管理系统包括岗位、绩效、薪酬、社保、培训与技能管理等一系列工作模块，运用信息技术实现人力资源管理业务流程的系统化、规范化和集成化；实现人力资源信息的多部门管理和使用；根据各部门权限实现信息的多部门审核、修改等系统管理工作。

医院员工招聘、员工档案管理、考勤管理、薪酬收入及保险福利等日常事务需要占用人力资源管理人员大量的工作时间，手工操作不仅效率低而且容易出现错误。通过医院人力资源管理系统等实现数据、信息共享，同时开放员工个人基本信息的自主管理，实现自我信息的维护更新与薪资、考勤、保险等常用信息的便捷查询，提升人力资源管理效率，降低人力资源管理成本，优化医院人力资本。

医院人力资源管理系统可为上级机构提供数据统计和决策支持，也可为医院员工提供增值服务，提供相关的统计报表和数据汇总功能，方便管理人员应用。

2. 医院人力资源管理系统架构

医院人力资源管理系统架构图如图 6-1 所示。

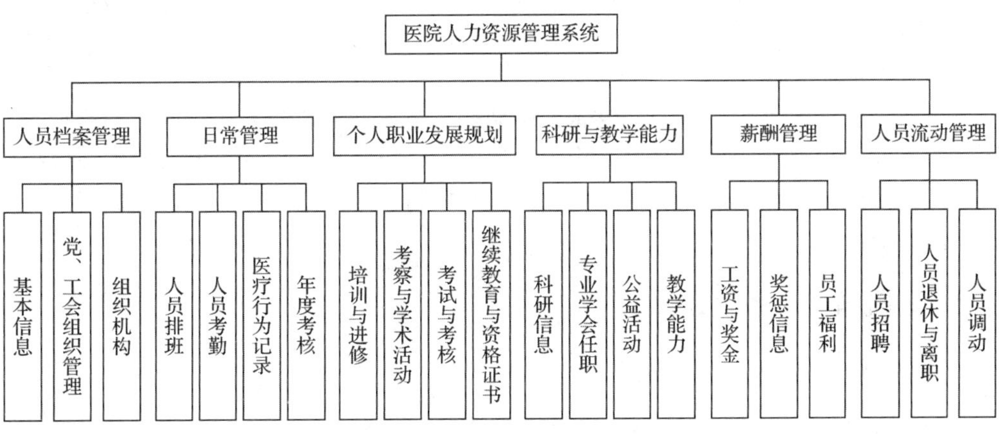

图 6-1　医院人力资源管理系统架构图

3. 医院人力资源管理系统功能设计

（1）人员档案管理

人员档案管理内容包括人员基本信息、职称信息、党组织与工会组织关系、组织机构等。可实现信息的便捷录入、导出和管理功能及重要事件提醒功能，减少人力资源工作中错漏的发生。

（2）日常管理

日常管理内容包括人员排班与考勤情况、医疗安全行为记录、医疗质量与效率记录、应用医疗技术权限记录、年度考核情况等，根据医院实际情况支持多种考勤模式，实现考勤报表和人事月报的自动生成，记录、提示员工异动。

（3）个人职业发展规划

个人职业发展规划包括国内培训与进修情况、境外进修、考察与学术活动情况、培训考试与考核情况、继续教育学分获得情况、资格证书取得情况、开展新技术情况等。对重要培训建立培训合同，进行培训有效期和违约金管理。同时，对培训课程、培训讲师、培训计划进行培训效果调查，帮助医院人力资源部门建立有效的培训反馈机制，记录员工成长的全过程。

（4）科研与教学能力

科研与教学能力内容包括人员科研信息、发表论文和出版专著、专业学会任职情况、公益指令性活动情况、培养人才情况、教学能力评估等。方便医院评价员工科研能力，识别科研优势与弱势方向，提升医院整体科研能力。

（5）薪酬管理

薪酬管理内容包括人员工资、奖金、奖惩信息与保险、公积金等福利信息等。自动同步员工考勤数据，支持多种计薪方式，通过系统内置自动薪酬计算功能提高薪酬计算速度与准确率。完整记录工作人员从入职、试用、转正、岗位变动直至离职离退的薪酬变动历史。一键生成薪酬明细表、汇总表、成本表等各类报表，通过多维度统计帮助医院深度解析用人成本。

（6）人员流动管理

人员流动管理内容包括招聘、退休、调动等人员流动信息与人事合同信息维护等。帮助医院打造和维护人才库，通过渠道简历自动同步、招聘账号托管等方式实现岗位招聘一站式管理；多维度的自动化简历处理功能，提升招聘效率；通过全流程自动提醒与追踪功能简化面试流程。

6.1.2 医院客户关系管理系统

1. 医院客户关系管理系统概述

医院客户关系管理是“以患者为中心”的客户关系管理系统，通过互联网技术及其他信息化手段建立和保持医院与客户长久的良好关系，深入挖掘和有效管理客户资源，帮助医院提升患者就医体验、改进患者病情追踪服务、提高患者满意度和复诊率，促进医患关系和谐。同时，帮助医院明确各部门职责、优化诊疗流程、提升工作效率和医疗服务质量，加强医院宣传营销，树立良好口碑。

医院客户关系管理系统不仅能够帮助医院为患者提供完善的个性化服务，提高患者的认同感，还能全面提升医院综合竞争能力。

2. 医院客户关系管理系统架构

医院客户关系管理系统架构图如图 6-2 所示。

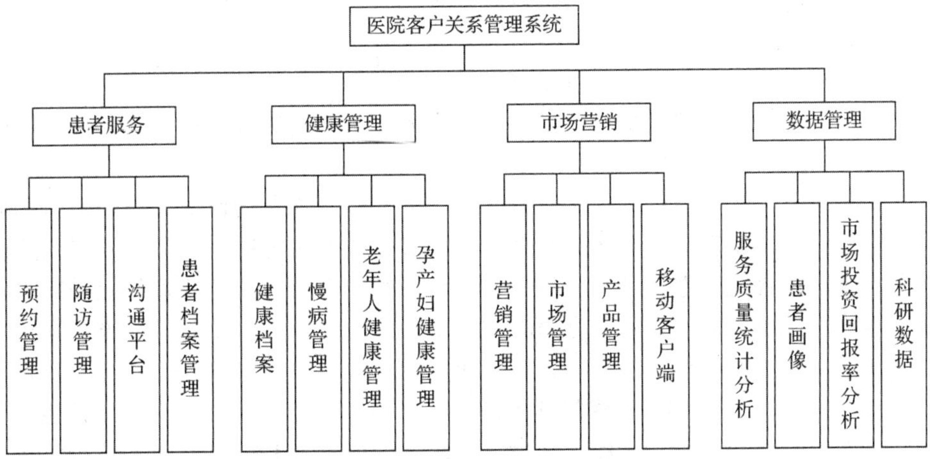

图 6-2　医院客户关系管理系统架构图

3. 医院客户关系管理系统功能设计

（1）患者服务

预约管理服务是集成智慧服务的预约管理功能，实现患者从预约、就诊到诊后管理形成闭环服务的一个节点，功能与智慧服务的预约管理相同，是功能集成应用的一部分。

随访管理帮助医院利用现有客户数据资料，通过多媒体互动通信方式，在患者或健康人群中定期或不定期了解患者病情变化和指导患者康复。根据患者咨询、回访、满意度等活动设置的时间点规则自动生成任务。标准化的业务规则可以避免人工遗忘，不遗漏任何一次患者服务。随访管理包括以下几方面内容。

1）对出院患者定期跟踪，了解患者出院后的康复情况及用药情况等（对高血压疾病患者、肝病患者随访，收集患者随访数据），以便评估治疗方案或药物疗效。

2）医疗服务推荐，有针对性地向患者推荐新的医疗服务项目及新的医疗信息等。

3）关怀提醒，对出院后的患者通过电话与短信等方式定期进行关怀和提醒（产后关怀、手术后关怀），向患者表达医护人员的关怀，增加患者对医院的信心与忠诚度。

4）客户活动管理，以科室为单位建立患者俱乐部（好妈咪俱乐部、老年护心俱乐部等），建立活动计划，通过短信、电话、邮件等方式进行活动通知，并在活动后进行评估。

沟通平台包括患者咨询、患者投诉、医患沟通等功能，实现医患沟通与服务跟踪功能。

患者档案管理包括患者的基本信息及全部医疗信息记录，方便随访人员了解患者的生理与心理状况，加强对患者的人文关怀。

（2）健康管理

健康管理模块为每一个客户建立健康档案，长期记录和跟踪患者的健康情况，适时地对患者进行相应的保健指导和健康干预，旨在提升患者从治病到防病的医疗服务质量。

健康管理的核心是建立尽可能全面的居民健康档案，实现健康管理人员与被管理人员之间的信息对称。健康档案的具体内容包括每个患者的年龄、性别、身高、体重、生活习惯、既往史、诊治情况、家族病史、现病史、体检结果及疾病的发生、发展、治疗和转归的过程等。同时，在诊疗和后续随访的过程中逐步完善患者的健康档案，记录时保证客观性、准确性和保密性。

通过健康数据信息对患者进行健康程度测评，制定个性化健康饮食、运动调节计划，并提供计划执行中的健康数据记录及分析。为患者提供从健康程度测评及管理、健康方案指导、执行记录到反馈全流程的健康管理解决方案。

对高风险人群（慢病患者、老年人和孕产妇）提供更深入的健康管理功能。例如，向糖尿病、高血压、高血脂、冠心病、脑卒中、肥胖、痛风患者提供一站式慢病风险测评及分析报告，满足患者健康方案指导、执行记录、反馈等全流程的健康管理综合需求。基于患者慢病风险测评及分析报告，结合患者饮食喜好、运动能力、生活习惯等多维信息，提供具有科学性、针对性的个性化慢病管理解决方案。向孕产妇提供连续的、一站式孕期和产后测评及分析报告，通过了解孕期身体状况、产中过程及产后恢复情况，为孕期及产后患者提供全方位的辅助指导。例如，通过了解孕产妇的饮食习惯、饮食摄入量情况，分析其膳食结构的合理性，并基于孕期饮食给出综合分析的结果和饮食建议，为孕产妇的健康及养育优秀的下一代提供指引。基于产妇产后健康测评及分析报告，结合运动频率、运动时间、运动强度、运动难度等维度，提供具有科学性、针对性的个性化产后运动调节方案等。

通过健康管理模块，有针对性地为患者及就诊后健康、亚健康人群提供健康管理综合解决方案，有效控制疾病带来的风险，提升服务品质，增强患者黏性。

（3）市场营销

市场营销是健康管理的价值创造环节，通过对患者从初次咨询到患者在院就医、后续随访跟踪完成全流程管理，患者就医环节自定义多个随访、跟踪节点，记录患者就医过程中的所有动态，生成“销售漏斗”，及时、有效地向患者推荐医疗服务，实现对患者的精准服务。

以科室或自定义特征建立患者分组，通过手动批量操作或系统自动操作的方式向患者推送医疗服务、健康宣教等，提高患者黏性和复诊率，延长患者来院就医周期，提升医疗服务效率和居民健康管理水平。

系统可以第三方应用服务的形式嵌入其他社交平台（微信、QQ 等），为患者提供便捷的在线预约、咨询、查询、记录、随访跟踪等服务，构建快速处理客户投诉体系，避免客户不满造成恶性后果。同时，收集院后满意度、意见、建议反馈，持续优化服务体验，向客户自动精准推送护理、康复的提醒与建议，实现医院、客户双赢局面。

（4）数据管理

通过记录随访率、患者满意度、复诊率、随访工作量等多种医疗服务数据，对医院服务质量、医院客户关系进行分析、评价和管理，构建尽可能全面的患者画像，对健康管理人员提供有益于促进居民健康的精准医疗服务和健康干预建议。

“患者画像”功能通过手动标注或由配置患者数据模型的软件系统自动标注患者标签，对患者信息进行多标签分类记录，深度完善患者档案。根据收集的患者信息精准、全面输出患者画像，提升医院服务品质，提高医疗服务成功转化率。

市场投资回报率分析功能记录线上渠道、线下渠道等多种患者来源，统计各种患者获得医疗服务的投资回报率，依据数据实时、全面地监控投资效果，为渠道优化提供数据支持。以医疗服务产品维度统计咨询热度、门诊、复诊率、医疗服务业务收入等数据，直观体现医疗服务的市场反应；以服务维度统计患者满意度反馈评价，高效反馈服务体验等级等。

科研数据管理主要是指以获取科研数据为目的针对某一类患者进行随访跟踪的数据记录管理等。

6.2　医院财务管理

医院财务管理有两个重要的维度：①对医院财务的管理。②针对医院财务管理的有效性、合法合规性进行审计管理。

医院财务管理是医院管理的重要组成部分。医院财务管理的范围包括预算管理、收入管理、支出管理、财产物资管理、货币资金管理，以及财务分析和监督检查。在《医院智慧管理分级评估标准体系（试行）》中，针对财务管理的内容包括四个业务项目：医疗收入管理、财务会计、预算管理、资产账务管理。本节主要对财务管理系统和审计管理系统的功能进行阐述。

6.2.1　财务管理系统

1. 财务管理系统概述

医院财务管理应以医院会计制度为基础，以预算为起点，以成本为核心，以审计为保障，形成财务整体的闭环管理。

财务管理系统包括财务核算、财务审核、全面预算、报表分析、财务凭证、往来账管理等模块。

2. 财务管理系统架构

医院财务管理系统架构图如图 6-3 所示。

3. 财务管理系统功能设计

根据《全国医院信息化建设规范（试行）》要求，财务管理系统应执行医院会计制度，实现会计核算、分析、监督预测等医院日常经济活动相关业务。

1）具备会计核算、财务审核、财务分析、监督预测及财务凭证管理、财务报表管理、票据管理、往来账管理等功能。

2）支持门诊住院患者收费数据、物资耗材采购消耗数据、固定资产采购折旧数据、职工薪酬数据四种财务数据采集。

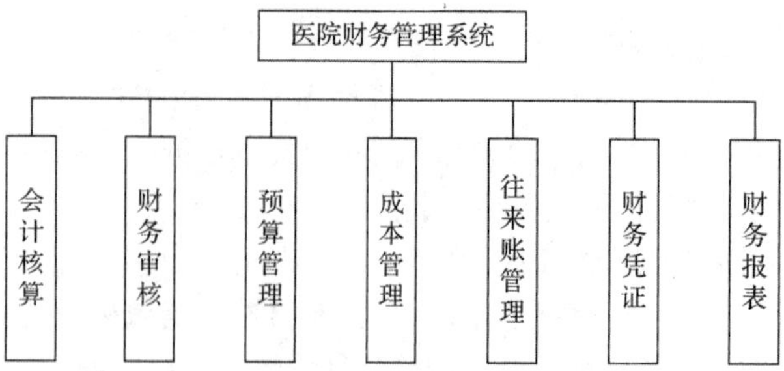

图 6-3 医院财务管理系统架构图

3）支持医疗业务数据与财务数据、财务结算数据与收费系统结账数据、门诊住院结账报表与总账凭证数据三种数据采用同步校正方式。

针对以上要求，对系统功能简述如下。

（1）会计核算

会计核算涉及凭证录入、凭证审核、凭证记账、期末转账、结账等一系列过程。凭证记账涉及备查簿、科目总账、明细账、核算项账等。核算项账包括往来账、科室辅助账、项目辅助账、现金流量等。

医院财务管理系统内容应符合信息化建设规范的上述要求。系统通过严格的制单控制保证填制凭证的正确性；实现预算凭证与记账凭证关联；凭证填制权限可控制到科目，凭证审核权限可控制到操作员；集成财务人员办公环境，加强对现金及存款的管理；实现客商档案分离，一个客商建立一个档案记录往来账；自动完成月末分摊、计提、对应转账、汇兑损益、期末结转等业务；进行试算平衡、对账、结账、生成月度/季度工作报告。会计核算业务流程图如图 6-4 所示。

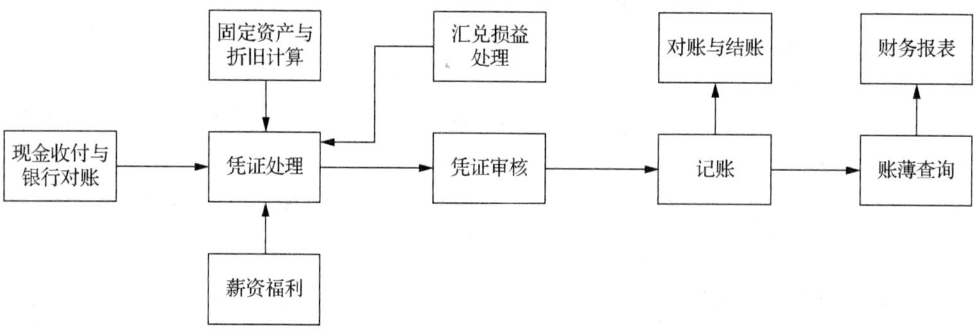

图 6-4 会计核算业务流程图

（2）预算管理

预算管理是财务管理的起点，包括收入预算、支持预算、现金流量测算、采购预算、项目预算等。预算管理控制内容包括借款管理、报销管理、采购付款等。支持医院全面预算管理，包括预算编制、审批、执行、调整、分析等；体现预算执行结果，包括成本控制目标实现情况和业务工作效率等综合考核。支持归口部门预算和业务科室预算两种方式；支持零基预算、固定预算和增量预算；支持收支预算、现金流量测算、物资消耗预算、采购预算、项目预算；资金支出控制支持借款管理、报销管理、采购付款管理；支持科室预算额度和职工职位职级费用标准双重控制；支持预算临界点预警和申请在途款项的多重控制参数。

（3）成本管理

成本管理是医院财务管理的核心内容。成本管理模块按照新的会计科目生成成本项目；设置多级成本分摊模型，将医院总成本归集并分配到各科室，注意可按类别科室在分摊模型中的系数设定，如临床科室、医疗辅助科室、医疗技术类科室、行政后勤科室、科研教学类科室等；体现医保和非医保的分类核算；体现所在地区的医院成本核算管理办法规定的报表体系。

（4）财务报表

系统具备新建财务报表、引用模板、调整格式、数据采集、运算、输出等一系列自动流程管理。报表模块具备表格制作、数据运算、图形生成、打印、导出等基本功能。数据采集包括门诊住院患者收费数据、物资耗材采购消耗数据、固定资产采购折旧数据、职工薪酬数据等。

6.2.2　审计管理系统

1. 审计管理系统概述

医院财务内部审计是独立监督和评价医院及所属单位财政收支、财务收支、经济活动的真实性、合法性和效益性的行为，以便加强医院财务管理和实现医院发展目标。

财务审计是对医院所发生的经济业务的确认、记录、轨迹、分类、编报等活动的审核监督，也是对原始凭证的取得、填制及其真实性，记账凭证的填制及流转，账务处理记录，财务报告的编制和报出等会计事项的审核、监督和评价。

2. 审计管理软件架构设计

医院财务审计管理系统架构如图 6-5 所示。

3. 审计管理系统功能设计

按照《卫生计生系统内部审计工作规定》（国家卫生和计划生育委员会于 2017 年 11 月发布）和《审计署关于内部审计工作的规定》（国家审计署于 2018 年 1 月发布）要求，实现医院审计对项目实施全过程的规范化、实时化、协作化、远程化管理，并支持审计质量评价。具备数据预警分析、审计管理、审计作业、法规管理、内控评价五大模块。

数据预警分析模块应具备监控预警、财务分析、业务分析、数据分析、审计工具五项功能。数据预警分析可分为规范性预警和数据预警。规范性预警包括财务管理是否按照《事业单位会计准则》（财政部于 2012 年 12 月发布）、《医院会计制度》（财政部于 2010 年 12 月发布）及国家其他有关法律法规的规定编制财务报表；预算、开支、报销等流程是否符合政策规定。数据预警包括医院业务分析、财务分析等方面所涉及的数据指标。其中，医院业务分析包括被审计医院各项收入的来源，提供所有医疗服务项目的名称、收费标准及价格水平，被审计医院临床检查、诊断和治疗的开展情况（收入构成情况）等内容；财务分析现金流情况，根据预算额度、剩余额度、报销情况、开支情况等设定预警指标及阈值。

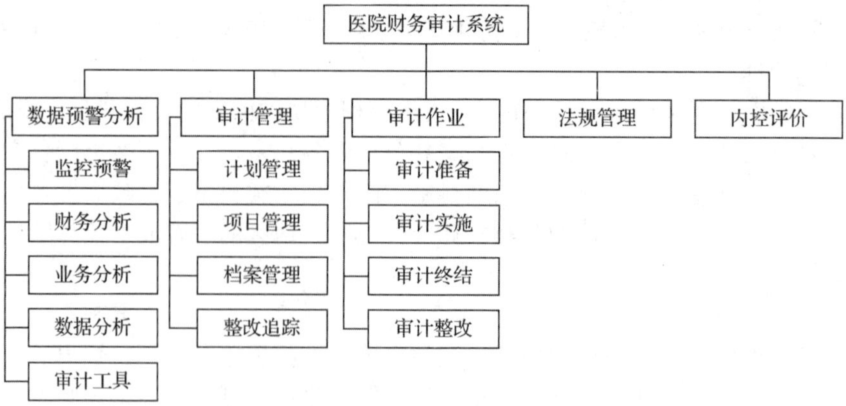

图 6-5 医院财务审计管理系统架构图

审计管理模块应具备计划管理、项目管理、档案管理、整改追踪等四项功能。系统支持审计计划制订，包括审计目的、审计范围、审计时间等要素，支持审计计划相关的数据抽取、分析，并做好审计项目进程管理、质量管理和档案管理。审计问题整改遵循 PDCA，即计划（plan）、实施（do）、检查（check）、行动（action）管理流程，做到可查询、可评价、可追溯。

审计作业模块应具备审计准备、审计实施、审计终结、审计整改四项功能。实施前准备包括审计人员管理、资质审核、计划审批、风险评估、数据清单等内容；审计实施做到数据支持、落实计划执行环节；审计终结问题支持模板化 PDCA 追踪整改。

法规管理模块应具备对法规知识库保存、调阅、查询等功能。将与医疗审计相关的审计法规、制度形成知识库，并保持相关法律法规的版本更新功能。

内控评价模块应具备对内部审计过程的规范化管理，包括过程质控，审计整改评价等管理工作，确保审计作业合规合法。

支持外部审计和内部审计两种审计类型。医院财务审计流程图如图 6-6 所示。

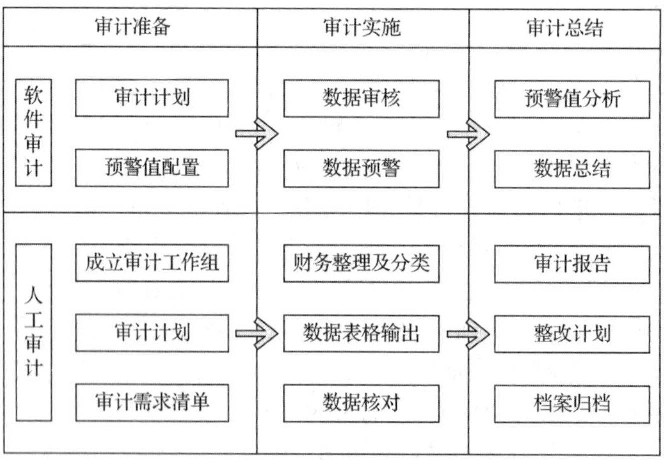

图 6-6 医院财务审计流程图

6.3 医院物资管理

在我国医疗市场不断变化的情况下，医院要想更长远发展，就必须提高自身的市场竞争力，只有提高对成本管理的重视程度，才能真正促进医院更快更好地发展。从医院各种材料物资的使用情况看，加强医院材料物资管理，尽可能地实现人力、物力、财力最有效利用，对于促进医院可持续发展有着重要的现实意义。通过医院物资管理系统加强医院材料物资管理，全面提升医院材料物资的管理效用。

医院的物资主要分为固定资产和耗材两大类。固定资产主要包括土地、房产、家具、医疗仪器及其他设备。耗材从价值上可分为高值耗材和低值耗材，从类型上可分为药品、医药耗材和办公耗材，从使用上可分为一次性耗材和反复使用的耗材。

药品与耗材管理系统主要用于管理医院药品、耗材、设备、固定资产等物品的进出和流动。以财务管理为基础，以业务管理为重点，实现医院物流、资金流、信息流一体化管理。药品与耗材管理系统的推行有助于强化医院管理，提高工作效率，有效保障物资及时供应。

在《医院智慧管理分级评估标准体系（试行）》中，针对物资管理的内容包括两个工作角色，分别是设备设施管理和药品耗材管理。在八个业务项目中，设备设施管理包括购置、使用运维、质量、效益分析四个业务项目；药品耗材管理包括遴选与购置、库存管理、消毒与循环物品管理、监测与使用评价四个业务项目。本节对医院药品与耗材、设备与固定资产管理系统进行详细的阐述。

6.3.1 药品与耗材管理系统

药品与耗材管理系统一般是对库房进行分级管理。例如，药品库房采用药库、药房、科室三级库房的管理模式，药品的申领自下而上，由科室向药房申领，药房向药库申领。同级库房之间的库存调配采用调拨的方式。药品与耗材管理流程图如图 6-7 所示。

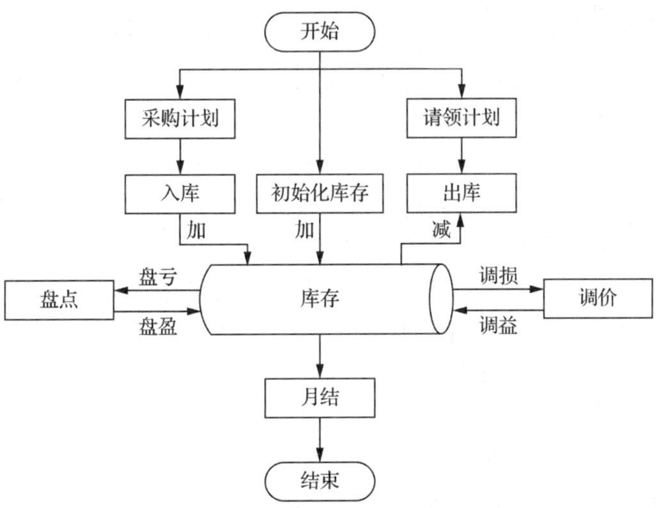

图 6-7 药品与耗材管理流程图

1. 药品管理

（1）药品管理系统概述

药品管理系统用于管理医院药品的进出库存信息，根据地点一般划分为中西药库、门诊药房、住院药房等；根据药品属性一般划分为中药库、西药库、中药房、西药房、输液配剂中心等。另外，由于药品的特有属性，需要对其进行批次管理、效期管理、药品别名管理、包装大小单位的换算处理。

（2）药品管理系统架构设计

医院药品管理系统架构图如图 6-8 所示。

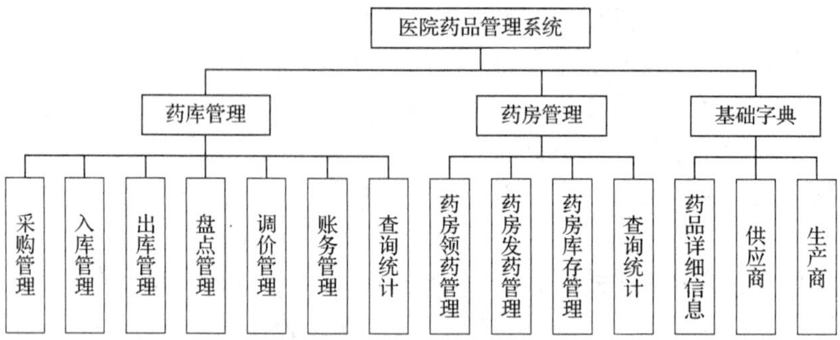

图 6-8 医院药品管理系统架构图

（3）药品管理系统功能设计

1）药品字典。药品字典信息主要包括药品名称、规格、批号、价格、生产厂家、药品来源、药品剂型、药品属性、药品类别，是否毒麻药品类、精神药品类及贵重药品、院内制剂、进口药品、自费药品等，另外还包括门诊、住院、医保相关的一些属性。

2）药库管理。药库管理是对医院中药库、西药库中相关药品的采购、入库、出库、盘点、调价、库存、账务等的日常管理。药库管理的业务和通用的物流进出存一致，可以把药库看作一个管理药品的物流仓库。

① 采购管理。采购管理包括采购计划的制订、审批、跟踪。

采购计划的制订是采购管理中至关重要的环节，采购计划是否合理，直接关系医院物资供应的效率和医院的效益。采购计划的制订受到需求、价格、资金、库房大小、管理水平等多方面因素的影响，应当全面考虑。采购计划应包括采购量和采购次数，采购量与消耗量、资金、库存量等成正比，与采购次数成反比。

常用的计划采购量计算方法如下。

- 计划采购量=前 N 周的出库平均值×百分比-当前库存量，此计划目的是确保库存量足够维持一周的供应，同时又不会造成大量物资堆积。
- 计划采购量=前 N 月的出库平均值×百分比-当前库存量，此计划旨在使库存量尽量接近库房一个月的出库量。
- 计划采购量=上个月出库量。
- 计划采购量=上月出库量-当前出库量。
- 计划采购量=库存上限-当前库存量。

- 计划采购量=上月入库量。

在实际库存管理中，物流系统往往还有“计划采购量=0”这条计划，此计划目的是让系统自动产生一张空白计划单，方便仓库管理员手工录入采购计划。

采购计划的审批。采购计划制订后，需要通过相关部门审批才能生效。审核部门对库存量、资金、价格等多方面信息进行综合考虑后，决定计划是否通过，若通过则审批成功，否则可以拒绝计划通过。采购计划审批通过后，采购部门可打印采购计划单，按照计划单的内容联系供应商。

采购计划的跟踪。采购计划生效后，需要采购部门后续跟进，一个好的物流系统应该具备采购计划单的查询和统计功能。采购计划的查询包括按照采购计划产生的时间查询、按照采购单号查询、按照供应商查询等。采购单的统计包括按照采购计划产生的时间统计、按照供应商统计、按照药品或者物资的名称统计等。

② 入库管理。入库管理设计为所有进入库存管理单元、在财务收支账上记入“供方”的业务，均采用入库管理。可根据业务类型，将入库业务分为采购入库、赠送入库、调拨入库、领用入库、退库入库五大类。

- 采购入库。一级药库是最常用的、也是流程最简单的入库方式。通常是在医院制定采购单后，供货商按照采购单提供药品、材料、器材等物资，因此采购入库单通常可由采购单直接生成，再修改必要信息后审核，一级库房增加相应库存。
- 赠送入库。由于医院在社会上的影响力，会有个人和团体捐赠物资给医院，其中包括赠送给全院的物资和赠送给科室的物资，赠送给全院的物资通常交由一级药库统一管理分配，而赠送给科室的物资同样要先经过一级库房入库，系统会在一级药库自动生成一张赠送出库单，发送到对应科室，一级库房库存不改变，科室库存增加库存。
- 调拨入库。当科室或药房向一级药库请领药品时，一级药库库存为零，在实际业务中是可以进行同级库房的调拨操作。例如，住院药房向西药库请领一项药品，而西药库没有库存，西药库可以从门诊药房调拨过去。效果图操作流程是：西药库建立一张由门诊药房发往住院药房的调拨单，系统会自动向门诊药房发送一张调拨出库单，同时向住院药房发送一张调拨入库单，药品直接由门诊药房发往住院药房，然后双方审核确认，修改相应的库存，一级药库库存不变。就目前医院情况而言，也存在库房与科室之间直接调拨，不经过一级库房的情况（见调拨出库）。
- 领用入库。二级药房或三级科室接收上级库房的物资时会建立一张领用入库单，审核确认后增加该库房相应药品库存。在系统实际操作中多为自动生成，其操作流程是：先由科室或药房填写请领单，确认后会自动在上级库房生成一张领用出库单，库房确认无误后审核，扣减相应库存，同时会向申请库房自动发送一张领用入库单，申请库房审核后增加其库存（流程参考领用出库）。
- 退库入库。当有下级科室或药房退库时，上级科室建立一张退库入库单，增加其库存。在实际业务中通常先由药房建立一张退库出库单，确认后会自动在上级药库生成一张退库入库单，审核后才增加库存。如果三级科室没有安装物流系统，退库时就可由上级库房直接建立退库入库单，审核后增加其库存。

③ 出库管理。出库管理设计为所有离开库存管理单元、在财务收支账上记入“贷方”的业务，均采用出库管理。当业务操作涉及多个库房时，通常由出库方申请出库开始。可根据业务类型，将出库业务分为领用出库、赠送出库、调拨出库、报损出库、退库出库、退货出库六大类。

- 领用出库。通常由下级科室或药房向上级库房请领药品时自动生成，也可由上级库房手动输入。领用出库单审核后扣减其库存，同时会向领用科室发送一张领用入库单，由下级科室接收审核。
- 赠送出库。对应赠送入库单，当供应商赠送给全院时，通常由一级药库分配药品，出库给下级药房，科室的单据类型为赠送出库。当供应商直接赠送给科室时，先由一级药库建立一张赠送入库接收物资，在建立该入库单时选择目标仓库为所赠送科室名，审核确认后自动生成一张已审核的赠送出库单，库存不变。
- 调拨出库。科室与库房之间的调拨通常由调拨出库发起，当科室或库房建立一张调拨出库单后，在目标仓库会自动生成一张调拨入库单，双方确认后增加和扣减对应的库存量。
- 报损出库。在日常维护、存储过程中，不可避免地出现损坏、丢失等情况，或者有药品过期，这种情况都是在报损出库中处理，审核后直接扣减库存。
- 退库出库。对应于退库入库，当下级药房或科室向上级退库时，先由退库科室建立一张退库出库单，审核后会在目标仓库自动生成一张退库入库单。
- 退货出库。退货出库又称退供应商出库，在一级库房退供应商时建立，审核后直接扣减库存。

④ 盘点管理。盘点是为了确保账面库存与实际库存一致，定期或临时对库存商品的实际数量、重量等进行清查、清点的作业。盘点分为定时盘点和临时盘点两个类别。定时盘点是最常见的，一般单位都有制度规定库房多久进行一次定时盘点。例如，每个月一次，每季度一次，半年一次，一年一次等。临时盘点一般是仓库发生货物损失事故更换保管员时，或仓库需要最新的盘点对账时，组织一次局部或全面的盘点，一般无法预料其时间，具有较强的随意性，其盘点范围也有限，往往不需要盘点全部物品。

医院的物流系统应提供各种个性化的盘点方式，如全面盘点及部分货位、部分药品类别、部分药品剂型的盘点。这些具体盘点模式可以在仓库定时盘点和临时盘点中使用。系统根据不同的盘点模式生成盘点单并打印出来。盘点单上有具体物品的库存明细，盘点人员根据盘点单清查具体的物品信息，确定其数量、重量等是否正确，并记录在盘点单上。在盘点完成后，根据手头的盘点单修改账面库存与实际库存有差异的物品库存。系统根据盘点结果生成盘点损益报表，并自动调整当前账面库存为实际库存。

盘点模块需要实现的功能如下。

- 可定制个性化的盘点方式。提供各种个性化的盘点方式，如全面盘点及部分货位、部分物品类别、部分药品剂型的盘点。这些具体盘点模式可以在仓库定时盘点和临时盘点中使用。
- 自动生成账面盘点单（并打印）。系统根据不同的盘点模式生成账面盘点单并打印，盘点单上有具体物品的库存明细。
- 接收输入实际盘点结果。在盘点完成后，根据手头的盘点单修改账面库存与实际库存有差异的物品库存。

- 自动计算盘点损益并调整账面库存。系统根据盘点结果生成盘点损益报表，并自动调整当前账面库存为实际库存。此功能还涉及入出库管理模块，即盘点产生的增益需要通过盘点入库的方式增加库存，而盘点产生的亏损需要通过盘点出库的方式相应减少库存。
- 最终盘点结果封存。账面盘点和实际库存盘点工作都完成后，盘点数据必须进行封存，此后只能查询而不能随意修改该盘点单的内容。

⑤ 调价管理。物价变化、政策要求变动、采购渠道改变等各种因素使得医院需要调整物品价格。调价包括调购入价与调零售价。

在调价过程中，需要注意对现有业务数据的影响。若存在正在进行的出入库业务，则需要判断当前业务是否完成，当存在未完成的出入库业务时是不能进行调价的，否则会导致业务金额有差异。例如，一级仓库出库到二级仓库时，一级仓库已经出库，但二级仓库还没有入库，若此时进行调价，则会导致二级仓库的入库金额与一级仓库的出库金额不同，影响最后的财务报表平衡。医院管理信息系统集成了多个系统，其中 HIS 直接与物流管理系统关联。因此物流管理系统进行物品调价时，也需要同步调整 HIS 中的物品价格。

物品的价格调整，必然会造成经济损益。调价管理功能模块需要提供盈亏分析功能，自动计算受影响的范围与金额，供相关人员参考。

调价管理模块需要实现的功能包括制订调价单、自动计算调价损益、审核调价单、自动同步 HIS 对应价格，还要控制调价时不存在未完成的入出库业务。

调价管理模块提供的功能如下。

- 制订调价单。接收用户输入调价项目信息，注意调价时应该具备调价依据，记录制单人、制单时间。已制订但未审核的调价单需要修改时，也在此功能模块实现。
- 自动计算调价损益。根据制订的调价单，系统自动计算本次调价的影响范围与金额。
- 调价条件控制。调价条件控制是控制调价影响业务发生的功能。例如，调价时不能存在未完成的入出库业务，若存在则不允许调价。
- 审核调价单。审核调价单是让制订的调价单正式生效的功能，并且调价项目审核后不允许再修改。在这个功能中，因为同一张调价单上的所有项目不一定同时调价，所以允许用户自主选择需要生效的调价项目进行调价。
- 自动同步 HIS 价格。物流系统物品调价后，HIS 中的物品价格也需要相应变更。这需要通过系统接口实现与 HIS 或其他系统的对接。

⑥ 账务管理。账务管理所涉及的功能模块较多，主要为医院的财务人员和相关责任人设计。它可以大大简化医院财务人员的工作量，对医院的账目信息进行系统管理。账务管理包括结转管理、明细账查询及其他各种查询统计。

账务管理软件的具体功能如下。

- 结转管理。结转是指期末结账时将上一账务期余额转入下一账务期。在此功能中，需要将所有业务变动引起的金额变动分类计算。例如，入库金额、出库金额、调价盈亏金额、盘点盈亏金额。这些分类之间应存在一个平衡关系：期初+入库-出库+盘点盈亏+调价盈亏=期末。若通过等式计算的期末值与系统按照库存账目计算的期末值不相等，则是系统在处理业务数据过程中考虑欠周到或数据错误。因此，在设计开发物流管理系统过程中必须特别注意保持账目平衡关系。

- 明细账查询。明细账查询功能提供查询具体物品的明细账目情况，即具体的入库、出库、库存情况。按照财务三栏明细账记账方式，物品入库，数据记录在“借方”；物品出库，数据记录在“贷方”。
- 其他查询统计。账务管理也包括入库查询、出库查询、外退（供应商）查询等查询统计功能。

3）药房管理。药房管理是医院中药房、西药房对相关药品的领药、盘点、库存、账务等的日常管理，物流系统自动获取门诊、住院的发药数据生成出库单，实现药房领药、发药的无缝集成。

（4）药品管理系统数据结构参考

根据主要业务情况，药品管理的核心就是“进、销、存”三大业务，三大业务的数据构成了药品管理系统的主要数据流，具体情况见表 6-1。库存表数据结构参考表、出库明细表数据结构参考表、入库记录表数据结构参考表见表 6-2～表 6-4。

表 6-1　药事与物资管理主要数据流

序号	业务步骤	主要数据	备注
1	盘点、初始化	库存表	记录当前库存地点库存情况，包括数量、批号、有效期等，是最核心的基础表
2	入库	入库记录表	记录入库单的基本情况，包括供应商、单据日期、制单人等
		入库明细表	记录入库单的明细信息，包括入库物品、规格、批号、数量等
3	出库	出库记录表	记录出库单的基本情况，包括领用科室、单据日期、制单人等
		出库明细表	记录出库单的明细信息，包括出库物品、规格、批号、数量等

表 6-2　库存表数据结构参考表

字段名	含义	类型	非空值	主键
Store_code	库存地点	varchar（2）	TRUE	TRUE
Item_sn	药品序号	varchar（12）	TRUE	TRUE
Pack_sn	包装序号	varchar（2）	TRUE	TRUE
name	药品名称	varchar（50）	TRUE	
Standard	规格	varchar（20）	TRUE	
Qyt	数量	numberic（10,4）	TRUE	
Unit	单位	varchar（10）	TRUE	
Batchno_out	外部批号	varchar（20）		TRUE
Life	有效期	datetime	TRUE	
Trade_price	批发价	numberic（10,4）		
Buy_price	购入价	numberic（10,4）	TRUE	
Retail_price	零售价	numberic（10,4）	TRUE	
Insert_datetime	记录生成时间	datetime	TRUE	

表 6-3　出库明细表数据结构参考表

字段名	含义	类型	非空值	主键
Store_code	库存地点	varchar（2）	TRUE	TRUE
Period_code	账务期间	varchar（6）	TRUE	TRUE
Opertype_code	业务类型	varchar（4）	TRUE	TRUE
Voucher_no	单据号	varchar（18）	TRUE	TRUE
Row_no	行号	number（4）	TRUE	TRUE
Item_sn	项目序号	varchar（12）	TRUE	TRUE
Pack_sn	包装序号	varchar（2）	TRUE	TRUE
Batchno_in	内部批号	varchar（18）	TRUE	
Batchno_out	外部批号	varchar（20）		
Life	有效期	datetime		
Qty	数量	numberic（10,4）	TRUE	
Buy_price	购入价	numberic（10,4）		

表 6-4　入库记录表数据结构参考表

字段名	含义	类型	非空值	主键
Store_code	库存地点	varchar（2）	TRUE	TRUE
Period_code	账务期间	varchar（6）	TRUE	TRUE
Opertype_code	业务类型	varchar（4）	TRUE	TRUE
Voucher_no	单据号	varchar（18）	TRUE	TRUE
Provider_code	单位代码	varchar（6）	TRUE	
Invoice_no	发票号	varchar（20）		
Voucher_datetime	单据时间	datetime	TRUE	
Acct_preriod	进账账务期间	varchar（6）		
Acct_datetime	进账时间	datetime		
In_opercode	录入操作员	varchar（6）	TRUE	
Config_datetime	确认时间	datetime		
Config_opercode	确认操作员	varchar（6）		
Remark	备注	varchar（30）		
Read_opercode	读取人	varchar（6）		
Read_datetime	读取时间	datetime		

2. 耗材管理

（1）耗材管理系统概述

耗材管理是对医院医疗卫生材料、办公用品、医用小器械等相关低值易耗品的采购、入库、出库、盘点、调价、账务等的日常管理。药品与耗材管理软件整体设计思路来自物资管理，物资管理可以看作药品管理、耗材管理的父类，药品管理、耗材管理都继承物资管理的共用属性和业务流程。

耗材管理功能与药品管理功能类似，主要包括采购、入库、出库、盘点、调价、账务等的日常管理。

（2）耗材管理系统架构设计

医院耗材管理系统架构图如图 6-9 所示。

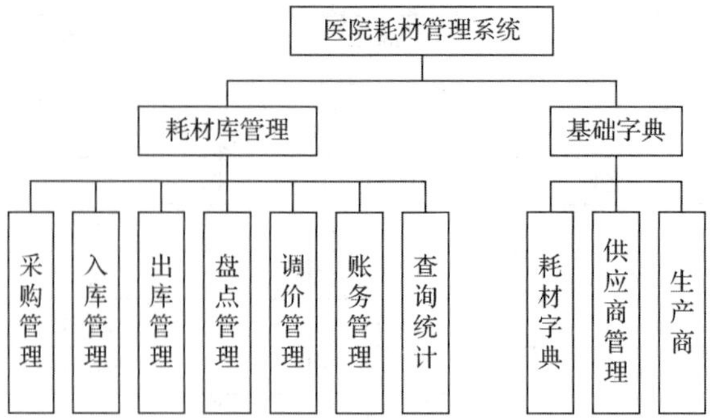

图 6-9　医院耗材管理系统架构图

（3）耗材管理软件主要功能设计

1）耗材字典。耗材字典信息主要包括耗材名称、规格、批号、价格、生产厂家、耗材来源、耗材属性、耗材类别，以及是否高值耗材、自费耗材等。另外，还包括门诊、住院、医保相关的一些属性。

2）耗材库管理。耗材库管理是对医院耗材库采购、入库、出库、盘点、调价、库存、账务等的日常管理。耗材库管理的业务和通用的物流进出存一致，可以把耗材库看作一个管理耗材库的物流仓库。基本业务与药品管理系统基本相同。

3）供应商管理。①耗材新品采购、审批和准入管理。为了保障医院医用耗材使用的规范和安全，医院制定严格的医用耗材试用制度及相关的准入制度。科室要试用Ⅱ、Ⅲ类医用耗材，原则要求先写一份产品使用考察报告，考察报告要明确写出产品的用途、功能、特点和优势，以及其他医院的使用评估报告。考察报告审批通过后提交正式产品试用申请，职能科室对产品和资质进行严格审核后，经领导审批，在医院和供应商签订试用协议后才能正式进入科室使用。科室试用后，要正式引入医院使用，就必须提交试用评估报告，对产品功能、质量和效果等方面进行全面评估，并且给出科室的使用意见，经过耗材委员会讨论审批，产品才能正式被准入科室使用，并且建立全面的产品备案制度，包括产品资质、供应商资质、授权资质等，严控新品种进入科室使用的各个环节。系统应当包括全流程的记录跟踪和到期提醒。②耗材供应商资质管理。医院建立严格的供应商准入的全面资质审核和管理。任何一个将被准入的生产厂商和供应商必须提供全面的产品资质和公司资质，包括医疗器械生产许可证、医疗器械产品注册证、营业执照、卫生许可证，每个产品必须取得中华人民共和国医疗器械注册证，经营范围必须与医疗器械经营许可证中的范围一致。审核关键点包括产品实物与注册证号、生产厂商信息是否保持一致，产品实物登记的生产日期是否在注册证有效期内，产品实物的规格型号是否包含在附件产品登记表登记的规格型号内，预期用途是否与产品登记表中登记的使用范围保持一致。通过中国医疗器械信息网对供应商资质进行资质审核验证，严把资质合格关。缺少任何一个资质，都不允许被准入医院。

6.3.2 设备与固定资产管理系统

设备与固定资产管理系统对医院设备与固定资产实施全生命周期管理，管理资产的成本变动和实物变化，减少设备浪费，提高资产利用率。

设备与固定资产需要按照固定资产管理制度进行管理，主要表现为“一物一号，跟踪管理”，即从设备的新增、功能位置、运营管理、养护维修、转移、折旧到设备报废、出售转让的全生命周期管理。

1. 设备管理

（1）设备管理系统概述

设备管理是对医院医疗设备、办公设备、车辆等设备实施全生命周期管理，包括选择设备、正确使用设备、维护修理设备及更新改造设备全过程的管理工作。

设备管理系统将物联网技术与医院设备管理标准化流程相结合：采用条形码标签、电子标签作为医疗设备的识别标识；以设备前期管理、运行历史为基础，以工单的提交、审核、执行为主线；以提高维修效率、降低维护成本为目标；将采购管理、维修管理、保养管理、查房管理、计量管理等集成到一个数据充分共享的信息系统中。

（2）设备管理系统架构

设备管理系统架构图如图 6-10 所示。

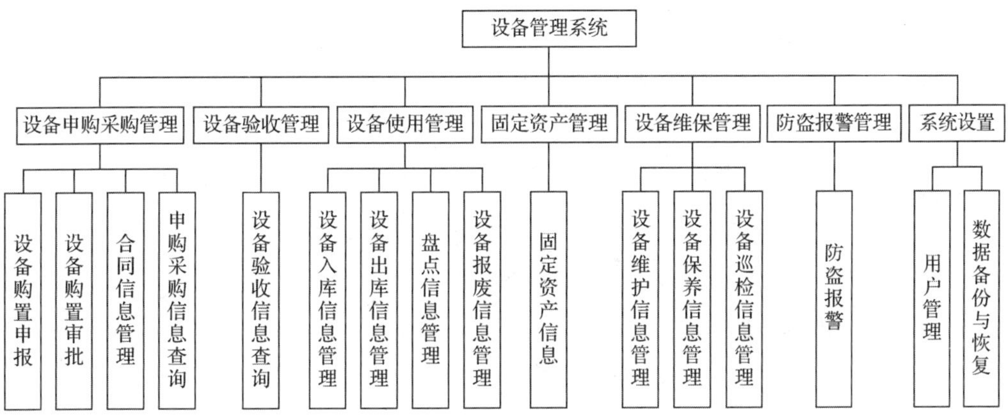

图 6-10 设备管理系统架构图

（3）设备管理系统主要功能设计

作为医院物资管理系统的一个模块，其大部分功能已包括在物资系统的通用进出存管理模块中，设备折旧整合在固定资产管理子模块中，这里主要介绍设备附件及设备维修功能模块。

1）设备附件。记录管理设备附带配件的信息，包括附件编号、附件名称、型号、单位、数量、生产厂家、保存地点、保管人等。

2）设备维修。设备维修是指设备技术状态劣化或发生故障后为恢复其功能而进行的技术活动，包括各类计划修理和计划外的故障修理及事故修理。

3）效益分析与统计报表。自定义的效益分析和成本统计功能，便捷导出科室、同类型设备、单台设备的绩效和成本统计报表。在传统的维修与运营成本统计的基础上新增故障率排名、设备运行状况排名、设备品牌排名等多维统计功能。

2. 固定资产管理

（1）固定资产管理系统概述

医院通常将使用时间在一年以上且单价达到一定标准的各类财产划归固定资产。固定资产包括房屋和建筑附属设备，专业用设备（医疗仪器、医疗设备和制剂设备等），一般设备（办公业务设备、家具、交通运输工具、通信设备、文体设备、被服装具、劳动用品、图书杂志等），机械设备（锅炉、发电机等）。固定资产的特点是在业务活动中可以在较长时期内发挥效能而不改变原有物资形态。

固定资产系统用于固定资产的增加、变动、减少、计提折旧等业务处理。其主要特性及业务处理包括资产卡片及资产折旧。

（2）固定资产管理系统架构

固定资产管理系统架构图如图 6-11 所示。

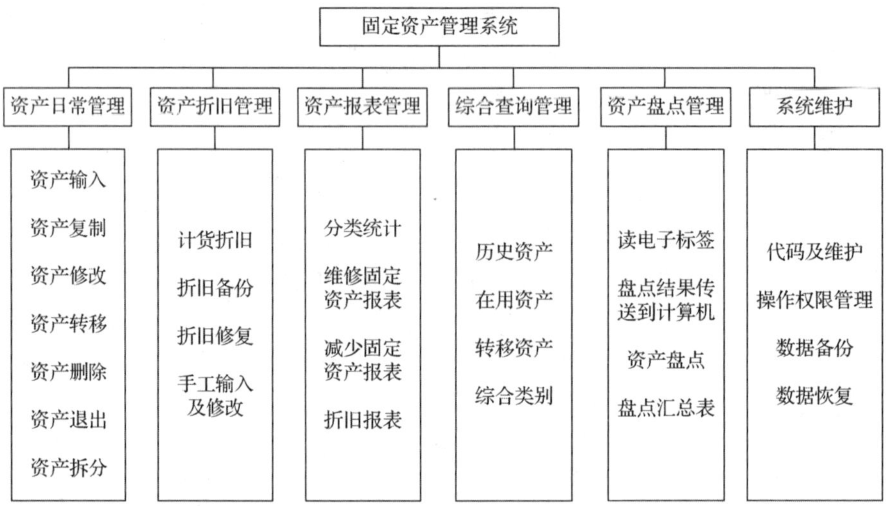

图 6-11　固定资产管理系统架构图

（3）固定资产管理系统主要功能设计

1）资产增加。①资产增加以固定资产卡片形式，并能够通过录入的卡片生成相应的入库单、出库单、报废单、增减单、调拨单等单据。②期初卡片录入。录入建账前固定资产卡片数据。③资产增加。资产增加主要包括购入、接受捐赠、上级调拨和盘盈等单位新增的固定资产。④增加资产时，根据资产分类不同设置相应的资产卡片项目，并能自动对应该类别资产的折旧年限和国家标准分类。资产卡片项目必须包括卡片编号（自动生成、不重复）、开始使用日期、购置日期、资产分类、国资分类、资产名称、规格型号、原值、经费来源（自筹资金、财政拨款、科研基金、基建基金）、使用部门名称、存放地点、用途、使用情况、增加方式、减少方式、录入人、使用年限（根据固定资产有关规定自动生成）、报废日期、附属设备信息、专用设备序列号。⑤附属设备管理。登记附属设备的名称、数量、单价、价值。⑥资产查询统计、打印。根据用户设置条件查询固定资产清单，并将查询结果导出 Excel 文件。能够支持打印固定资产卡片、标签的功能，同时固定资产编码必须具备数字和条形码两种形式。

2）资产变动管理。①资产入库。对新增的固定资产进行入库管理，打印资产入库单。②已有卡片生成入库单。对已录入的卡片根据设置条件生成资产入库单。③资产出库。科室领用固定资产填写资产出库单。科室可从网络领用，原则上计算机出库后方可领物。④资产调拨。科室之间固定资产的调剂（调拨）填写资产调拨单。⑤资产报废。资产报废填写资产报废单。⑥资产类别、使用状况调整。⑦资产增减值。⑧折旧年限调整。⑨多部门使用。实现固定资产多部门使用、分摊的处理功能：一个资产选择多个使用部门，并且当资产为多部门使用时，累计折旧可以在多部门之间按照设置的比例分摊。⑩资产流转记录。记录每一项固定资产从资产购入到报废的整个流转过程。

3）财务管理。①入库单、出库单、调拨单、报废单等单据审核。②付款通知书。根据资产入库单填写的供应商信息生成打印付款通知书（付款通知书上要具备供应商名称、开户行、银行账号、付款方式、入库单据号码、采购内容、大小写付款金额、经办人、审核、领导签字等内容）。

4）维修管理。①维修管理：提供固定资产日常维修保养的记录。②检定管理：提供检定记录、检定日期提醒。

5）资产盘点。①资产盘点表。固定资产盘点的范围应包括所有固定资产管理系统提供的资产明细表中各科室（部门）在用的或保管的所属固定资产。这里要设计多种灵活的盘点管理方式。例如，全院性盘点、自主性盘点、随机性抽盘（管理部门自选时间、金额、分类等信息）等。②盘点数据采集。盘点人员不必通过记录资产编码、核对账本的方式进行盘点，只需通过专门的条形码识别器对固定资产上的条形码扫码阅读，条形码信息自动存储在条形码识别器中，并提供数据采集接口，将盘点的数据导入系统。③盘盈、盘亏。根据盘点的结果自动生成固定资产盘盈、盘亏表。

6.3.3　医院供应链管理系统

医院供应链［供应（supply）、加工（processing）、配送（distribution），SPD］管理系统是一种新型的精细化供应链管理服务模式系统。SPD 供应链管理源于 20 世纪 60 年代美国军方后勤补给军需。随着国家对医疗体制的改革，以及零加成、两票制等医疗政策的推行，医疗物资成为医院的主要成本，传统的医疗耗材管理模式已经满足不了医院对医用物资精细化管理的需求。

SPD 的定义是以中央集中化或服务外包方式，按终端实际应用单位，将药品、器械耗材、试剂或其他医疗用品及时提供至终端使用场所，从而减少诊疗现场库存管理业务量及库存周转环节，实现诊疗单位医疗用品的一元化、精细化、效率化管理。

1. 医院供应链管理系统概述

SPD 是将医院医用物资的院内物流工作放在一个专业的物流管理平台上运营，向医院提供整体的医院物资物流运营管理配套服务。通过信息系统的标准化建设和院内物流流程再造，以及条形码识别技术的应用，在使物流作业规范简化、对管理人员素质要求降低的同时，能够提高作业效率，降低差错。

SPD 是一个将供应商、医疗物资管理科室、医疗消耗科室三方形成一体的软件系统，是将消耗点与供应商直接打通的工具，通过信息互联互通，实现物资管理的高效化、自动化、智能化，提升医院运行效率。

2. 医院供应链管理系统架构设计

医院供应链管理系统架构图如图 6-12 所示。

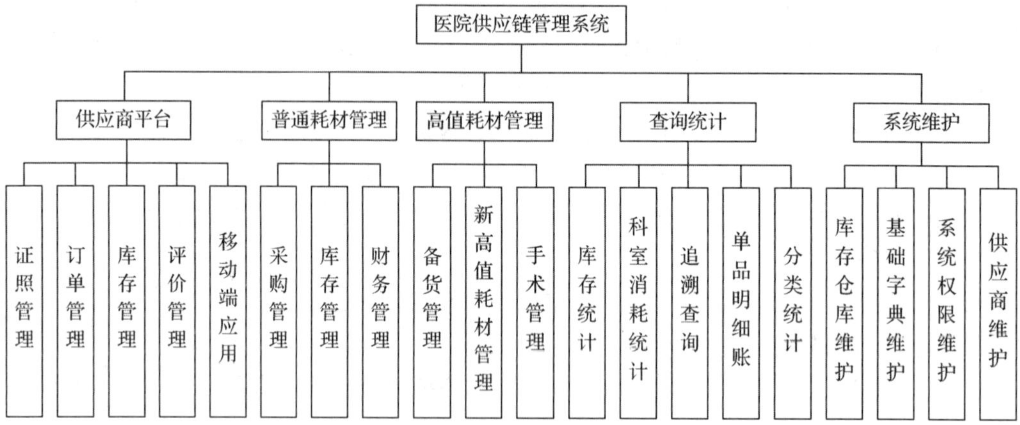

图 6-12 医院供应链管理系统架构图

3. 医院供应链管理系统主要功能设计

（1）面向供应商的供应采购协同平台

采购信息的生成不再依靠人工统计库存缺口，也不再依靠传统的电话、传真等方式，而是通过供应采购协同平台进行，减少人工经验因素，使采购工作定期化、标准化。

平台实现采购信息准确、迅速传递，对物流配送过程实时追踪，验收准确。另外，对所有采购品的相关厂商、代理商资质证照及产品自身相关的注册证、授权链文件、说明书、照片等资质证照的管理也全部实现电子化自助管理，将医院原本复杂的线下纸质管理通过互联网信息技术整合，有助于医院及供应商提升管理质量、减轻管理负担。

同时，对供应商的资质证照进行管理。在传统模式下，供应商资质证照多为纸质版，量大难审查且在保存过程中易损坏。通过系统提供电子证照管理，实现对供应商证照信息的录入、审查、存档，提高双方沟通效率。另外，通过系统实现到期自动提醒，并对营业执照过期的供应商实现自动停采，确保供应商合法供应。

（2）院内一级物流仓库的加工管理的院内管理系统

院内管理系统是指常规的院内物流管理系统，通过条形码技术的应用实现物流仓库的快速入库、批量入库、快速分发、自动记账等功能。

（3）面向院内各二级消耗点推送管理平台

SPD 模式下，对二级消耗点所用到的一些医用物资进行定数单元管理，并形成定数包。通过条形码技术的应用，医护人员在使用时只需将定数标签放置到指定回收装置内即可，无须做任何记录工作。SPD 运营人员定期回收标签，扫描标签即可自动完成消耗登记并生成补货指示。SPD 服务中心服务人员完成库内拣货、加工后，推送到相应的二级消耗点并完成库内上架操作。

它将院内医用物资供应模式从传统的“二级消耗点申领→管理部门采购→供应商送货→仓库验收入库→仓库发货”的“拉”式模式转变为“二级消耗点扫码消耗→SPD 服务中心主动补充”的“推”式模式。

同时，面向医院上百个消耗单元、不同的消耗品种和消耗周期，系统根据历史数据的分析、现场消耗点的分布及配送瓶颈（主要是院内配送的电梯能力）的峰谷时间，主动规划配送周期和配送路径，在保证临床供应的同时，实现临床库存最优化。

6.4　医疗质量与安全事件管理

医疗质量管理是医疗管理的核心，各级各类医疗机构是医疗质量管理的第一责任主体，加强医疗质量管理、持续改进医疗质量、保障医疗安全是医院管理的重要工作内容。《医疗质量管理办法》已于 2016 年 9 月由国家卫生和计划生育委员会发布，自 2016 年 11 月 1 日起施行。

在《医院智慧管理分级评估标准体系（试行）》中，针对医疗质量的内容包括五个业务项目：医疗、护理质控管理，医疗准入管理，医院感染管理与控制，不良事件管理，和谐医患关系。

本节主要从医院质量控制与管理系统、医院质量监测系统、医疗安全事件管理系统三方面进行阐述，和谐医患关系划入人员管理范畴，在此不再说明。另外，医院感染管理与控制、医疗准入管理等业务由于篇幅关系，亦不在此详述。

6.4.1　医院质量控制与管理系统

医疗质量与广大患者生命健康息息相关，直接关系人民群众的健康权益和对医疗服务的切身感受。持续改进医疗质量，保障医疗安全，是医院的立足之本，也是医疗卫生事业改革和发展的重要内容和基础，对目前构建分级诊疗体系等改革措施的落实和医改目标的实现具有重要意义。

随着医疗卫生事业的发展，呈现四个明显特征：管理范围不断扩大，医疗质量管理全过程化，管理效率亟须提高，信息越来越透明化。目前大部分医院执行的质控模式仍偏向于“终末质控”。终末质控是指通过对出院患者病案信息进行评价形成信息反馈，间接控制下一个医疗环节。然而，终末质控是一种非体系化管理方法，被动管理和事后管理的传统医疗质量管理模式并不能提供事前预防作用。实现基于事前、事中、事后各环节的全过程质量控制成为提高医院医疗质量的有效选择。

为了适应医疗质量管理发展需求，为医院信息系统提供有益的补充，必须建设医疗质量管理平台。

1. 医院质量控制与管理系统概述

医疗质量控制与管理系统是一套基于国家法律法规、行业要求的，支持医院质量管理与控制的系统工具，是医院在成功建设电子医嘱、电子病历、电子护理病历、LIS 及 PACS 等系统的基础上，对医疗、护理行为设置各环节质控点，提供质控办、医务部门使用，使其能对医疗、护理行为进行有选择、有重点的管理、监督、监控的系统。

系统具有收集医疗、护理、医技等各类医疗质量管理信息的功能，动态分析质量变化，及时发现质量问题；对关键问题的处理实施跟踪管理；全面利用信息技术，以“终末质量”和“基础质量”“环节质量”并重为原则，实现精细化管理体系和管理机制，实现医疗质量管理目标和持续改进所采用的措施、方法和手段。例如，全面质量管理（total quality control，TQC）、质量环［计划（plan），执行（do），检查（check），处理（act），PDCA 循环］、品管圈（quality control circle，QCC）、DRGs 绩效评价、单病种管理、临床路径管理等。系统提供了完整的医疗质量管理表格，方便医护人员和医院管理层更好地归纳和总结复杂质量信息。同时，各医院还可以根据需要自定义监控指标，进行个性化报表设计，使医院质量管理工作更加科学化、规范化、标准化，最终有效地提高医疗质量和改善医疗服务水平。

2. 医院质量控制与管理系统架构设计

医疗质量控制与管理系统架构图如图 6-13 所示。

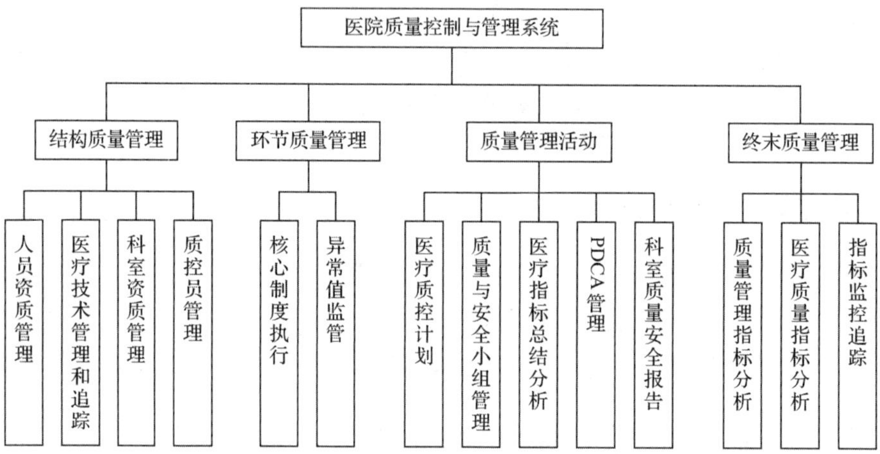

图 6-13 医院质量控制与管理系统架构图

采用大数据技术构建全院医疗质量数据中心。质控系统从行为质量和数据质量两个方面着手进行数据挖掘和分析，提高信息数据统计分析和应用能力，实现对各分院、各科室业务工作、财务管理、内部运行的精细化管理。

规范体系：包括安全保障体系和法规与标准规范，通过安全保障体系的建立，保证系统的安全性；根据目前医疗质量管理政策、行业技术规范等设置系统应遵循的法规与标准规范，保证系统的标准性。

元数据管理：对系统底层的数据进行统一管理，包括数据源管理、数据源元管理、标准数据及管理等服务组件，从而实现对整个系统数据从采集到最终应用的全流程监控，当出现问题时能够快速追溯。

基础资源层：即医院现有的相关业务系统，如 HIS、病案首页、医院资源规划（hospital resource planning，HRP）、EMR 等业务系统存储的医疗质量相关的数据，通过创建标准数据接口，即可获取业务系统中医疗质量相关资源。

数据采集层：通过标准数据接口获取相关业务系统的医疗质量数据，数据类型可分为结构化数据和非结构化数据。非结构化数据主要为文本数据，如电子病历信息等。

数据处理层：将通过采集层获取的数据经过数据预处理［抽取—转换—加载（extract-transform-load，ETL）过程］操作，统一存储至标准数据仓库中，从而为进一步的数据应用奠定基础。

数据分析及挖掘技术：采用先进的数据分析技术（自然语言处理、人工智能、机器学习等设计数据分析模型），集合标准数据仓库中的数据，对数据进行深层次分析，挖掘数据隐藏的规律。

数据应用层：将经过数据分析及挖掘产生的最终分析结果以可视化展示工具予以展现，面向医院管理员提供各项医疗质量管理应用服务。

3. 医院质量控制与管理系统主要功能设计

（1）质量管理驾驶舱

质量管理驾驶舱是为医院高层、质控员提供关键的质控要素总览，将需要特殊监控和管理的业务流程指标数据统一展现在系统首页，为使用者提供信息获取与功能操作的入口和途径。

（2）结构质量管理

1）人员资质管理。对医院全体医务人员（医师、护理人员、医技人员、药剂人员、放射人员、核医学人员）的基本信息、资质、证书文件、职称评定、个人经历等信息进行统一管理。

2）医疗技术管理和追踪。对院内开展的手术、操作技术、检查检验技术进行统一管理，维护技术相关规则、追踪统计技术应用病例。根据院科两级的不同权限，向院级管理人员及科室人员分别展示其权限范围内的相应功能。

3）科室资质管理。从科室维度出发，对临床科室所有人员的资质信息、科室技术进行全面管理。

4）质控员管理。对科室质控员进行统一管理，管控其任职、考核，并统计质控员的工作量。根据院科两级的不同权限，院级管理人员及科室人员可分别查阅所管辖的质控员的信息。

（3）环节质量管理

1）核心制度执行。根据国家卫生健康委员会制定的《医疗质量安全核心制度要点》设置核心制度库，包括制度内容、检查要点、扣分标准、检查方案等。质控管理员周期性地检查医院诊疗活动，根据检查方案标准进行评审，生成考核结果，系统将对考核结果进行排名分析。

2）异常值监控。依据医院需要重点监控的质量指标，提取业务系统数据，对存在异常的情况进行预警。部分诊疗活动中的异常情况见表 6-5。

表 6-5 部分诊疗活动中的异常情况

指标	定义	统计规则	数据来源
住院超 30 天的患者	统计时间段内住院天数等于或大于 30 天的患者	入院时间与出院时间等于或大于 30 天	EMR
住院总费用超 10 万元的患者	统计时间段内住院总费用等于或大于 10 万的患者	患者入院费用等于或大于 10 万	EMR
同一次住院两次或两次以上手术的患者	统计时间内，同一次住院做过两次或两次以上手术的患者	统计时间内，同一次住院做过两次或两次以上手术的患者列表。仅手术和重要操作，剔除深静脉穿刺、气管插管、气管切开等抢救操作（两次以上的，新增一条记录）	
非计划再次手术的患者	按照科室分类发给相关科室，相关科室确认后，被判定为非计划手术的患者	被判定为非计划再次手术的患者	
胸痛 PCI 术后死亡	所有做过 PCI 手术后死亡的患者	①住院期间做了 PCI 手术；②死亡	
急诊 PCI 术后死亡	急诊 PCI 手术后死亡的患者	①住院期间做了 PCI 手术；②PCI 手术为急诊；③死亡	病案首页系统
择期 PCI 术后死亡	择期 PCI 手术后死亡的患者	①住院期间做了 PCI 手术；②PCI 手术为择期；③死亡	病案首页系统

（4）质量管理活动

1）医疗质控计划。质控管理部门向全院传达年度院级质控计划，为科室制订质控计划提供参考；科室可根据本科室实际情况，参考院级质控计划，制订年度科室质控计划。

2）质量与安全小组管理。科室上报年份质控小组名单供质控科备案，包括对质控小组名单进行新增、修改、删除、查询操作。

3）医疗指标总结分析。针对不同科室，质控管理部门设置不同的考核指标，并通过目标值域实际值的对比考察科室的医疗质量管理效果。对不达标的指标，科室可借助系统中的 PDCA 管理功能进行原因分析并提出改进措施。

4）PDCA 管理。包括科室 PDCA 案例上报和院级 PDCA 整改反馈两部分功能。其中，科室 PDCA 为辅助质控科收集科室 PDCA 案例信息，院级 PDCA 整改反馈覆盖整改计划、整改措施、审核改进、效果评价整个流程，形成 PDCA 整改闭环。

5）科室质量安全报告。将质量管理活动过程中的数据，包括质量计划、质量与安全小组、目标值、异常值分析内容、PDCA 整改过程等信息进行汇总，生成质量安全报告。

（5）终末质量管理

对医疗质量各项指标进行分析，分析内容覆盖医院整体运行、医院日常运营、住院医疗质量与安全、合理用药、合理用血、医院感染控制与传染病质量、临床路径和单病种质量、特殊科室医疗质量、重点学科医疗质量、病案质量等医疗质量管理的方方面面，为医院高层和质控部门全面化、深度化、精细化管理医疗质量提供科学、客观的数据支撑。

6.4.2 医院质量监测系统

1. 医院质量监测系统概述

医院质量监测系统（hospital quality monitoring system，HQMS）是综合运用计算机软件与网络技术，对医院内所发生的各种医疗过程信息，尤其是医疗质量数据信息进行审核。HQMS 需要医院根据要求上传数据到中心端。

2. 医院质量监测系统架构

医院质量监测系统架构图如图 6-14 所示。

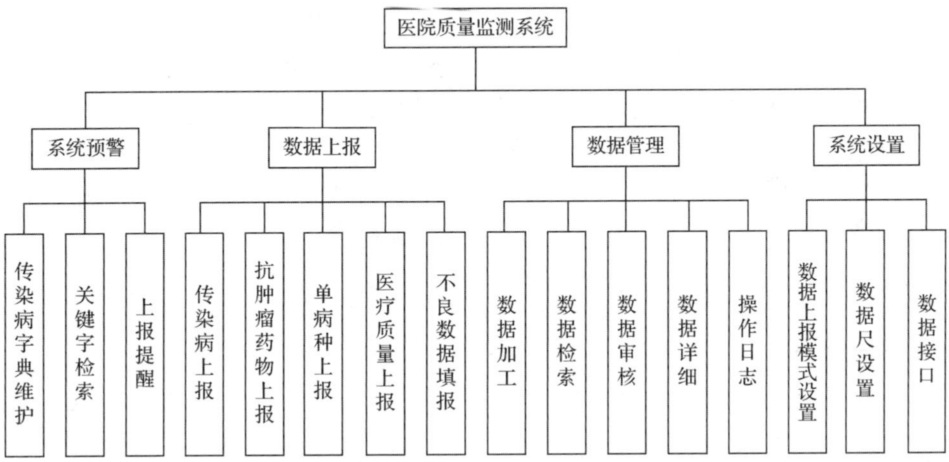

图 6-14 医院质量监测系统架构图

3. 医院质量监测主体功能设计

为加强和规范全国医院数据报送管理，保证上报全民健康信息平台的数据及时、完整、准确，国家卫生健康委员会制定了《全国医院数据上报管理方案（试行）》，具体包括医疗业务、运营业务、接口技术规范、医疗数据字典、运营数据字典五项内容。该方案是在国家卫生健康委员会医院信息服务与监管系统（1.0 版）的基础上，汇总、整合国家卫生健康委员会相关司局管理与决策需求，分析医院信息化建设进展及数据条件，在充分考虑系统性、科学性和可行性的基础上制定的。建设目标是实现与医院的互联互通，形成稳定的数据报送、分析、反馈机制，有力支撑国家卫生健康委员会管理与决策，服务医院的科学管理。同时，规范数据报送渠道与口径，避免重复报送，实现“一次采集，多次应用”。具体功能包括以下几个方面。

（1）字典维护

根据 ICD-10 标准，对法定传染病病种进行对应，并建立传染病名称字典表，包括传染病类别、代码、名称、输入码等。系统将监听 HIS 或 EMR 中的 ICD-10 诊断，自动判断是否符合传染病，及时提醒临床医生上报。

（2）系统预警

系统根据患者的诊疗信息计算找出疑似传染病患者，缩小排查范围。诊断方面：根据ICD-10和诊断关键字进行提醒；病程方面：抓取病程关键字，通过预警模型计算得出预警结果；检验方面：根据检验阳性结果进行预警提醒；影像方面：主要针对肺结核进行预警。

（3）数据管理

数据加工：对数据进行去重、清洗、标准化处理。

数据检索：支持按年度、报表期、指标类型、数据状态、填报人及部门等内容进行检索定位。

数据审核：管理员可对数据进行审核、编辑、退回及作废等处理。

数据状态：显示审核中、审核通过、退回、作废等数据状态，并记录数据处理日志。

数据详情：在线预览查看数据详细内容；导出 Excel 查看数据详细内容。

下载文件：下载数据上报人员上传的原始文件，可在本地查看数据。

操作日志：记录单项数据的历史操作，形成过程文件。

（4）系统设置

设置数据上报模式，包括手工录入、数据包。支持数据尺的开启、导入及更新。提供系统的标准数据接口，支持与医院现有相关系统无缝衔接。

4. 传染病上报系统功能设计

（1）数据管理

1）审核。医疗机构传染病报告管理人员需要对收到的纸质传染病报告卡或电子病历、电子健康档案系统中抽取的电子传染病报告卡的信息进行错项、漏项、逻辑错误等检查，对有疑问的报告卡必须及时向填卡人核实。县级疾病预防控制机构疫情管理人员每日对辖区内报告或数据交换的传染病信息进行审核，对有疑问的报告信息及时反馈报告单位或向报告人核实。对误报、重报信息应及时删除。

对甲类传染病和乙类传染病中的肺炭疽、严重急性呼吸综合征等按照甲类管理的患者或疑似患者，以及其他传染病和不明原因疾病暴发的报告信息，应立即调查核实，于 2 小时内通过网络完成报告信息的三级确认审核。

对于其他乙类、丙类传染病报告卡，由县级疾病预防控制机构核对无误后，于 24 小时内通过网络完成确认审核。

2）订正。医疗卫生机构发生报告病例诊断变更、已报告病例因该病死亡或填卡错误时，应由该医疗卫生机构及时进行订正报告，并重新填写传染病报告卡或抽取电子传染病报告卡，卡片类别选择订正项，并注明原报告病名。对报告的疑似病例应及时进行排除或确诊。

实行专病报告管理的传染病，由相应的专病管理机构或部门对报告的病例进行追踪调查，发现传染病报告卡信息有误或排除病例时应当在 24 小时内订正。已具备电子病历、电子健康档案数据自动抽取交换功能时，以唯一身份标识实现传染病个案报告与专病的数据动态管理。暂不具备条件的，应及时在传染病报告信息系统中完成相关信息的动态订正，保证数据的一致性。

3）补报。责任报告单位发现本年度内漏报的传染病病例，应及时补报。

4）查重。县级疾病预防控制机构及具备网络直报条件的医疗机构每日对报告信息进行查重，对重复报告信息进行删除。

（2）疫情分析与利用

1）疫情分析所需的人口资料以国家统计部门数据为准。

2）省级及以上医疗卫生行政部门定期发布的本行政区域传染病疫情信息，对外公布的法定传染病发病、死亡数以传染病报告信息模块中按审核日期和现住址统计的数据为准。单病种疫情信息通报和对外发布时，报告发病数和死亡数应与传染病报告信息模块数据保持一致。

3）各级疾病预防控制机构必须每日对通过网络报告的传染病疫情进行动态监控。省级及以上疾病预防控制机构需要按周、月、年进行动态分析报告，市（地）和县级疾病预防控制机构须按月、年进行传染病疫情分析，二级及以上医疗机构按季、年进行传染病报告的汇总或分析。当有甲类或按照甲类管理及其他重大传染病疫情报告时，随时作出专题分析和报告。

4）各级疾病预防控制机构要及时将疫情分析结果以信息、简报或报告等形式向上级疾病预防控制机构和同级医疗卫生行政部门报告，并反馈到下一级疾病预防控制机构。

5）各级疾病预防控制机构发现甲类传染病和乙类传染病中的肺炭疽、严重急性呼吸综合征等按照甲类管理的传染病，以及其他传染病和不明原因疾病暴发等未治愈的传染病患者或疑似患者离开报告所在地时，应立即报告当地医疗卫生行政部门，同时报告上级疾病预防控制机构，接到报告的医疗卫生行政部门应当以最快的通信方式向其到达地的医疗卫生行政部门通报疫情。

6）毗邻的及相关地区的医疗卫生行政部门，应当及时互相通报本行政区域的传染病疫情及监测、预警的相关信息。

7）信息利用实行分级分类管理。医疗卫生行业内部实现互联共享，公民、法人或其他组织申请公开相关信息的，按照《中华人民共和国政府信息公开条例》有关规定办理。

（3）资料保存

1）各级各类医疗卫生机构的纸质传染病报告卡及传染病报告记录保存3年。不具备网络直报条件的医疗机构，其传染病报告卡由代报单位保存，原报告单位必须进行登记备案。

2）符合《中华人民共和国电子签名法》的电子传染病报告卡视为与纸质文本具有同等法律效力，需要做好备份工作，备份保存时间至少与纸质传染病报告卡一致；暂不符合的须打印成纸质卡片由首诊医生签名后进行保存备案。

3）各级疾病预防控制机构应将传染病信息资料按照国家有关规定纳入档案管理。

5. 抗肿瘤药物上报模块功能设计

国家卫生健康委员会印发的《关于开展全国抗肿瘤药物临床应用监测工作的通知》表明，医疗机构应按照要求加强监测工作管理，确保上报数据及时、准确、完整。国家卫生健康委员会将组织国家癌症中心对上报数据开展质量控制和核查，并定期将相关数据分析结果反馈填报单位。抗肿瘤药物上报主要针对恶性肿瘤患者使用的药物。模块应首先筛选恶性肿瘤患者。其中，综合医院根据患者诊断判断是否属于上报范围，从门急诊诊断和住院病案首页中的诊断信息筛选恶性肿瘤患者相关数据进行上传；肿瘤专科医院的所有患者（门诊、急诊、住院）的相关数据都需要进行上报。

抗肿瘤药物上报系统应与“全国抗肿瘤药物临床应用监测网”对接，从 HIS、EMR、PACS 等软件调用筛选后，对符合条件的恶性肿瘤患者的门诊、住院、诊断、治疗、检查检验、随访等相关数据及抗肿瘤药物采购和使用清单数据等进行上报。

6. 单病种上报系统功能设计

1）单病种数据填报。单病种质量监测上报系统提供特定（单）病种数据的填报、查询及修改等功能。

2）单病种指标配置。单病种上报系统根据医院实际情况可灵活配置指标信息。

3）系统用户权限。设置用户权限，细分部门职能，避免单病种上报过程中各环节出现错误，提高工作效率。

4）多维度统计分析。多维度统计分析，对未录入病案、单病种质量等信息生成年/月度报表。

7. 医疗质量上报子系统功能设计

1）根据分配指标填报相应数据。

2）支持手工录入和上传数据包。

3）可申请重新上传、补报数据事件上报。

8. 安全数据填报子系统功能设计

1）安全事件上报。

2）安全事件审核。

3）原因分析。

4）预防措施。

5）反馈分享。

6.4.3 医疗安全事件管理系统

1. 医疗安全事件系统概述

医疗安全事件管理系统：将全院的医疗安全事件纳入系统进行管理，集中管理全院的安全事件数据；对所有的安全事件统一管理，方便临床上报，并且支持移动端上报，实现医院安全事件的闭环管理。

医疗安全事件管理系统从报告内容填写上报、流转审批、发生原因分析定位、处置对策的制定、统计汇总等方面对安全事件处理的全过程进行管理，是应对和解决各种医院管理问题的能手。

（1）定义

安全事件：医院中发生非预料的、不期望的或潜在的危险事件。

未造成伤害的安全事件：错误或安全事件已发生，但并未对患者或家属造成伤害。

警讯事件：涉及死亡或严重的身体伤害或心理伤害的意外事件。严重身体伤害具体包括丧失四肢或功能。包括下列事件。

非预期的死亡，包含但不限于如下几种情况。

① 死亡与患者疾病或潜在的自然病程无关，如术后感染死亡或肺栓塞（院内）。

② 足月的婴儿死亡。

③ 自杀。

④ 主要功能的永久性丧失与患者疾病或潜在的自然病程无关。

⑤ 手术部位、程序和患者错误。

⑥ 因输血或移植受感染的器官（组织）导致慢性或致命性的疾病。

⑦ 婴儿失窃或给错父母。

⑧ 强暴、职场暴力攻击导致死亡或永久性功能丧失，包含患者、员工、医师、医学生、受训人员、访客或供货商在医院场所蓄意杀人。

⑨ 临界差错：患者接受医疗护理过程中，一个或多个环节（检查、诊断、治疗、用药、护理等）出现错误、但错误在到达患者之前被发现并得到纠正，患者最终没有得到错误的医疗护理服务。

（2）等级划分

医疗安全事件按照事件的严重程度分为如下四个等级。

① Ⅰ级事件（警告事件）——非预期的死亡，或是非疾病自然进展过程中造成永久性功能丧失。

② Ⅱ级事件（安全后果事件）——在疾病医疗过程中因诊疗活动而非疾病本身造成的患者机体与功能损害。

③ Ⅲ级事件（未造成后果事件）——虽然发生了错误事实，但未给患者机体与功能造成任何损害，或有轻微后果但不需要任何处理即可完全康复。

④ Ⅳ级事件（隐患事件）——由于及时发现，错误在对患者实施之前发现并得到纠正，患者最终没有得到错误的医疗护理服务。

（3）安全事件的上报范围

对全院级的安全事件进行管理，事件类型包括医疗管理类事件、护理管理类事件、药品管理类事件、医技管理类事件、器械管理类事件、输血管理类事件、院内感染管理类事件、职业防护管理类事件、信息管理类事件、后勤管理类事件、治安管理类事件。

（4）安全事件报告的原则

① Ⅰ级和Ⅱ级事件属于强制性报告范畴。

② Ⅲ级、Ⅳ级事件报告具有自愿性、保密性、鼓励报告和公开性的特点。

自愿性：提供报告是报告人的自愿行为，保证报告内容可靠性。

保密性：系统对报告人及报告中涉及其他人和部门的信息完全保密（可匿名上报），使系统得以正常运行。

鼓励报告：鼓励当事人主动报告安全事件并实行非处罚性原则，对发现安全隐患和他人安全事件的报告者根据情节给予相应奖励。

公开性：安全信息公开共享，通过院内质量网络传播安全信息，包括安全事件分析、改进结果。

（5）安全事件报告、处理流程

安全事件报告分为如下四个阶段处理。

第一阶段：发现人（使用该系统的每一个人都可以填写报告）。

第二阶段：科主任、护士长（当事科室）处理报告（发生的事件属于哪个科室管辖，就由哪个科室的科主任或护士长处理。例如，外科一病区管理该病区的所有类型安全事件）。

第三阶段：业务主管部门（归口部门）审核报告（发生的事件属于哪种类型，就由管理该类型安全事件的部门处理，如护理部管理所有护理安全事件）。报告结束。

第四阶段：监管部门可全程追踪、督查、汇总分析。

2. 医疗安全事件系统架构设计

医疗安全事件管理系统架构图如图6-15所示。

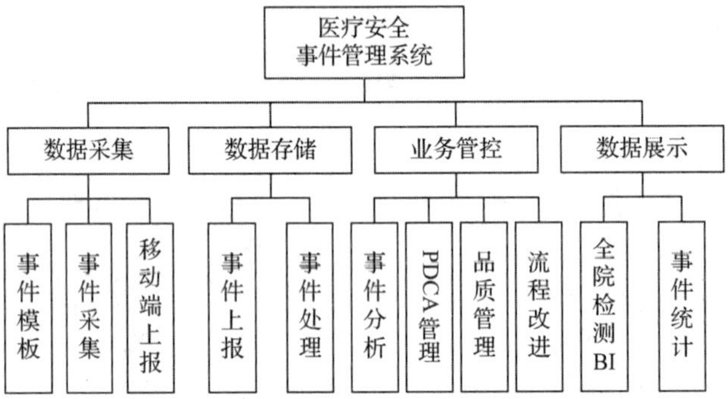

图6-15 医疗安全事件管理系统架构图

系统架构主要分为以下几个层面。

1）数据采集层：主要是与医院其他系统对接，实现数据采集功能。

2）数据存储层：主要是存储与安全事件有关的数据，包括上报数据和处理数据等。

3）业务管控层：按照安全事件上报相关业务流程，实现上报、处理、持续改进等业务主线，根据不同角色进行数据处理。

4）数据展示层：包括数据分析、数据展示、消息推送等几个层面。

3. 医疗安全事件系统功能设计

（1）安全事件上报

系统满足全院各个科室的需求，十一种安全事件类型覆盖全院所有科室。

（2）事件处理

事件处理分为待审核、被回退、改派、协助、本人回退；各科室查看自己职权范围内的事件，可以通过报告日期、事件发生日期、事发部门、事件类型、事件级别和严重度进行检索；相关人员或角色填写意见、整改措施；涉及多个相关科室时，多个科室也可以填写意见、整改措施；系统需要自动判定填报内容，并可智能建议该事件是否需要进行根本原因分析（root cause analysis，RCA）。安全事件处理流程图如图6-16所示。

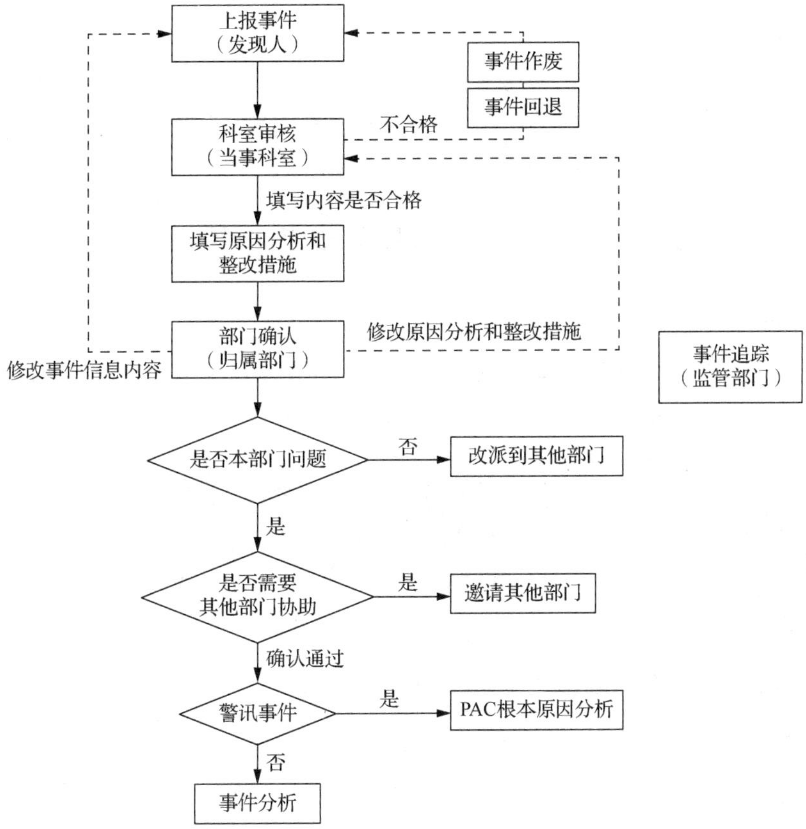

图 6-16　安全事件处理流程图

（3）PDCA 持续高质管理

根据事件类型、事件风险度、事件严重度、事件处理进度进行分析，形成一段时间内安全事件的改进情况汇总表，表单需要包含的信息：上报科室、安全事件、事情发生级别、事件发生经过、事件发生可能原因、改进意见及措施、事件追踪、当前跟进部门。

（4）移动端

基于“企业微信或钉钉”端提供医疗安全（不良）事件管理的应用，通过手机拍照、快速填报等形式减少工作量，方便医护人员及时上报。

（5）智能统计分析

系统提供事件分析功能，通过图表方式对事件的原因、场所、人员、患者及处理情况等各类信息进行综合分析。主要包含如下内容。

质量管理工具：鱼骨图分析、帕累托图分析、全景图分析、头脑风暴、不良事件严重度评估分级（severity assessment code，SAC）、风险矩阵、交叉统计类型分析。

数据统计：医疗纠纷统计、上报科室排名统计报表、事件发生时间段统计、事件报告人岗位、事件级别、按事件类型的分析、患者信息统计、PDCA 高质量改进汇总表等。

发生趋势分析：同比分析、环比分析。

药品类统计：药物不良反应（adverse drug reactions，ADR）类型、上报药品种类排名。

复合查询工具：筛选事件类型及相关的一级因素、二级因素、风险度、严重度。

（6）商业智能

商业智能（business intelligence，BI），主要是对医院的安全事件检测结果进行可视化展示。支持全院安全事件发生情况动态展示，也支持通过时间筛选查看过往一段时间的安全事件发生情况。

6.5 综合运营与决策支持管理系统

医院管理是高度综合的管理体系，按照智慧管理最高级别的期望建立医院智慧管理信息系统，实现业务联动与管理决策支持功能，是目前医院智慧管理的最高目标。

由于智慧管理内容繁多，本书将人、财、物、质量之外的管理内容统一汇总在本节。另外，在《医院智慧管理分级评估标准体系（试行）》中，除前面篇幅已经阐述的内容外，还有运营管理、运行保障管理、教学科研管理、办公管理、基础与安全五个工作角色的内容共 13 项业务项目。由于篇幅关系，本节对医院办公自动化系统、医院领导决策支持系统、公立医院绩效考评管理系统、病案无纸化系统进行详细阐述，除部分基于信息系统保障管理的内容在后续章节有所涉及外，其他业务项目不再详述。

6.5.1 医院办公自动化系统

1. 医院办公自动化系统概述

医院办公自动化系统（office automation，OA）定位于医院的内部管理，支持全院所有科室的管理系统，将医院的人员、业务流程、信息、组织机构及办公自动化技术与设备集成为一个有机的系统，并成为全院人员的统一工作平台。通过使用办公自动化系统，能够有效落地医院行政管理制度，为医院提供更好的综合办公服务，整合系统资源，满足医院信息化快速发展的需要。

建立医院办公自动化系统主要是帮助医院建立内部信息管理和医护人员知识学习平台，解决医院信息发布、讨论、公告、信息采集、知识收集整理等问题。医院办公自动化系统是全院人员的个人事务处理平台，管理个人的时间、活动、信息、知识等。医院办公自动化系统是医院各个部门的专用事务管理系统，解决人力资源管理、医疗行政办公、设备维修、派车、医疗教学管理、论文管理、培训管理、科研管理、政工管理、医护人员排班考勤、会议管理、学分统计等问题，涵盖 HIS 没有实现的医院事务活动管理。医院办公自动化系统可以通过调用医院 HIS 的数据及数据挖掘、商业智能等技术形成一个医院管理上层的决策平台。

医院办公自动化系统的实施可以提高医院人员的管理能力、协同能力和知识管理能力，规范医院管理流程，实现医院各种公文流转、办公事务、邮件传输、各种领用申请、人员外出审批、请销假、人员管理、派车审批、科研训练、护理管理等办公流程。

2. 医院办公自动化系统架构设计

医院办公自动化系统架构图如图 6-17 所示。

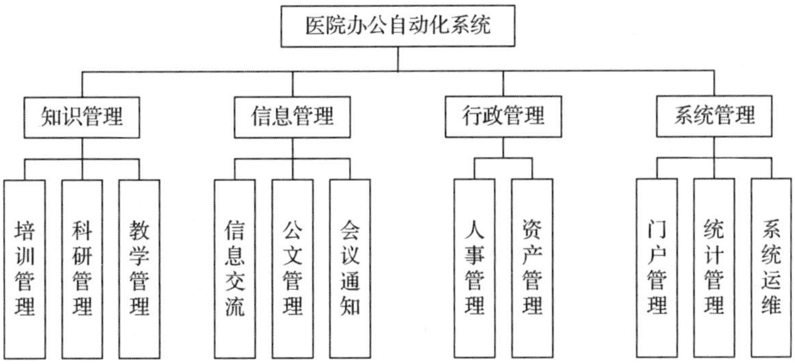

图 6-17　医院办公自动化系统架构图

3. 医院办公自动化系统功能设计

（1）知识管理

知识管理分为培训管理、科研管理、教学管理。

培训管理主要是针对医院对医护人员学习、培训的日常管理。负责培训的人员可以提前做好培训相关材料并上传系统，医护人员可以自行选择学习。系统会自动生成学习记录等。

科研管理包括文献库、知识文库、知识地图、知识共享、互动问答、专家咨询等。通过知识管理平台，医院实现对信息与知识的发布、共享、积累、利用与科研创新的全过程管理。科研管理平台便于组织和传递信息、积累知识。科研信息管理节省信息传递、查找、管理的成本，便于医护人员进行日常专业知识学习和交流。

对于大多数医院而言，不仅要医治患者，还要承担医学院校教学管理等工作。教学管理系统可以对医生的工作进行提前安排、排班、通知，教学任务发布，教学记录统计等。

（2）信息管理

信息管理分为信息交流、公文管理、会议通知。

信息交流主要包括内部论坛、网络会议、日常事务邮件通知、短消息、新闻查看、医护工作者日常沟通等功能。

医院公文管理遵循国家公文管理规范设计，兼顾医院个性化设置。公文管理包含医院发文、医院收文、文件送审签及公文归档。实现医院内部公文管理电子化，由电子行文代替手工行文，解决公文传送慢、信息不及时、不同步、不易查阅等问题。系统提供自定义红头模板、自定义收发文稿纸、自定义收发文流程，可实现一键套红，电子用印等操作。具有拟稿、办理、传递、审核、会签、签发、登录、跟踪、监控、催办、督办、查询、统计、打印、自动归档等功能。系统实现了收文管理和发文管理的自动化，可以灵活设定公文流程，自动进行流程跟踪、催办、查办，并可归类存档、全文检索，最终实现“文档一体化”。

会议通知功能方便医院对一些重要会议、医务工作等作出智能通知。系统可以实现自动推送等功能。

（3）行政管理

行政管理分为人事管理和资产管理。

人事管理主要包括工作考核、评级考核、人事日常请假、调休管理、日常招聘、人事档案管理、人事合同管理、工作变迁管理、奖惩记录等功能，实现无纸化电子办公。管理人员可以调阅员工个人信息，为日常行政办公提供了丰富的管理功能，大大节约资源和管理人员的时间成本。

资产管理主要是对医院办公资产进行管理记录，包含车辆管理、会议室管理、网上调查、问卷调查及个人办公套件等。

（4）系统管理

系统管理分为门户管理、统计管理、系统运维。

门户管理为医院提供统一办公门户，通过门户整合系统内的各模块、互联网及异构系统的信息、数据、报表，并可结合用户权限向不同岗位职工实时推送信息。门户平台为医院提供可配置化的用户界面，为医院管理层、中层及个人配置个性化界面，如院领导门户、行政门户、临床医技门户、科室门户、个人门户等。门户平台可以整合医院其他异构系统，实现一次登录即可访问院内多套系统的快捷办公新方式。

统计管理主要是查询、统计汇总等功能，可以进行考核统计、资产管理等。便于管理者对医院进行更加科学、规范的管理，实现办公透明化，提高办公效率。

系统运维是针对系统运行的日常维护，以及个人权限的修改等。

6.5.2 医院决策支持系统

1. 医院决策支持系统概述

医院决策支持系统（decision support system，DSS）是一款针对医院管理者提供的专业化信息管理软件。医院决策支持软件集成不同的业务软件（HIS、LIS、PACS、EMR、HRP、人事、财务、物资、药品、诊疗等）相关信息，采用图文并茂的方式统一展现，为管理者提供一个信息集中展现平台，让管理者全面了解医院相关信息，为决策管理和辅助诊疗提供技术支持。

2. 医院决策支持系统架构设计

医院决策支持系统架构图如图 6-18 所示。

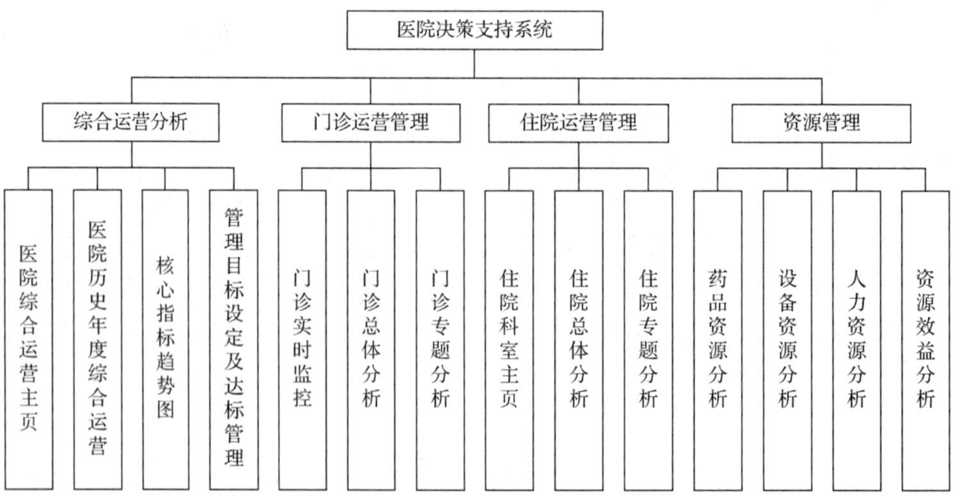

图 6-18 医院决策支持系统架构

3. 医院决策支持功能设计

DSS 所有统计功能均包括但不限于以下功能点。

（1）综合运营分析

1）医院综合运营主页。针对医院综合运营关注的指标进行查询、实时显示、钻取查询等功能，包括针对医院人、财、物、质量、安全等各方面的信息，可包括门诊、住院、体检、医院合计业务收入等信息。

2）医院历史年度综合运营分析。针对目前业务与历史业务的对比增长或改进进行分析，包括年度同比、环比等分析。实现结合历史业务的对比分析，包括门诊、住院、体检、医院合计业务收入月度同比柱状图、增长率趋势等。

3）核心指标趋势图。核心指标是指针对管理需要的重点指标进行重点分析对比，包括门诊核心指标、住院核心指标、总体业务核心指标等。

4）管理目标设定及达标管理。根据管理目标设定值进行对照分析，促进管理目标的达成。

5）医院医疗资源。统计和分析医疗资源情况，包括员工情况、设备情况、药品库存情况等。

（2）门诊运营管理

1）门诊实时监控。实时监控门诊的运行状态，通常包括目前门诊量、排队情况、就诊秩序等，实现门诊安全高效运行的目的。

2）门诊总体分析。对门诊运行情况进行分析的内容包括收入情况、工作量情况、药占比等。

（3）住院运营管理

1）住院实时监控。实时监控住院的运行情况，包括床位使用情况、手术情况、出院患者情况等，保障住院安全有序运行。

2）住院总体分析。对住院运行情况进行统计分析，包括业务收入情况、重点管理指标、手术情况等。

6.5.3 公立医院绩效考核与管理系统

1. 公立医院绩效考核与管理系统概述

自 2015 年起，国家陆续颁布了多份医院综合改革、绩效考核等相关指导意见，指导医院在深化医疗体制改革的大形势下，通过行之有效的绩效考核与管理，整体提升医院的医疗和管理水平。

同时，根据《国家卫生健康委办公厅关于印发全国医院上报数据统计分析指标集（试行）的通知》（国卫办规划函〔2019〕383 号），为加强医院上报数据的分析和应用，建立医院上报数据的标准化分析指标体系，医院须遵照《全国医院上报数据统计分析指标集（试行）》执行，在国家指定的报告期内定期上传对应指标的数据。

医院绩效考核与管理系统通过为医院提供以资源为基础的相对价值比率（resource-based relative value scale，RBRVS）和关键绩效指标（key performance indicator，KPI）等绩效考核方案，根据业务职能向基层科室下发考核指标，在为院长提供决策支持的同时，对科室进行指导，形成一个全方位的绩效管理体系，加强医院内部管理，提高医院服务质量，达成长期战略目标。

系统针对绩效考核的相关指标进行多维分析，制订考核方案，对相关数据进行自动采集或系统驱动的手动采集，借助数据分析辅助医院提高运营和质量管理能力；同时通过系统实现绩效考核数据上报功能，减少工作量，提高工作效率。

2. 公立医院绩效考核与管理系统架构设计

公立医院绩效考核与管理系统架构图如图 6-19 所示。

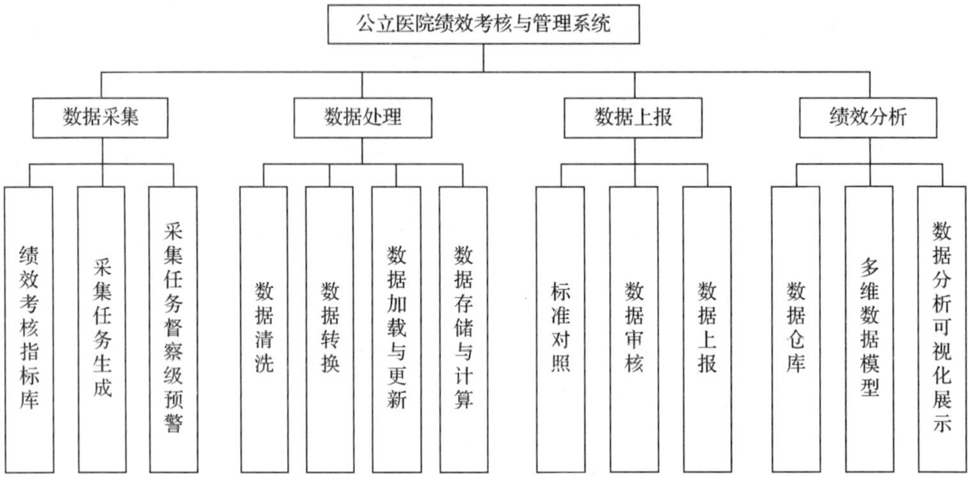

图 6-19 公立医院绩效考核与管理系统架构图

3. 公立医院绩效考核与管理系统功能设计

（1）数据采集

1）绩效考核指标库。深度解读国家二、三级公立医院绩效考核政策要求，在软件绩效考核指标库中，包含国务院发布的 28 项二级公立医院考核指标、56 项三级公立医院绩效考核指标，借助信息化支撑、促进政策在医院落地见效。

系统支持创建默认指标库及指标维护等功能。当考核指标出现调整和补充时，系统也支持进行增加、删除、修改等操作。

2）采集任务生成。根据绩效考核指标库中各种指标的采集要求生成采集任务列表。负责人工采集或确认自动采集数据的工作人员可以根据考核所属类别、采集表名称、编码、采集时间等查询采集任务，通过生成采集任务开启数据采集流程。

绩效考核与管理系统所需的大部分数据采集可以通过接口直接从 HIS、HRP、EMR、病案首页系统等医院信息系统中采集。针对部分不能直接从上述系统中直接获取的数据，可以通过补录功能采集、记录数据。绩效系统降低人力成本，同时实现考核数据的查询、综合监管与原始溯源。

3）采集任务督察与预警。系统及时监控采集任务数量、采集情况，对即将逾期或者已经逾期的采集任务进行提示，提醒工作人员进行即时采集，并对逾期任务追溯逾期原因。

同时，根据国家对考核指标正向监控及负向监控的要求，预设预警提示阈值，自动对预警范围内的指标进行多种形式预警，提醒考核管理人员及时进行跟踪监控和制定对策，提升医院的管理效率。

（2）数据处理

在确定上报数据的数据源后，对数据进行 ETL 处理，删除无逻辑、错误数据与重复数据，并将数据转换为统一的数据格式，最终加载至绩效系统数据中心。

（3）数据上报

1）标准对照。在上报指标中包含疾病、手术等相关的指标，这些要求医院在疾病、手术等名称方面遵循国家统一的标准，如 ICD 诊断。当医院目前遵循的标准与国家上报指定的标准不符合时，系统通过数据对照功能，自动将医院信息转换为标准信息。

2）数据审核。根据原国家卫生和计划生育委员会对各医院开放的数据上报接口设计与开发数据信息转换接口，实现数据的自动上传功能。对于已经上传的信息，为了防止信息出现错误，系统将为工作人员提供数据审核功能，对有偏差的信息进行调整，当信息调整完毕后，将调整信息予以保存。

3）数据上报。将经过数据审核并保存的信息上报给国家数据库，完成上报工作。

（4）绩效分析

绩效分析可视化展示是指通过数据仓库与多维数据模型将数据分析结果以丰富的图表予以展现，从而协助医院管理者掌握全院收入、医疗质量、医疗安全、财务、医疗资源等各方面的情况，辅助医院领导者制定相关决策。

在绩效分析中，系统将针对各个具体指标进行趋势分析、同比分析、环比分析、科室排名、医生排名等，使工作人员能够全面化、多角度、深入了解各个指标情况。通过绩效分析结果，强化结果导向，反哺业务执行，形成全面覆盖、多维评估的医院绩效闭环管理体系。

6.5.4 病案无纸化系统

在我国医院病案管理的很长一段时间里，纸质文档扮演着重要角色并作为病案内容的主要载体存在。医院病案管理以实现数字化归档为目标一直在积极探索，从缩微胶片式病历存储到扫描数字化病历图片保存，但只是针对纸质历史病历的无纸化问题提供了解决方案，并没有实现真正意义上的无纸化病案。随着信息技术在医疗行业应用的不断深入，以及医疗信息技术的持续发展，国家对无纸化相关文件和规范的发布，推动了电子病历无纸化发展。

1. 病案无纸化系统概述

1）指导政策。依据《中华人民共和国电子签名法》《电子病历应用管理规范（试行）》《中华人民共和国档案法实施办法》的要求。

2）参考文件。《电子病历系统应用水平分级评价标准》《电子病历系统应用水平分级评价管理办法（试行）》《病历书写基本规范》《住院病案首页数据填写质量规范（暂行）》《医疗机构病历管理规定（2019 修订版）》《住院病案首页数据质量管理与控制指标（2016 版）》、国务院办公厅《关于促进“互联网+医疗健康”发展的意见》、国务院《关于实施健康中国行动的意见》《中华人民共和国基本医疗卫生与健康促进法》《中华人民共和国标准化法》、国务院办公厅《关于促进和规范健康医疗大数据应用发展的指导意见》等相关政策文件的指导意见，落实医院病案无纸化归档建设工作。

3）法律效力。《医疗机构病历管理规定（2019 修订）》规定电子病历与纸质病历具有同等效力。《中华人民共和国档案法实施办法》第二十条规定："各级各类档案馆提供社会利用的档案，应当逐步实现以缩微品代替原件。档案缩微品和其他复制形式的档案载有档案收藏单位法定代表人的签名或者印章标记的，具有与档案原件同等的效力。"这两项规定的颁布给无纸化病案赋予了法律地位，并且给无纸化病案提供了可以快速发展的法律环境。

4）发展要求。近年来，医院不断加大医疗信息化系统建设的投入，各项信息系统逐渐完善。系统开发、大数据分析、人工智能等技术逐渐成熟，病案的数据利用、挖掘、教学、科研价值需要得到有效体现，无纸化归档系统在病历数据与文件等底层集成基础上解决病历资源共享问题，提高病案管理工作效率，提供医疗数据分析，为医疗事业的发展创造价值。

2. 病案无纸化系统功能设计

（1）病案缩微扫描

病案缩微扫描是指将原始纸质病案通过高速扫描仪扫描生成电子影像，可通过数模转换技术实现。COM 技术是将存储在计算机中的电子影像输出到专用设备中产生缩微胶片，这种技术能够产生高质量的胶片，而且保证扫描影像和缩微影像一致。

（2）建立病案索引

首先确认待无纸化归档管理的病案对象，通过与医院 HIS 或者病案管理系统进行数据接口对接，采集病历的无纸化归档清单，对采集的数据按照临床科室、治疗组、主管医生等条件进行区分，区别不同病历的无纸化归档工作所属。对无纸化归档清单中的病历生命周期，设置八个状态：待归档、已提交、主任退回、已签收、已初审、终审退回、已归档、已复印。

（3）病历文件采集

根据医院信息化实际情况，可采用与各个业务系统进行接口接入的方式采集病历文件，或采用智能自动化生成、数据模板重建、虚拟打印、文件共享等方式进行采集。根据无纸化病历归档需求，实现病历首页、住院证、出院记录（死亡记录）、入院记录、病程记录、其他记录（疑难病例讨论、术前讨论、手术记录、手术麻醉护理资料、输血病历相关资料、会诊记录、死亡病例讨论）、各种知情告知书、病理报告单、特检报告单（按放射、超声、功能）、检验报告单（按常规、生化、免疫分类排序）、长期医嘱、临时医嘱、体温单、护理记录、外来资料等病历的在线无纸化归档管理。

（4）病案质控管理

病案质控作为病案管理的重要环节，是病案无纸化归档管理的重要保障。病案无纸化质控管理分为三个方面。

① 病案超时提醒。针对病案时效性，对即将超期病历向医生发送在线提醒和短信通知，发送超期病案清单提醒病案室处理。

② 病案首页质控。为首页提供逻辑问题质控、必填项质控、有效性校验、编码项质控

等。DRG 和医院上报所需的数据均来自病案首页，其分组也建立在病案首页数据之上。病案首页数据的完整性、规范性与合理性至关重要。

③ 病案内涵质控。基于人工智能 NLP 自然语义分析处理技术，多维度对病案书写内容进行质控，可配置动态规则库。可针对不同的缺陷类型和简历类型对病历做内涵质量分析，更高效地为病案室提供内涵质控自动化工作。

（5）病案文件存储

将医院各业务系统的病历归档生成 PDF/JPG 格式文件并统一在无纸化归档服务器存放和管理，文件按照病案的顺序、规范归档及查阅，以一个患者一次入院存放一个文件夹的方式单独存放。每份文件以文档名称/代码、文档版本号、文档序号、医嘱/服务代码、时间戳等作为归档文件的唯一标识，归档文件提供加密存放服务，确保病历存储安全。

（6）病案统一管理

对历史数字化缩微扫描的病案进行深度集成，通过对病案数据层面与病案扫描图像层面的融合，将历史病案扫描的数据和图像导入无纸化归档系统，实现病案无纸化的完美兼容。在集成后的系统内可以查看从医院建立的第一份病历到新产生的每一份病历。实现无纸化病案的统一管理。

（7）线上借阅

临床医生或医技医生可以按照首页内容进行查询，并提出借阅申请，按照科室和角色设置病案浏览的权限，如本科室医生可以看到本科室的病案、关联科室的医生可以看到关联科室的病案。提供病案管理人员对借阅申请的审批，设定借阅期限、内容权限以及到期自动返还病案功能。

（8）闭环管理

通过信息系统的建设与发展，实现病案室全业务流程无纸化的目标。建设病案质控闭环，所有审签流程全部采用线上流转的方式，建立质控闭环管理，让医生、护士、护士长、实习医生、主管医生、主任医师、科室质控员、病案室质控员等参与到线上的质控管理工作中来；建设病案流通闭环，如病案签收、病案复印、病案扫描、病案借阅、病案装箱、病案抽查、病案上架等病案流通的闭环管理；建设病案全生命周期示踪管理闭环，系统从多个层面对病案进行追踪与定位。通过提供病案闭环管理图表及时间轴展示，可以清晰直观地展示与反馈病案闭环管理的流程与执行情况、相关人员、相关节点、相关状态等。协助用户直观进行病案闭环管理。

（9）病历打印

为更好地服务患者完成打印服务，可设置个性化的打印套餐，可以根据打印用途、打印内容批量进行病案打印。响应国家“互联网+医疗”政策号召，开展微信预约、自助打印等服务，实现病案复印的多样化管理。简化病案的复印流程，规避医患纠纷，减少窗口患者的排队人数，减轻复印窗口对外压力；避免与患者或家属接触，从而减少患者矛盾；集中精力到打印、复印病历上，使工作更加高效。

（10）人工智能质控

随着计算能力的发展与进步，基于深度学习的人工智能病案质控技术有了突破性进展。通过自然语言处理（natural language processing，NLP）技术、人工智能体（AI agent）技术，解析全文实体，进行质控判断，进而实现病历质控的提醒和建议，最终实现病案内涵、智能编码的决策判断。

（11）OCR/全文检索

基于 OCR 与人工智能结合技术，实现扫描病历的文本识别、文本自动校对、文本转化，建立病案全文索引与分词索引病案库，基于搜索引擎的关键技术，进行全部归档病案的全文检索，包括无纸化采集病案和数字化扫描纸质病案，提供全文检索服务。

（12）无纸化归档管理

用于控制整个无纸化病案生命周期的病历管理，包含待归档病历清单、归档过程管理、归档状态管理、归档病历调阅、归档文件管理、归档统计报表管理、归档 PDF 签章认证管理、已归档病历相关管理等多项功能。

病案无纸化系统是医院信息化系统中相对复杂的系统，要与其他系统共同配合，其建设过程涉及医院临床科室和病案管理的各个环节。病案无纸化系统若顺利实现则将彻底改变医院病案管理的模式，医院病案管理的成本将大幅降低，也可以从根本上解决医院病案库房紧张、装订上架步骤烦琐、病案利用率低等问题。有效地提升了病案信息使用效率，使医院管理更加有据可依。同时，无纸化病案库将为医疗科研、教学、区域医疗、居民健康档案建设提供有效的基础支持，并起到至关重要的作用。

思 考 题

1．尝试描述医院管理的具体内容，并指出医院管理的特点。

2．医院管理信息系统如何优化？请尝试提出 1～2 个建议。

3．医院智慧管理主要包含哪些子系统？这些子系统分别实现哪些功能？

4．人力资源管理系统具有哪些功能？

5．医院客户关系管理系统具有哪些功能？

6．根据流程改造的思想，提出两点或两点以上医院综合管理系统流程改造新思路。

7．简述医院财务管理系统的主要功能。

8．药事管理部分具有哪些特点？

9. 对于“医院信息系统的应用必定为医院带来更显著的效益”的说法，你认为正确吗？为什么？举例说明。

第7章 医院信息平台

本章主要介绍医院信息平台的组成和功能框架，从信息平台基础服务和应用服务两方面详细阐述具体功能和实现，读者可以从中了解医院信息平台的建设内容和意义。

7.1 概 述

7.1.1 信息平台概述

到目前为止，信息平台还没有一个公认的定义。在《信息化战争形态论》（董子峰著）一书中提出：信息平台就是信息的数字化、网络化存在方式。它有两个基本含义：①信息作为信息的存在主体存在，本身成为信息的载体，即“信息的信息”，这是信息平台的理论形态。②基于数字化网络技术运行的信息系统。

总的来看，信息平台在结构上有如下几个基本特点。

1）层次性。信息平台具有技术系统的一切特征。它包括两个方面：结构上的层次性；功能上的层次性。从技术系统的基本构造看，信息平台可以理解为由基本信息单元、中间信息单元、高级信息单元三个层次构成。

2）交互性。信息平台的交互性包括横向交互性和纵向交互性两个方面。横向交互性是指不同信息系统之间是交互的，即互通、互联、互操作。纵向交互性是指不同层次的信息平台之间是交互的，既有上级对下级的指挥控制，又有下级对上级的信息反馈，下级是上级的信息源，上级是下级的信息源，上下级之间互为信源和信宿。

3）统一性。统一性就是信息一体化，包括功能一体化和结构一体化两个方面。功能一体化是指过去由若干单独系统分别完成的职能改由同一个系统来完成。结构一体化是指信息平台具有统一的信息格式、数据接口、文本协议、操纵环境等结构，使信息平台的使用和开发按照统一标准进行，确保横向和纵向兼容，保证技术系统的可持续发展。统一性是交互性的基础，有了统一性，就可以通过各级信息平台和数据链化零为整。

4）开放性。开放性是指信息平台的功能、结构、层次等系统结构要素本身是发展变化的，反映了信息平台实际上是一个开放的复杂系统。表现为系统功能的不断扩张，信息处理能力不断提高。信息平台仍然属于初级形态，其基本趋势是发展智能化信息平台，从而形成全新的智能无人系统，让机器代替人去工作。因此，信息平台是不断演进的，它本身并没有最终的形态。

7.1.2 医院信息平台概述

随着医院信息化应用的普及和深入，医院建设的软件系统越来越多，结构也越来越复杂，各个软件系统之间如何互联互通？各个机构之间如何实现数据共享？医院如何有效地利用已有的数据？医院信息平台的建设需求随之产生。

医院信息平台是信息平台的行业应用，是实现医疗监管和区域协同的基础，对内实现医院内部不同业务软件系统的统一集成、互联互通和信息整合，对外基于区域卫生信息平台实现跨机构医疗信息共享、医疗业务协同和医疗业务监管等功能扩展。

医院信息平台可以提高服务集成和数据治理能力，利用信息化手段，打通各个软件系统之间的信息孤岛，使各个业务系统之间的数据能够按照标准规则进行流通，提高医院数据治理、数据挖掘、数据分析的能力，帮助医院提升运营、医疗、服务水平。

7.1.3 国家政策介绍

2018 年 4 月，国家卫生健康委员会发布的《全国医院信息化建设标准与规范（试行）》，将医院信息平台具体功能划分为两大类六个子类，具体包括信息平台基础和平台服务集成，对医院信息平台建设提出了功能框架指引，具体如图 7-1 所示。

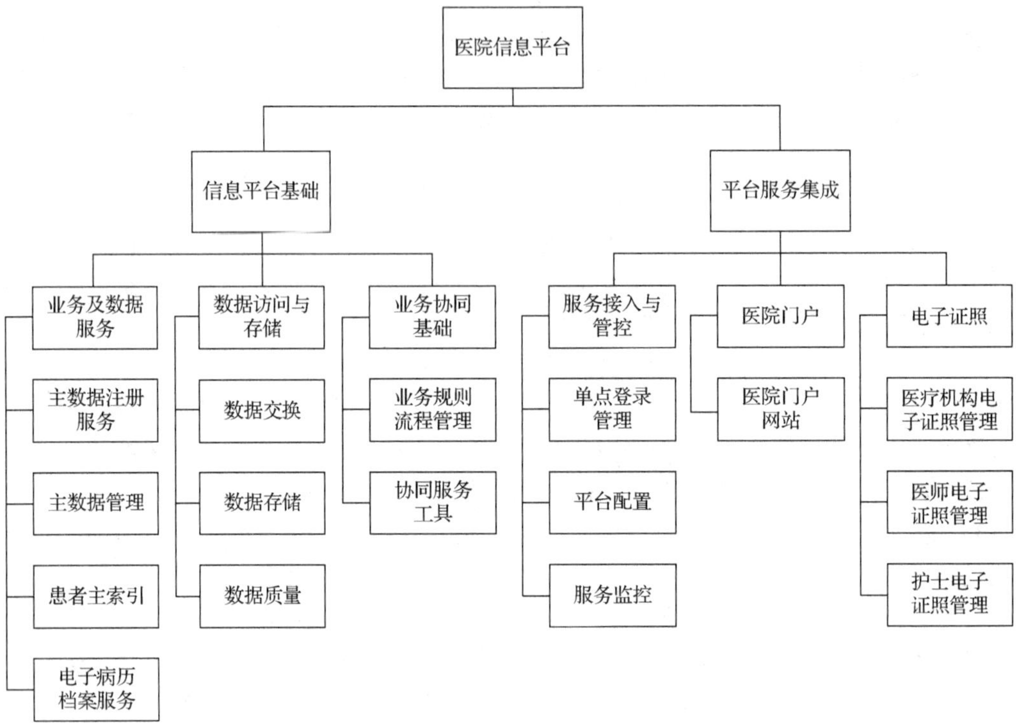

图 7-1 医院信息平台功能架构图

7.1.4 层次结构

在《全国医院信息化建设标准与规范（试行）》的指引下，结合医院实际情况，医院信息平台已初步形成了门户层、应用层、服务层、信息资源层、信息交换层、业务应用层、基础设施层、信息安全体系和系统运维管理、信息标准体系等不同层次的应用场景和内涵。医院信息平台总体架构图如图 7-2 所示。

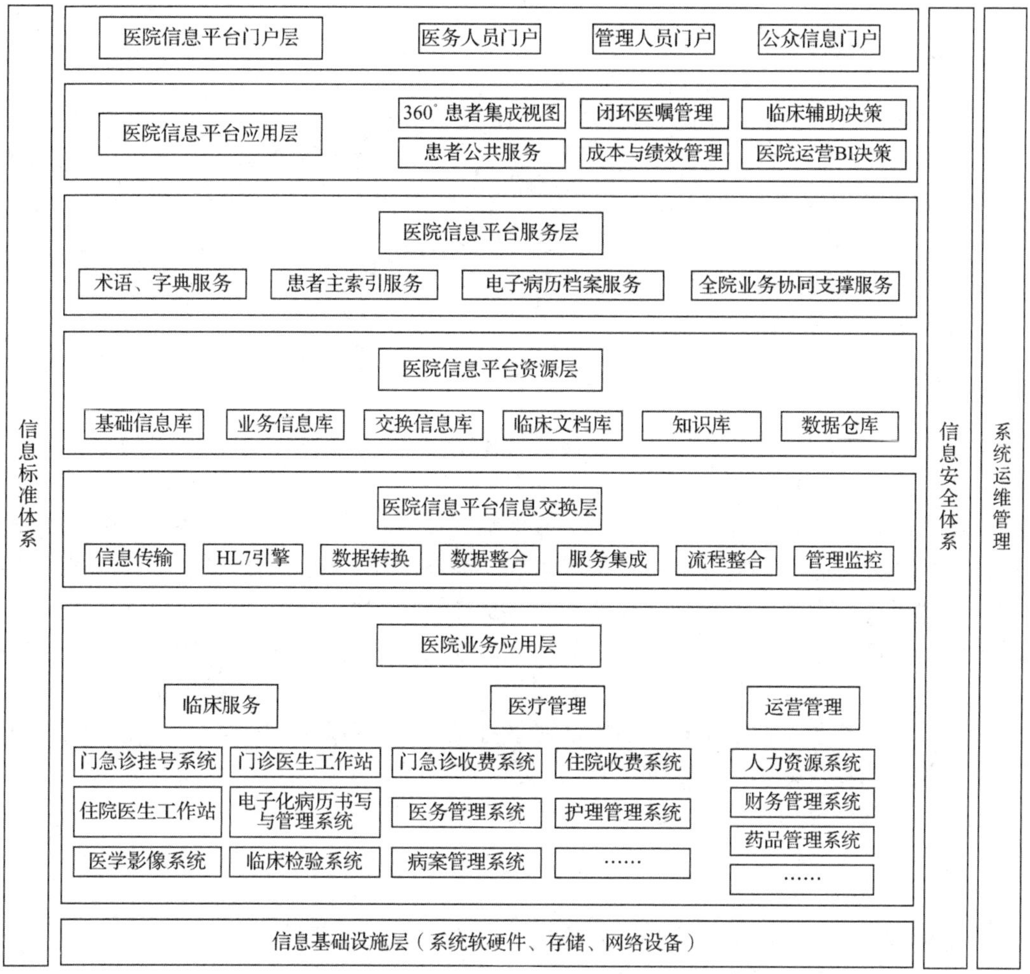

图 7-2　医院信息平台总体架构图

具体层次如下：

1）门户层：提供不同信息利用对象统一的信息门户集成服务。

2）应用层：提供标准化、统一的信息应用服务。

3）服务层：对信息进行有效加工，提供标准化的、统一的信息服务。

4）信息资源层：建立标准化、统一的信息资源库。

5）信息交换层：建立标准化、统一的信息交换功能。

6）业务应用层：业务系统或生产系统，是数据的来源。

7）基础设施层：支持系统运行的基础硬件、网络、系统软件等。

8）信息安全体系：保证系统安全的相关安全体系。

9）系统运维管理：保证系统运行稳定和可持续发展的运行体系。

10）信息标准体系：信息系统相关的国家、行业标准体系。

7.1.5 集成分类

医院信息平台是一个复杂的系统，涉及的内容繁多且内容定义和边界定义不够清晰，早期往往以医院集成平台的业务模式出现。信息平台是一个信息的大集成，是在业务系统之上建立的一套以解决系统与系统之间数据交互标准化为核心的集成平台。

为方便读者理解，对医院信息平台涉及的内容归纳如下：医院信息平台主要是对交互、数据、应用三大类的集成，是独立在业务系统（又称生产系统）之上的集信息交互、数据整合、应用集成等为一体的信息平台。

1. 交互集成

交互集成主要解决各软件系统之间的信息传递问题，目的是将所有交互的要求集中进行统一管理和规范运行。

医院信息化中涉及的软硬件繁多，专业性强，信息与信息之间、系统与系统之间存在千丝万缕的信息关联、信息交互、信息同步等。如何实现系统之间信息的互联互通，是医院信息化建设过程中最大的问题。在传统的信息交互模式中，一般采用数据库直接开放、存储过程、视图、中间表、消息等方式的交互，软件系统之间存在大量的、紧密的信息联系，即“点对点”信息交互。软件系统之间的关系错综复杂且脆弱，经常出现“牵一发而动全身”的情况，医院信息主管部门无法对信息交互进行有效的控制，在一定程度上制约了信息化建设的步伐，影响医院的运营稳定和医疗安全。如何对软件系统之间信息的互联互通进行有效的规范和管理，是医院信息平台的第一大任务。

2. 数据集成

数据集成主要解决数据标准化、数据统一治理、数据管理问题，主要包括患者个人主索引、电子证照管理、标准数据中心、临床数据中心、运营数据中心、科研数据中心等。

随着利用数据的需求越来越大，医院信息系统采集了海量的数据，但数据分置在不同的业务系统中，如何有效、高效、规范地利用这些分置在各个业务软件中的数据，是医院信息平台的第二大任务。

3. 应用集成

应用集成主要解决各软件系统之间的功能调用问题。对功能基本一致的模块进行集成，能够防止重复投资和重复建设。

集成主要考虑技术的集成、功能的集成和信息的集成，而交互主要解决信息的互联互通。集成与交互是相辅相成的，交互的合集是集成，集成的核心是交互。将二者融为一体，即对交互进行规范管理、对功能进行集中，用以保障医院在安全、规范、可控的状态下运行。

在新兴技术应用不断深入、互联网迅速发展的形势下，传统的专业分工协作模式已经不能满足医院发展的需要。通过信息系统将目前业务进行流程再造和有效整合，提高应用率，应用集成应运而生。例如，“一站式”客户服务中心就是将预约、挂号、清单打印、病历复印等分散在不同软件系统、不同部门中提供的服务集中起来，实现“一站式”服务，这种业务整合打破了软件之间的边界。如何高效地将这些服务通过信息系统整合，是医院信息平台的第三大任务。

软件系统之间信息的互通、数据的规范高效利用、业务流程再造带来对服务的整合，这是医院信息平台的原始驱动力。随着国家对医院提出互联互通的要求，医院信息平台的内涵和外延也在不断变化，对医院信息平台有了更加明确和规范的要求，医院信息平台逐步成为医院信息化建设的核心。

医院信息平台常见的主体模块或子系统的具体分类图如图 7-3 所示。

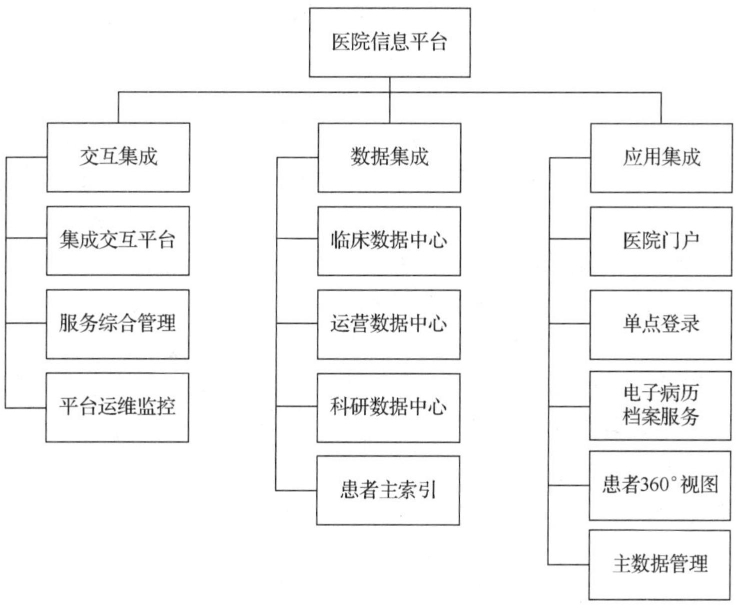

图 7-3　医院信息平台模块分类图

7.2　信息平台基础

信息平台基础包括业务及数据服务、数据访问与存储、业务协同基础等相关功能。

7.2.1　业务及数据服务

业务及数据服务指明医院信息平台需要提供的业务和数据服务，它的功能包括以下三个方面。

1. 主数据注册服务

随着医院信息化应用的深入，医院软件系统越来越多，用于支持系统的数据字典越来越多，医院信息管理部门的维护工作量也越来越大，经常需要在不同的软件系统中多次设置同一个字典，如患者、医疗卫生服务人员、医疗卫生机构（科室）、医疗卫生术语等。这类医院信息系统间共有的基础字典数据，即为主数据。

主数据注册是指通过最初获取主数据信息的应用，将主数据信息登记到医院信息平台的过程。主数据注册服务实现将主数据信息登记并分配唯一标识，供全院使用。

主数据注册服务功能包括：主数据注册新增、更新、注销。主数据注册服务支持患者、医疗卫生服务人员、医疗卫生机构（科室）、医疗卫生术语四种主数据注册服务组件。

1）主数据注册新增。该功能实现主数据字典新增操作，即将业务系统的基础字典按照HL7 发送给信息平台系统。

2）主数据更新。该功能实现主数据字典信息的更新维护。

3）主数据注销。该功能实现主数据字典的注销（置无效状态，非物理删除）。

2. 主数据管理

统一基础字典管理是指在集团医院模式下，从医院信息系统管理角度入手，对医院多个院区及下属门诊部的科室、院内职工、院外人员使用医院信息系统的行为进行统一管理，实现信息系统之间权限集中管理。建立多级授权管理体系，建立人事系统员工相关信息变化和医院信息系统用户权限变化的联动关系，为各类人员提供统一的医院信息系统访问方式。此外，对医疗领域特有的医疗分级管理和认证机构（certificate authority，CA）证书管理应集中管控，并通过医院信息平台的方式对医院公共字典进行统一管理。

如何能够做到对一些公共字典批量维护，如何通过一定的方式对一些基础字典的增删改做到不同系统之间的字典同步，针对这些问题，可通过主数据管理平台将医院信息系统涉及的所有字典采用集中式统一管理，并提供实时分发功能解决系统字典维护、字典一致性和科研统计等问题。

主数据管理功能包括主数据模型的管理、定义、映射、订阅、审核与发布。主数据管理支持患者、医疗机构、医务人员及术语四种主数据管理服务组件。

1）主数据模型管理。该功能包括主数据模型创建、主数据模型审核、主数据模型修改。其中，主数据模型创建实现模型中编码信息、属性信息、校验规则等信息的创建。主数据审核实现对创建的主数据模型进行审核。主数据模型修改实现模型的维护。进行主数据模型管理是为了保证建立的主数据是正确的、唯一的。

2）主数据定义。该功能用于根据审核通过的主数据模型进行主数据的定义，定义内容包括主数据字典元属性名、字典元属性值、属性值表示格式、约束条件等。

3）主数据映射。该功能用于将业务系统的字典与标准字典进行映射，解决院内数据标准差异化问题。常见的需要进行映射的主数据字典有疾病诊断编码字典、手术（操作）编码字典。

4）主数据订阅。订阅内容包括字典发送方、发送内容、字典消费方、字典分发时间、字典分发异常时是否重发、字典重发次数。

5）主数据审核。该功能用来对创建的主数据进行审核，审核内容包括属性值表示格式、约束条件等，用于保证发送到消费系统的主数据是正确的、完整的。

6）主数据发布。该功能用于将配置好主数据的当前版本对外正式发布。

3. 患者主索引服务

医院信息系统均拥有自成体系的患者身份识别机制，实现患者身份在各系统（域）之间互联互通、建立各系统（域）之间患者数据的关联，有助于临床诊疗数据的整合。

患者主索引（enterprise master patient index，EMPI）用于为不同信息系统（域）的同一位患者建立关联、创建主索引号（唯一标识），从而获取该患者在不同信息系统（域）的基本信息。根据医疗业务分析管理的需要，患者主索引管理系统采用优化算法对患者的基本信息进行身份识别，利用概率统计学理念对主索引信息进行更加准确的验证和判断，从而大大提高主索引正确率。

患者主索引服务功能包括：信息查询、检索索引历史、索引比较、索引修改、健康卡跨域主索引平台注册和更新、患者主索引信息注销、关联跨域主索引号。患者主索引服务提供患者主索引算法配置、唯一标识的产生、匹配和交叉引用管理、标识及基本信息的更新通知等功能。

1）患者主索引信息查询。该功能通过提供界面进行患者主索引信息的检索，查询条件包括患者域代码、患者姓名、身份证号码、创建主索引日期等。

2）检索索引历史。该功能提供界面查看患者主索引信息检索历史记录。

3）索引比较。该功能是指在平台接收新增患者注册消息时，与 EMPI 索引系统判断患者信息组合（姓名、性别、出生年月、身份证号码、驾驶证号码、军官证号码、护照号码、医保卡号码）是否一致，若一致则使用原有 EMPI 信息不再注册新 EMPI，若不一致则注册新 EMPI。

4）索引修改。该功能提供界面修改当前索引对应的患者信息。

5）健康卡跨域主索引平台注册和更新。该功能是指基于平台实现全国、省域、市级区域范围内居民健康卡的统一注册和更新。通过居民健康卡跨域主索引平台的交叉索引功能查询、获取患者在不同域中的注册信息。

6）患者主索引信息注销。该功能进行患者主索引信息注销（置无效状态，非物理删除）。

7）关联跨域主索引号。该功能通过医院信息平台关联保存患者在健康卡跨域主索引平台上的主索引号，以便查询本院患者在其他域中注册的健康卡信息。

4. 电子病历档案服务

电子病历档案服务实现对电子病历临床文档架构（CDA）文档的全流程管理，包括 CDA 文档消息接收、CDA 文档抽取、CDA 文档消息分发订阅。

根据国家电子病历 CDA 共享文档标准，医院信息平台提供 CDA 标准文档的维护，形成 XML 树形节点维护和文本维护，提供 CDA 标准文档给各业务系统使用和参考。可采用如下两种方式生成 CDA 共享文档。

1）业务系统生成。由 HIS、LIS、PACS、手术麻醉、移动护理、电子病历等业务系统按照《电子病历共享文档规范》[（WS/T 500—2016）（所有部分）] 生成 CDA 共享文档。通过电子病历共享文档服务接口注册到平台，平台分发给其他业务系统和临床数据中心，提供给院内外信息共享。

2）临床数据中心生成。部分 CDA 共享文档由临床数据中心整合生成。

两种方式生成的 CDA 共享文档通过共享文档浏览器调阅展示，通过共享文档检索服务实现信息共享。

电子病历档案服务具体功能包括电子病历文档源收集、存储、注册、索引、调阅、订阅、更新和发布，电子病历档案服务具备文档索引服务和电子病历文档引擎服务组件。

1）电子病历文档源收集：用来收集电子病历系统产生的电子病历文档。

2）存储：实现电子病历文档源的存储。

3）注册：实现电子病历文档源新增注册功能，注册是将电子病历文档信息注册登记到医院信息平台，登记内容包括文档生成时间、患者基本信息、文档创建人等。

4）索引：该功能提供界面对共享文档库中存储的 CDA 文档进行检索，检索条件包括患者 ID、文档类型等。

5）调阅：通过共享文档浏览器实现 CDA 文档调阅、查看符合标准的原始格式的电子病历共享文档。

6）订阅：用来进行 CDA 文档的订阅，即哪些系统需要接收订阅通知。订阅通知服务包括文档订阅、文档注册、文档更新发布、获取文档。

7）更新：用来进行 CDA 文档更新。

8）发布：用于将 CDA 文档当前版本对外发布推送、正式启用。

根据国家相关标准建立完整的电子病历数据集、数据元信息平台，满足互联互通四级甲等要求。对各临床业务系统数据集、数据元信息、数据信息的不规范进行梳理，以便进行业务系统改造。数据信息的不规范，如数据缺失、值域不完整、值域信息不一致等。

7.2.2 数据访问与存储

信息平台基础服务中的数据访问与存储服务功能，旨在实现医院信息平台数据交换、数据存储管理及开展数据质量评价。

1. 数据交换

数据交换是指通过企业服务总线进行院内系统与系统之间的数据交换。数据交换为实现数据统一集成、资源整合、信息共享奠定了基础。

数据交换功能包括数据访问、数据路由、数据传输、数据转换。数据交换提供数据访问中间件、数据路由、数据交换运行引擎、数据提取和装载策略四个服务组件，并支持数据库、文本、多媒体三种类型数据源。

1）数据访问：即数据源访问入口。

2）数据路由：数据路由包含数据的发送方、接收方、数据转换逻辑，表明数据的流动方向。

3）数据传输即数据传输路线。它连接数据路由上的各个点，使消息和数据在各个点中传输。传输路线上可以设置条件，使数据按照传输标准进行清洗、转换、过滤。

4）数据转换：该功能是将发送方的源数据根据数据交互标准进行转换，数据转换过程中可以设置转换条件，使数据按照转换标准进行清洗、转换、过滤。数据转换包括外部数据的引入和对外数据的提供。

2. 数据存储

数据存储管理是对将要存储的数据进行管理，包括管理数据的表示格式、数据的值域等。数据存储时需要进行数据校验，保证数据的一致性、完整性、正确性，达到提高数据质量的目的。医院信息平台存储大量的患者基础数据及临床数据，根据存储内容、存储方式的不同，可以将信息存储于不同的数据库中，因此可将数据库分为信息资源目录库、基础信息库、业务信息库、临床文档信息库、交换信息库、操作数据存储信息库、数据仓库、对外服务信息库。

数据存储管理功能包括管理信息资源目录库、基础信息库、业务信息库、临床文档信息库、交换信息库、操作数据存储信息库、数据仓库、对外服务信息库、智能化管理。

1）信息资源目录库管理。实现对信息资源目录库的存储管理，包括存储、管理（查询、维护）。

2）基础信息库管理。实现对基础信息库的存储管理，包括存储、管理（查询、维护）。

3）业务信息库管理。实现对业务信息库的存储管理，包括存储、管理（查询、维护）。

4）临床文档信息库管理。实现对临床文档信息库的存储管理，包括存储、管理（查询、维护）。

5）交换信息库管理。实现对交换信息库的存储管理，包括存储、管理（查询、维护）。

6）操作数据存储信息库管理。实现对操作数据存储信息库的存储管理，包括存储、管理（查询、维护）。

7）数据仓库管理。实现对数据仓库的存储管理，包括存储、管理（查询、维护）。

8）对外服务信息库管理。实现对外服务信息库的存储管理，包括存储、管理（查询、维护）。

9）智能化管理。智能化管理体现在数据存储时、数据获取时、数据展示时等方面。

3. 数据质量

高质量、高可靠的数据为院内系统互联互通、院内与区域信息共享提供了保障。数据质量问题的来源主要有以下四个方面。

1）数据采集端即业务数据生产端。数据采集端是否对数据进行校验监控将影响数据的质量，对数据的校验包括非空、值域、逻辑、关联等方面。

2）数据传输端。数据传输端是否严格按照信息平台定义的数据采集接口要求进行数据传输将影响数据的质量。

3）数据处理端。数据处理端是否按照数据接收接口的要求进行数据处理将影响数据的质量。

4）数据展示端。平台数据展示端是否按照数据展示要求进行数据展示将影响数据的质量。数据展示要求包括数据完整性要求、数据格式要求等。

数据质量评价功能包括患者识别、隐私安全、临床应用、业务管理、科研价值。数据质量具备数据质量评价知识库、数据模型和评价报告自动生成三种功能组件。

1）患者识别。通过患者信息识别程度评价数据质量的好坏。例如，患者数据自动清洗时会进行患者信息识别，若清洗过程中遇到不规范、不正确的数据，则表明数据质量不高、需要人工进行数据清洗。又如，患者信息注册和更新时会进行患者信息识别，判断新数据质量的好坏。

2）隐私安全。通过患者临床诊疗数据的隐私安全保护程度评价数据质量的好坏。例如，展示患者信息时需要将关键内容脱敏，传输患者临床诊疗数据时需要将关键内容加密传输。

3）临床应用。通过临床应用情况评价数据质量的好坏。例如，临床应用展示的数据是否满足完整性、一致性、准确性原则。

4）业务管理。通过院内业务管理水平评价数据质量的好坏，业务管理水平较高时产出的数据质量相对更优。

5）科研价值。通过科研价值评价数据质量的好坏。科学研究需要大量优质的数据才能更好地进行数据统计、数据分析工作。

7.2.3 业务协同基础

信息平台基础服务中的业务协同基础服务，旨在说明医院信息平台是如何开展业务协同的。

1. 业务规则流程管理

业务规则是指医院业务执行的规则，它定义了业务系统在何种条件下执行何种操作。业务规则流程制定了业务规则的执行顺序，业务规则流程管理用于对业务规则流程进行管理。

业务规则流程管理功能包括业务规则管理、工作流管理、服务编排、协同事务。业务规则流程管理提供了业务协同服务框架、流程管理两项服务组件。

1）业务规则管理。用于对业务规则进行管理，包括业务规则详细条款的制定、查询、维护、删除。

2）工作流管理。用于对业务规则流程进行管理，它定义了业务规则是按什么顺序进行的。

3）服务编排。用于编排业务规则中涉及的服务，具体包括指明工作流中需要哪些服务及这些服务的调用顺序。

4）协同事务。用于说明当前业务工作需要哪些事务协助处理才可以完成/进行到下一步。

2. 协同服务工具

协同服务工具是业务协同开展所需要的工具。协同服务工具的功能是管理协同服务组件注册。协同服务工具支持即时消息、信息门户、视频流媒体、电子邮件、短消息和电话传真及其他服务扩展六种类型的协同工具服务组件。

协同服务组件注册：实现将业务协同所需的服务组件新增注册到医院信息平台，以便开展业务协同时调用。

7.3 平台服务集成

平台服务集成是医院信息平台的核心，为医院提供院内软件之间的数据交换，构建院内系统与院外系统的数据闭环。医院信息平台可分为信息交换层与信息资源层。信息交换层采用统一的数据交换标准和业务流程的整合，将业务系统与信息平台连接起来，实现医疗数据的无缝交换和共享，保证各业务系统的有效协同，同时大大降低系统的耦合度。

信息交换层的核心是面向服务的体系结构（service-oriented architecture，SOA）的企业服务总线（enterprise service bus，ESB）。医院业务系统之间的信息交换和信息共享通过ESB完成，借此整合医院医疗数据和业务服务。在业务系统信息交换的同时，ESB还需要借助医疗卫生信息标准和安全标准实现医院信息的标准化处理和安全保障。

信息交换层主要提供消息传输、数据交换、数据整合、服务集成、管理监控等服务。

信息资源层是全院的数据中心，实现医院不同业务系统之间的资源整合和信息共享，在保证数据完整性、一致性和准确性的基础上，保障信息安全及隐私保护，实现数据的有效利用。

信息资源平台包括三大资源库，分别是临床数据中心、运营数据中心和科研数据中心。

平台交换信息应遵循HL7、《电子病历基本架构与数据标准（试行）》（卫生部和国家中医药管理局于2009年12月发布）、《基于电子病历的医院信息平台建设技术解决方案（1.0版）》（卫生部2011年3月发布）、《卫生信息数据元值域代码》[WS 364—2011（所有部分）]、《卫生信息数据元目录》[WS 363—2011（所有部分）]、《卫生信息共享文档编制规范》（WS/T 482—2016）等标准。

平台服务集成，通过介绍服务接入与管控、医院门户、电子证照管理，使读者可以全面了解平台服务集成的内涵及应用情况。

7.3.1 服务接入与管控

1. 单点登录管理

通过后台映射和权限隧道传递可以实现单点登录（single sign-on，SSO），不必再分别登录其他业务系统并进行验证，同时支持第三方安全认证和权限管理系统的整合，提高了安全和效率。用户只需登录一次就可以访问单点登录域中的所有应用，即用户通过身份验证后，门户服务器创建一个包含已验证用户证书作为令牌，并且通知其他应用程序该用户已经完成登录认证。

单点登录管理功能包括用户账户管理、授权控制、身份认证、加入应用环境、同步应用环境。

1）用户账户管理。通过提供界面、对登录单点登录系统的用户账户进行管理。统一用户身份认证中心的统一用户中心（unified user center，UUC）负责医院管理与用户账号相关的工作，如主账号的申请、生效、失效、同步、关联等。

2）授权控制。通过提供界面、配置用户在单点登录系统中可访问的业务系统及对应资源的访问权限。通过门户系统将所有资源全部整合到门户系统中，并且通过统一的授权（门户管理权限）解决以往每个系统都需要一套权限的烦琐问题。

3）身份认证。统一用户身份认证中心的统一身份认证（unified identity authentication，UIA）负责医院管理账号管理与认证相关工作，如认证协议、逻辑、方式等。该功能在后台实现，并对外提供HTTP、万维网服务（Web services）。

4）加入应用环境。用于将业务系统的应用运行环境的参数登记到医院信息平台，再将相关参数配置到单点登录系统中，达到通过单点登录系统能够正常访问各业务系统的目的。

5）同步应用环境。用于将业务系统的应用运行环境的参数同步到医院信息平台，医院信息平台可以不提供同步操作，该操作可由业务系统的同步应用环境功能进行管理，并通过路由方式直接更新客户端的应用环境。

2. 平台配置

通过平台配置服务实现对接入医院信息平台的服务进行配置及校验，平台配置功能包括用户配置、权限配置、业务系统接入配置。平台配置支持对各种协议和标准规范的遵从性检测规则设定、检测异常提示两种功能。

1）用户配置。用于对医疗卫生服务人员信息进行配置管理，包括对用户姓名、账号、密码、职务等信息的新增、修改、删除（置删除状态，非物理删除）。

2）用户权限配置。实现对医疗卫生服务人员资源访问权限的配置。

3）业务系统接入配置。用来对即将接入平台的业务系统进行配置。具体配置内容包括业务系统信息、软件供应厂商信息、系统与供应商之间的关联信息。配置操作包括信息新增、修改、删除（置删除状态，非物理删除）。

3. 服务监控

为加强对接入平台服务的管理，需要进行服务监控，并将指定的服务异常信息适时推送给系统管理员。服务监控功能包括智能监控、辅助故障分析。服务监控支持智能监控平台服务运行数据、消息路由情况、性能数据三种监控内容；支持电子邮件、手机短信两种信息推送方式。

（1）智能监控

实现对平台服务的智能监控，监控内容包括平台服务运行情况、消息路由情况、平台性能情况。

1）智能监控平台服务运行情况。平台服务运行情况监控指标包括服务名称、服务来源、响应时间、服务状态等信息。

2）智能监控消息路由情况。消息路由情况监控指标包括路由名称、消息发送方名称、消息发送时间、下一目的地名称、已配置的路由路径信息、消息途经每一个通信点的时间、消息接收方名称。

3）智能监控平台性能数据。收集统计数据路由及数据传输的数据，并作出相应的性能分析，以便系统管理员查找系统性能瓶颈所在。

（2）辅助故障分析

收集统计异常服务的数据路由及数据传输的情况，并作出分析，以便系统管理员查找故障原因。

7.3.2 医院门户

医院信息平台门户网站作为医院信息平台的统一门户网站，为医院用户提供“一站式”服务，可将用户管理、认证等各类基础服务集成，并将医院的相关系统都整合到统一的门户网站中来。通过统一门户，用户无须多次输入用户名、密码，便可直接使用其他业务系统。医院信息门户按照用户角色可分为临床门户、管理门户、患者公众服务门户。

医院信息门户网站功能包括各种应用系统、数据资源和互联网资源的信息集成访问及各种信息发布功能。

1）各种应用系统的信息集成访问。用于将各业务系统的信息数据整合到医院信息门户上，实现通过医院信息门户网站即可访问所有业务系统。

2）数据资源的信息集成访问。用于将医院各类数据资源信息整合到医院信息门户上，实现通过医院信息门户网站即可访问所有数据资源。

3）互联网资源的信息集成访问。用于将互联网资源信息整合到医院信息门户上，实现通过医院信息门户网站即可访问所有互联网资源。

4）各种信息发布。实现医院门户网站的信息发布，具体包括信息新增、修改、删除。

7.3.3 电子证照管理

为贯彻落实国务院关于加快推进“互联网+政务服务”“互联网+医疗健康”的工作部署，2017 年 4 月，国家卫生和计划生育委员会与国家中医药管理局联合印发《关于加快医疗机构、医师、护士电子化注册管理改革的指导意见》（国卫医发〔2017〕23 号），决定在全国范围内推行医疗机构、医师、护士电子证照（以下简称电子证照），进一步推进医疗资源科学配置，提高卫生健康管理效率，保障医务人员及社会公众的合法权益。

1. 医疗机构电子证照管理

医疗机构电子证照管理将医疗机构执业登记和执业信息集成为电子形式，具备与传统纸质证件同等的效力。医疗机构电子证照管理功能包括机构注册、信息变更、校验、查询。

1）机构注册。实现医疗机构信息注册。

2）信息变更。实现医疗机构注册信息变更。

3）校验。用于医疗注册信息的校验。

4）查询。用于查询医疗机构电子证照。

2. 医师电子证照管理

医师电子证照管理将医师注册信息、执业信息集成为电子形式，具备与传统纸质证件同等的效力。医师电子证照管理功能包括注册、变更、备案、考核、查询。

1）注册。实现医师执业信息注册。

2）变更。实现医师注册信息变更。

3）备案。用于医师注册信息备案，即将医师注册信息进行存储。

4）考核。用于校验医师注册信息。

5）查询。用于查询医师电子证照。

3. 护士电子证照管理

护士电子证照管理将护士执业信息集成为电子形式，具备与传统纸质证件同等的效力。护士电子证照管理功能包括护士注册、变更、延续注册、查询。

1）注册。实现护士执业信息注册。

2）变更。实现护士注册信息的变更。

3）延续注册。当护士执业注册有效期届满仍需要继续执业情况时，该功能用于申请延续注册。

4）查询。用于查询护士电子证照。

7.4 临床数据中心

7.4.1 系统概述

临床数据知识库（clinical data repository，CDR）是以电子病历为核心，遵照国家制定的标准化数据字典，以患者主索引为纵轴，将与电子病历相关的诊疗业务、管理业务及支撑体系的数据解析、梳理、重构、导入建立临床数据中心，实现对现有数据整合，并形成丰富灵活的数据应用。通过先进的数据挖掘工具对数据进行分析和重组，为医院提供医院管理、临床质量控制、临床诊疗等方面的决策支持和信息共享。

临床数据中心是整个医院信息平台建设的核心，主要包含区域化 EMPI；文件和数据的路径、归档和调阅；数据访问的控制、患者数据的调阅管理、服务器的监控和管理、科研和病历的检索、分析；日志跟踪等。

通过临床数据中心的建设，形成完整的、以患者为核心、以时间轴为主线、以临床事件为单位的大数据仓库，服务于医院当前及未来的综合数据需求。

临床数据中心将存储大量患者基础数据及临床数据，如患者临床诊疗数据等信息。这些信息按照不同内容、不同方式存储于数据库内供上层应用调用。因此，需要建立不同的数据库，并且按照业务将临床数据中心的数据库划分为基础信息库、业务信息库、临床文档库、交换信息库、对外服务信息库等。

7.4.2 技术架构要求

数据中心支持大型关系数据库，适应基于开放系统的软硬件环境，支持市场上主流厂商的操作系统平台，而且需要基于组件或构件进行开发，使其具备完整的开发规范，拥有良好的可扩充性。随着用户数及功能应用的增加，系统能够保持足够的稳定性，维持正常的运行，能够支持集群和负载均衡。

数据中心将根据数据仓库的标准进行创建，确保其具有良好的可扩展性。数据中心在项目中起到了承上启下的作用，对其他部分影响很大，因而数据仓库的设计非常重要。

数据中心采用以 Oracle 或 SQL Server 为中心的技术架构，集成数据整合加工［提取（extract），转换（transform），加载（load），ETL］技术、OLAP 技术、报表技术和数据挖掘技术，有效地保障了数据的时效性、准确性和易用性。

数据中心不仅满足决策支持系统的需求，同时还满足基于数据中心的应用需求、远期业务系统直接从数据中心进行数据查询的需求及科研对通用数据的查询需求。临床数据知识库设计图如图 7-4 所示。

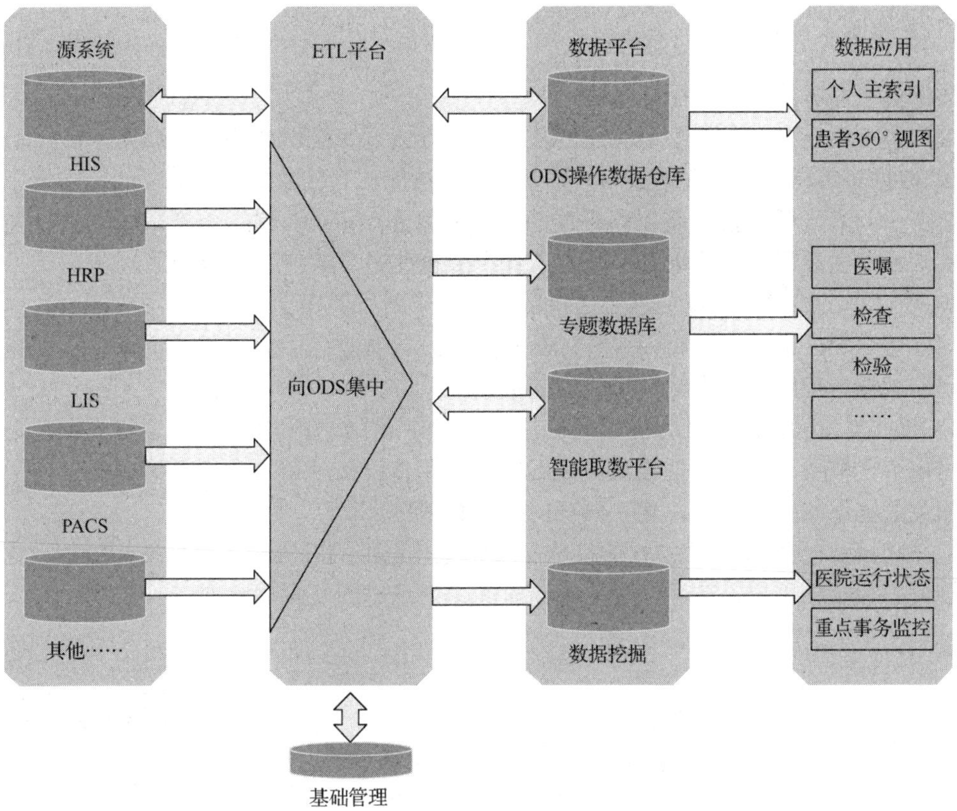

图 7-4　临床数据知识库设计图

7.4.3　系统功能

数据中心提供六种不同的服务方式。

数据集市是以不同的分类将全量库进行可视化展示，分类可包括疾病诊断、使用药品、检验指标等。同时，它可以提供数据引用申请、评估、审批及数据授权下载等服务。

数据查询是基于数据中心的标准变量及值域，允许数据使用方自行定义数据筛选条件及条件之间的逻辑关系，从全量库获取目标数据的过程。

数据检视是针对查询所得的目标数据，数据使用方利用数据中心提供的多种数据可视化方法对目标数据进行展示和分析的过程。

数据分析是针对特定主体库，按照统计学方法对所选取的对象及其相关暴露和结局变量进行统计分析并形成结论和报告的过程，统计方法至少包括比较均值分析、非参检验、回归分析、相关性分析等。

数据导出是根据约定的文件格式要求自动生成特定数据文件的过程，这些文件能够被第三方统计分析软件所引用。

数据交换是按照特定的数据接口标准进行数据交换的过程，包括外部数据的引入和对外数据的提供。

1. 数据集市服务

数据集市服务提供以下服务功能。

数据集市仅允许在数据中心注册的数据使用方浏览和使用其保存的数据。

1）数据集市以“最小数据集”为基础，对全量库保存的数据进行分类、分层展示，能够让数据访问者了解全量库所保存数据的基本时空分布特征，包括但不限于年龄、性别、症状、诊断、主要用药、结果等，以及所保存数据变量及其值域范围。

2）数据集市能够为数据使用方提供数据使用申请服务，要求数据使用方按照数据使用管理规定提交相应的申请材料及申请的数据范围，当数据使用方提交使用申请后，能够按照预定的数据审批路径将申请发给相应的数据审批方。

3）数据集市为数据审批方提供数据使用申请浏览、提醒和审核确认功能，不管是否同意使用申请，需要及时将审批结果反馈给数据使用方；对获得审批的申请，数据使用方可以将相关数据下载到主题库，建立自己的研究数据集。

4）提供每次数据申请及授权的操作日志记录，记录的内容至少包括展示授权数据、数据审批方、数据使用方、备注信息、申请时间、处理时间及数据状态。

2. 数据查询服务

数据查询服务提供以下服务功能。

1）允许数据使用方在全量库及其授权获得的主题库进行查询。

2）支持数据使用方使用目标库的数据变量及其相应值域，自由构造单项数据查询条件及组合条件。查询条件包括但不限于等于、大于、小于、大于等于、小于等于、包含、不包含等；组合关系包括但不限于和、或等。

3）根据数据使用方提交的查询条件，从目标数据库提取符合条件要求的数据，并以直观方式展现给数据使用方。

4）允许数据使用方保存数据查询方案，该方案仅在数据使用方的用户名下可见。

3. 数据检视服务

数据检视服务提供以下服务功能。

1）内置数据检视工具，包括但限于柱状图、折线图、环状图、横向条形图、三间分布等。

2）数据使用方可以自由选择可用的检视工具，并根据检视工具要求从目标数据集中挑选数据变量，提交检视请求。

3）按照数据使用方的请求完成指定数据的检视处理，并直观反馈给数据使用方。

4）数据使用方可以保存数据检视方案，并将检视结果输出为指定格式的文件。

4. 数据分析服务

数据分析服务提供以下服务功能。

1）内嵌医学研究工作中经常使用的统计分析模型及算法，包括但不限于均值分析、非参检验、回归分析、相关性分析、决策树、主成分分析等。

2）针对特定的主题库，允许数据使用方自主构造研究对象的入排条件，挑选暴露与结局变量，并选择适用的统计分析模型。

3）能够从主题库中筛选符合数据使用方指定条件的研究对象及相关数据，并提供异常数据、完整度检查、数据畸变、峰度统计、集中与分散检查等功能。

4）提供观察变量与相对量数的转换，如百分等级、标准分数等。

5）提供研究对象分组功能，并能够进行组内比较分析和组间比较分析。

6）当数据使用方确定统计模型后，可在系统中选择一个或多个检验变量对数据进行分析，并输出统计结果和研究报告。报告内容包括但不限于研究目的、研究类型、统计方法、分组信息、统计结果等。

7）可以提供针对每一个统计模型的生成结果，结合相关数据给出说明和解释。

8）可提供多统计模型结果的对比。

5. 数据导出服务

数据导出服务提供以下服务功能。

1）允许数据使用方查阅其权限许可范围内的主题库数据，并自由浏览这些主题库中的数据内容、数据变量及其值域。

2）允许数据使用方定义数据导出条件，挑选导出变量，指定导出文件的格式，包括但不限于 CSV，XSL，XML 等。

3）应保存数据使用方的导出方案，并在其用户名下可见。

4）可提供数据导出多次下载功能。

6. 数据交换服务

数据交换服务提供以下服务功能。

1）采用标准接口方式（Web service、dbView 等）与外部系统进行数据交换。

2）对外提供数据时，除了需要交换的数据内容，还提供这些交换数据的元数据。

3）提供接口权限管理配置，严格控制数据接口的输出和输入。

4）保留数据交换日志。

7. 数据存储

数据中心的数据存储采取分层模式，包括全量库和主题库两个层次。数据存储保证入库患者标识的唯一性。一位患者的所有数据存储按照事件进行组织，这些事件包括但不限于预约、挂号、接诊、入院登记、检验检查、手术治疗、药物治疗、出院、随访等。一位患者的数据存储真实反映该患者遭遇事件的先后顺序。

提供配置接口用以定义事件及每个事件所包括的数据内容，并定义相关数据的保密性和隐私性。

（1）全量库存储

全量库存储保存机构数据资源规划中约定的全部数据，包括但不限于 HIS、LIS、EMR、PACS、生物样本信息、生物数据等。全量库采用的数据管理系统支持结构化、非结构化数据的混合处理，并满足快速数据存取和数据并发处理要求。

（2）主题库存储

数据中心的主题库用于保存授权研究者根据入选/排除条件从全量库筛选所得的患者及预先指定的数据变量和数据值，这些数据按照要求进行有序保存。主题库还提供其保存数据的追溯性。主题库采用的数据管理系统应便于进行数据统计和分析处理。

（3）数据加密

对数据存储模型约定需要保密的数据进行加密处理，加密技术可采用专用加密芯片和设备的硬加密方式，也可采用高级加密标准（advanced encryption standard，AES）、数据加密标准（data encryption standard，DES）、RSA 加密算法等软加密技术。所有保存的数据为非明文方式。

8. 服务安全保护

（1）隐私保护

数据服务具备数据隐私或脱敏配置功能，即需要后台有配置各数据项的隐私功能，对已设置为隐私的数据项，可以在对应的服务中进行脱敏处理。

（2）数据加密

数据服务具备传输过程加密配置功能，即需要后台有配置对传输过程进行加密处理的功能，对已设置为加密处理的服务，在该服务的传输过程中对交互数据进行加密处理。

（3）访问控制

数据服务具备访问控制与监管的功能，要求使用方做到对每个接入数据服务的系统和数据都进行必要的登记与注册；只有注册通过的系统和数据，使用方才能提供数据服务，并记录每次访问的情况。

（4）权限控制

数据服务具备权限配置界面，可以对访问服务的系统和数据使用方进行必要的权限配置管理。

7.4.4 功能流程

本小节主要介绍数据中心六种服务方式的服务流程。

1. 数据集市服务流程

数据中心数据集市服务流程如下。

1）为数据使用方提供基于全量库的数据分类浏览和导航服务，这些服务便于数据使用方查找和定位目标数据集。

2）针对目标数据集，数据使用方检索可用的数据资源，向数据审批方提交数据使用申请。

3）数据审批方接收到使用申请后，评估并审批数据使用申请，审批结果返回。

4）在获得审批通过后，数据使用方获得授权，允许将目标数据从全量库下载到主体库，用于后续研究工作。

数据中心数据集市服务基本流程图如图 7-5 所示。

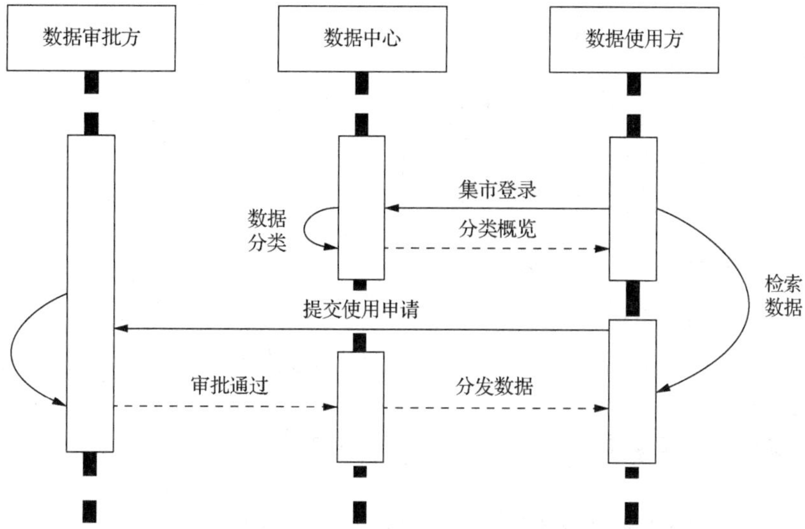

图 7-5　数据中心数据集市服务基本流程图

2. 数据查询服务流程

数据中心数据查询服务流程如下。

1）数据使用方采用标准变量及值域构造数据查询条件，并将条件提交进行处理。

2）根据数据使用方提交的查询条件，从目标数据库中查找数据使用方权限许可范围下的数据内容，并将查询结果反馈给数据使用方。

3. 数据检视服务流程

数据中心数据检视服务流程如下。

1）为数据使用方提供其权限允许范围内的目标数据集列表。

2）数据使用方选择目标数据集及目标变量，并选择配套的数据检视工具，然后提交数据检视请求。

3）根据数据使用方的请求完成指定数据的处理并图示数据处理结果。

4. 数据分析服务流程

数据中心数据分析服务流程如下。

1）为数据使用方提供其权限允许范围内的目标数据集列表（多为主题库中的主题数据集）。

2）数据使用方基于标准化数据和值域构造入排条件，并提交数据中心进行数据筛选。

3）根据入排条件向数据使用方返回筛选结果，数据使用方根据其研究方法及其指定统计算法的要求，在筛选结果中进行对象分组和变量挑选，数据支持的统计分析方法包括但不限于比较均值分析、非参检验、回归分析、相关性分析等。

4）根据数据使用方提交的分析请求，完成分析计算，并将结果反馈给数据使用方。

5. 数据导出服务流程

数据中心数据导出服务流程如下。

1）为数据使用方提供其权限允许范围内的目标数据集列表（多为主题库中的主题数据集）。

2）数据使用方从目标数据集中选择拟导出的数据变量及数据导出格式，包括但不限于CSV、Excel。

3）按照要求对目标数据进行转换处理，输出符合数据使用方要求的数据文件。

6. 数据交换服务流程

数据中心数据交换服务流程如下。

1）数据提供方按照数据接口标准处理需要提交的数据，同时数据中心也按照数据接口标准输出数据。

2）数据提供方遵循数据仓库技术（ETL）对数据进行抽取、清洗、校对等，将数据提交到数据中心。

数据中心数据交换服务基本流程图如图 7-6 所示。

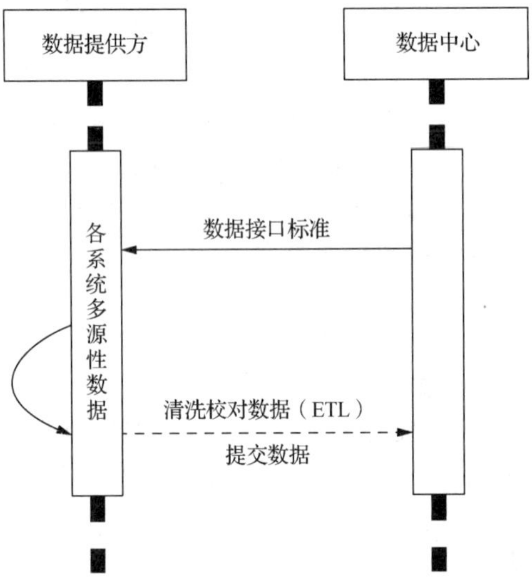

图 7-6 数据中心数据交换服务基本流程图

7.4.5 数据存储管理

操作型数据存储（operational data store，ODS）是大型数据仓库体系结构的一个重要部分。ODS 具备数据仓库和联机事务处理系统的部分特征，它是“面向主题的、集成的、当前或接近当前的、不断变化的”数据。该库的数据具有实时性，与源库数据保持一致，能够用于集成平台服务查询、统计、数据中心抽取等。

1. ODS 应用前医院业务场景

原先报表是由各个系统生成的，各部分的数据难以关联和使用，并且直接从业务系统获取数据对系统性能有一定影响。ODS 应用前医院业务场景如图 7-7 所示。

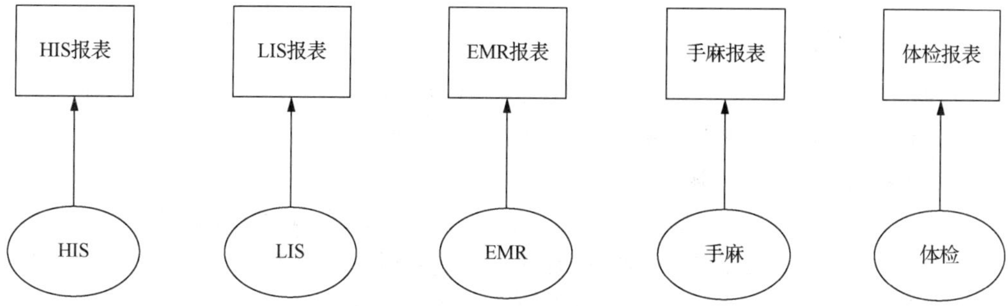

图 7-7　ODS 应用前医院业务场景

2. ODS 应用后业务场景

应用改造后，各系统数据汇集到 ODS 库，再由 ODS 为报表提供原始数据。这样就打破了系统之间的壁垒，去除了系统的限制，使报表可以从主题出发，并结合各个系统的实时情况，以便提供最全面和准确的信息。同时，可以有效减少生产环境的负担。ODS 应用后医院业务场景如图 7-8 所示。

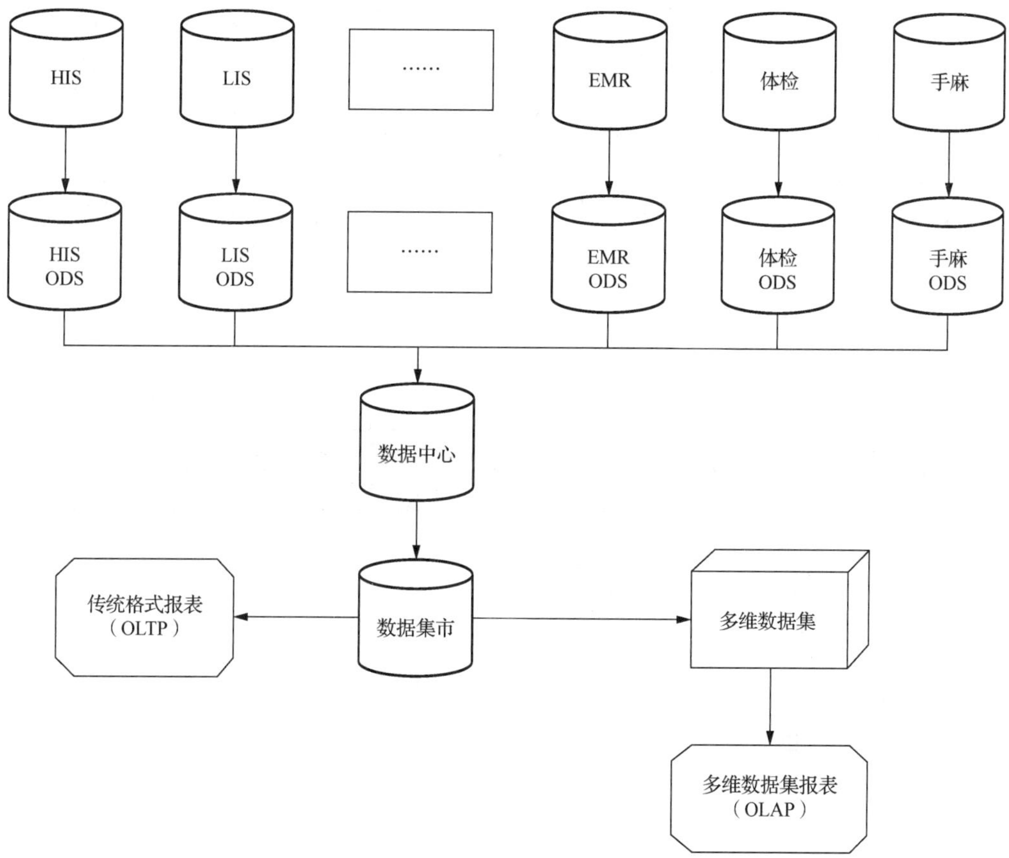

图 7-8　ODS 应用后医院业务场景

3. ODS 应用价值-数据中心同步

通过解析源数据库在线日志或归档日志获得数据的增删改变化，再将这些变化应用到目标数据库，实现源数据库与目标数据库同步。

ODS 具有以下特点及应用价值。

1）对生产系统影响小。实时读取交易日志，以低资源实现大交易量数据的实时复制。

2）高性能。智能地交易重组和操作合并；使用数据库本地接口访问；并行处理体系。

3）可扩展性。支持常用操作系统和数据库平台；支持一对一、一对多、多对一、多对多、双向复制等。

4）稳定性。以事务为单位复制，保证事务一致性；提供数据压缩及数据加密。

5）低维护。能够有效减少人工干预次数，能够基本实现数据同步。

6）可监控。能够实时监控数据同步状态、数据延时时间、数据同步量，当发生故障时会通过短信报警。ODS 数据变动监控告警流程图如图 7-9 所示。

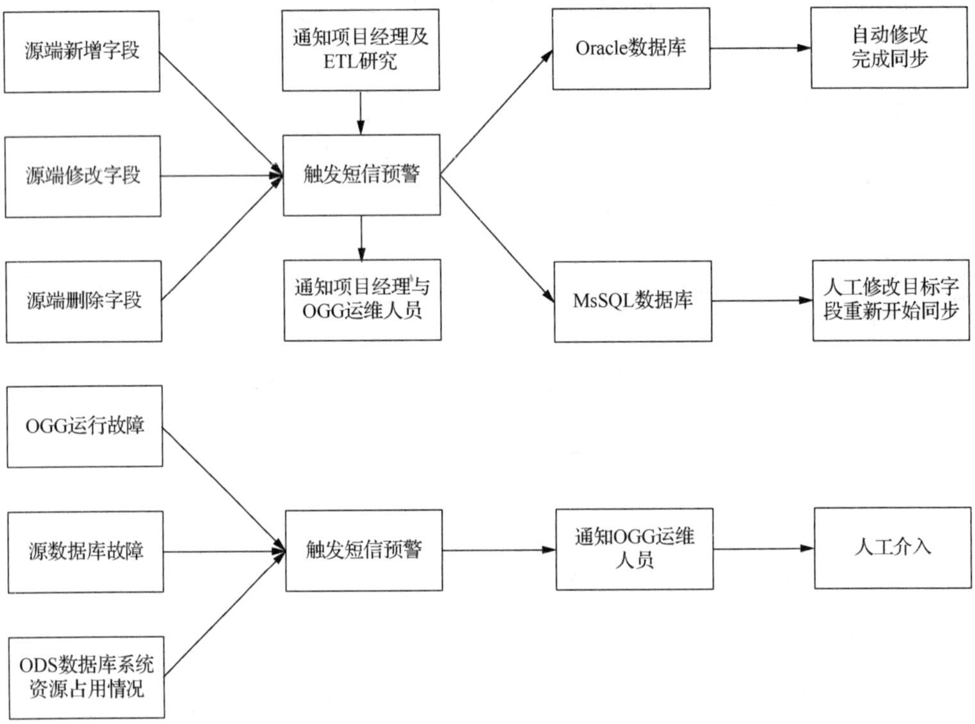

图 7-9 ODS 数据变动监控告警流程图

7.4.6 数据服务与展示

1. CDR

CDR 依据数据仓库的标准创建以确保其具有良好的可扩展性，需要满足规划合理、针对性强、医疗管理、业务协同和患者服务需求等要求。其详细内容包括以下几个方面。

（1）患者预约信息

患者服务包括预约和挂号，它包含在医院信息基本交互服务中的就诊信息查询、就诊信息接收中。

（2）就诊信息

就诊信息查询信息主要包括门急诊、住院的就诊信息和接收信息。具体包括门诊就诊登记信息、住院就诊登记信息、出院登记信息。

（3）患者转入转出

患者转入转出（患者流转）包括入院、出院和转科，它包含在医院信息基本交互服务中的就诊信息查询、就诊信息接收中，其中转科需要组合消息实现。

患者流转涉及的主要电子病历交换文档消息包括住院病程记录、转科记录消息。

（4）医嘱

医嘱包括医嘱下达、医嘱处理，即电子医嘱服务、电子申请单服务，它包含在医院信息基本交互服务中的电子病历整合服务（医嘱接收服务、医嘱查询服务、申请单接收服务、申请单查询服务），通过电子病历 HL7 消息实现。

医嘱涉及的主要电子病历交换文档消息包括电子申请单、门急诊医嘱、住院医嘱。

（5）病历文书

病历文书包括门急诊病历、留观病历、住院病历，即电子病历信息交换服务，它包含在医院信息基本交互服务中的电子病历档案服务（电子病历文档注册服务、电子病历文档检索服务、电子病历文档调阅服务），通过电子病历 HL7 CDA 共享文档实现。

主要的电子病历交换文档消息包括病历摘要、门急诊病历、急诊留观病历、待产记录、阴道分娩记录、剖宫产记录、住院病案首页、中医住院病案首页、入院记录、24 小时内入出院记录、24 小时内入院死亡记录、住院病程记录-首次病程记录、住院病程记录-日常病程记录、住院病程记录-上级医师查房记录、住院病程记录-疑难病例讨论记录、住院病程记录-交接班记录、住院病程记录-转科记录、住院病程记录-阶段小结、住院病程记录-抢救记录、住院病程记录-会诊记录、住院病程记录-术前小结、住院病程记录-术前讨论、住院病程记录-术后首次病程记录、住院病程记录-出院记录、住院病程记录-死亡记录、住院病程记录-死亡病例讨论记录、手术同意书、麻醉知情同意书、输血治疗同意书、特殊检查及特殊治疗同意书、病危（重）通知书、其他知情告知同意书、出院小结。

（6）护理文书

护理文书即护理电子病历信息交换服务，它包含在医院信息基本交互服务中的电子病历档案服务（电子病历文档注册服务、电子病历文档检索服务、电子病历文档调阅服务），通过 HL7 消息实现。

主要的护理交换文档消息包括一般护理记录、病重（病危）护理记录、手术护理记录、生命体征测量记录、出入量记录、高值耗材使用记录、入院评估、护理计划、出院评估与指导。

（7）检验

检验即 LIS 信息交换服务，它包含在医院信息基本交互服务中的电子病历整合服务（电子病历文档注册服务、电子病历文档检索服务、电子病历文档调阅服务），并组合实验室检验费用确认信息（住院），通过 HL7 消息实现。

主要的检验交换文档包括检验报告。

（8）检查

检查包括医学影像检查、病理检查、电生理检查、其他医技检查，即远程安装服务（remote installation service，RIS）、心电、其他医技等信息系统信息交换服务，是利用医院信息基本交互服务中的电子病历整合服务（电子病历文档注册服务、电子病历文档检索服务、电子病历文档调阅服务），并组合临床辅助检查系统的费用确认信息（住院），通过 HL7 消息实现。

主要的检查交换文档包括检查报告。

（9）手术麻醉

手术麻醉包括手术业务系统服务和麻醉业务协同服务，即手术麻醉系统信息交换服务。它包含在医院信息基本交互服务中的电子病历整合服务（电子病历文档注册服务、电子病历文档检索服务、电子病历文档调阅服务），并组合手术麻醉系统的费用确认信息（住院），通过 HL7 消息实现。

主要的手术麻醉交换文档包括一般手术记录、麻醉术前访视记录、麻醉记录、麻醉术后访视记录。

（10）治疗

治疗包括康复治疗、透析治疗、放疗、介入治疗、膳食治疗业务协同服务，即治疗系统的信息交换，是利用医院信息基本交互服务中的电子病历整合服务（电子病历文档注册服务、电子病历文档检索服务、电子病历文档调阅服务），并组合治疗系统的费用确认信息（住院），通过 HL7 消息实现。

主要的治疗交换文档包括治疗记录。

（11）输血

输血治疗业务协同服务即输血系统的信息交换，是利用医院信息基本交互服务中的电子病历整合服务（电子病历文档注册服务、电子病历文档检索服务、电子病历文档调阅服务），并组合输血系统的费用确认信息（住院），通过 HL7 消息实现。

主要的治疗交换文档包括输血记录。

（12）健康体检

健康体检中的体检业务协同服务即体检系统的信息交换，是利用医院信息基本交互服务中的电子病历整合服务（电子病历文档注册服务、电子病历文档检索服务、电子病历文档调阅服务），并组合输血系统的费用确认信息（住院），通过 HL7 消息实现。

主要的治疗交换文档包括体检报告。

（13）临床路径

临床路径提供临床路径知识服务、临床路径状态查询及统计分析服务。

临床路径知识服务：医院信息平台提供临床路径的入径规则、出径规则、临床路径流程及服务项目、任务计划、执行医嘱、变异分析等临床路径知识查询服务。

（14）收费管理信息

收费管理系统提供门急诊、住院收费、体检等收费明细信息查询、统计信息查询服务；医保结算数据、额度使用监控信息查询及统计分析查询服务。它不仅满足决策支持系统的需求，同时还满足患者电子病历浏览器的应用需求、远期业务系统直接从临床数据中心进行数据查询的需求及科研对通用数据的查询需求。

（15）数据接入

数据接入范围包括电子病历文书、护理文书、护理记录、电子医嘱、处方、检验报告、检查报告、超声报告、病理报告、心电报告、手术麻醉、体检、病案等临床系统。

（16）数据模型

数据模型需要符合 HL7 V3 中相关技术要求涉及的数据模型。

（17）数据转换标准

必须与国家卫生健康委员会医疗质量管理相关标准进行映射和转换。

2. 患者 360° 视图

患者 360° 视图是基于临床数据中心和时间轴、以患者为核心开发的，实现患者基本信息、患者诊疗信息、患者临床信息等数据的统一图形化地管理和浏览，从而充分了解和掌握患者从入院到出院、从出生到死亡的所有历史医疗数据和信息，提高临床工作的质量和效率。患者 360° 视图如图 7-10 所示。

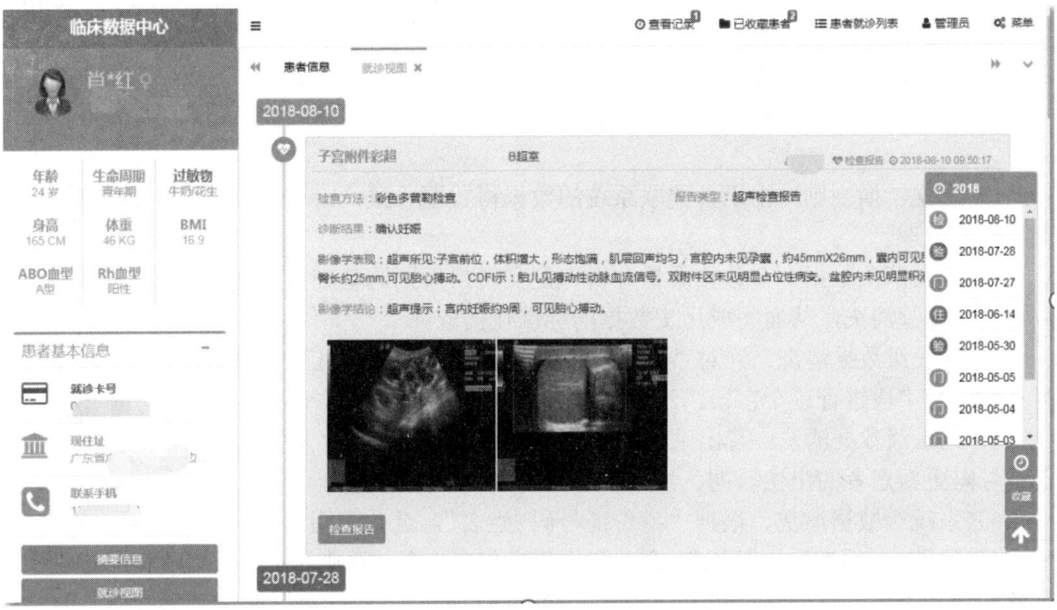

图 7-10　患者 360° 视图

患者 360° 视图是基于临床数据中心构建的面向临床类的应用系统。其主要功能是在数据中心的基础上，对患者基本信息、患者诊疗信息、患者临床信息等进行统一的浏览和展示，并且能够支持在其他系统中嵌入。

患者 360° 视图的展示界面包括时间轴、患者信息、过敏记录、检查报告、化验报告、就诊记录、诊断记录、手术记录、医嘱信息、费用记录、病历文书、用药记录、治疗记录、门急诊病历文书、门急诊处方、门急诊抢救记录，并且支持在移动设备上显示。

3. 历史数据治理

医院信息系统已运行多年，存在很多历史数据，将历史数据通过数据清洗形成有价值的、规范的数据是历史数据治理最大的工作。

历史数据治理首先要对历史数据进行分析，形成数据的清洗方案。数据分析的主要流程如下。

1）确定分析范围。分析现有系统中患者信息的分布情况，如住院和门急诊的患者是否是相互独立的。所有可以发布患者 ID 的系统，原则上讲都是需要分析的对象，一般称为患者域。

2）分析方法。通过对现有患者数据信息的字段级、记录级、表级、系统级进行分析，初步得出现有患者信息评定标准与历史数据的清洗方案。

3）分析执行。根据确定的分析范围和分析方法进行分析，制作 EMPI 数据分析报告，并作为数据清洗的依据和指导。

4）数据质量分析。根据调研分析与业内惯例将患者数据分为有效数据和无效数据。在分析与判定数据有效性方面，将依据数据的“完整性、一致性、真实性、合规性”来进行分析。

常规的历史数据清洗包括患者主索引和临床数据两部分。根据数据的特点，制定相应的治理方案，将历史数据导入临床数据中心。

（1）EMPI 患者主索引治理

将历史患者主索引通过数据治理导入 CDR 中是构建 CDR 的第一步，具体步骤参考如下。

1）定义转换规则。由于各关联系统的数据格式不一致，EMPI 系统需要对数据进行标准化转换处理。

2）校验清洗数据。在数据质量分析、定义转换规则的基础上，通过 ETL 工具对历史数据进行校验清洗，从而完成历史数据的标准化提取。

3）字段级数据清洗。针对“姓名”“性别编码”“出生日期”“身份证号码”“联系地址区县码”等字段进行逐个字段清洗。

4）记录级数据清洗。若出生日期和性别为无效数据或者“未知”状态，则根据有效身份证号码更新患者的出生日期、性别。

5）系统级数据清洗。根据“身份证号码+姓名”，合并相同患者信息；根据“姓名+性别+出生日期+联系地址区县码”，合并相同患者信息。合并原则是：在数据清洗的过程中严格控制合并条件，首先保证患者记录合并的准确性。疑似数据可以在患者后续就诊时与患者确认后进行合并和修正处理。

（2）临床数据历史数据治理

临床数据是临床数据中心的核心，常规的临床数据中心包括患者的就诊记录、医嘱信息、检验信息、诊断信息、手术信息等。临床数据治理具体步骤参考如下。

1）确定治理方案。针对当前数据的情况进行分析，构建可行的数据治理方案。

2）搭建数据模型。根据国家相关标准建立相应的数据模型和仓库。

3）构建数据清洗工具。根据数据集情况构建相对应的数据清洗工具，并验证其有效性和正确性。

4）数据清洗。进行数据清洗时，要充分考虑对当前业务的影响，清洗时务必不要影响现有系统运行。

5）数据质量验证。对数据质量进行验证。

7.5 运营数据中心

7.5.1 系统概述

运营数据知识库（operation data repository，ODR）是以医院的运营管理为核心，包括医院人、财、物及医疗管理数据。通过数据仓库技术采集数据，并以职工主索引、科室主索引作为运营数据采集和整合的标准，同时按照运营数据标准将相关数据整合到运营数据中心。这些数据用于支撑医疗运营全流程、科室人员工作量、医疗质量指标、医疗安全指标、医院改革管理指标等各项管理工作，配合医院各级管理者快速形成管理策略，并且快速完成管理指令、质量优化、服务改善工作。运营管理知识库设计图如图 7-11 所示。

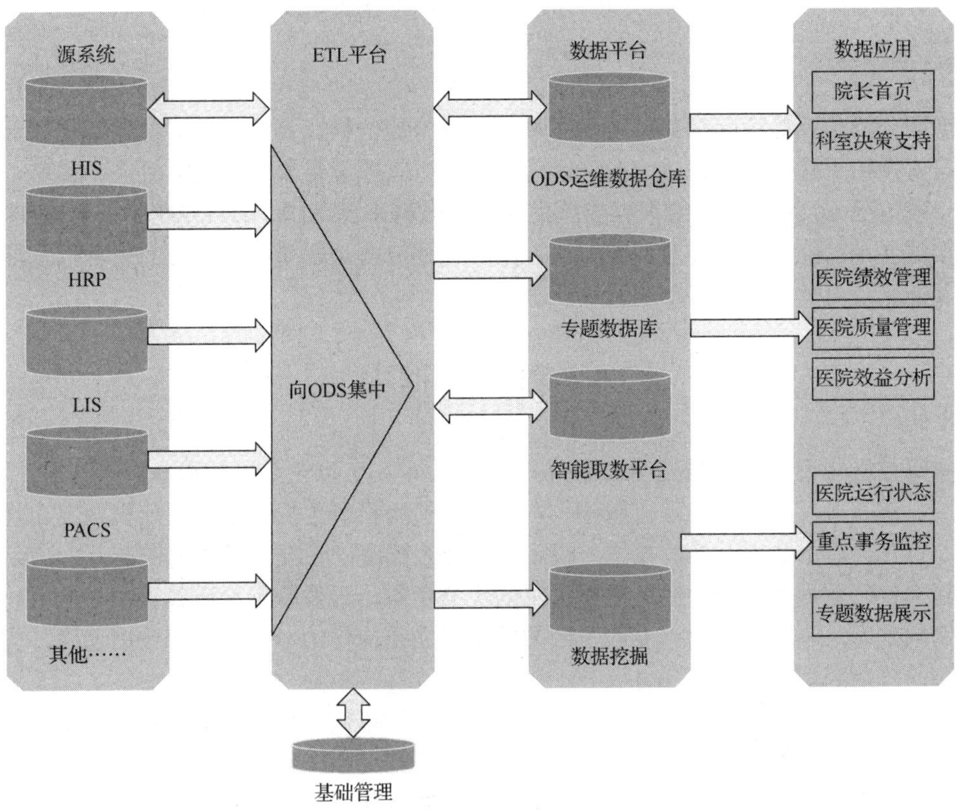

图 7-11 运营管理知识库设计图

7.5.2 数据治理

运营数据中心系统功能、功能流程、数据存储管理与临床数据中心基本方法一致，读者可以参考临床数据中心章节，在此不再赘述。

7.5.3 数据服务与展示管理

1. 运营决策分析系统

运营决策分析系统以全院成本核算为核心，提供对院内资产、负债、收入、成本、收益、固定资产及人力资源、绩效等运营管理活动的历史记录的多维度浏览、管理，整合院内运营数据资源，提出成本核算管理、绩效管理、成本核算与财务管理、固定资产管理、预算管理、物流管理、薪酬管理等，提升医疗行业竞争力。

运营决策分析系统是面向决策管理的医疗资源分析平台，旨在帮助院领导、管理职能部门和科室主任，从全院到科室，从宏观到微观，对数据、信息、资源进行全面统计，并自动生成 BI 报表，实现科学决策。它覆盖医院各个部分、各个方面的信息，包括财务收入总账及各级明细、各类统计信息、药品信息、医疗工作质量及效益等。

2. 专题分析

专题分析是针对医院在某一特殊领域进行的专题分析，形成有针对性的数据统计分析及决策支持指引建议，是为适应医院运营要求、适应政策要求的数据应用。

一般情况下，专题分析要根据专题需求确定数据来源范围，形成专题相关的 ODS 和不同的数据展示功能，形成针对性的解决方案。专题分析是运营数据中心的可持续发展建设的重要补充，可转入常态化功能设计。

7.6 科研数据中心

科研数据知识库（research data repository，RDR）可以充分挖掘和分析所获得的数据，允许用户对其所授权数据实现自服务、自配置。使用科研数据中心，医疗机构发布基于角色的、包含数百个数据元素的视图，医院的每个人都可以管理自己的工作。

建立科研数据中心平台后，根据医院的优势学科，开发基于科研数据中心的科研单病种病例数据库，利用科研数据中心平台的数据建立结构化的单病种临床数据仓库，支持不同组合的复杂查询。

基于覆盖全部患者人群的科研数据中心可以设计单病种数据模型，并且直接获取所需数据。当所需数据超出目前数据中心范围时，可以利用临床数据中心平台补录工具构建数据录入，完善业务系统的数据，或者录入随访备注信息。

7.6.1 系统概述

科研数据中心是为了实现疑难重症患者收治和医学关键技术攻关，进行科研成果转化，建立大数据平台，提升重大疾病救治能力，实现医疗信息标准化、归一化工作，促进标准的规范性和实用性，实现分散数据资源的集成和利用，实现大数据挖掘和利用。其中，建设专科数据平台和专病数据平台以提高诊疗和科研能力，建设全院随访平台以打通患者院内院外数据，并且建设基于真实病历数据、专家经验的知识库和高级临床决策支持。建设科研数据中心可通过以下两个方面实现。

建设大数据平台，数据取之于临床，服务于临床，完成人工智能临床应用的探索与实践，真正让人工智能在院内落地，实现医院业务与信息系统的紧密结合，更好地为患者服务。

培养大数据技术人才，提升医院信息化团队研发与运维能力，更好地为医院服务。

建立科研数据中心，医疗机构需要首先完成数据资源规划。通过数据资源规划，明确科研数据中心拟收集数据的主要来源业务、数据范围、数据项目、数据类型和采集频度。数据资源规划应满足学术和伦理要求。科研数据中心的数据来源可以包括医疗业务数据和非医疗业务数据。前者是指患者在诊疗活动中产生的过程性记录数据，后者是指通过非临床业务系统产生的可用于研究的数据。

7.6.2 数据治理

科研数据中心系统功能、功能流程、数据存储管理与临床数据中心基本方法一致，读者可以参考临床数据中心章节。

7.6.3 数据服务与展示管理

1. 科研病例全过程管理

支持科研项目数据和科研病例数据等的管理，以及全过程科研数据质量监控。

具备科研数据规范采集和存储、风险审核、敏感数据脱敏处理、权限控制、科研数据查询、科研数据质量监控等功能。

支持科研项目数据和科研病例数据等的分析利用，以及全过程科研数据分析应用管理。

具备科研数据查询、科研设计支持、科研数据集成模型、统计报表、科研数据导出五项功能。

具备循证经验指导临床、研究结果与诊疗方案等功能。

具备研究资源与临床实践智能结合、转化应用效果评估、适宜技术推广等功能。

2. 科研管理

支持科研项目管理。

支持科研项目相关的数据实时监控管理。

思 考 题

1．什么是医院信息平台？
2．医院信息平台功能分为哪几类？每一类由哪些子功能组成？
3．医院信息平台的集成是对哪几个方面进行集成？
4．什么是主数据？主数据管理有哪些功能？
5．为什么要建立患者主索引？患者主索引包括哪些功能？
6．电子病历 CDA 共享文档的生成方式有哪些？
7．为什么要对业务规则流程进行管理？它有哪些功能？

8．单点登录的作用及功能是什么？
9．建立临床数据中心的意义是什么？临床数据中心有哪些功能？
10．建立运营数据中心的意义是什么？它的主要应用有哪几个方面？
11．建立科研数据中心的意义是什么？

第 8 章　医院信息系统设计与开发

本章重点介绍医院信息系统的规划、设计和开发方法，以及项目开发过程中的系统分析、系统设计等内容。读者从中可以全面了解医院信息系统规划、系统分析和系统设计所涉及的主要技术和方法。

8.1　医院信息系统规划

8.1.1　医院信息系统规划概述

医院信息系统规划是指以医院的发展目标和发展战略为指导，以业务需求为依据，结合医院信息化方面的实践和对信息技术发展趋势的把握，定义医院信息化的目标、使命和远景，确定主要任务和战略步骤，规划信息化架构，为医院信息化建设和发展提供一个完整的蓝图，具有前瞻性，能够全面、系统地指导医院信息化的进程。

医院信息系统规划是项目生命周期的第一个阶段，规划质量的好坏直接影响系统的成败，也决定医院信息系统在整个生命周期的发展方向、规模和发展进程。医院信息系统规划就是针对医院信息化中关键性、全局性的问题提出来的，通常包括发展目标、发展重点及实现目标的途径和措施等。

医院信息系统的规划既可以看作医院的一个专门性规划，也可以看作医院整体规划的一个重要组成部分。当医院制定或调整规划时，由于医院信息系统可以提供各种必要的信息技术支持医院规划的实现，因此不论医院信息系统规划是作为医院规划的一部分还是一个专门性的规划，都应当与医院规划有机地结合，加强医院信息系统规划与整个医院规划之间的联系。

医院信息系统规划的主要任务是制定医院信息系统的发展战略及系统建设的资源分配计划。制定医院的主要信息系统需求，形成医院信息系统的总体结构方案规划；制订医院信息系统建设的资源分配计划，提出所需的硬件、软件、人员和资金等资源并进行可行性分析。

8.1.2　医院信息系统规划特点

医院信息系统的建设是一项涉及面广、耗资大、历时长且技术复杂的工程项目，规划是这一复杂工作的起始阶段，规划者应该充分认识到这一阶段工作所具有的特点，把医院信息系统的规划摆到重要的战略位置上，提高规划工作的科学性和有效性。

1. 目标明确

规划的目标应当是明确的，是没有二义性的。规划内容应当使人振奋和鼓舞。规划的目标要先进，并且经过努力是可以达到的，描述的语言应当是坚定和简练的。

2. 可执行性良好

好的规划说明应当是通俗的、明确的并且是可执行的，应当是医院各级领导的向导，医院员工需要确切地了解它，执行它，并使自己和战略规划保持一致。

3. 有效组织人员落实

制定规划的人往往也是执行规划的人，一个好的战略规划要有好的人员执行才能实现。战略规划要求一级抓一级层层抓落实，直到个人。高层领导制定的规划一般应以方向和约束的形式告诉下级，下级接受任务，这样逐级细化，做到深入人心，人人皆知，战略规划也就实现了个人化。个人化的战略计划明确了每一个人的责任，可以充分调动每一个人的积极性。这样一方面激励大家动脑筋想办法，另一方面增加组织的生命力和创造性。在一个复杂的组织中，只靠领导一个人是难以识别所有机会的。

4. 灵活性好

医院的目标可能不随时间而改变，但它的活动范围和组织计划的形式无时无刻不在改变。现在制定的战略规划只是一个暂时的文件，只适用于现在，应当对其进行周期性的校核和评审，使之灵活性增强，更容易适应变革的需要。

8.1.3 医院信息系统规划的重要因素

医院信息系统规划需要坚持两个原则：①以医院战略为出发点，而不仅从信息系统的需求进行考虑，这样可以避免因脱离医院发展目标而陷入盲目信息化建设的困境。②以医院业务的变革为出发点，而不单纯从信息技术的应用进行考虑，这样有利于充分利用医院现有资源来满足医院关键需求的信息化支撑。除此之外，也应该充分认识以下几个重要因素。

1. 目标明晰是前提

在进行规划前，应该结合医院内外部的实际情况，站在医院发展的战略高度制定清晰准确的目标，将医院信息系统的目标纳入医院发展战略目标之列，进行优化和改造。医院信息化的实施可能导致原有的利益分配关系被打破，将“职能导向为主”变为“以流程导向为主”，人员的裁减、控制更趋于风险最低化等。只有目标制定了，才能决定项目范围大小，才能决定项目成本预算和实施周期等。

2. 团队有力是基础

医院信息化建设绝对不单纯是医院信息管理部门的事。它要求医院所有相关部门参与目标制定、规划建设和实施，因此成立项目团队是必须的。应当挑选各部门中经验丰富、思路清晰、富有改革创新意识的人员作为项目成员，并赋予其决定权，将其在项目中的表现结合项目本身的质量纳入本人的绩效考核之中。

同时应针对员工进行相关思想教育和技能培训。医院信息化会导致人员精简和权力利益结构的重建，无疑会影响员工的工作情绪。让员工了解项目实施对自己所造成的影响和可能需要的真实变化是很有必要的，有效可行的方式是宣传、教育和培训，定期公布项目状态和可能带来的变化，在项目进行的各个阶段为员工安排相应的培训（包括新的管理思想观念培训和必要的技能培训），聆听员工的心声，并通过对话等方式消除员工不必要的疑虑和恐慌。

3. 院领导参与是保障

医院信息化建设是一场医院管理革命。对于有些部门、有些群体，利益再分配所招致的阻力可能不是项目团队所能够解决的，此时院领导介入和参与就非常必要了。直接由院领导负责领导项目团队，进行项目的建设和实施必要的变革。将项目的分段实施作为医院年度重要的工作任务来抓，将项目进程和质量作为考核各部门领导的重要指标之一。

4. 科学方法引入是核心

如何制定科学、有竞争力的项目目标？如何组建项目团队？如何对项目进行科学的规划、组织？执行和控制都涉及项目管理的思想和方法是否科学，因此引入科学的项目管理思想方法和具有成功的项目管理经验的人才也是非常重要的。这对于保证项目达到预期目标，降低项目成本和风险是非常必要的。

5. 信息管理部门改造是关键

对医院信息管理部门进行重组，成立专门的项目团队，对项目具有绝对权力，直接对院领导负责，由该团队牵头进行需求分析、优化、开发，直到最终提出解决方案。这样做的好处在于既能够使成员之间能力互补，逐渐积累经验，减少对外部顾问的依赖，又能够保证项目的时效性，控制项目成本。

医院信息化是一个持续的过程，对这一过程中不断涌现的需求进行有效的管理变得非常重要，因此信息系统的变革管理也是信息系统规划非常重要的一环。

8.1.4 医院信息系统规划的内容

医院信息系统规划的主要内容包括指导思想、基本原则、战略目标、主要任务和战略步骤等，就是在医院愿景和战略规划前提下描绘一幅人与流程、信息技术相结合的医院信息化运营蓝图。

1. 明确医院信息系统的目标、约束与结构

首先确定医院信息系统的主要任务、任务的作用及为什么会有这些任务，研究医院信息系统建设的内外部环境、预测在目前环境中实现系统目标的各种机会和威胁。

根据医院的战略目标，以及内部和外部约束条件，确定医院信息系统的总目标、发展战略和信息系统的总体结构等。其中，总目标为医院信息系统的发展方向提供准则；发展战略提出完成工作的具体衡量标准；总体结构规定信息的主要类型及主要的软件系统，为系统开发提供框架。

2. 了解当前的组织状况

规划内容包括硬件情况、软件情况，应用系统及现有人员状况，各项费用情况，项目进展情况及评价，研究各种限制、不利条件，确定所需资源及资源的来源和资源分配。

3. 业务流程的优化和再造

分析业务流程的现状，找出存在的问题，提出在新技术条件下优化、重组和再造业务流程。

4. 对新技术发展预测

医院信息系统规划受当前和未来信息技术发展的影响。因此，计算机及其各项技术的影响应得到必要的重视并在规划中有所反映。另外，对软件的可用性、方法论的变化、周围环境的变化及其对医院信息系统产生的影响也属于要考虑的因素。

5. 短期计划

通过信息需求分析、指定系统开发具体的发展、投资和执行计划，建立医院信息系统结构，指导具体应用项目的开发工作，包括系统开发的时间安排。在规划试用期间就应对即将到来的一段时期作出相应具体的安排，主要包括硬件设备的采购时间表、应用项目的开发时间表、人员培训时间安排、软件维护与转换工作时间表、人力资源的需求计划及资金需求等。

医院信息系统的规划方案并不是一经制定就不再发生变化。事实上，各种因素的变化都可能随时影响整个规划的适应性。医院信息系统规划也要不断修改以适应变化的需要。同时，也要制定一个应变规划，一旦预测发生失误或出现意外情况就可采用应变规划以减少损失。

8.1.5 医院信息系统规划的步骤

1. 医院信息系统规划的四个基本阶段

根据实践经验、文献和规划方法的研究，提出医院信息系统的规划模型。信息系统规划的四个基本阶段如图 8-1 所示。系统总体规划分为 4 个基本阶段：制定医院信息系统战略，信息需求分析，资源分配和项目计划制订。

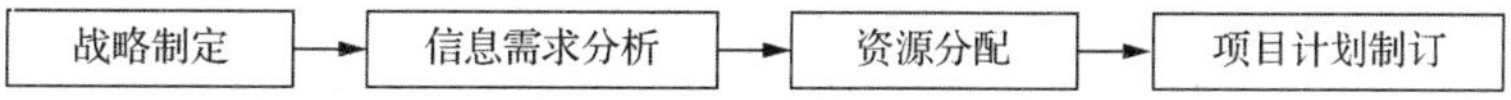

图 8-1　信息系统规划的 4 个基本阶段

（1）战略制定

这一阶段的工作是根据医院的目标和战略确定医院信息系统的使命，对医院信息系统建设或更新编制报告；评价组织的目标、战略和实现目标、战略的主要工作流程；对目前医院信息系统的功能、应用环境和应用现状进行评价；制定建设医院信息系统的政策、目标和战略。关键是使医院信息系统的战略与整个医院的战略和目标协调一致。

制定医院信息系统战略的结果应该包括对医院的战略报告和方向的精确理解，产生医院信息系统报告书，包括对医院信息系统各项功能的现状评价及对医院信息系统建设过程中的目标和战略的陈述。

（2）信息需求分析

这一阶段工作确定医院在目前和规划中的决策支持和事务处理方面的信息需求，以便为整个医院或其主要部门提出信息系统的总体结构方案；制订主开发计划，即根据发展战略和系统总体结构，确定系统和应用项目的开发次序和时间安排。这需要广泛调研医院的信息需求，在此基础上建立信息系统结构并用来指导具体应用项目的开发。

（3）资源分配

资源分配是指分配管理信息系统的开发资源和运行资源。它包括趋势确定、硬件计划、软件计划、人员计划、网络计划、数据通信计划、设备计划、资金计划等的制订。为人员和技术的取得及资金预算提供分配方案。

（4）项目计划制订

制订项目计划主要包括如下步骤：第一，根据需求和困难程度评价项目；第二，确定需要完成的任务；第三，对时间、成本等作出估计；第四，确定评价项目进展所需的检验点。

2. 医院信息系统规划的具体步骤

医院信息系统规划具体步骤共分为 13 个步骤。总体规划的流程图如图 8-2 所示。

（1）确定规划的基本问题

确定规划的基本问题包括确定规划的年限、规划的方法、规划的方式（集中式和分散式）、规划的策略（进取型和保守型）等。

（2）收集初始信息

收集初始信息包括从各级主管部门、本医院内部各临床科室、市场同行业竞争者及各种文件、书籍、杂志中收集的信息。

（3）评价现系统状态和识别计划约束

评价现系统状态和识别计划约束包括分析系统目标，系统开发方法；识别系统现存的设备，软件及其质量状况；计划系统的人员、资金、安全措施、运行控制、标准，以及系统子系统在中期和长期开发的优先顺序等。

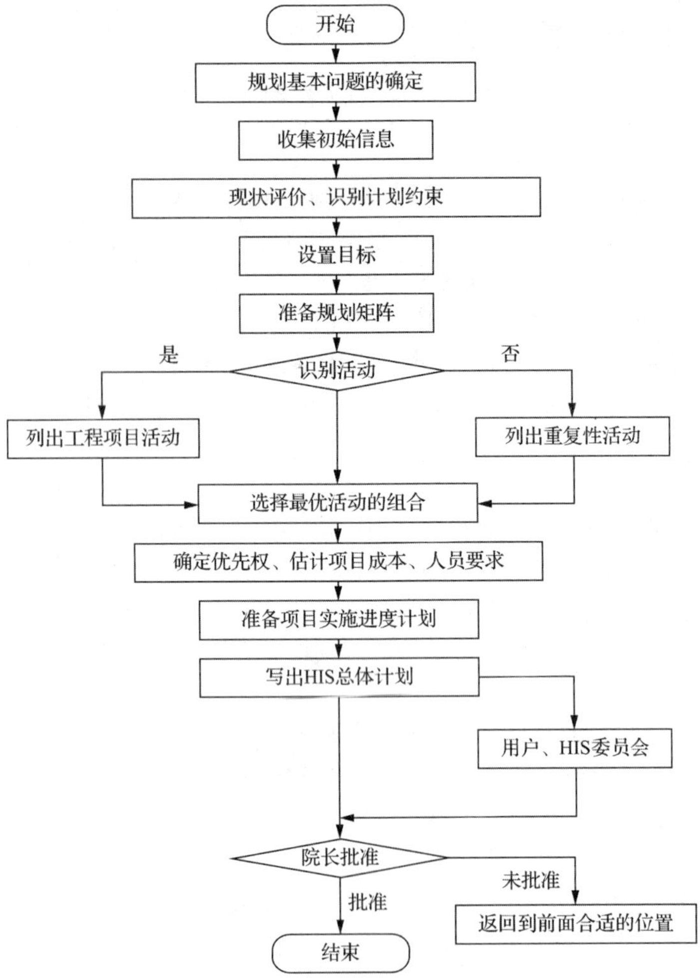

图 8-2　总体规划的流程图

（4）设置目标

由医院领导和系统开发负责人依据医院整体目标确定信息系统的目标，不仅包括信息系统的目标，也包括医院的目标，具体包括系统服务的范围、组织、人员和政策等。

（5）准备规划矩阵

这是由信息系统规划内容之间相互关系所组成的矩阵。这些矩阵列出后，实际上就确定了各项内容，以及它们实现的优先顺序。

（6）～（9）识别各种活动

包括列出一次性的工程项目和重复进行的活动，以及优先进行的项目。由于资源的约束，各项活动和项目不可能同时进行，要正确选择工程类项目和日常重复类项目的比例，正确选择风险大项目和风险小项目的比例。

项目优先顺序的选择应该依据项目的重要性、风险性及效益的好坏等原则来进行。

（10）确定项目的优先权和估计项目的成本费用

（11）编制实验项目的进度计划

（12）撰写管理信息系统开发的战略规划

这一步骤是指将系统开发的规划书写成文件并与各级领导不断地交换意见。

（13）报送院长批准

规划书写过程中，还要与用户交换意见信息，写好的规划只有经过院长批准才能生效，标志着规划工作的完成。否则，需要返回到前面某一个步骤重新规划。

8.2　医院信息系统开发管理

医院信息系统是一个复杂的系统，对于医院信息系统的开发管理，应当遵循软件工程方法学。

8.2.1　医院信息系统生命周期

医院信息系统的生命周期包括项目规划、可行性分析、总体设计、概要设计、详细设计、编码、测试、上线、运维等阶段。

医院信息系统作为行业内复杂的系统之一，在软件生命周期开始前往往要求医院信息管理部门对医院信息系统进行规划，并成立相应的组织，确保系统正常推进。在医院信息系统生命周期中，还应有以下内容。

1. 建立针对医院信息化的领导小组

根据国内外医院信息化成功的经验，医院信息系统建设成功的主要原因之一是领导重视，医院信息系统建设好的单位离不开管理层的支持。因此，建立以院长为组长的医院信息系统领导小组是医院信息系统建设的第一步。

2. 根据医院发展要求和政策要求，做好医院中长期规划

医院应当根据发展需要和政策要求，建立适合医院自身发展的信息化总体规划。同时，由于医疗业务和医疗环境在不断变化，信息技术也在不断变化，为了使系统能够适应各种变化，更具有生命力，应当不断地对它进行迭代优化。当这种优化已不能适应医院实际需求时，就会出现新系统代替老系统。

3. 在医院信息化总体规划的前提下，根据业务需要提出系统开发的需求

医院信息化建设是一个系统工程，总体规划、分步实施是一种基本的方法论，医院信息管理部门在系统设计与建设前，应当紧紧围绕医院制定的中长期规划进行构建，确保系统建设都在战略规划之中，然后严格按照软件的全生命周期进行设计与开发。具体流程图如图 8-3 所示。

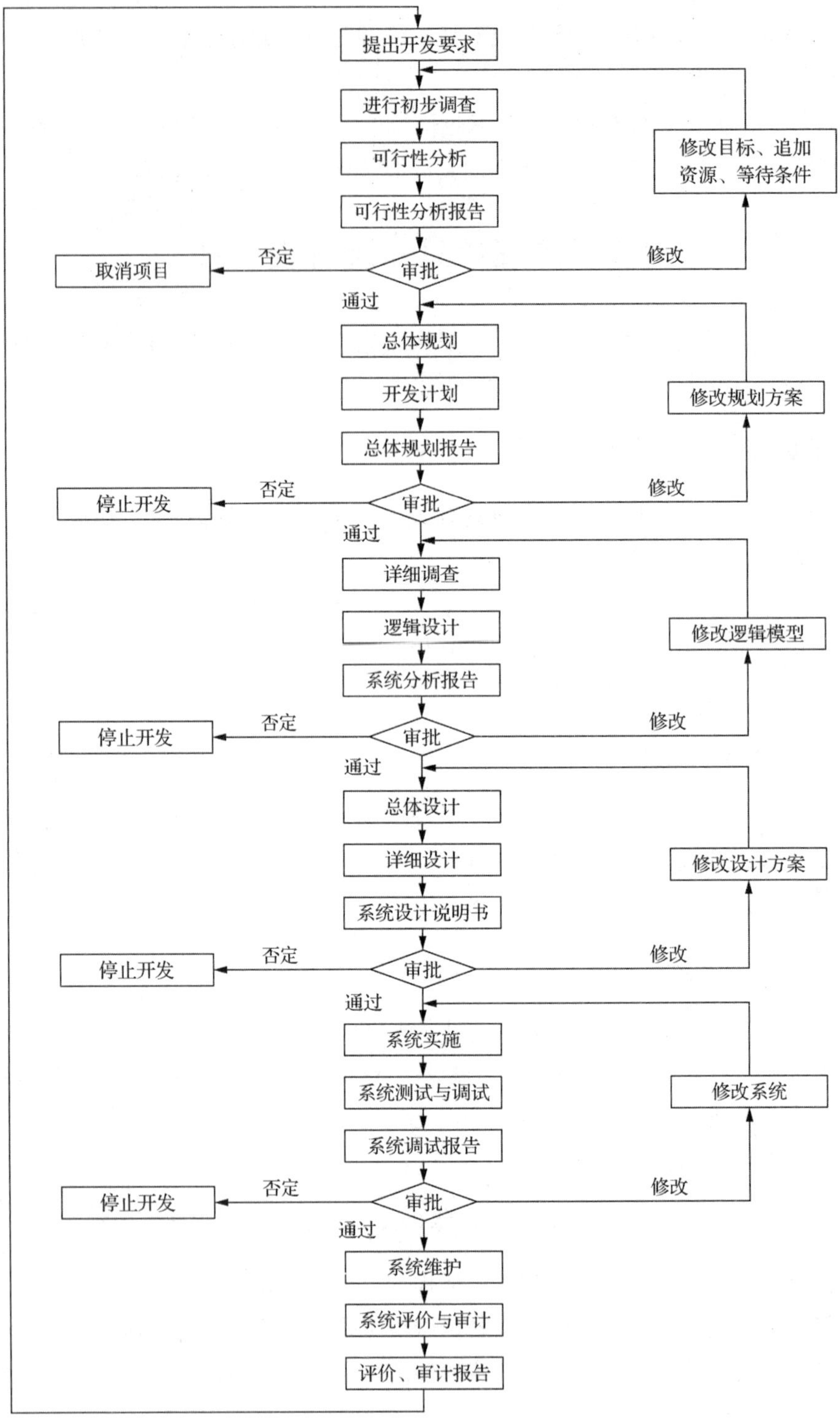

图 8-3　医院信息系统开发生命周期

8.2.2　医院信息系统开发方式

医院信息系统的开发方式有委托开发、自行开发、联合开发、购买现成软件包进行二次开发等几种方式。一般来说，选择哪种开发方式，可以根据各医院的技术力量、资源情况及外部环境而定。

1. 委托开发

委托开发方式适合医院信息系统的开发队伍技术力量薄弱，但资金较充足的单位。委托开发的优点是省时、省事，开发的信息系统水平较高。缺点是费用较高，系统维护需要开发单位的长期支持。此种开发方式需要医院的业务骨干参与系统的论证工作，开发过程中需要开发企业和医院双方及时沟通，进行协调和检查。

2. 自主开发

自主开发又称最终用户开发，该方式适合有较强的信息技术队伍的医院。自主开发的优点是开发费用少，开发的系统能够较好地适应本医院的需求，满意度较高，便于维护；缺点是由于不是专业开发队伍，容易受业务工作限制，系统优化不够，开发水平较低，且由于开发人员是临时从各单位抽出来进行信息系统开发工作的，这些人员的计算机系统开发水平参差不齐，数据库设计经验不足，系统开发难免存在问题，日后的维护工作也很困难。因此，一方面需要加强领导，另一方面可向专业开发人士或公司咨询，或聘请他们作为系统开发的顾问。

3. 联合开发

联合开发方式适合内部有一定的信息技术人员，但可能对开发信息系统经验不足或设计水平不够，整体系统优化能力较弱，希望通过信息系统的开发完善提高自己的技术队伍，便于后期系统维护的医院。优点是相对委托开发方式较节约资金，可以增强企业的技术力量，便于系统维护工作。缺点是双方在合作中易出现责任不清相互推诿的现象，需要双方达成共识，进行及时协调和检查。

4. 购买软件包与二次开发

目前软件开发正在向专业化方向发展。一批专门从事信息系统开发的公司已经开发出一些使用方便、功能强大的专项业务信息系统软件。为了避免重复劳动，提高系统开发的经济效益，也可以购买信息系统的成套软件或开发平台。此方式优点是节省时间和费用，技术水平较高。缺点是通用软件的专业性较差，根据用户的要求，需要有一定的技术力量来做软件改善和接口设计工作等二次开发工作。

8.2.3 医院信息系统开发策略

1. 自上而下

自上而下的策略，强调整体上的协调规划，逐渐从全面到局部，从长远到近期，从抽象到具体，从概要设计到详细设计，体现结构化的设计思想。要求有很强的逻辑性，难度较大。

2. 自下而上

自下而上的策略，是从现行的业务状况出发设计系统的构件，采用搭积木的方式组成整个系统。缺点在于忽视系统部件的有机联系，不能像想象得那样完全周密，因为没有从整个系统出发考虑问题，随着系统进展，往往要作出许多重大修改，甚至重新规划、设计。其优点是可以避免出现大规模系统运行不协调的危险。

3. 二者相结合

二者结合是实际开发过程中常用的策略。通过对系统进行分析，得到系统的逻辑模型，进而从逻辑模型求得最优的物理模型。逻辑模型和物理模型的这种螺旋式循环优化的设计模式体现了“自上而下”“自下而上”相结合的设计思想。

8.2.4 医院信息系统开发方法

1. 生命周期法

生命周期法又称结构化方法，是迄今为止信息系统开发中应用最普遍、最成熟的方法。其基本思想是将一个信息系统开发过程视为一个生命周期，强调在整体优化的条件下“自上而下”地分析和设计，保证系统的整体性和目标的一致性，严格区分系统开发的阶段性，并分为系统规划、系统分析、系统设计、程序开发、系统实施、系统运维六个阶段，遵循用户至上原则，每个阶段都有明确的任务和应得到的成果。

生命周期法的开发过程。

（1）系统规划阶段——项目建议书

本阶段主要确定是否存在问题，以及存在问题是否可以利用建设新系统或改造原有系统的方法加以解决。需要解决两个关键问题：①为什么要新建一个系统。②实施这个新系统是否可以解决存在的问题。

（2）系统分析阶段——系统建议书

本阶段主要分析现有业务系统存在的问题，定义解决方案所要达到的目标，评价各种可能选择的方案。它需要解决的问题如下。

1）原有业务系统如何运行？

2）原有业务系统的优势、劣势、困难及存在的问题有哪些？

3）新的系统项目如何解决这些问题？

4）解决方案需要哪些用户需求信息支持？

5）有哪些可行的替代方案？

6）建设的费用和收益如何？

（3）系统设计阶段——详细设计说明书

本阶段主要进行系统的总体设计、代码设计、数据库（文件）设计、输入/输出设计、模块结构与功能设计。根据总体设计配置与安装部分设备进行试验，最终给出设计方案。通过逻辑设计和物理设计详细描述系统的解决方案。

（4）程序开发阶段——程序详细说明及编码

本阶段将设计结果转换为软件程序语句，并进行系统调试。

（5）系统实施阶段——系统能力测试

本阶段是开发信息系统的最后一个阶段，包括系统初始化、系统培训和系统转换。

（6）系统运维阶段——后期运行设计

进行系统的日常运行管理、评价、监理审计，对系统进行修改、维护、局部调整，在出现不可调和的大问题时，进一步提出开发新系统的请求，旧系统生命周期结束，新系统诞生，从而构成系统的一个生命周期。

生命周期法适用于规模较大、结构化程度较高的系统开发，但由于其相当耗费资源、开发周期长、缺乏灵活性、限制变化，不适合非结构化或需求不确定的系统开发，不适合面向决策的系统开发。

2. 快速原型法

原型法是一种实用、快速、灵活、交互式的软件开发方法。其核心是用交互的、快速建立起来的原型取代形式的、僵硬的（不易修改的）大部头的规格说明，用户通过在计算机上实际运行和试用原型系统向开发者提供真实的、具体的反馈意见。

快速原型法的开发过程一般有如下四个阶段。

1）确定系统的基本要求和功能。

2）构造初始原型。

3）运行、评价和修改原型。

4）确定原型后处理。

快速原型法适用解决有不确定因素的问题，适用对用户界面要求很高的系统，适用于决策支持方面的应用。但不适用于拥有大量计算或控制功能的系统，不适用于大型或复杂的系统，而且容易掩盖需求、分析、设计等方面的问题。其结果不确定，随原型构造评价过程而定，整体考虑较少。

3. 面向对象方法

面对对象方法是一种新兴的信息系统开发方法，包括面向对象的（需求）分析、面向对象的设计、面向对象的编程三大部分。

面向对象方法的基本思想是客观事物由对象组成，对象是客观世界中的任何事物在计算机程序中的抽象表示；对象由属性和方法组成，属性反映了对象的信息特征，如特点、值、状态等，方法是用来定义改变属性状态的各种操作；对象之间的联系通过消息机制实现，“消息”是对象之间通信的手段，一个对象向其他对象发出带有参数的信息，使接收信息的对象执行相应的操作，从而改变该对象的状态。“方法”是封装在对象内部的操作程序，一个对象发出消息，接收消息的对象激活相应的方法，便启动了该对象的某个操作程序，这就是对象的操作；对象具有继承性，对象或类之间的层次结构是靠继承关系维系的；对象具有封装性，在设计和实现一个客观系统时，在满足需求的条件下，把系统设计成由一些不可变的（相对固定）部分组成的最小集合（最好的设计）。这些不可变部分就是对象。

面向对象方法的开发过程一般可分为如下四个阶段。

（1）系统调查和需求分析

获取用户需求，调查研究系统将要面临的具体管理问题和用户对系统开发的需求（弄清楚要干什么）。

（2）分析问题的性质和求解问题

用统一的建模工具构造对象模型：在繁杂的问题域中抽象地识别出对象及其行为、结构、属性、方法等。

（3）整理问题和面向对象设计

识别与问题有关的类及类之间的联系，识别与信息系统方案有关的类，对设计类及其联系进行调整，使之如实地表达事物之间实际存在的各种关系，对分析的结果做进一步的抽象、归类和整理，并最终以范式的形式将它们确定下来。

（4）面向对象编程

用面向对象的程序设计语言将上一步整理的范式直接映射为应用软件。

面向对象方法是现实世界和人对现实世界认识的自然映射，具有不可比拟的优势和发展潜力。但它目前还不成熟，还在发展完善中，还要借鉴和使用结构化方法的许多思路和具体技术方法。

在大型医院信息系统开发中，若不经自上而下的整体划分，而是一开始就自下而上地采用面向对象方法开发系统，则会造成系统结构不合理、各部分关系失调等问题。面向对象方法和结构化方法在系统开发中相互依存、不可替代。使用面向对象方法开发医院信息系统时，工作重点在于分析生命周期阶段。分析阶段得到的各种对象模型也适用于设计阶段和实现阶段。实践证明两种方法的结合是一种切实可行的有效方法。

4. 敏捷开发方法

敏捷开发是以用户的需求进化为核心，采用迭代、循序渐进的方法进行软件开发。在敏捷开发中，软件项目在构建初期被切分成多个子项目，各个子项目的成果都经过测试，具备可视、可集成和可运行使用的特征。换言之，就是把一个大项目分为多个相互联系、但也可独立运行的小项目，并分别完成，在此过程中软件一直处于可使用状态。

相对于“非敏捷”，更强调程序员团队与业务专家之间的紧密协作、面对面的沟通（认为比书面的文档更有效）、频繁交付新的软件版本、紧凑而自我组织型的团队、能够很好地适应需求变化的代码编写和团队组织方法，也更注重软件开发中人的作用。

敏捷开发小组主要的工作方式可以归纳为：作为一个整体工作；按照短迭代周期工作；每次迭代交付一些成果；关注业务优先级；检查与调整。敏捷开发法的开发过程一般有如下五个阶段。

1）确定需求列表。

2）确定冲刺周期需求列表。

3）执行并完成冲刺周期需求列表。

4）总结回顾。

5）下一轮冲刺周期。

敏捷开发的优点是高适应性及“以人为本”的特性，更加灵活并且更加充分地利用每个开发者的优势，调动每个人的工作热情。缺点是其项目周期很长，很难保证开发人员不更换，而没有文档就会在交接的过程中造成很大的困难。

8.3　医院信息系统分析

8.3.1　系统分析概述

系统分析是在总体规划的指导下对系统进行深入详细的调查研究，确定系统的逻辑模型。系统规划阶段是确认是否需要开发一个信息系统项目，回答“要不要做”的问题，而系统分析是回答“做什么”的问题。

1. 系统分析的任务

了解用户意向，定义系统需求，详细了解医院每个业务过程和业务活动的工作流程及信息处理流程，理解用户对信息系统的需求，包括对系统功能、性能方面的需求，对硬件配置、开发周期、开发方式等方面的意向。由用户提出初步的要求，经系统分析人员对系统详细调查，进一步完善系统的功能、性能要求，最终以需求说明书的形式定义系统需求。

确定逻辑模型，形成分析报告，在详细调查的基础上确定系统应具有的逻辑功能，再用适当的方法表达，形成系统的逻辑模型。新系统的逻辑模型由一系列文字和图表组成，在逻辑上描述新系统的目标、功能和性能，并且以系统分析报告的形式表达，为下一步系统设计提供依据。

2. 系统分析工作中常见问题

（1）系统分析员缺乏足够的业务知识

由于专业知识背景差异，系统分析员在向用户了解情况、进行调查研究时，往往不知道该向用户问什么问题，而用户也不知道应该向系统分析员提供一些什么信息和资料，这就使得建立起来的系统中存在许多缺陷，不能满足用户的实际需求。

（2）用户对计算机知识的认识存在偏差

用户缺乏对计算机知识的正确认识，不知道计算机能做什么，不能做什么。

（3）系统分析员过早陷入细节

大量的数字、资料及表格使系统分析员过早地陷入业务和技术细节中。虽然这些细节在整个系统开发过程中是必不可少的，但过早陷入细节导致系统分析员没有一个合适的方法来组织和处理这些细节，从而很难从中理出头绪，得到一个综合性概念。

（4）缺乏相应的语言对系统进行描述

用语言对系统进行描述通常是十分模糊的，并且会使用户很难搞清楚系统的各个部分是如何联系在一起的。

（5）对系统分析过程中的所有工作内容难以理解

系统分析过程中的所有工作内容是用系统分析报告格式描述的，不仅十分冗长，而且充满了计算机术语，用户很难理解，这种文档给非专业用户带来很大的不便。

系统分析方法由五个基本阶段构成，分别是需求分析、组织职能分析、业务流程分析、数据流程分析、系统分析报告。

8.3.2 需求分析

需求分析是系统分析工作中重要的环节之一，实事求是地全面调查是分析与设计的基础，需求分析的质量对于整个系统分析工作的成败都是决定性的。同时需求分析工作量很大，所涉及的业务、人员、数据和部门都非常多，因此，科学有效地组织开展这项工作是非常重要的。

1. 需求分析方法

需求分析实际上就是对对象进行系统调查。在系统调查过程中应始终坚持正确的方法，确保调查工作客观性、正确性。

（1）自上而下全面展开

需求分析应按照自上而下的系统化方法全面展开。首先从组织管理工作的最顶层开始，然后再调查为确保最顶层工作的完成下一层（第二层）的管理工作支持。完成了这两层的调查后，再深入一步调查为确保第二层管理工作的完成下一层（第三层）的管理工作支持。依此类推，直至摸清组织的全部管理工作。这样做的目的是使调查者既不会被组织内部庞大的管理机构搞得不知所措、无从下手，又不会因调查工作量太大而顾此失彼。

（2）反复优化，不断改进

组织内部的每一个部门和每一项业务工作都是根据组织的具体情况和业务需要而设置的。调查工作的目的是要搞清这些工作存在的道理、环境条件及工作的详细过程，再通过系统分析明确其在新的信息系统支持下有无优化的可行性。在系统调查时要保持头脑冷静，实实在在地搞清楚现实工作和环境条件。如果调查前已经有了许多“先入为主”设想，那么势必会影响调查效果，造成还未接触实质问题，就感觉到这也不合理，那也不合理，以至于无法客观地了解实际问题。

（3）全面铺开与重点调查结合

坚持全面铺开与重点调查相结合的方法。自上而下全面展开，但每次都有不同的侧重。例如，医院门急诊管理系统，调查工作也必须是从门急诊组织管理的顶层开始，先了解主管院长、门诊部、急诊室的工作与分工，下设各个科室的主要工作，工作安排的制订过程及所涉及的部门和信息，然后略去其他无关部门的具体业务调查，而将工作重点放在门诊部和急诊室的具体业务上。

（4）工程化的工作方式

对一个大型系统的调查工作往往是由多个系统分析人员共同完成的，按照工程化的方法组织调查，可以避免调查工作中可能出现的一些问题。工程化的方法是将工作中的每一步工作事先计划好，对多个人的工作方法和调查所用的表格、图例统一规范化处理，使群体之间能相互沟通、协调工作。另外，所有规范化调查结果（表格、问题图、所收集的报表等）应整理后归档，以便下一步工作中使用。

（5）主动沟通、亲和友善的工作方式

需求分析涉及组织内部的各个方面，涉及各种不同类型的人。主动地与被调查者在业务上进行沟通是十分重要的。创造出一种积极、主动友善的工作环境和人际关系是调查工作顺利开展的基础，一个好的人际关系可能导致调查和系统开发工作事半功倍，反之则有可能根本进行不下去。这项工作说起来容易做起来难，它对开发者有主观上积极主动和行为心理方面的要求。

2. 需求分析调查的范围

需求分析调查的范围围绕医院组织内部信息流所涉及领域的各个方面。应该注意的是，信息流是通过物流产生的，物流和信息流又是在组织中流动的，调查的范围就不能仅仅局限于信息和信息流，还应该包括医院的生产、经营、管理等各个方面。可以大致归纳为如下九个方面。

1）医院组织机构和功能业务。

2）医院工作的目标和发展战略。

3）医疗服务构成。

4）医疗数据与数据流程。

5）医疗业务流程与工作模式。

6）医院管理方式和具体业务管理方法。

7）医疗卫生决策方式和决策过程。

8）可用资源和限制条件。

9）现存问题和改进意见。

围绕上述问题，可以根据具体情况设计调查问卷的问题或问卷调查表的栏目，目的就是真正弄清处理对象现阶段工作的详细情况，为后面的分析设计工作做好准备。

对医院信息系统的需求调查，还要考虑医院具体的规模、人员和软硬件条件，充分考察以下几方面的需求。

（1）医院管理者的需求

医院管理者更关心系统运行后宏观上的效益，这些效益并不一定是指直接的经济效益，而是指医院信息系统能够解决一些手工管理不能或难以解决的问题，能为管理者及时了解医院运行情况、进行科学决策提供准确的信息。作为一个完善的医院信息系统，一方面需要建立起一套能够反映医院医疗和经济运行状况的指标体系，另一方面要能改善医院的管理水平和医疗服务水平。

（2）使用者的需求

用户关心的是系统提供的功能对其业务是否有直接的帮助，系统是否简单易学，操作是否方便且响应快速。这就要求系统面向每一个具体应用、针对每一个具体问题做专门的设计。

（3）维护人员的需求

维护人员关心的是系统的安全可靠性和可维护性。医院信息系统要求 7（天）×24（小时）不间断运行，在系统的日常运行中经常要进行数据的维护，因此要把系统的可维护性作为一项基本要求纳入产品设计开发过程。

（4）对网络平台的要求

要使系统运行稳定可靠且具有一定的容错能力，网络平台需要有清晰的层次结构，具备高速稳定的数据交换能力、良好的扩展能力和安全监控特性，提供方便快捷的图形化管理界面，符合医院特点及软件需求。

（5）对应用软件的要求

要求应用软件具有标准化、通用性和可扩展性。随着信息技术与医疗服务的不断进步，医院信息系统逐步由“以管理信息为主”向“以患者信息为中心”方向发展，使计算机更多地参与临床医疗服务。应用软件是否合理、科学、规范、标准、实用均应重点考虑。

8.3.3 组织职能分析

了解组织职能中部门是如何构成的，部门之间存在哪些物流关系、存在哪些信息流关系。将相互之间的关系用明确的图表形式表示出来，为后续的系统设计工作打下良好的基础。

组织职能分析主要有三部分内容，即组织结构分析、业务过程与组织结构之间的联系分析、业务功能一览表。其中，组织结构分析通常是用组织结构图实现的，将调查中所了解的组织结构具体地描绘在图上，作为后续分析和设计的参考；业务过程与组织结构联系分析通常是通过业务与组织关系图实现的，利用系统调查中所掌握的资料着重反映管理业务过程与组织结构之间的关系，是后续分析和设计新系统的基础；业务功能一览表是把组织内部各项管理业务功能用一张表的方式罗列出来，是后续进行功能、数据分析、确定系统拟实现的管理功能和分析建立管理数据指标体系的基础。

8.3.4 业务流程分析

业务流程分析是对组织的现行业务工作流程进行分析，对当前的信息处理形式、方法、流程、流量等进行描述，为系统设计打下基础。业务流程分析可以了解业务的具体处理过程，发现和处理系统调查工作中的错误和疏漏，修改和删除原系统的不合理部分，优化或重组业务处理流程。

医院业务流程优化或重组的基本要求是：以业务过程为中心，摆脱传统观念的束缚，根据信息系统建设目标的要求，对医院不适应的业务流程做根本性的改革，改变传统的管理模式。医院业务流程先进与否决定了医院管理模式的先进程度，医院管理模式的先进程度将直接影响医院信息系统的建设水平。

8.3.5 数据流程分析

数据流程分析是把数据在现行系统内部的流动情况抽象出来，舍去具体组织机构、信息载体、处理工作等物理组成，单纯从数据流动过程来考察实际业务的数据处理模式。

数据是信息的载体，是系统处理的主要对象。对系统调查中所收集的数据及统计和处理数据的过程进行分析和整理。若存在不清楚的问题，则应立刻返回弄清楚。若发现有数据不全、采集过程不合理、处理过程不畅、数据分析不深入等问题，则应在数据流程分析过程中研究解决。数据流程分析是建立数据库系统和设计功能模块的基础。

数据流程分析是通过分层的数据流程图实现的。按照业务流程图厘清业务流程顺序，将相应调查过程中掌握的数据处理过程绘制成一套完整的数据流程图，一边整理绘图，一边核对相应的数据和报表、模型等。若有问题，则一定会在这个绘图整理过程中暴露无遗。

由于实际数据处理过程常常较为繁杂，应该按照系统的观点自上而下地分层展开绘制，即先将较为繁杂的处理过程（不管规模有多大）当成一个整体处理块看待（俗称"黑匣子"），绘出周围实体与这个"黑匣子"的数据联系过程；然后再进一步将这个"黑匣子"展开。如果内部还涉及若干个较为复杂的数据处理部分，就将这些部分分别视为几个小"黑匣子"，同样先不管其内部，而只分析它们之间的数据联系，这样反复进行下去，依此类推，直至最终搞清了所有问题。也有人将这个分析过程比喻为使黑匣子逐渐变"灰"直到"半透明"和"完全透明"。

8.3.6　系统分析报告

系统分析阶段的成果是系统分析报告，它反映了这一阶段调查分析的全部情况，是下一步系统设计与系统实现的纲领性文件。系统分析报告形成后必须组织各方面的人员（组织的领导、管理人员、专业技术人员、系统分析人员等）一起对已经形成的逻辑方案进行论证，尽可能地发现其中的问题、误解和疏漏。对问题、疏漏要及时纠正，对有争论的问题要重新核实当初的原始调查资料或进一步深入调查研究，对重大的问题甚至可能需要调整或修改系统目标，重新进行系统分析。系统分析报告是一份非常重要的文件，必须对其进行反复的论证和审核。

系统分析报告主要包括以下内容。

1. 组织基本情况

主要是对分析对象的基本情况做概括性的描述，包括组织的结构、组织的目标、组织的工作过程和性质、业务功能、对外联系。例如，组织与外部实体之间有哪些物资及信息的交换关系，研究系统工作的背景等。

2. 系统目标和开发的可行性

系统的目标是指系统拟采用什么样的开发战略和开发方法，人力、资金及计划进度的安排，系统计划实现后各部分应该完成什么样的功能，某些指标预期达到什么样的程度，有哪些工作是原系统没有而计划在新系统中增补的，等等。另外，还要对开发的可行性进行分析。

3. 现行系统运行状况

通过作业流程图、数据流程图等工具详细描述原系统信息处理及信息流动情况。另外，各个主要环节对业务的处理量、总的数据存储量、处理速度要求、主要查询和处理方式、现有的各种技术手段等都应做一个扼要的说明。

4. 新系统的逻辑方案

新系统的逻辑方案是系统分析报告的主体。这部分主要反映分析的结果和对新建系统的设想。它应包括本节分析的结果和主要内容，具体如下。

1）系统功能分析，即明确提出系统的功能目标，并与现行系统进行比较分析，突出计算机处理的优越性。

2）系统逻辑模型，即各个层次的数据流图、数据字典和加工说明；新系统拟定的数据指标体系和分析优化后的数据流程；新系统在各个业务处理环节拟采用的管理方法、算法或模型。

3）建立体制。

4）估计系统开发资源，与新系统相配套的管理制度和运行体制的建立。

5）遗留问题，即根据目前条件暂时不能满足的一些用户要求或设想，可以提出今后解决的措施和实施途径。

8.4 医院信息系统设计

8.4.1 系统设计概述

系统分析确定和回答医院信息系统“做什么”的问题，而系统设计回答医院信息系统“怎么做”的问题。

1. 系统设计的概念

系统设计可以归纳为对系统的逻辑设计和物理设计两个方面，系统设计总体原则是保证系统设计目标的实现，并在此基础上使技术资源的运用达到最佳原则。

逻辑设计是指系统将要如何工作来解决用户面临的实际问题，包括对信息系统的输入、输出、处理功能、业务流程等的说明，同时对数据模型和系统控制等问题也要予以说明。

物理设计是指用信息技术将逻辑设计的结果赋予实现的过程。在此阶段要产生对信息系统实际使用的硬件、软件、数据库、输入输出方式、输入输出介质、手工过程及特定控制的说明。

系统设计是新系统的物理设计阶段。在根据系统分析建立的逻辑模型基础上，科学合理地进行物理设计，综合考虑各种约束，利用可用的技术手段和方法进行具体设计，建立目标系统物理模型。

2. 系统设计的原则

从逻辑模型设计到物理模型设计是一个由抽象到具体的过程，这个过程有时没有明确的界限，甚至会有反复。系统设计人员应该为程序员提供经过评审、完整、清楚、准确、规范的系统设计文档，并且对设计规范中有歧义的地方作出解释。系统设计应遵循以下原则。

（1）系统性原则

系统是作为统一整体而存在的，在系统设计中，要从整个系统的角度进行全局考虑，系统的代码要统一，设计规范要标准，传递语言要尽量一致。数据采集要做到数据在哪里发生就在哪里采集、全局共享，使一次输入得到多次利用。制订相应的设计文档，如概要设计说明书、详细设计说明书和总体编码规范等。

（2）层次性原则

系统设计应展示系统的层次结构。层次结构应使用可识别的设计模式来建造，由具有良好特征的模块构成，以可演化的方式实现，从而便于测试和实施。

（3）灵活性原则

要求系统具有较好的开放性和较强的环境适应性，以便保持系统长久的生命力。系统设计应采用模块化结构，尽量减少各模块之间的数据依赖性，提高模块的独立性。

（4）安全可靠性原则

系统的安全性是指系统正常运行时对各种外界干扰的抵御及恢复的能力。可靠性是指系统安全工作的平均无故障时间。一个成功的管理信息系统必须具备较高的可靠性和安全性，如保密性、检错及纠错能力、抵抗病毒能力等。

（5）经济性原则

在满足系统需求的前提下，尽可能地减少系统的开销，包括两方面内容：①在硬件投资上不能盲目追求技术上的先进，应以满足应用需要为前提。②系统设计应尽量避免不必要的复杂化，各模块应尽量简洁，以便缩短处理流程、减少处理费用。

（6）实用性原则

在系统达到预定目标的情况下，应该尽量简单，既可提高系统效率，同时也便于管理。因此，设计过程中必须考虑尽量使数据处理过程简化，使用者操作方便，维护修改容易。输入的数据应尽可能地减少，输出数据的形式应易于理解。系统结构要尽可能地做到清晰、合理，并且避免一切不必要的复杂化。

3. 系统设计的任务

系统设计由系统总体设计和详细设计两部分组成。

（1）总体设计

总体设计包括系统总体布局方案的确定、系统总体结构的设计、数据存储的总体设计和系统物理配置方案设计。其中，系统物理配置方案设计即系统平台的设计，包括设备配置、通信网络的选择和设计、数据库管理系统的选择等。总体设计完成的主要工作成果是详细的功能结构图、网络拓扑结构图和模块结构图。

（2）详细设计

详细设计的主要工作包括代码设计、输入设计、输出设计、人机界面设计、处理过程设计、文件和数据库设计、系统物理配置方案设计和编写系统设计报告。

8.4.2 总体设计

系统总体设计也称系统概要设计，核心任务是完成系统模块结构设计，即在目标医院信息系统逻辑模型的基础上，把系统功能划分为若干子系统，再将子系统逐层分解为单一、相互独立的子模块。

1. 总体设计的目标与要求

总体设计旨在依据系统分析报告建立系统的总体结构和它的各子系统之间（或各子系统与各模块之间）的关系，定义各子系统或各功能模块之间的接口，设计总体数据存储结构，规定设计限制，制订组装测试计划。

总体设计的要求包括：①各功能模块间应满足低耦合度，各功能模块内应满足高内聚度。②功能模块的作用范围应在其控制范围之内。③降低模块接口的复杂性，提高系统的可移植性。

2. 总体设计的步骤

在总体设计过程中要先进行系统设计，复审系统计划与需求分析，确定系统具体的实施方案；然后进行结构设计，确定软件结构。一般设计步骤如下。

（1）设计系统方案

为了实现系统的要求，应该提出并分析各种可能的方案，并从中选出最佳的方案。在分析阶段提供的逻辑模型（数据流图描述）是总体设计的出发点。数据流图中的某些处理可以逻辑地归并在一个边界内作为一组，另一些处理可以放在另一个边界内作为另一组。这些边界代表某种实现策略。在可供选择的多种方案中，进一步设想与选择较好的系统实现方案。这个方案仅是边界的取舍，抛弃技术上行不通的方法，留下可能实现的策略，但并不评价这个方案。

（2）选取一组合理的方案

分析员通过问题定义、可行性研究和需求分析产生了一系列可供选择的方案，从中选取低成本、中成本、高成本三种方案，必要时再进一步征求用户意见。准备好系统流程及系统的物理元素清单（构成系统的程序、文件、数据库、人工过程、文档等）、成本效益分析、实现系统的进度计划。

（3）推荐最佳实施方案

系统分析人员综合分析各种方案的优缺点，推荐最佳方案，并作出详细的实施进度计划。用户与有关技术专家认真审查分析员推荐的方案，然后提交使用部门负责人审批，审批接受分析员推荐的最佳实施方案后，才能进入软件结构设计。

（4）功能分解

软件结构设计，首先将复杂的功能进一步分解成简单的功能，遵循模块划分独立性原则，即做到模块功能单一，模块与外部联系很弱，仅有数据联系，使划分过的模块的功能对大多数程序员而言都是易于理解的。功能的分解导致对数据流图的进一步细化，并选用相应图形工具来描述。

（5）软件结构设计

功能分解后，用层次图、结构图来描述模块组成的层次系统，即反映软件结构。当数据流图细化到适当的层次，利用结构化的设计方法可以直接映射结构图。

（6）数据库设计、文件结构的设计

数据结构设计包括逻辑结构设计、物理结构设计、数据结构与程序之间的相关性等。每个数据结构实际上就是一个数据集。其中，逻辑结构设计要给出系统内使用的每个数据结构和名称、标识符及其中每个数据项、记录的标识、定义、长度及其层次或表格的相互关系。物理结构设计包括每个数据结构中的每个数据项的存储要求、访问方法、存取单位、存取的物理关系、保密条件等。

此外，还要说明各数据结构与访问这些数据结构的各个程序之间的对应关系，画出相应的矩阵表，其每一行代表数据结构名，每一列代表相应的程序名。

（7）制订测试计划

为保证软件的可测试性，设计一开始就要考虑软件测试问题。这个阶段的测试计划仅从输入、输出功能入手，制订黑盒测试计划，在详细设计时再进行详细的测试用例与计划。

（8）审查与复审

总体设计阶段评审检验标准主要包括已定义的用户需求是否已被设计的系统覆盖。系统总体结构及各模块的功能、块间层次关系、接口控制特征是否明确。交付的文档是否齐全、标准化、可验证。文档主要包括总体设计说明书、数据库（数据结构）设计说明书、组装测试计划等。

8.4.3　详细设计

详细设计是软件工程中软件开发的一个步骤，是对概要设计的一个细化，是详细设计每个模块实现算法和所需的局部结构的过程。在详细设计阶段，主要是通过需求分析的结果设计出满足用户需求的软件系统产品。详细设计方案的更改，不能影响概要设计方案；若需要更改概要设计，则须经过项目经理同意。

详细设计必须遵循概要设计进行，应该完成详细设计文档，主要是模块的详细设计方案说明，实现各模块的算法设计。详细设计包括用户界面设计、处理过程设计、数据存储设计、编码设计等。

1. 输入、输出和界面设计

任何一个医院信息系统都可认为是由输入、处理和输出三部分组成的。输入设计对医院信息系统的质量有着决定性影响。输入数据的正确性直接决定输出的正确性。如果输入设计不合理或输入数据有误，那么即使计算和处理十分正确，也可能无法获得正确的输出信息。同时，输入设计是信息系统与用户之间交互的纽带，决定人机交互的效率。因此，做好输入设计对医院信息系统的成功应用起着重要作用。

（1）输入设计

输入设计对系统和用户具有决定性的作用，这种作用主要表现在交互效率、用户满意度和系统可靠性等方面。输入设计不仅包括输入设计本身，也包括数据规范和数据准备的过程、原始单据格式的标准化过程等外部设计或相关过程。输入设计本身包括用户雏形设计、接口对话设计、用户界面设计和输入结构设计等。输入设计完成后，写出输入设计报告，供编程、调试和系统维护工作使用。系统是否好用，数据是否能够无差错地进入系统，以及用户对系统的印象，这在很大程度上取决于用户界面设计的效果。

（2）输出设计

输出设计主要是利用已有的输出设备给出用户所需要的结果。医院信息管理系统只有通过输出才能为用户服务。信息系统能否为用户提供准确、及时、适用的信息是评价信息系统优劣的标准之一。

在系统设计阶段，设计人员应给出系统输出的说明，这个说明既是下一步编程人员在软件开发中进行实际输出设计的依据，也是用户评价系统实用性的依据。

（3）界面设计

用户界面又称人机界面或人机接口，是用户与计算机系统之间的分界线，是用户与计算机系统之间的通信媒体或人机对话的手段，是实现人机双向信息交换的支持硬件和软件，是计算机系统的一个重要组成部分。

需要指出的是，用户界面与人机交互是两个不同的概念。人机交互是指人与计算机进行对话或信息交换的过程，强调的是动态的过程概念。用户界面是指人与计算机进行对话或信息交换所依赖的介质，强调的是静态的功能概念。用户界面的设计需要人机交互的研究成果，而人机交互的研究往往需要借助有形的用户界面来实施。

2. 处理过程设计

处理过程设计是在总体设计的基础上，对总体结构设计中产生的功能模块进行过程描述，设计功能模块的内部细节，解决如何实现各个模块的内部功能，即设计模块内部的详细算法、内部数据结构和程序逻辑结构。处理过程设计是在逻辑上实现系统，为编写程序制订一个周密的计划。处理过程设计的关键是用一种合适的表达方式来描述每个模块的执行过程，这种表达方式应该简明和精确。

（1）处理流程设计

处理流程设计包括子系统处理流程图设计和程序流程设计。前者主要用处理流程图表示处理过程，后者主要用程序流程图表示程序模块的处理过程。二者都是表示处理过程，但后者更细化，可以直接指导编写程序代码。系统处理流程设计的工具很多，处理流程图和程序流程图常用各种不同符号，表示计算机处理过程的逻辑关系和内容。

处理流程设计主要通过处理流程图描述信息在计算机存储介质之间的流动、转换和存储情况，以便为程序框图设计提供详细的输入输出数据。由于不要求处理流程图提供详细的处理细节，它的设计既可以粗略一些，也可以详细一些。一般对应于处理流程图中的一个处理，可用一个程序实现。通过处理流程图，可以清楚地了解信息在处理时的传递和存储情况。

（2）程序流程图设计

程序流程图又称程序框图，是用统一规定的标准符号描述程序运行具体步骤的图形表示。程序流程图的设计是在处理流程图的基础上，通过对输入输出数据和处理过程的详细分析，将计算机的主要运行步骤和内容标识出来。程序流程图是进行程序设计的最基本依据，因此它的质量直接关系到程序设计的质量。

程序框图的设计方法很多，目前使用较广的是结构化程序设计方法。这种方法的特点是简单易学，而且能够设计出简明易懂的处理过程，是一种较容易接受的设计方法。在程序框图的设计中只使用三种基本的处理结构就能实现对任何复杂程序运行步骤的描述。在进行程序框图设计时，根据处理流程的要求，确定什么地方选择顺序处理，什么地方采用选择处理，什么地方采用循环处理，最后将这些基本处理结构按照处理流程的要求组合起来，形成要求的程序框图。对于一个复杂的处理过程，可能需要经过多次修改、评价和论证，最后才能设计出较为满意的程序框图。

（3）处理流程设计工具

模块功能与处理流程设计是系统设计的最后一步，也是涉及具体业务处理过程的一步，是下一步编程的基础。前面已对系统总体结构、编码方式及输入输出形式进行了设计。一旦这些设计确定之后，就可具体地考虑与程序编制有关的问题，这就是详细设计，即不但要设计出一个个模块和它们之间的连接方式，还要具体地设计每个模块内部的功能和处理过程。这与总体设计中模块结构设计不同，模块结构设计考虑功能框架，回答系统具体功能是什么。模块功能与处理过程设计考虑具体功能的实现方法，回答从流程上实现的步骤和算法，实现过程可以用层次模块结构图，输入、处理、输出（input process output，IPO）图、层次结构加上输入、处理、输出（hierarchy plus input process output，HIPO）图或伪码描述。

（4）模块内部处理过程描述方法

对于一些处理过程较复杂的模块，用自然语言描述其功能十分困难。目前用于描述模块内部处理过程的主要方法包括决策树方法、判定表方法、结构化方法和算法描述语言方法。

8.4.4 数据存储设计

信息系统必须有存储和管理大量数据的能力。在系统分析阶段进行逻辑模型设计时，已从逻辑角度对数据存储进行初步设计。到系统设计阶段，就要根据已选用的计算机硬件和软件及使用要求进一步完成数据存储的详细设计。

数据存储方式通常采用文件方式或者数据库的形式存储和管理数据。文件是存放数据的基本方式，在数据存储设计中要确定数据的组织方式。对整个系统的全局数据管理一般需采用数据库。

数据库设计的过程是把现实世界的数据经过人为的加工和计算机的处理，为现实世界提供信息的过程。在给定的数据库管理系统、操作系统和硬件环境下表达用户的需求，并将其转换为有效的数据库结构，构成较好的数据库模式，这个过程称为数据库设计。数据库系统的设计分为需求分析、概念设计、逻辑设计、物理设计四个阶段。

在数据库系统设计的整个过程中，需求分析和概念设计可以独立于任何数据库管理系统，而逻辑设计和物理设计与具体的数据库管理系统密切相关。数据库系统设计的各个阶段及各个阶段的输入和输出如图 8-4 所示。

（1）概念设计

概念设计的目标是设计出反映某个组织部门信息需求的数据库系统概念模式。数据库系统的概念模式独立于数据库系统的逻辑结构，独立于数据库管理系统，独立于计算机系统。

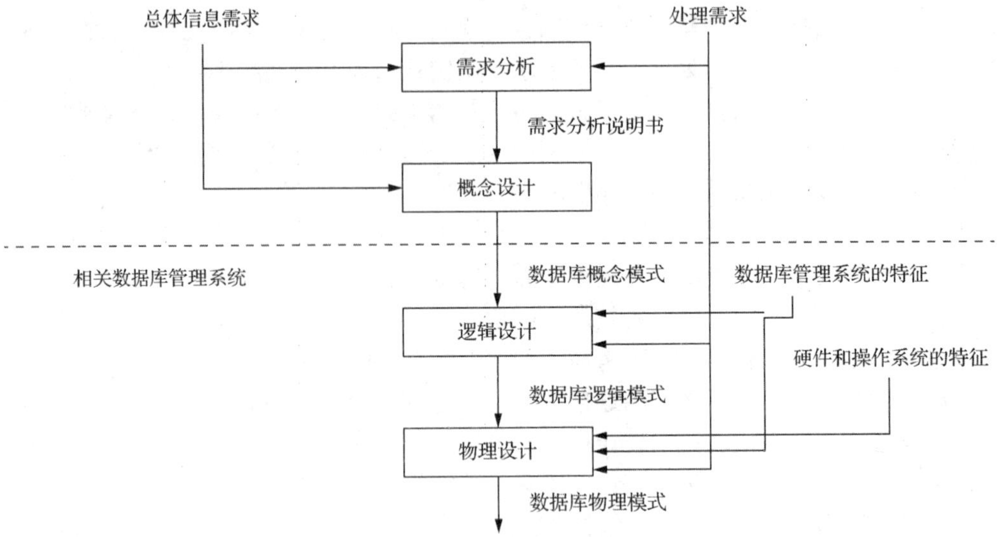

图 8-4 数据库系统设计过程图

概念模式的设计方法是在需求分析的基础上，用概念数据模型表示数据及数据之间的相互联系，设计出反映用户信息需求和处理需求的数据库系统概念模式。概念设计的目标是准确描述应用领域的信息模式，支持用户的各种应用，这样既容易转换为数据库系统逻辑模式，又容易为用户理解。数据库系统概念模式是面向现实世界的数据模型，不能直接用于数据库系统的实现，但这种模式易于为用户理解，而且设计人员可以致力于模拟现实世界，而不必过早地纠缠于数据库管理系统所规定的各种细节。在此阶段，用户可以参与和评价数据库系统的设计，从而有利于保证数据库系统的设计与用户的需求相吻合。在概念模式的设计中，实体-联系模型（entity-relationship model，E-R 模型）法是常见的设计方法。

（2）逻辑设计

数据库逻辑设计的任务是把概念设计阶段产生的概念模式转换为逻辑模式。数据库系统逻辑设计依赖数据库管理系统，不同的数据库管理系统支持不同的数据模型。数据库的数据模型包括层次模型、网状模型和关系模型，其中关系模型和关系数据库管理系统因有关系理论支持而得到广泛使用，成为当今数据库系统的主流。

实体-联系图（entity-relationship diagram，E-R 图）到关系模式的转换，首先须将概念设计中所得的 E-R 图转换成等价的关系模式。将 E-R 图转换成关系模式的方法是将实体和联系均转换为关系模式，将实体和联系的属性作为关系模式的属性。

数据库系统逻辑设计的目标是设计满足用户的完整性和安全性要求，能够在逻辑级上高效率地支持各种数据库事务运行的逻辑模式。数据库系统的逻辑设计不仅涉及数据模型的转换问题，而且涉及进一步解决数据模式设计中存在的一些技术问题，如数据模式的规范化（关系模式的范式）、满足数据库管理系统各种限制等。

（3）物理设计

数据库的物理设计是对已确定的逻辑数据结构，利用数据库管理系统所提供的方法、技术，以较优的数据存储结构、数据存取路径、合理的数据存放位置及存储分配，设计出一个高效的、可实现的物理数据库结构。物理设计常常包括某些操作约束，如响应时间与存储要求等。由于不同的数据库管理系统所提供的硬件环境、存储结构、存取方法不同，所以，提供给数据库系统设计人员的系统参数及其变化范围不同。

物理设计的结果是物理设计说明书，包括存储记录格式、存储记录位置分布及存取方法，并给出对硬件和软件系统的约束。

8.4.5 代码管理

代码是程序员用开发工具所支持的语言写出来的源文件，它是一组有序的数字或字母的排列，是代表客观实体及其属性的符号。源代码的最终目的是将人类可读的文本通过编译器翻译成计算机可以执行的二进制指令。代码设计的原则包括唯一确定性、标准化和通用性、可扩充性与稳定性、便于识别与记忆、力求短小与格式统一及容易修改等。

代码的主要功能有两个：①生成目标代码，即计算机可以识别的代码。需要强调的是，源代码的修改不能改变已经生成的目标代码。如果需要目标代码作出相应的修改，就必须重新编译。②对软件进行说明，即对软件的编写进行说明和注释，方便以后软件的学习、分享、维护和软件复用。

较复杂的软件或大型软件往往需要多人团队协作，源程序文件可以达到成百上千个。为了降低复杂度，必须引入一种可以描述各个源代码之间联系、版本控制且实现正确编译的代码管理系统。借助源代码管理工具，可以跟踪代码更改、查看代码的修订历史记录，并在需要时恢复到项目之前的版本，通过识别谁作出了更改及作出了哪些更改快速解决问题。源代码管理工具可以帮助简化开发流程，并为所有代码提供集中式管理。

1. 代码管理工具

常见的代码管理工具有并行版本系统、自由开源系统、分布式版本控制系统三种。

（1）并行版本系统（concurrent version system，CVS）

CVS 是最古老的代码管理工具之一，诞生于 1990 年。CVS 基于客户端/服务器的行为使其可容纳多个用户，其用拷贝、修改、合并（copy-modify-merge）变化表支持对文件的同时访问和修改。

（2）自由开源系统

subversion 是一个自由开源的版本控制系统，简称 SVN，它是 CVS 的下一个版本，属于集中式版本控制，速度比 CVS 更快，功能更强大，可用来管理任何类型的文件，其中包括程序源码，SVN 管理的数据放置在一个中央资料档案库中。SVN 采用客户端/服务器体系，项目的各种版本都存储在服务器上，程序开发人员首先从服务器上获得一份项目的最新版本，并将其复制到本机，然后在此基础上，每个开发人员可以在自己的客户端进行独立的开发工作，并且可以随时将新代码提交给服务器。也可以通过更新操作获取服务器上的最新代码，从而保持与其他开发者所使用版本的一致性。

（3）分布式版本控制系统（git）

git 起初是莱纳斯·托瓦尔兹（Linus Torvalds）为了帮助管理 Linux 内核开发而开发的一个开放源码的版本控制软件，它与常用的版本控制工具 CVS 和 SVN 等不同，它采用了分布式版本库的方式，不需要服务器端软件支持，使源代码的发布和交流极其方便。分布式与集中式相比最大区别在于开发者可以提交到本地，每个开发者通过克隆，在本地机器上拷贝一个完整的 git 仓库。

2. 代码管理

为了保障代码的安全，保障源代码的完整性，明确代码控制流，必须制定严格的代码管理制度。源代码管理制度一般包含代码完整性保证管理办法、源代码授权访问办法、代码版本管理办法及代码复制与传播办法。

《信息安全技术　网络安全等级保护基本要求》（GB/T 22239—2019）在自行软件开发的各项安全要求中明确规定，应对程序资源库的修改、更新、发布进行授权和批准，并严格进行版本控制。

8.4.6 系统测试

系统测试是对整个系统的测试，将硬件、软件、操作人员看作一个整体，检验它是否有不符合系统说明书的地方。测试可以发现系统分析和系统设计中的错误。例如，安全测试是测试系统安全措施是否完善，能否保证系统不受非法侵入；压力测试是测试系统在正常数据量以及超负荷量等情况下是否还能正常工作。

系统测试的目的是：①确保系统测试的活动是按照计划进行的。②验证软件产品是否与系统需求用例不相符合或与之矛盾。③建立完善的系统测试缺陷记录跟踪库。④确保软件系统测试活动及其结果及时通知相关小组和个人，最终验证软件系统是否满足用户规定的需求。

1. 系统测试内容

系统测试的主要内容包括功能测试和健壮性测试。

功能测试：测试软件系统的功能是否正确，其依据是需求文档，如产品需求规格说明书。由于正确性是软件重要的质量因素，功能测试必不可少。

健壮性测试：测试软件系统在异常情况下能否正常运行的能力。健壮性有两层含义：容错能力和恢复能力。

较常见的、典型的系统测试方法包括恢复测试、安全测试、压力测试。

（1）恢复测试

恢复测试作为一种系统测试，主要关注导致软件运行失败的各种条件，并验证其恢复过程能否正确执行。在特定情况下，系统需要具备容错能力。另外，系统失效必须在规定时间段内更正，否则将会导致严重的经济损失。

（2）安全测试

安全测试用来验证系统内部的保护机制，防止非法侵入。在安全测试中，测试人员扮演试图侵入系统的角色，采用各种办法试图突破防线。因此，系统安全设计的准则是使侵入系统所需的代价更加昂贵。

（3）压力测试

压力测试是指在正常资源下使用异常的访问量、频率或数据量执行系统。在压力测试中可执行以下测试。

1）如果平均中断数量是每秒一到两次，那么设计特殊的测试用例产生每秒十次中断。

2）将输入数据量增加一个量级，确定输入功能将如何响应。

3）在虚拟操作系统下，产生需要最大内存量或其他资源的测试用例，或产生需要过量磁盘存储的数据。

2. 系统测试流程

系统测试分为 4 个流程：制订系统测试计划、设计系统测试用例、执行系统测试和缺陷管理与改错。系统测试流程图如图 8-5 所示。

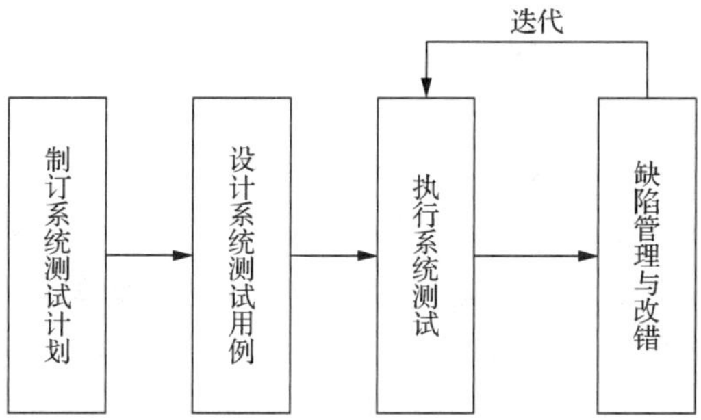

图 8-5　系统测试流程图

1）制订系统测试计划。系统测试小组各成员协商测试计划。测试组长按照指定的模板起草系统测试计划。该计划主要包括测试范围（内容）、测试方法、测试环境与辅助工具、测试完成准则、人员与任务表。

2）设计系统测试用例。系统测试小组各成员依据系统测试计划、需求规格说明书、设计原型及指定测试文档模板，设计（撰写）测试需求分析、系统测试用例。测试组长邀请开发人员和医院需求科室成员，对《系统测试用例》进行技术评审。

3）执行系统测试。系统测试小组各成员依据系统测试计划和系统测试用例执行系统测试。将测试结果记录在系统测试报告中，用“缺陷管理工具”管理所发现的缺陷，并及时通报开发人员。

4）缺陷管理与改错。任何人在发现软件系统中的缺陷时都必须使用指定的“缺陷管理工具”。该工具将记录所有缺陷的状态信息，并可以自动产生缺陷管理报告。开发人员及时消除已经发现的缺陷。开发人员消除缺陷之后应当马上进行回归测试，确保不会引入新的缺陷。

8.4.7　文档管理

文档是指某种数据媒体和其中所记录的数据，具有永久性，并可由人或机器阅读。软件开发的不同阶段都会产生大量的文档，每一份文档都是一个阶段的成果。文档的格式及详细程度根据系统的资源、系统规模和风险等因素确定，必须保证文档的质量，文档管理才具有意义。文档管理可以让参与成员了解系统项目的进度、分析问题，提供项目可预见性。

医院信息系统规划与设计中编写文档的基本思路是：明确文档范围，避免空泛浮夸，大而全的文档是没有用的；定位读者角度，防止对牛弹琴，以读者能够理解作为编写文档的标准；规范名词、称谓，使用统一的名词和称谓，并保持前后一致，降低文档的歧义性；注重版本控制，切忌顾此失彼，不同阶段的文档记录了项目开发的完整过程；应用图文表格，保证内容清晰，简洁的图形和表格胜过千言万语。

1. 文档级别

文档根据重要性和使用范畴可分为4个等级。

（1）最低限度文档（1级文档）

① 适合开发工作量低于一个人一个月的开发者自用程序。

② 包含程序清单、开发记录、测试数据和程序简介。

（2）内部文档（2级文档）

① 适合没有与其他用户共享资源的专用程序。

② 1级文档内容，加上足够的注释和说明。

（3）工作文档（3级文档）

适合由同一单位内若干人联合开发的程序，或可被其他单位使用的程序。

（4）正式文档（4级文档）

① 适合正式发行，供普遍使用的软件产品。

② 适合关键性程序或具有重复管理应用性质（工资计算等）的程序需要4级文档。

2. 文档分类

医院信息系统中的文档分类有多种方式。按照文档的形式可分为两类。

1）工作表格。开发过程中填写的各种表。

2）文档。应编制的技术资料或技术管理资料。

按照文档的产生和使用范围可分为四类。

1）项目立项文档。项目规划期，由规划组成员指定或提交院领导或组织的一些报告，包括项目立项报告、会议纪要、审批报告。

2）开发文档。软件开发过程中，作为软件开发人员前一阶段工作成果的体现和后一阶段工作的依据，包括可行性研究、项目开发计划、需求说明、数据说明、概要说明和详细设计。

3）管理文档。软件开发过程中，由软件开发人员制订的需要提交管理人员的一些工作计划和工作报告，包括项目开发计划、测试计划、测试报告、开发进度月报及项目开发总结。

4）用户文档。软件开发人员为用户准备的有关该软件使用、操作、维护的资料，包括用户手册、操作手册、维护修改建议、需求说明。

按照《计算机软件文档编制规范》（GB/T 8567—2006）的编制要求，在一项计算机软件的开发工程中，一般应该产生14种文档，即可行性研究报告、项目开发计划、软件需求说明书、数据要求说明书、概要设计说明书、详细设计说明书、数据库设计说明书、用户手册、操作手册、模块开发宗卷、测试计划、测试分析报告、开发进度月报、项目开发总结报告。

思　考　题

1．信息系统常见的开发方法有哪些？
2．面向对象方法开发信息系统的过程一般可分为哪几个阶段？
3．系统设计过程包括哪些内容？
4．开发医院信息系统应该遵循哪些原则？
5．简述医院信息系统的设计有哪些阶段和内容。
6．医院信息系统的规划应遵循哪些原则？

第 9 章　医院 IT 基础设施与安全建设

9.1　概　　述

9.1.1　医院 IT 基础设施及其构成

IT 基础设施是对各种计算机设备、网络设备以及各种软件等 IT 资源的统称。服务器、核心网络设备、安全设备及存储设备通常被认为是 IT 基础设施的关键设备，而数据中心机房是为确保关键设备和装置能够安全、稳定和可靠运行的物理空间。

医院 IT 基础设施建设的根本目标是为医院信息化系统提供高适用性、高可用性、高安全性的运行环境。

随着大数据、云计算、人工智能、区块链与物联网等新兴技术的快速发展，医疗机构以数据为中心视角，驱动智慧医疗、智慧管理、智慧服务“三位一体”的智慧医院建设新需求和新业务应用的部署，急需摆脱传统 IT 基础设施复杂而不灵活的困境，重新规划 IT 基础架构，建设满足智慧医院发展需求的基础设施。

新一代 IT 基础设施的规划与建设内容不再是简单针对服务器设备、网络设备、安全防护设备、计算资源及存储资源等基础资源进行，而是利用 IT 新兴技术、解决方案和服务，如存储虚拟化、虚拟网络连接、云计算、区块链等。以软件定义的理念将计算资源、网络资源、存储资源、安全基础设施发展为资源池，共同为医院信息应用提供基础设施服务。医院 IT 基础设施架构图如图 9-1 所示。

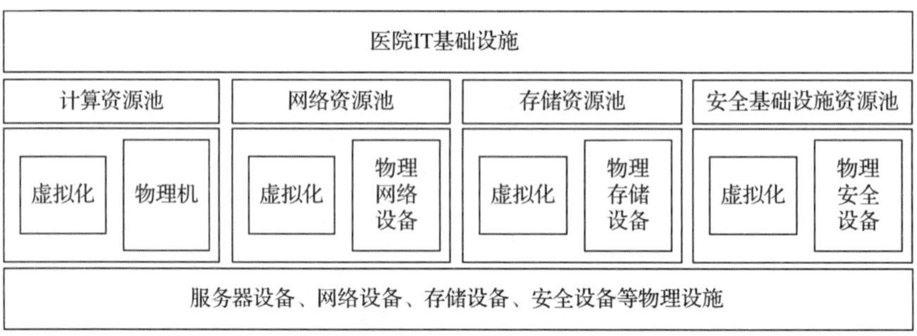

图 9-1　医院 IT 基础设施架构图

9.1.2　基础架构分类

基础架构是指运行和管理医院 IT 基础设备所需的组件。IT 基础架构可以部署在云计算系统中，也可以部署在医院自己的数据中心机房中。

这些组件包括硬件、软件、网络、操作系统和数据存储，它们共同提供了各种 IT 服务和解决方案。IT 基础架构产品可以是运行于现有 IT 资源之上的可下载软件应用（如软件定义存储），也可以是服务提供商提供的在线解决方案（如 IaaS），根据用途可分为传统基础架构和云基础架构。

1. 传统基础架构

在传统基础架构中，组件（计算、存储、网络硬件等设备）全部属于医院资产，需要对自建设施进行维护管理。传统基础架构通常被认为需要大量硬件、物理空间和高能耗而导致运行、维护成本高昂。

在这种架构中，新的应用系统上线时需要分析该应用系统的资源需求，确定基础架构所需的计算、存储、网络等设备的规格和数量，这种部署模式主要存在以下两个问题。

1）硬件高配低用。考虑应用系统未来 3～5 年的业务发展，以及业务突发的需求，为满足应用系统的性能、容量承载需求，往往在选择计算、存储和网络等硬件设备的配置时会留有一定比例的余量。但在硬件资源上线后，应用系统在一定时间内的负载并不会太高，使得较高配置的硬件设备利用率不高。

2）整合困难。用户在实际使用中也注意到资源利用率不高的情形，当需要上线新的应用系统时，会优先考虑部署在既有的基础架构上。但因为不同的应用系统所需的运行环境、对资源的抢占会有很大的差异，更重要的是考虑可靠性、稳定性、运维管理等问题，将新、旧应用系统整合在一套基础架构上的难度非常大，更多用户选择新增与应用系统配套的计算、存储和网络等硬件设备。

传统基础架构造成了每套硬件与所承载应用系统的“专机专用”，多套硬件和应用系统构成了“烟囱式”部署架构，使得整体资源利用率不高，占用过多的机房空间和能源，随着应用系统的增多，IT 资源的效率、扩展性、可管理性都面临很大挑战。

2. 云基础架构

云基础架构在传统基础架构计算、存储、网络硬件层的基础上，增加了虚拟化层、云层。虚拟化层是大多数云基础架构广泛采用的虚拟化技术，包括计算虚拟化、存储虚拟化、网络虚拟化等。通过虚拟化层，屏蔽了硬件层自身的差异和复杂度，向上呈现为标准化、可灵活扩展和收缩、弹性的虚拟化资源池。云层是对资源池进行调配、组合，根据应用系统的需要自动生成、扩展所需的硬件资源，将更多的应用系统通过流程化、自动化部署和管理，提升 IT 效率。

相对于传统基础架构，云基础架构通过虚拟化整合与自动化，应用系统共享基础架构资源池，实现高利用率、高可用性、低成本、低能耗，并通过云平台层的自动化管理实现快速部署、易于扩展、智能管理，帮助用户构建基础架构，即服务云业务模式。

9.1.3 IT 基础设施发展趋势

医院 IT 基础设施向云架构、超融合方向发展，具体发展趋势如下。

1. 构建超融合 IT 设施底座

通过超融合将传统服务器、存储设备、安全设备进行深度融合交付，大大减少物理设备数量，提升资源整合密度和利用率，降低机房整体能耗，构建一个标准化的可平滑弹性发展的医院云平台。通过分布式架构构建一个高可靠平台。存储通过分布式存储架构采用分层和条带化等技术，提供高性能的读写体验，通过多维度的业务保护和数据保护为业务稳定不间断运行提供保障。

2. 构建多集群云化数据中心

根据业务所需划分多个业务区，通过多个超融合集群承载不同的业务应用，实现分区、分域管理，同时又可以保障 IT 建设标准遵循一致性原则。针对医院应用相对较多，需要多个计算集群承载。

3. 构建私有云数据中心

通过强大的云平台纳管医院存量的服务器和异构云平台，进一步降低运维管理难度。通过拉伸集群技术实现低成本的双活解决方案，有效保障应用的高可用性和业务的连续性。

4. 构建分布式混合云

针对有多个分支机构的医院，通过部署同架构的分支云实现一套 IT 架构的集中式运维管理，降低 IT 开支。轻量化的分支云还适用于边缘计算场景，为医院布局边缘应用提供 IT 支撑。

5. 构建云原生平台

主要服务于对应用微服务化、DevOps（development 和 operations 的组合词，过程方法和系统的统称）有需求的用户。通过部署集成容器能力的云平台，有效地为用户提供面向应用开发运维一体化的云原生服务，涉及应用容器化、容器编排、应用自动化弹性扩容、应用版本灰度发布等功能。

9.1.4 建设原则

1. 统一规划、可演进

遵循统一的平台架构设计、统一的管理设计、统一的服务设计，以“软件定义”为核心技术架构，以规避“技术绑定”为基础条件，以硬件“通用标准化”为目标，实现数据中心的优化和利用最大化，为未来新业务的上线、日常业务策略调整、基础资源的扩张提供标准流程。基于医院 IT 建设的现状，结合业界主流成熟技术，提供对应阶段的建设方案，并保障可平滑演进到下一个阶段，让 IT 建设与医院业务发展所需同步。

2. 稳定可靠

数据中心机房为医院信息系统提供可靠的计算、存储、网络、安全防护等基础资源，需要在硬件、网络、软件、应用、安全等方面考虑冗余设计架构，防范单点故障导致的数据丢失、业务中断等各类故障情况。

例如，硬件需要通过冗余部署避免单点故障；在存储层面，通过分布式架构和多副本技术为数据提供高可靠性部署；在业务层面，通过高可用（high available，HA）机制、容灾备份等提供业务的快速恢复。

3. 平滑弹性可扩展

IT 架构与业务松耦合，支持模块化按需快速部署，满足业务快速发展对应用弹性扩容的需求。不论是硬件平台还是虚拟机都能按需横向扩容，满足长期发展要求。根据应用系统的需要自动生成、扩展所需的硬件资源，将更多的应用系统通过流程化、自动化部署和管理，整个扩容过程对于业务是无感的。

4. 管理简单，绿色节能

通过将 IT 设备池化、标准化，大大减少 IT 基础设施设备数量，提升资源整合密度和利用率，提供自主化管理运维门户和自动化运维工具，充分利用现有 IT 硬件资源，支持纳管异构设备。

5. 安全合规

安全建设和 IT 建设要同步规划、融合建设，要满足《中华人民共和国网络安全法》《信息安全等级保护管理办法》等国家法规及技术要求，在多个维度保护 IT 基础设施的安全，有效应对内外部的安全威胁。

9.1.5 安全防护要求

面对越来越多来自内部或者外部的安全风险，医院数据中心建设需要将信息系统划分为不同的安全域，不同的安全域按照不同的安全等级进行安全防护，以等级保护框架为基本要求，通过各种安全技术措施的综合应用，从内到外构建主动防御体系，保障业务安全、稳定运行，有效应对网络安全事件，保障数据的完整性、保密性和可用性。安全防护需要从信息和物理安全、架构安全、数据安全、网络安全、系统安全、应用安全、管理安全等方面实施。

1. 信息和物理安全

医院 IT 基础设施一般安装在专用的机房，机房具有良好的电磁兼容工作环境，包括防磁、防尘、防水、防火、防静电、防雷保护，并配置基础的监控、报警机制装置，通过监控等方式对机房环境进行安全防护，机房物理安全必须符合《信息安全技术　信息系统物理安全技术要求》（GB/T 21052—2007）标准要求，提高整个数据中心的安全防护能力。

2. 架构安全

架构安全是由相互联系、相互作用的安全要素组成，以保障系统和数据安全为目的，具有一定结构和功能的多种安全技术的集合。例如，互联网出口防火墙能够防护来自互联网外部各种网络攻击，对网络边界具有强大的防护能力；数据中心防火墙能够防护来自数据中心内部的网络攻击。对网络安全域进行划分，通过访问控制，定义不同网络之间的访问策略。云平台能够提供基于业务或者虚拟机的“微隔离”，对虚拟化平台不同的虚拟机之间进行监控和设置访问策略进行流量隔离。

3. 数据安全

数据安全防护是指为数据中心提供针对不同业务系统的数据安全保护，如数据备份、持续性数据保护、数据容灾等不同级别的数据保护。

4. 网络安全

网络安全是指网络环境下存储、传输和处理信息的保密性、完整性和可用性。网络安全控制主要包括网络访问、网络入侵控制，并对网络中的非法行为进行识别和阻挡。

5. 系统安全

系统安全是指实现隐私和安全服务，主要包括通用安全服务、身份鉴别服务、访问控制服务、安全审计服务。在系统安全建设中，应考虑以下几个方面的安全保护措施。

1）系统漏洞管理。

2）系统安全保护。

3）身份鉴别和安全审计。

身份鉴别和安全审计是指对数据中心各级管理员的权限进行管理，对管理员的操作日志能够进行审查和记录。对终端用户进行用户认证，包括但不限于虚拟专用网络（virtual private network，VPN）接入、跨安全域访问、云桌面终端认证等。在用户进行资源访问时，需要建立完备的认证策略和资源组，对用户访问进行认证，防止非法访问或者越权访问。

6. 应用安全

应用安全主要从应用软件系统风险分析和安全需求、应用软件系统安全方案、应用软件系统环境安全、应用软件系统业务连续性，以及应用软件系统与相应信息系统安全的防护方面出发，主要安全要求包括以下内容。

1）系统软件和应用软件应具有访问控制功能，包括用户登录访问控制、角色权限控制、目录级安全控制、文件属性安全控制等。

2）系统软件和应用软件的配置和修改应及时备份，并做好记录。

3）及时进行漏洞扫描并修复。

4）应用软件开发需要有完整的技术文档。

5）使用数字证书实现应用系统的用户身份验证、数字签名。

7. 管理安全

建立完善的安全管理制度、操作流程和作业规范，制定相应的安全策略、应急响应措施和安全运维的巡检流程，确保运行和管理满足安全规范。

9.2　数据中心机房及主要设备

9.2.1　数据中心机房概述

1. 机房构成

数据中心机房是医院信息化系统的物理支撑，核心用途是安装和保护 IT 设备，为 IT 设备提供必需的安全、稳定运行条件。机房不仅提供 IT 设备正常运行所需的物理架构和温度、湿度等物理环境，还要具备保证数据中心运行所需的供电、制冷、安全及维护等方面的功能。数据中心机房一般由主机房、辅助区、支持区和行政管理区等功能区组成。

1）主机房：电子信息处理、存储、交换和传输设备的安装和运行的建筑空间，包括服务器机房、网络机房、存储机房等功能区域。

2）辅助区：IT 设备和软件的安装、调试、维护、运行监控和管理的场所，包括进线间、测试机房、监控中心、备件库、维修室等区域。

3）支持区：支持并保障完成信息处理过程和必要的技术作业的场所，包括变配电室、发电机房、UPS 室、电池室、空调机房、动力站房、消防设施用房、消防和安防控制室等。

4）行政管理区：日常行政管理及客户对托管设备进行管理的场所，包括工作人员办公室、门厅、值班室、盥洗室、更衣间和工作室等。

数据中心机房建设不仅集建筑、电气、安装、网络等多个专业技术于一体，更需要丰富的工程实施和管理经验。数据中心机房设计与施工的优劣直接关系机房内设备能否稳定可靠地运行，能否保证各类信息通信畅通无阻。数据中心机房的环境必须满足温度、湿度、洁净度、电磁场强度、噪声、安全防护、防漏、电源质量、振动、防雷和接地、消防等要求。一个合格的现代化数据中心机房应该是一个安全可靠、舒适实用、节能高效、可扩充的且具有绿色理念的机房。

2. 机房分类

数据中心机房可参考《数据中心设计规范》(GB 50174—2017)，根据机房的使用性质、管理要求及其在经济和社会中的重要性确定所属级别，一般将机房划分为 A、B、C 三级。在异地建立的备份机房，设计时应与原有机房等级相同。

（1）符合下列情况之一的电子信息系统机房应为 A 级

1）电子信息系统运行中断将造成重大的经济损失。

2）电子信息系统运行中断将造成公共场所秩序严重混乱。

（2）符合下列情况之一的电子信息系统机房应为 B 级

1）电子信息系统运行中断将造成较大的经济损失。

2）电子信息系统运行中断将造成公共场所秩序混乱。

3）不属于 A 级或 B 级的电子信息系统机房划为 C 级。

3. 机房发展趋势

随着医院信息化业务的快速发展，IT 的进步，以及新一代信息化应用扩展的需求，目前医院数据中心机房面临的严峻挑战突出表现在如下三个方面。

1）业务连续性和灾难恢复性的挑战。

2）服务高效性和 IT 管理效率低下的挑战。

3）能耗和昂贵运营费用方面的挑战。

新一代医院数据中心机房的建设需要考虑目前机房的短板问题，要建设具备运行效率高、绿色节能、安全可靠、扩容性好、容灾能力强、经济适用性强等特性的现代化机房。

（1）模块化数据中心

传统数据中心建设周期长，不能有效响应业务发展需求。模块化数据中心是新一代数据中心部署形式，为了应对云计算、虚拟化、集中化、高密化等服务器发展的趋势，采用模块化设计理念，最大程度地降低基础设施对机房环境的耦合。集成了供配电、制冷、机柜、气流遏制、综合布线、动环监控等子系统，提高数据中心的整体运营效率，实现快速部署、弹性扩展和绿色节能。

模块化数据中心能够满足 IT 业务部门对未来数据中心基础设施建设的迫切需求，如标准化设计、组件工厂预制、快速上线部署、有效降低初期投资、模块内能源池化管理、动态 IT 基础设施资源高利用率、智能化运维管理、保障重要业务连续性、提供共享 IT 服务（如跨业务的基础设施、信息、应用共享等），快速响应业务需求变化、绿色节能型数据中心等。

（2）一体化机柜

一体化机柜机房是基于机房产品化的设计理念，在标准机柜内整合了配电、防雷、UPS、蓄电池、空调、门禁、电源分配单元（power distribution unit，PDU）、环境监测、消防气流组织、线缆管理等多功能模块。为服务器等 IT 核心设备营造一个可靠的运行环境，并可根据业务拓展需求实现系统的弹性部署。

（3）机房管理自动化

机房数字化管理系统利用物联网、云计算、人工智能等技术，实现对各个独立的动力设备和机房环境、机房安保监控对象进行遥测、遥信等采集，实时监视系统和设备、安保的运行状态，记录和处理相关数据，及时侦测故障，并进行必要的遥控、遥调操作，适时通知人员处理，实现机房的少人、无人值守，以及电源、空调的集中监控维护管理，提高供电系统的可靠性和通信设备的安全性，为机房的管理自动化、运行智能化和决策科学化提供有力的技术支持。

9.2.2 机房建设

1. 环境物理安全技术要求

环境物理安全技术要求如表 9-1 所示。

表 9-1　环境物理安全技术要求

内容	级别			
	第一级	第二级	第三级	第四级
场地选择	应避开强电场、强磁场、易发生火灾、潮湿、易遭受雷击和重度环境污染的地区	按一般建筑物要求选址	第二类建筑物防雷	避免设在建筑物的高层或地下室，其他同第三级
机房防火	要求配备适宜的灭火设备，除纸介质等易燃物质外，禁止使用水、干粉或泡沫等容易产生二次破坏的灭火剂	机房二级耐火、辅助间三级耐火；灭火设备	机房、辅助间二级耐火；火灾自动报警系统	自动火灾消防系统，其他同第三级
电磁辐射卫生防护			电磁辐射电场强度达到要求	同第三级
机房屏蔽			机房采取屏蔽措施	同第三级
供电系统		机房电源质量 C 级，备电 30 分钟	机房电源质量 B 级，备电 24 小时	机房电源质量 A 级，备电 24 小时
静电防护		单独接地线汇集点	静电电位≤1 千伏	接地母线截面积
防雷电	三类防电	电源浪涌保护器冲击通流容量及限制电压应按《计算机信息系统雷电电磁脉冲安全防护规范》（GA 267—2000）要求选取	二类防电 电源浪涌保护器冲击通流容量及限制电压应按 GA 267—2000 要求选取	二类防电 电源浪涌保护器、I/O 线涌保护器冲击通流容量及限制电压应按 GA 267—2000 要求选取
接地	机房应设等电位连接网络	等电位连接网，截面积大于等于 35 平方毫米	等电位连接网，截面积大于等于 50 平方毫米	同第三级
温湿度控制	应有必要的空调设备，使机房温度达到所需的要求	同第一级	完备空调系统	完备中央空调系统
防水		水管安装、防渗漏措施	应有漏水检测报警装置	同第三级
防虫鼠害		机房设捕鼠或驱鼠装置，线缆涂敷驱虫剂、鼠药	同第二级	同第三级
防盗防毁		安装防护窗、防盗门或 24 小时值守	增加防盗报警、监控装置	增加对机房出入人员、重要部位监视
出入口控制		设单独出入口专人负责	增加电子门禁、监控系统	增加第二道电子门禁
安全防范中心			建立安全防范管理系统	建立完善的安全防范管理系统

续表

内容	级别			
	第一级	第二级	第三级	第四级
记录介质安全		防止盗、毁、损和非法拷贝	增加出入登记，防火、借用审批	增加无关人员不得入内
人员与职责要求		建立安全管理机构，授权并管理	增加岗位责任制，定期培训，限制不同区域人员进入	建立质量管理体系，非本区人员进入登记
机房综合布线要求		最小平行距离大于 1 米	最小平行距离大于 1.5 米	最小平行距离大于 1.5 米
通信线路安全		远离强电磁场辐射源	具有防止被截获及抗干扰功能	应埋于地下或采用金属套管；应铺设或租用专线
信息传输、交换与共享范围要求			系统访问控制；数据保护和系统安全保密监控管理；访问权限控制；系统与外网需使用物理隔离部件	不得留有与外界传输的通道与接口，当信息安全受到威胁时，暂停系统运行

2. 机房供配电

机房供配电包括市电、不间断电源（uninterruptible power supply，UPS）及电池。医院数据中心机房一般配置两路市电、一路 UPS 供电和一路发电机供电。

UPS 是一种含有储能装置的不间断电源，主要用于给部分对电源稳定性要求较高的设备和 IT 关键设备提供不间断的电源。

当市电输入正常时，UPS 将市电稳压后供给负载使用，此时的 UPS 就是一台交流式电稳压器，同时它还向机内电池充电；当市电中断时，UPS 立即将电池的直流电能，通过逆变器转换向负载继续提供 220V 交流电，使负载维持正常工作并保护负载软、硬件不受损坏。

UPS 电源对保证数据中心设备正常运行十分重要。在我国某些电力供应不足地区，数据中心机房尤其需要配备 UPS，市电一旦停电，后备电源在无断点的状况下对原有负载继续供电，不仅保证了计算机不会丢失信息和数据，而且保护了计算机设备，主要作用包括以下几点。

1）停电保护。市电停电时立即由 UPS 电源系统将 UPS 蓄电池的直流电转换成交流电继续为负载供电，避免因停电带来的不便和损失。

2）稳定电压。市电电压容易受电力输送线路的距离影响，离变电所较近的用户电压较高，离变电所较远的用户电压较低。电压过高或过低都会影响设备的使用质量和使用寿命，较严重时会损坏设备，给用户造成重大损失。UPS 电源系统的使用可以为用户设备提供稳定的电压电源，保障设备的正常运行和延长使用寿命。

3）突波保护。通常 UPS 电源系统会有尖端放电设计吸收突波，避免因负载切换或是闪电产生的突波影响设备的使用效率和寿命，为设备提供保护。

4）高低电压保护。当市电电压时高时低时，UPS 电源内的稳压器使市电电压保持在可使用的安全范围，确保设备可以正常运行。当高低电压超过可使用的范围时，UPS 电源系统将启动蓄电池供电，保障设备的持续运行。

5）谐波失真保护。电力经由输配电线路传送至使用端时，电压波形失真，基波电流发生变化产生谐波。谐波会影响设备的使用，UPS 电源能为设备提供稳定高品质的电源，有效提高设备的运行效率和寿命。

6）稳定频率。市电发电机运转时受到用户端用电量的突然变化而造成转速的变动将使转换的电力频率不稳定，通过 UPS 电源转换的电力可提供稳定的频率，确保设备的正常工作。

7）瞬间保护。市电有时会发生电压上涌和下陷或瞬间压降，严重时会损坏设备使用户遭受损失。UPS 系统可以提供稳定的电压，从而保护设备。

8）抑制横模和共模噪声的作用。横模噪声产生在火线与中性线之间，共模噪声产生在火线、中性线与地线之间。看不见的电力问题防不胜防，时时刻刻危害着 IT 设备，给用户造成损失。UPS 电源为设备和数据保驾护航，确保设备的正常运行，延长设备使用寿命。

3. 综合布线

综合布线应满足实际的需要，当采用屏蔽线缆时，布线电缆的屏蔽层应保持连续性，并且与地进行可靠的连接。当综合布线区内的电磁干扰场强值大于 3 伏每米时，建筑物内、建筑物群之间或机房对外界的信息传输信道应采用光纤信道。机房内综合布线电缆与附近可能产生电磁泄漏设备（包括电缆线路）的最小平行距离应大于 1.5 米，若不能满足最小平行距离要求时，则应采用金属管线进行屏蔽。电气防护与防火应符合《综合布线系统工程设计规范》（GB 50311—2016）中的要求。

9.2.3　服务器

服务器的构成与普通计算机基本相似，有处理器、硬盘、内存、系统总线等，但服务器与普通计算机在处理能力、稳定性、可靠性、安全性、可扩展性、可管理性等方面存在很大的差异。服务器具有高速的 CPU 运算能力、可长时间可靠运行、强大的 I/O 数据吞吐能力以及良好的扩展性。

可以适应各种不同功能、不同环境，分类标准也多样化。按照应用层次划分为入门级、工作组级、部门级、企业级服务器。按照处理器架构划分为 X86、IA64、RISC 服务器。按照处理器所采用的指令系统划分为复杂指令集计算机（complex instruction set computer，CISC）、精简指令集计算机（reduced instruction set computer，RISC）、超长指令字（very long instruction word，VLIW）服务器。按照用途划分为通用型、专用型服务器。按照机箱架构划分为塔式服务器、机架式服务器、机柜式服务器、刀片式服务器等。

服务器选型应考虑的因素主要有以下方面。

1）性能要稳定。为了保证应用正常运转，所选择的服务器首先要确保稳定，性能稳定的服务器意味着为医院节省维护费用。

2）以够用为准则。在有限的资金下，根据业务需求，考虑硬件设备更新换代的周期，以 3～5 年的业务增长幅度来衡量服务器的数量以及性能级别。

3）充分考虑扩展性。为了减少更新换代服务器带来的额外开销和对工作的影响，服务器应当具有较高的可扩展性，可以及时调整配置来适应发展。

4）便于操作和管理，以易维护原则为前提，友好的操作界面，可以多方式运维管理给未来的服务器管理和升级带来便捷。

5）硬件搭配合理，为了能使服务器更高效地运转，要确保所购买的服务器的内部配件的性能必须合理搭配，业务数据库类服务器、虚拟化宿主机类服务器、超融合类服务器、数据仓库数据分析类服务器、分布式类服务器、人工智能类服务器等都是常见的服务器，但是内部配置都要选择和搭配。

9.2.4 存储

数据存储是对所需的数据内容进行归档、整理和共享的过程。数据以某种格式记录在计算机内部或外部存储媒介上。

1. 直连式存储（direct-attached storage，DAS）

DAS是直接连接于服务器主机的一种存储方式，每一台服务器拥有独立的存储设备。DAS更多地依赖服务器主机操作系统进行数据的I/O读写和存储维护管理，数据备份和恢复要求占用服务器主机资源（包括CPU、系统I/O等），数据流需要回流主机再到服务器连接着的磁带机（库），数据备份通常占用服务器主机资源20%～30%，因此日常数据备份常常在深夜或业务系统不繁忙时进行，以免影响正常业务系统的运行。直连式存储的数据量越大，备份和恢复的时间就越长，对服务器硬件的依赖性和影响就越大。

直连式存储与服务器主机之间的连接通道通常采用小型计算机系统接口（small computer system interface，SCSI）连接，随着服务器CPU的处理能力越来越强，存储硬盘空间越来越大，阵列的硬盘数量越来越多，SCSI通道将会成为I/O瓶颈。

无论直连式存储还是服务器主机的扩展，从一台服务器扩展为多台服务器组成的群集，或存储阵列容量的扩展，都会造成业务系统的停机，从而给企业带来经济损失。

2. 存储区域网络（storage area network，SAN）

SAN实际是一种专门为存储建立的独立于TCP/IP网络之外的专用网络，通过光纤通道交换机连接存储阵列和服务器主机，最后成为一个专用的存储网络。

SAN提供了一种与现有网络连接的简易方法，并且通过同一物理通道支持广泛使用的SCSI和IP协议。SAN不受现今主流的、基于SCSI存储结构的布局限制。特别重要的是，随着存储容量的爆炸性增长，SAN允许企业独立地增加它们的存储容量。SAN的结构允许任何服务器连接到任何存储阵列，这样不管数据放置在哪里，服务器都可直接存取所需的数据。因为采用了光纤接口，SAN还具有更高的带宽。

SAN是专用的存储网络，运行备份操作时无须考虑对网络总体性能的影响。SAN使管理及集中控制实现简化，特别是对于全部存储设备都集群在一起的时候。

SAN有两个较大的缺陷：成本和复杂性。

3. 网络附加存储（network attached storage，NAS）

NAS是一套网络存储设备，就是存储设备直接连在网络上并提供资料存取服务。NAS

是文件级的存储方法，它的重点在于帮助工作组和部门级机构解决迅速增加存储容量的需求。如今用户采用 NAS 较多的功能是用来共享文档、图片和电影等，而且随着云计算的发展，一些 NAS 厂商也推出了云存储功能，大大方便了用户的使用。

NAS 产品是真正即插即用的产品。NAS 设备一般支持多计算机平台，用户通过网络支持协议可进入相同的文档，因而 NAS 设备无须改造即可用于混合 Unix/Windows NT 局域网内，同时 NAS 的应用非常灵活。

NAS 有一个关键性问题，即备份过程中的带宽消耗。

9.2.5 网络设备

网络设备及部件是连接到网络中的物理实体。网络设备的种类繁多，且与日俱增。基本的网络设备有计算机（个人计算机或服务器）、集线器、交换机、网桥、路由器、网关、网络接口卡（network interface card，NIC）、无线接入点（wireless access points，WAP）、打印机、调制解调器、光纤收发器和光缆等。

1. 路由器

路由器是连接两个或多个网络的硬件设备，在网络之间起网关的作用，是读取每一个数据包中的地址然后决定下一步如何传送的专用网络设备。路由器可以分析各种不同类型网络传来的数据包的目的地址，把非 TCP/IP 网络的地址转换成 TCP/IP 地址，或者反之；再根据选定的路由算法把各数据包按最佳路线传送到指定位置。

2. 交换机

交换机是一种用于电（光）信号转发的网络设备，可以为接入交换机的任意两个网络节点提供独享的电信号通路。常见的交换机是以太网交换机，其他常见的还有电话语音交换机、光纤交换机等。

9.3 基础软件

9.3.1 操作系统

操作系统是管理计算机硬件与软件资源的计算机程序。操作系统需要管理与配置内存、决定系统资源供需的优先次序、控制输入设备与输出设备、操作网络与管理文件系统等基本事务。操作系统也提供一个让用户与系统交互的操作界面。

服务器操作系统主要分为四类：Windows、UNIX、Linux、国产操作系统。

1. Windows 服务器

Windows 服务器又分为 WinNT 4.0、Win 2000、Win 2003、Win 2008、Win 2012、Win 2016、Win 2019。

WinNT 4.0 是微软早期发布的服务器操作系统，操作比较简单，安全性较高。作为一个早期的系统，有着比较明显的缺点，如运行速度不佳，功能比较简单，且不能承受过多的运行任务。

Win 2000 是在 WinNT 原有完整的内核上进行开发的，对多任务的处理能力有了大幅的提升，管理以及其他功能更加全面。

Win 2003 在操作的易用性上进行了升级，线程处理能力、硬件的支持、管理能力都有了大幅的提升，是服务器操作系统中主流的操作系统之一。

Win 2008 添加了一些特性和策略，运行速度有所加强，也是主流系统之一。

后续又相继推出了 Win 2012、Win 2016、Win 2019 等版本。

2. UNIX

UNIX 是 20 世纪 70 年代初开发的一个操作系统，除了作为网络操作系统之外，还可以作为单机操作系统使用。UNIX 作为一种开发平台和台式操作系统获得了广泛使用，目前主要用于工程应用和科学计算等领域。

IBM AIX 是 IBM 公司所有的 UNIX 操作系统。AIX 源自 System V Release 3，运行在 IBM 公司的 Power PC 硬件架构之上。

HP-UX（Hewlett Packard UNIX）是美国惠普公司在 System V 的基础上开发的 UNIX 操作系统。

UNIX V6，1975 年发布的 UNIX V6 版是比较成熟的版本，贝尔实验室免费向美国各大学提供该版本，并开始广泛地配备于各大学的 PDP-11 系列计算机上。1977 年，UNIX 首次移植到非 PDP 类型的计算机上。

BSD UNIX 是美国加州大学贝克利分校开发的 BSD UNIX，该版本大量安装在 SUN 工作站上。1993 年推出了 4.4BSD 版本。BSD 是网络的主要平台，对美国国防高级研究计划局（Defense Advanced Research Projects Agency，DARPA）的 TCP/IP 提供了支持，其中的网络文件系统（network file system，NFS）提供了与很多计算机机种的连接，NFS 公司及 AT&T 公司开发的远程文件共享（remote file sharing，RFS）使 UNIX 系统在网络支持方面保持领先地位。

3. Linux

Linux，全称 GNU/Linux，是一种免费使用和自由传播的类 UNIX 操作系统，其内核由林纳斯·本纳第克特·托瓦兹于 1991 年 10 月 5 日首次发布，主要受到 Minix 和 UNIX 思想的启发，是一个基于可移植操作系统接口（portable operating system interface，POSIX）的多用户、多任务、支持多线程和多 CPU 的操作系统。Linux 能运行主要的 UNIX 工具软件、应用程序和网络协议，支持 32 位和 64 位硬件。Linux 继承了 UNIX 以网络为核心的设计思想，是一个性能稳定的多用户网络操作系统。

Linux 有上百种不同的发行版，如基于社区开发的 debian、archlinux，基于商业开发的 Red Hat Enterprise Linux、SUSE、Oracle Linux 等。

红帽公司（Red Hat）于 2010 年 11 月 11 日发布 Enterprise Linux 6 正式版，包含更强大的可伸缩性和虚拟化特性，并全面改进系统资源分配和节能。从理论上讲，RHEL 可以在一个单系统中使用 64000 颗核心。除了更好的多核心支持，RHEL 6 还继承了 RHEL 5.5 版本中对新型芯片架构的支持，其中包括英特尔的 Xeon 5600 和 7500，以及 IBM 的 Power7。

4. 国产操作系统

国产操作系统多是以 Linux 为基础二次开发的操作系统。2014 年 4 月 8 日起，美国微软公司停止了对 Windows XP SP3 操作系统提供服务支持，这引起了社会和广大用户的广泛关注和对信息安全的担忧。而 2020 年对 Windows 7 服务支持的终止再一次推动了国产系统的发展。

国产操作系统有很多，包括深度操作系统（deepin）、安超云操作系统（ArcherOS）、优麒麟（Ubuntu Kylin）（由中国 CCN 联合实验室支持和主导的开源项目）、中标麒麟（Neo Kylin）；统信操作系统（流信 UOS）、鸿蒙系统（HarmonyOS）等。

随着 IT 技术的不断演进，必须使信息系统数据运行在自研系统之上，防止数据丢失造成的一系列严重后果。医疗信息化关系到国计民生的重大信息战略，国家正在加大对国产化操作系统、数据库的应用推广战略。

9.3.2 数据库系统

早期比较流行的数据库模型有三种，分别为层次数据库、网络数据库和关系数据库。而在当今 IT 行业中，最常用的数据库模型主要有两种，即关系数据库和非关系数据库。数据库作为 IT 集成架构的重要组成部分，在数据库的选择上通过开放性、可伸缩性和并行性、安全认证、性能、操作简易程度以及使用风险来选择数据库。

1. 关系数据库

创建在关系模型基础上的数据库，借助集合代数等数学概念和方法来处理数据库中的数据。现实世界中的各种实体以及实体之间的各种关联均采用关系模型来表示。

数据保存在不同的二维表里，而一个关系数据库就是由二维表及其之间的联系组成的一个数据组织。

传统的关系数据库，如 MySQL、Oracle、DB2、SQL Server、PostgreSQL 等采用行式存储法，其说明和优点如表 9-2 所示。

表 9-2　关系数据库说明

数据库名称	说明	优点
MySQL	关系数据库，瑞典 MySQL 公司开发，属于 Oracle 公司下的产品，是一个客户机/服务器结构的应用	完全多线程，支持多处理器；同时访问数据库的用户数量不受限制；可以保存超过 5 千万条记录；运行速度快；用户权限设置简单、有效；体积小、成本低、代码开源；比较适合中小型项目开发
Oracle	关系数据库，甲骨文公司开发。在整个数据库领域一直处于领先地位，是目前世界上最流行的关系数据库管理系统	能在所有主流平台上运行；安全级别高；数据仓库存储能力非常强大；支持多种操作系统；处理速度快

续表

数据库名称	说明	优点
DB2	关系数据库，IBM 公司研制，主要应用于大型应用系统，具有较好的可伸缩性，支持从大型机到单用户环境	适合海量数据；开放性、可移植性好；可扩展性好；自动冲突检测；被公认为电子商务基石
SQL Server	关系数据库，微软公司产品	操作简单；全图形界面；可伸缩性；灵活性、扩充性好；价格便宜
PostgreSQL	关系数据库，美国加州大学计算机系研发	支持继承、函数重载；复杂的 SQL、大量的分析函数，非常适合数据仓库；多 CPU 利用率比较高
OceanBase	关系数据库存，蚂蚁金服自研	实现金融级高可用，并在业内首创“三地五中心”城市级故障自动无损容灾新标准，同时具备在线水平扩展能力
SequoiaDB 巨杉数据库	金融级分布式关系数据库	使用 JSON 为标准存储格式，既可以描述关系型结构，能最大限度保留现有的应用资产，也可以描述非关系型结构
DM 达梦	武汉达梦公司推出的具有完全自主知识产权的高性能数据库管理系统	具有自主知识产权的高安全数据库管理系统，已通过公安部安全四级评测，是安全等级最高的商业数据库之一。同时，还通过了中国信息安全测评中心的 EAL4 级评测
TiDB	PingCAP 公司自主设计、研发的开源分布式关系数据库	支持混合事务处理与分析处理（hybrid transactional and analytical processing，HTAP）的分布式数据库产品，具备水平扩容或者缩容、金融级高可用、实时 HTAP、云原生的分布式数据库、兼容 MySQL 5.7 协议和 MySQL 生态等重要特性。支持一站式 OLTP、OLAP、HTAP 解决方案。适合高可用、强一致要求较高、数据规模较大等各种应用场景
GBASE （南大通用）	天津南大通用数据技术股份有限公司自主研发的关系数据库	国产化数据库，能够在百 TB 至 PB 级数据规模下实现数据查询的秒级响应；能够帮助客户节省 50%～90%存储空间；能够为客户节省 50%～90%的投资和运维成本；能够对结构化、半结构化和非结构化数据进行统一处理；能够实现千亿级文本条目全文检索的秒级响应；能够提供全过程可视化的数据查询分析及展现工具

2. 非关系数据库

非关系数据库也称为 NoSQL（not only SQL）数据库，是对不同于传统的关系数据库的数据库管理系统的统称，可用于超大规模数据的存储。这些类型的数据存储不需要固定的模式（当然也有固定的模式），无须多余的操作就可以横向扩展。

NoSQL 数据库拥有高并发、易扩展、可伸缩性、大数据下读写能力较强，而且操作简单，弱结构化存储等通用优点。

NoSQL 划分为 4 种类型：键值数据库、列式数据库、文档数据库和图形数据库，其说明如表 9-3 所示。

表 9-3　非关系数据库说明

数据库名称	说明	优点	缺点
键值数据库	使用一个哈希表，表中的 key（键）用来定位 value（值），即存储和检索具体的 value。典型代表：Memcached、Redis、ROMA、Redis	查找速度快	数据无结构化
列式数据库	以列簇式存储，每行列数可变，将一列数据存储在一起。典型代表：Cassandra、HBase、HP Vertica、EMC Greenplum	查找速度快；扩展性强	功能相对局限
文档数据库	通过键来定位一个文档的，是键值数据库的一种衍生品。典型代表：MongoDB，CouchDB	数据结构要求不严格；表结构可变；不需要预先定义表结构	查询性能不高；缺乏统一的查询语法
图形数据库	图论为基础，用图来表示一个对象集合，包括顶点及连接顶点的边。典型代表：Neo4J、OrientDB、InfoGrid、Infinite Graph、GraphDB	利用图结构相关算法	要对整个图做计算才能得出需要的信息；不太好做分布式的集群方案

9.3.3　中间件

中间件是基础软件的一大类，处于操作系统与应用软件的中间，在操作系统、网络和数据库之上，应用软件之下，总的作用是为处于自己上层的应用软件提供运行与开发的环境，帮助用户灵活、高效地开发和集成复杂的应用软件。在众多关于中间件的定义中，比较普遍被接受的是互联网数据中心（internet data center，IDC）的表述，中间件是一种独立的系统软件或服务程序，分布式应用软件借助这种软件在不同的技术之间共享资源，中间件位于客户机服务器的操作系统之上，管理计算资源和网络通信。

1. 主要功能

（1）通信支持

中间件为其所支持的应用软件提供平台化的运行环境，该环境屏蔽底层通信之间的接口差异，实现互操作，所以通信支持是中间件一个最基本的功能。早期应用与分布式的中间件交互主要的通信方式为远程调用和消息。通信模块中，远程调用通过网络进行通信，通过支持数据的转换和通信服务，从而屏蔽不同的操作系统和网络协议。远程调用是提供基于过程的服务访问，为上层系统只提供非常简单的编程接口或过程调用模型。

（2）应用支持

中间件的目的就是服务上层应用，提供应用层不同服务之间的互操作机制。中间件为上层应用开发提供统一的平台和运行环境，并封装不同操作系统提供 API 接口，向应用提供统一的标准接口，使应用的开发和运行与操作系统无关，实现其独立性。中间件松耦合的结构，标准的封装服务和接口，有效的互操作机制，给应用结构化和开发方法提供有力的支持。

（3）公共服务

公共服务是对应用软件中共性功能或约束的提取，将这些共性的功能或者约束分类实现，并支持复用，作为公共服务，提供给应用程序使用。通过提供标准、统一的公共服务，可减少上层应用的开发工作量，缩短应用的开发时间，并有助于提供应用软件的质量。

2. 中间件的分类

根据中间件在软件支撑和架构的定位，基本上可以分为三大类产品：应用服务类中间件、应用集成类中间件、业务架构类中间件。

（1）应用服务类中间件

为应用系统提供一个综合的计算环境和支撑平台，包括对象请求代理（object request broker，ORB）中间件、事务监控交易中间件、JAVA 应用服务器中间件等，在医院信息系统产品中，常见的应用服务器产品包括 Tomcat、Oracle、IBM Websphere、JBoss。

（2）应用集成类中间件

应用集成类中间件提供各种不同网络应用系统之间的消息通信、服务集成和数据集成。在医院信息系统集成项目中，越来越多的医院都会选择基于企业服务总线（ESB）中间件，常见的 ESB 中间件包括 IMB 公司的 IIB+MQ、微软公司的 Biz Talk Server、Inter System 公司的 Ensemble、Rhapsody（原 Orion Health Rhapsody）。

（3）业务架构类中间件

业务架构类中间件包括业务流程、业务管理和业务交互等几个业务领域的中间件。以业务流程中间件为例，开发者只需要基于业务和管理的层面（只需描述医院的组织机构、业务流程、业务信息、业务资源、业务逻辑、业务事件等业务内容），而非技术的层面来理解、设计、构架和集成医院的信息系统，就可以实现各类基于 Web 的高层次的信息化应用，如 OA 系统的业务流程中间件引擎 IBM Lotus Workflow。

9.3.4 虚拟化

虚拟化是将物理资源抽象化转换成虚拟（逻辑）资源的过程，虚拟化技术具备硬件无关性，用户不会感知到虚拟化的过程，无须对运行环境进行配置和修改，只需通过虚拟化创建的外部接口与资源进行交互。另一个与虚拟化相关的概念是封装，通过封装，虚拟机的状态可以直接保存并在需要时重新加载。目前的虚拟化技术方案已经趋于成熟，常用的威睿（VMware）公司的 vSphere、微软的 Hyper-V 等，都已可以虚拟化基于 x86 的硬件资源、覆盖常用的大多数 x86 操作系统。

云计算中虚拟化技术的应用主要体现在对数据中心的虚拟化，这里数据中心主要指集中存放了包括服务器、数据库、存储、网络和通信设备以及应用系统在内的大量 IT 资源的特殊基础设施。

1. 服务器虚拟化

服务器虚拟化是指通过虚拟化技术将一台服务器虚拟成多台逻辑设备，并在其上同时运行多个不同的操作系统，每台逻辑计算机可以在相互独立的空间运行且互不影响；或者将多台分散的物理服务器虚拟为一台逻辑服务器以供用户使用。虚拟化技术可实现资源的动态分配、灵活调度，提高资源整合利用率，简化系统配置过程。

2. 存储虚拟化

存储虚拟化是指把分散而且异构的所存储资源（磁盘、存储器和控制器等）整合成一个统一的逻辑存储“仓库”，一般称为“存储池”，以单一的方式呈现给用户，用户不需要知道具体存储的物理地址，也无须知道数据是如何存储到一个具体的设备。存储虚拟化为用户提供的是一个经过整合管理的统一空间，根据用户的具体需求分配所需资源，为应用系统提供相应的访问接口。存储虚拟化的优点显而易见，它可以将来自不同供应商的存储设备整合管理，提高物理资源的性能和效率。

3. 网络虚拟化

网络虚拟化可细分为网络设备虚拟化、链路虚拟化和虚拟网络三个方面。

① 网络设备虚拟化：可简化设备管理维护，提高冗余能力和灵活可扩展。

② 链路虚拟化：可实现接入层的分级设计。

③ 虚拟网络：在服务器内部虚拟出相应的交换机和网卡功能，可方便实现多网卡互连。

网络虚拟化具有和物理网络相同的特性，同时又具备虚拟化的优势和硬件的独立性。

4. 桌面虚拟化

桌面虚拟化是伴随服务器虚拟化技术发展而衍生出的新概念，维基百科上对桌面虚拟化的定义是一种基于服务器的计算模型，同时借用传统瘦客户机的模型，结合两者的优点，将所有桌面虚拟机在数据中心进行托管并统一管理，用户能够获得完整的 PC 使用体验。

5. 超融合基础架构

超融合基础架构是随着虚拟化技术发展出现的一种创新架构，指在同一套单元设备中不仅具备了计算、网络存储和服务器虚拟化等资源和技术，还增加了缓存加速、重复数据删除、在线数据压缩、备份软件、快照技术等，而多套单元设备通过网络整合，实现模块化的无缝横向扩展，形成统一资源池。与传统虚拟化架构相比，超融合架构的优势在于降低了设备实施和运维成本、节省空间，采用分布式架构，线性扩展；同时由于内部整合了多中心管理和容灾机制，可靠性和持续的可用性更高。目前超融合技术已逐渐成熟，被市场和用户广泛接受，未来有望成为数据中心基础架构的主流和核心。

9.4 网络安全设备及安全防护技术

9.4.1 概述

医院信息安全以信息技术为支撑，以“云、大、物、移”及“互联网+应用”为五大着力点，以网络安全等级保护制度为手段，加固医院信息系统整体安全，提高业务连续性、安全性和高可用性。信息安全总体架构包括安全管理体系、安全技术体系以及安全运营体系三大部分。本小节重点介绍安全技术体系的常见网络安全设备和安全防护技术。

9.4.2 防火墙

防火墙是指设置在不同网络（如可信任的内部网络和不可信的公共网络）或网络安全域之间的一系列部件的组合。防火墙是不同网络或网络安全域之间信息的唯一出入口，根据网络安全策略控制（允许、拒绝、监测）出入网络的信息流，且自身具有较强的抗攻击能力。防火墙是提供信息安全服务，实现网络与信息安全的基础设施。在逻辑上，防火墙是一个分离器，一个限制器，也是一个分析器，有效地监控流经防火墙的数据，保证内部网络和隔离区的安全。

防火墙通常分为包过滤、应用代理和包过滤与应用代理相结合的复合型三种类型。包过滤型防火墙允许内外部网络的直接连接，依据 IP 地址、协议等关键字进行访问控制。应用代理型防火墙不允许内外部网络的直接连接，将连接分为两个部分，代理内外部网络的连接请求与应答，安全性更高。复合型防火墙是两者的结合。

防火墙可以是软件、硬件或软硬件的组合。软件形式的防火墙较少，具有安装灵活、便于升级扩展等优点，缺点是安全性受制于其支撑操作系统平台，性能不高。硬件防火墙基于专用用途集成电路（application specific integrated circuit，ASIC）开发，性能优越，但可扩展性、灵活性较差。软件、硬件结合的防火墙大多基于网络处理器开发，性能较高，也具备一定的可扩展性和灵活性。

9.4.3 入侵检测系统

入侵检测是指通过对计算机网络或计算机系统中的若干关键点收集信息并对其进行分析，从中发现网络或系统中是否有违反安全策略的行为和被攻击的迹象。一般由控制台、探测器和/或主机代理组成。

1. 控制台

控制台用于探测器管理、策略配置、数据管理、告警管理、事件响应、升级事件库以及其他管理工作，并对入侵行为进行深层次分析的入侵检测系统组件，一个控制台可以管理多个探测器。

2. 探测器

探测器用于收集可能指示出入侵行为或者滥用信息系统资源的实时事件，并对收集到的信息进行初步分析的入侵检测系统组件。网络型入侵检测系统的探测器安装在网络的关键节点处，监听流经网络的数据；主机型入侵检测系统的探测器以主机代理的形式安装在主机系统上，收集主机的运行状态和主机信息。

9.4.4 堡垒机

堡垒机，也叫作运维安全审计系统，是在一个特定的网络环境下，为了保障网络和数据不受来自外部和内部用户的入侵和破坏，运用各种技术手段监控和记录运维人员对网络内部的服务器、网络设备、安全设备、数据库等设备的操作行为，以便集中报警、及时处理及审计定责。通过堡垒机进行运维安全审计能够拦截非法访问和恶意攻击，对不合法命令进行命令阻断，过滤所有对目标设备的非法访问行为，并对内部人员误操作和非法操作进行审计监控，以便事后追踪责任。

堡垒机的核心功能包括身份验证、账号管理、授权控制、安全审计。简言之，堡垒机是用来控制哪些人可以登录哪些资产（事先防范和事中控制），以及记录登录资产后做了什么事情（事后溯源）。

安全审计作为信息安全建设不可缺少的组成部分，逐渐受到用户的关注，是安全体系中的重要环节。同时，安全审计是事前预防、事中预警的有效风险控制手段，也是事后追溯的可靠证据来源。

9.4.5　网络隔离技术

网络隔离技术是指两个或两个以上的网络在断开连接的基础上，实现信息交换和资源共享，也就是说，通过网络隔离技术既可以使两个网络实现物理上的隔离，又能在安全的网络环境下进行数据交换。网络隔离技术的主要目标是将有害的网络安全威胁隔离，以保障数据信息在可信网络内部进行安全交互。目前，一般的网络隔离技术都是以访问控制思想为策略，物理隔离为基础，并定义相关约束和规则来保障网络的安全强度。

9.4.6　恶意代码防范技术

恶意代码防范是指用户主动防范终端、服务器、专用设备等不受恶意代码入侵，从而避免用户资料泄露、设备程序被破坏等情况的出现。从部署方式看，恶意代码防范的主要技术有网络恶意代码防范和主机恶意代码防范。网络恶意代码防范通常部署在网络中数据流汇集的关键节点，如网络出口、数据中心出口等，通过对网络中的流量进行检测和查杀达到防止恶意代码入侵的目的，为了保证网络中恶意代码检出效果，所部署的方案应具备先将流量还原再做检测的文件代理检测模式。主机恶意代码防范通常部署在计算机终端、服务器终端或虚拟机终端上，通过在终端部署实现恶意代码的检测和查杀。

9.4.7　抗拒绝服务攻击技术

造成拒绝服务（denial-of-service，DoS）的攻击行为称为 DoS 攻击，其目的是使计算机或网络无法提供正常的服务。DoS 攻击一般是利用网络协议的缺陷或者直接采用野蛮手段耗尽被攻击对象的带宽或应用资源，让目标网络或系统无法提供正常服务。DoS 攻击经常使用分布攻击方式，即分布式拒绝服务（distributed denial-of-service，DDoS）攻击，具有更大的破坏性。

针对 DoS 攻击的防范，需要多个方面加强安全防护，及时修复系统漏洞，关闭多余服务端口和部署安全设备，确保无安全隐患和漏洞。当前的防火墙基本上支持对网络层 DoS 攻击的防御，可以通过部署 Web 应用防火墙进行防御，定期查看安全设备的日志，及时发现对系统的安全威胁行为。但针对大量傀儡机（黑客远程操控的机器）组成的僵尸网络发起的 DDoS 攻击，则需要通过部署专业的抗 DDoS 设备进行防护。当攻击流量足够大、安全设备也难以防范时，往往需要借助运营商紧急扩容带宽、借助内容分发网络高防 IP 对外提供服务、提供备份网络等多种方式应对。

9.4.8 蜜罐和蜜网技术

蜜罐和蜜网技术是网络安全的重要组成部分之一，也是常见的主动防御技术之一。蜜罐技术本质上是一种对攻击方进行欺骗的技术，通过布置一些作为诱饵的主机、网络服务或者信息，诱使攻击方对它们实施攻击，从而可以对攻击行为进行捕获和分析，了解攻击方所使用的工具与方法，推测攻击意图和动机，能够让防御方清晰地了解他们所面对的安全威胁，并通过技术和管理手段增强实际系统的安全防护能力。蜜罐技术还可以通过窃听黑客之间的联系，收集黑客所用的各种工具，并且掌握他们的社交网络。

多个蜜罐被网络连接在一起模拟一个大型网络，并利用其中一部分主机吸引黑客入侵，通过监测、观察入侵过程，一方面调查来源，另一方面考察用于防护的安全措施是否有效。这种由多个蜜罐组成的模拟网络称为蜜网。

对蜜罐与蜜网的所有流量都要进行分析与质疑，因为蜜罐与蜜网毕竟是一种设计出来的虚拟网络，从中收集信息是为了分析与修补真实网络中存在的漏洞。

9.5 数据安全设备及安全防护技术

9.5.1 概述

随着医院信息化的不断深入和互联网+、分级诊疗、医联体等新业务形态的不断发展，数据已成为医院基础设施和核心资产，成为驱动医院业务发展的重要原动力，如何提升数据资产价值同时让数据使用更安全，对数据进行有效防护，保障数据全生命周期的安全，已成为医院信息化探讨的重要方向。数据安全治理离不开安全技术及安全产品，安全防护体系能力主要从发现能力、运维能力、防护能力三个方面进行建设。

1）发现能力：数据泄密、数据审计、数据安全基线管理、用户和实体行为分析（user and entity behavior analytics，UEBA）、数据态势感知等。

2）运维能力：综合性审计、基于数据的漏扫、监控与预警及统一认证与授权等。

3）防护能力：数据加密、数据脱敏、数据库防火墙、数据防泄露、统一策略管理、容灾备份等。

本节从数据采集、传输、存储、运维、处理、交换、销毁等数据全生命周期维度对数据安全常见设备和防护技术进行介绍。

9.5.2 身份认证和数字签名技术

认证是指通过对网络系统使用过程中的主客体进行鉴别确认身份后，对其赋予恰当的标志、标签和证书等的过程。认证可以解决主体本身的信用问题和客体对主体访问的信任问题，确保客体身份的真实性、合法性和有效性。认证可以为下一步的授权奠定基础，是对用户身份和认证信息的生成、存储、同步、验证和维护的全生命周期的管理。

数字签名（digital signature）又称公钥数字签名或电子签章，是只有信息的发送者才能产生的别人无法伪造的一段数字串，这段数字串同时也是对信息的发送者发送信息真实性的一个有效证明。数字签名用于保证信息来源的真实性、数据传输的完整性和不可抵赖性。例如，用户以电子邮件等方式，使用个人私有密钥加密数据后，发送给接收者。接收者用发送者的公钥解开数据后，就可确定数据源。同时也是对发送者发送信息真实性的证明，发送者对发送的信息不可抵赖。

9.5.3 特权账号管理

特权账号管理（privilege access management，PAM）是指发现、管理并治理多个系统及应用程序上的特权账号，对特权访问、会话和操作等进行监控、记录、审计和分析，实现对系统运维账号进行事前管理、事中阻断、事后审计三种维度的安全保护。PAM 管理的是用户在实际业务操作中用到的账号，这些账号代表着各个系统中的不同控制权限，从安全角度来说需要被统一纳入管理和进行安全监控。例如：Oracle 系统的 normal、sysdba 账号角色，分别代表的是普通权限和超级管理员权限。一般的业务查询人员只需要用到 normal 角色的账号，只有特殊需要对数据库表进行变更时才允许使用 sysdba 角色的账号。

9.5.4 数据库防火墙

数据库防火墙（database firewall）是数据库安全技术之一，是基于数据库协议分析与控制技术的数据库安全防护系统。数据库防火墙部署于应用服务器和数据库之间，用户必须通过数据库防火墙才能对数据库进行访问或管理。数据库防火墙所采用的主动防御技术能够主动实时监控、识别、告警、阻挡绕过网络边界防护的外部数据攻击和来自内部的高权限用户的数据窃取、破坏、损坏等。从数据库 SOL 语句精细化控制的技术层面，提供主动安全防御措施，为数据库提供有效的保护。通过结合独立于数据库的安全访问控制规则，帮助用户应对来自内部和外部的数据安全威胁。

9.5.5 数据库审计

数据库审计（database audit）是数据库安全技术之一，能够实时记录网络上的数据库活动，对数据库操作进行细粒度审计的合规性管理，对数据库遭受到的风险行为进行实时告警，对攻击行为进行阻断。数据库审计通过对用户访问数据库行为的记录、分析和汇总，帮助用户生成事后合规报告，事故追根溯源，同时加强内外部数据库网络行为的监控与审计，提高数据资产的安全。

9.5.6 数据脱敏

数据脱敏（data masking）是数据库安全技术之一，是指采用一系列专有数据脱敏规则，如数据遮蔽、数据仿真、关键部分替换、数据随机替换等，以达到隐藏或模糊处理真实敏感信息的目的，提高生产数据在应用开发、测试，以及第三方工具做数据分析等使用场景中的安全性。同时，脱敏后的数据能够保持原有的语义和关联关系，保证了数据的有效性。

9.5.7 数据加密

数据加密（data encryption）技术是指将一个信息（或称明文）经过加密钥匙及加密函

数转换变成无意义的密文，而接收方则将此密文经过解密函数、解密钥匙还原成明文。数据加密技术是最常见的网络安全技术之一。

目前，我国医疗行业逐步开始使用国密算法加密技术。国密算法即国家密码局认定的国产密码算法。主要有 SM1（对称加密算法）、SM2（非对称加密算法）、SM3（杂凑算法）和 SM4（分组数据算法）。密钥长度和分组长度均为 128 位。例如，国家卫生健康委员会的电子健康卡应用、国家医疗保障局的医保电子凭证应用，均明确要求应用国密算法加密技术，对电子健康卡和医保电子凭证的管理平台数据加密、电子健康卡和医保电子凭证的生成、动态支付等业务提供安全支持。

9.5.8 传输加密

传输加密有两层含义，一是对传输的数据进行加密，即在发出请求数据包时，除了请求头信息外，对于请求体的所有数据均应进行加密处理，对于返回包也一样，除了返回头信息外，对于返回体的所有数据均应进行加密处理；二是传输通道加密，将 HTTP 加上 TLS 协议构建可进行加密传输、身份认证的网络协议，HTTPS 协议主要通过数字证书、加密算法、非对称密钥等技术完成互联网数据传输加密，实现互联网传输安全保护。除此之外，还可以使用安全套接字协议（secure sockets layer，SSL）Pinning 技术，将证书锁定，从而保障传输通道的安全。

9.5.9 数据容灾

容灾系统是指在距离相隔较远的异地，建立两套或多套功能相同的 IT 系统，互相之间可以进行健康状态监视和功能切换，当一处系统因意外（如火灾、地震等）停止工作时，整个应用系统可以切换到另一处，系统功能可以继续正常使用。容灾技术是系统的高可用性技术的一个重要组成部分，容灾系统更加强调处理外界环境对系统的影响，特别是灾难性事件对整个 IT 节点的影响，提供节点级别的系统恢复功能。

从对系统的保护程度，可以将容灾系统分为数据级容灾、应用级容灾和业务级容灾三种。

1）数据级容灾是指通过建立异地容灾中心，做数据的远程备份，在灾难发生之后确保原有的数据不会丢失或者遭到破坏，但是在数据级容灾这个级别，发生灾难时应用是会中断的。在数据级容灾方式下，所建立的异地容灾中心可以简单地把它理解成一个远程的数据备份中心。数据级容灾的恢复时间比较长，但是相比其他容灾级别来讲它的费用比较低，而且构建实施也相对简单。

2）应用级容灾是在数据级容灾的基础之上，通过同步或异步复制技术，在备份站点构建一套相同的应用系统，这样可以保证关键应用在允许的时间范围内恢复运行，尽可能减少灾难带来的损失，让用户基本感受不到灾难的发生，这样就使系统所提供的服务是完整的、可靠的和安全的。应用级容灾生产中心和异地灾备中心之间的数据传输采用异类的广域网传输方式；同时应用级容灾系统需要通过更多的软件来实现，可以使多种应用在灾难发生时进行快速切换，确保业务的连续性。

3）业务级容灾是全业务的灾备，除了必要的 IT 相关技术，还要求具备全部的基础设施。其大部分内容是非 IT 系统（如电话、办公地点等），当大灾难发生后，原有的办公场所都会受到破坏，除了数据和应用的恢复，更需要一个备份的工作场所能够正常地开展业务。

本地的高可用系统是指在多个服务器运行一个或多种应用的情况下，应确保任意服务器出现任何故障时，其运行的应用不能中断，应用程序和系统应能迅速切换到其他服务器上运行，即本地系统集群系统。

在远程的容灾系统中，要实现完整的应用容灾，既要包含本地系统的安全机制、远程的数据复制机制，还应具有广域网范围的远程故障切换能力和故障诊断能力。也就是说，一旦故障发生，系统要有强大的故障诊断和切换策略制定机制，确保快速的反应和迅速的业务接管。广域网范围的高可用能力与本地系统的高可用能力应形成一个整体，实现多级的故障切换和恢复机制，确保系统在各个范围的可靠和安全。

9.5.10　数据备份

备份技术是指利用备份系统实现数据备份和恢复的技术。一般来说，各种操作系统都附带了备份程序。但是随着数据的不断增加和系统要求的不断提高，附带的备份程序根本无法满足日益增长的需要。要想对数据进行可靠的备份，必须选择专门的备份软件和硬件，并制订相应的备份及恢复方案。

1. 备份种类

全部备份：把硬盘或数据库内的所有文件、文件夹或数据做一次性的复制。

增量备份：对上一次全部备份或增量备份后更新的数据进行备份。

差异备份：提供运行完整备份后变更的文件的备份

选择式备份：对系统的一部分进行备份。

冷备份：系统处于停机或维护状态下的备份。在这种情况下，备份的数据与系统中此时段的数据完全一致。

热备份：系统处于正常运转状态下的备份。在这种情况下，由于系统中的数据可能随时在更新，备份的数据相对于系统的真实数据可有一定滞后。

2. 备份类型

在线备份：需要及时还原的数据可以采用这种类型的备份，可以使用磁盘阵列、存储局域网、网络附加存储或者是网络硬盘来保护数据安全。

离线备份：离线备份使用可离线媒体来备份，磁带、光盘或是硬盘盒备份完成后离开备份媒体。

9.5.11　双活技术

1. 双活技术概述

数据中心主、备机房都有独立的业务访问出口，备站点可以独立运行业务，双活数据中心实现了业务出口的链路冗余，提升了业务系统的高可用性和高可靠性。

主、备机房之间有两条链路，为保证链路的可靠性，在机房之间做链路聚合。管理网络、存储网络、业务网络共用主、备机房之间的链路。

广义上说，双活是两个或多个数据中心，每个都具有独立运行生产应用所需要的所有资源。此架构下所有的应用请求会被动态负载均衡到两个或多个数据中心，当其中一个数据中心故障时，另外一个数据中心接管所有的应用请求。

早期的双活方案通常是狭义的双活，也就是数据库层的双活。传统意义上的双活方案通常成本比较高，用较高的成本保护重要的业务系统。常见的双活方案有 A—P 和 A—A 两种。

（1）A—P

A—P 双活通过将业务分类，部分业务以数据中心 A 为主，数据中心 B 为热备；部分业务以数据中心 B 为主，数据中心 B 为热备，以达到近似双活的效果。

（2）A—A

A—A 双活是真正的双活，同一个双活逻辑单元号（logical unit number，LUN）的所有 I/O 路径均可同时访问，业务负载均衡，出现故障时可无缝切换。

目前市场上流行的 A—A 双活数据中心方案具有以下特性。

1）业务层双活：当系统运行双活业务时（如 Oracle Rac），主、备机房中任意一个站点的虚拟机发生故障，故障站点的业务会自动切换到健康站点，不影响客户业务系统的连续性。

2）数据层双活：主、备机房中任意一个站点的存储节点发生故障，故障站点的虚拟机业务会自动跨存储访问健康站点，不影响客户业务系统的连续性。

3）链路可靠性：相比 A—P 双活数据中心方案，除了对存储网络、虚拟局域网（virtual local area network，VLAN）、管理网络、业务网络以及主、备机房之间的网络做链路聚合以外，A—A 双活数据中心的主、备机房都拥有独立的业务出口，因此备机房上承载的业务系统不依赖主机房的转发，即使主机房业务出口发生链路故障，也不会影响双活业务的连续性。

2. 数据库双活技术

（1）Oracle Extended RAC

当前主流的数据库双活方案是 Oracle Extended RAC。RAC 本身就是双活的，只是默认安装在一个共享存储上，不能规避存储的整体故障。Oracle Extended RAC 是将数据库部署在具有同步复制功能的存储上，这样当一个存储出现故障时，数据库 asm 对应的虚拟 LUN 的路径会实现快切换，指向另外一个存储，在切换过程中，数据库的数据不会丢失，I/O 会挂起 20 秒左右，然后继续。因此通常可以称这种方案恢复时间目标（recovery time objective，RTO）和恢复点目标（recovery point objective，RPO）都为 0。

如果数据库的数据文件安装在并行文件系统上，当一个节点的存储发生故障后，I/O 会迅速切换到该文件系统的另外一个副本上。切换过程中，I/O 挂起的时间也是类似的。

（2）DB2 pureScale

DB2 pureScale 是一种新的 DB2 可选特性，它允许通过“双机（active-active）”配置将数据库扩展到一组服务器上，以便交付高水平的可用性和可伸缩性。在这种配置中，运行于各主机（或服务器）上的 DB2 副本可以同时读取和写入相同的数据。

（3）分布式数据库双活

在分布式双活数据中心网络环境下，通过数据中心前端分布式双活技术，用户能够快速访问“距离最近”的可用数据中心相对应的业务，提高服务响应速度，提升用户访问体验。数据中心的业务对外发布时，可以采用纯 IP 地址，也可以采用 DNS 域名方式。根据业务对外发布方式的不同，数据中心前端也相应采用不同的技术实现分布式网络双活。

9.6 案例：数据中心迁移

9.6.1 方案总体描述

某医院旧院区现有约 1600 个终端，最高门诊量约 8000 人次/天，住院床位 520 张。现有 HIS 系统经过近 13 年的运行，相关的硬件设备速度、容量、性能等方面已无法适应当前业务运行和发展的需求，由于医院的信息系统大多是在不同时期分批建成的，导致各系统的数据处于分散存储状态，数据管理方面的问题日益凸显。随着在数据中心部署集群和虚拟化、分布式架构等应用，IT 环境也变得越来越复杂，增加了 IT 人员管理和维护系统的难度。

新院区建设规模相当于旧院区的两倍，按照（新+旧）院区压力数据综合测算，总门诊量将达到 19000 人次/天，总床位 1520 张。以目前业务数据量趋势按平均每年 15%增长，预计开业后 1～2 年内医院信息化业务压力预估为旧院区的 3 倍。

新医院一共有两个院区，将建设两个机房，互为“双活”模式，并保留旧院区机房作为容灾机房，新院区与旧院区机房相隔约 15 千米，旧院区机房通过三组万兆光纤链路与新院区连接，其中二组运行业务，一组运行备份与容灾，实现传输路线冗余保障。

新院区两个机房搭建双活机房模式，当新院区任何一个机房出现故障时，均不会影响医院信息系统运行。旧院区机房改建为容灾机房，部署容灾系统和应急系统。容灾系统在确保核心业务系统的数据实时同步外，还可以分担数据查询业务。应急系统同步主业务系统字典数据以及一周内业务数据，当新院区与旧院区出现网络故障时可启用应急系统，保证旧院区核心业务运行，当业务系统生产库恢复后，应急系统上的数据可以上传回生产数据库中。虚拟化容灾系统将每 15 分钟异步同步数据到容灾机房，实现在容灾系统恢复某一时刻的虚拟服务器。负载均衡系统通过新院区两个机房的硬件负载均衡交换机为主，旧院的 Linux 虚拟服务器（Linux virtual server，LVS）负载均衡系统为辅的搭配使用，新院区的两个机房之间的负载均衡交换机搭建 HA 群集，一主一备，旧院区的 LVS 作为新院区的负载均衡后备系统搭配。

1. 双活系统拓扑图

双活系统拓扑图如图 9-2 所示。

2. HIS 服务器群集系统

HIS 系统由一台 IBM P740 和一台 IBM P550 组成 Oracle RAC，操作系统为 AIX 6.7.4，

HIS 小型机运行在 AIX 系统多年且系统稳定，所以 HIS 服务器选用两台 Power9 S922 小型机替换现有两台小型机，部署 Oracle RAC 群集并行系统。若选用 x86 架构，则需要进行跨平台的迁移，跨平台的迁移不但停机时间难以准确评估，而且存在很多应用不兼容的风险，尽管迁移过程中会尽量模拟真实环境进行应用测试，但仍然存在遗漏未知的漏洞（bug）和其他风险。同时充分考虑利用旧设备，减少投资原则，如果选用 x86 架构，原有小型机就会闲置浪费，无法重复利用。如果继续选用现有架构，现有小型机可以作为核心数据库的 Oracle DG 容灾服务器或开发服务器，用作报表业务的查询。

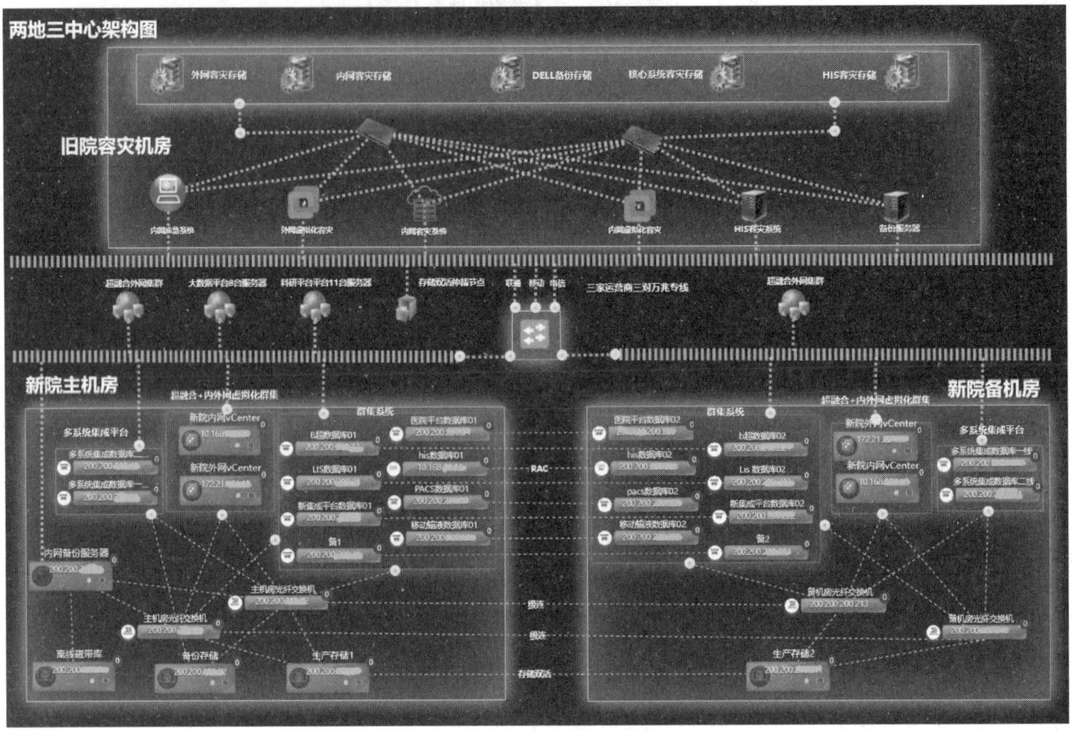

图 9-2 双活系统拓扑图

3. 其他服务器

目前数据中心、LIS、PACS、移动输液、B 超、区域妇幼、集成平台服务器等也是 Oracle RAC 群集系统，所以新院区继续采用 Oracle RAC 并行群集系统，保证系统 7×24h 不间断运行。

原有数据中心、LIS、PACS、移动输液、区域妇幼、集成平台等服务器分别运行在 Linux 系统中，其中 LIS 系统是 RedHat Linux 5.4、PACS 系统是 RedHat Linux 5.8、移动输液系统是 RedHat Linux 5.8，集成平台系统是 RedHat Linux 6.5，B 超系统是 Windows 2008，运行在不同的操作系统及不同的数据库版本上，本次把所有的系统统一安装 RedHat Linux 6.9 医院版，数据库安装 Oracle RAC 11.2.0.4。这样更加方便日后系统的维护及问题解决。同时也能解决每个数据库之间通过数据库链接（database link，dblink）互相访问出现的漏洞问题。

4. 多系统集成数据库服务器

由于医院还有其他信息系统（病案系统、细胞遗传学系统）的 Oracle 数据库系统，如果每个系统均建立双活系统，则需要的费用较大。但如果没有高可用性，当服务器损坏时，系统恢复时间长，对医院业务影响比较大。把二线数据库全部集中管理，通过 Oracle 12C 的数据库容器功能，把二线系统数据库全部迁移到两台 Oracle RAC 服务器中，同时二线系统也可以建立 Oracle Age 容灾系统，容灾系统存放在旧机房中，当一个生产系统损坏时，容灾系统接管，既节约成本，同时也更加方便管理。

9.6.2 双活存储系统

1. 双活存储方案设计

考虑医院 IT 现状，在数据保护方面，针对核心业务系统采用存储阵列的双活存储解决方案。通过增加两套中高端存储设备部署双活存储，之间通过万兆 IP 链路连接，实现两台存储设备之间的数据实时镜像，通过两台光纤交换机与医院核心应用服务器相连，实现前端各业务系统分散数据的集中存储和统一管理，带来数据管理的高效性。当某台存储设备发生故障时自动切换到另一台存储引擎，完全基于存储自身实现双活，不需要第三方软硬件，不需要人工参与，整个切换过程为秒级，数据零丢失。

2. SAN 网络设计

四台 SAN 交换机，每个机房中存放两台，交换机之间通过光纤相互连接，保证每个机房的服务器都能与存储之间通信，当一台交换机损坏时，不影响医院的业务。

3. 存储双活分析

本次采用两台中高端存储设备建立存储虚拟化系统，通过存储底层技术构建双活数据中心。

1）新增两套存储阵列产品，本次配置 128GB 缓存，16GB FC、1GE 和 10GE 前端业务端口，充分保证高性能以及扩展性。

2）在与主、备机房不通楼宇间的网络汇聚机房建立存储仲裁节点，当双活存储系统产生脑裂时，用作驱赶问题存储。

3）每台存储设备按照合理的混合存储分层模式比例以及医院容量需求配置固态硬盘（solid state disk，SSD）、串行连接硬盘（serial attached SCSI，SAS）和 NL-SAS（即采用 SAS 的磁盘接口和 SATA 的盘体的综合体盘），按性能高低划分为三个存储层，由高至低分别是 SSD 盘组成的层（简称高性能层）、SAS 盘组成的层（简称性能层）、NL-SAS 盘组成的层（简称容量层），并配合 SSD 缓存（cache）技术划分数据库 LUN（存储一线系统数据库），虚拟化 LUN（虚拟化服务器存储），图像 LUN（业务系统图像，电子病历数据），SSD 缓存与 SSD 高性能层独立分离，根据业务系统需求分配容量，充分利用了高性能存储特性。

4）使用虚以化平台建设虚拟化集群，分别存放在主、备机房中，虚拟化系统的可用空间为 25TB，大数据平台（ODS、CDR、RDR、ODR）等分配 30TB 存储空间。

5）PACS 图像在线存储空间配置图像层 50T，用作三年数据存储，三年后的数据自动归档到备份归档存储中，通过 PACS 软件实现存储的冗余备份，提高 PACS 影像数据的安全性。

配置好后每秒进行读写操作的次数（input/output operations per second，IOPS）可达到 320000 以上，完全满足需求。

9.6.3 虚拟化平台升级与双活搭建

采用 12 台两路至强服务器连接存储，通过 VMware 软件建立 VMware 群集系统。其中 6 台在主机房，另外 6 台在备机房。

在整个架构中，搭建 4 个网络，分别是生产网络（根据实际应用可以划分多个 VLAN），vMotion 网络（一个在虚拟化群集中平衡虚拟化资源而进行虚拟机 vMotion 的运行网络，将正在运行的虚拟机从一台物理服务器移动至另一台物理服务器，而不影响最终用户），容灾备份网络（占用生产网络资源），以及硬件运维网络。

使用新购 12 台服务器作为 ESX 虚拟服务器，其中一台作为虚拟管理中心。将数据库服务器和应用服务器部署在 12 台 VMware Virtual Center ESX 虚拟服务器上，利用 VMware VMotion 功能，使得数据库服务器在 ESX 虚拟服务器硬件环境出现问题的情况下，能够自动地迁移到另一台 ESX 虚拟服务器上运行，不会因为硬件环境出现的问题而导致应用服务器停止运行，保证了业务连续性。再利用 VMware UDR 和 VR 技术，定时针对应用系统做容灾备份，在应用系统出现损坏的情况下，可以在最短的时间内，恢复到健康的应用系统生产环境。

使用 VMware HA 功能在整个虚拟化 IT 环境中提供高可用性，而没有传统群集解决方案的高成本和高复杂性。VMware HA 可为在虚拟机中运行的任何应用程序提供经济高效的高可用性解决方案，而不需要考虑其应用操作系统设置或应用系统基础硬件配置。VMware HA 不需要专门的备用硬件和附加软件支持。

同时，VMware 系统提供 VMware HA、VMware VMotion、VMware DRS（分布式资源调度程序，distributed resource scheduler）的系统资源高可用与资源自动调节能力，可自动平衡应用之间对 CPU、内存的资源分配，保证应用系统维持在最佳运行状态。VMware 高可用特性，可彻底保证关键性应用系统不间断运行。若实施 VMware 高可用架构，要求虚拟化应用系统必须接入 SAN 存储区域以作数据存储共享设置。

在存储方面，除了配置 SSD 缓存的虚拟化 LUN 外，采用端对端（16GB 存储 FC 端口—16GB 光纤交换机 FC 端口）的配置结合多通道光纤路径进行数据传输，从传输速率和网络高可用方面得以综合提升。

9.6.4　超融合双活系统

1. 超融合需求分析

在 8 台联想服务器上安装 VMware 及虚拟存储区域网（virtual storage area network，VSAN），其中 4 台放在主机房中，另外 4 台存放在备机房中，仲裁节点存放在旧院区机房中，服务器之间通过 4 台 H3C 万兆交换机堆叠相连两个机房。服务器上安装配置 VSAN 软件，用于在单个物理服务器实体上，利用服务器强大的处理能力，生成多个虚拟服务器，而每一个虚拟服务器，从功能、性能和操作方式上，等同于传统的单台物理服务器。在每个虚拟服务器上，安装配置 Windows 或 Linux 操作系统，进而再安装应用软件，根据需求，对现有多个相关应用进行虚拟化。这样以前的每个物理服务器就变身为 VSAN 服务器上的虚拟机，从而大大提高资源利用率，降低成本，增强了系统和应用的可用性，提高系统的灵活性和快速响应，很好地实现了服务器虚拟架构的整合。

8 台联想超融合服务器，配置 512GB 内存，每台连接 5 个 1.8TB 硬盘，8 台裸机容量 40TB。4 台 H3C 万兆交换机通过 40G QSFP 线缆连接配置堆叠。

8 台联想服务器，磁盘阵列（redundant arrays of independent disks，RAID）卡配置直通模式，关闭 RAID 卡 cache 在服务器配置的 SSD 卡上面部署虚拟化，并配置基于 VSAN 的超融合解决方案。

超融合网络设计，超融合数据同步使用万兆交换网络。业务数据通过千兆交换网络。4 个千兆口通过绑定对外提供业务。

2. 超融合优势

1）内嵌在内核中：VSAN 内置在 vSphere 内核中，可以优化数据 I/O 路径，从而提供最高级别的性能，同时最大限度地减少对 CPU 和内存的影响。

2）经过闪存优化：VSAN 可利用基于服务器端闪存设备的内置缓存来加快读/写磁盘 I/O 流量的传输，从而最大限度地缩短存储延迟。

3）精细的无中断纵向扩展或横向扩展：通过向集群添加主机（横向扩展）或向主机添加磁盘（纵向扩展，以增加容量），无中断地扩展存储容量并提高性能。

4）重复数据消除和压缩：基于软件的重复数据消除和压缩功能可优化全闪存存储容量，使数据最多缩减至原来的 1/7，同时最大限度减少 CPU 和内存开销。

5）纠删码功能：纠删码功能最多可使可用存储容量提升 100%，同时可使数据的恢复能力保持不变。借助单奇偶校验保护或双奇偶校验保护，能够允许发生一次或两次故障。

6）服务质量（quality of service，QoS）：QoS 可控制、限制并监控特定虚拟机使用的 IOPS，消除邻位干扰问题。

7）VSAN 健康服务：经过更新的健康服务可直接通过虚拟机管理平台软件 VMware vCenter Server 提供集成硬件兼容性检查、性能监控、存储容量报告和诊断。

8）可通过虚拟化平台 VMware vSphere 实现单一窗口管理：利用 VSAN，不再需要进行有关专门存储界面的培训，也无须在这些界面上进行任何操作。

9）以虚拟机为中心、基于策略的管理：VSAN 使用基于每台虚拟机应用的存储策略来自动调配和均衡存储资源，从而确保每台虚拟机都能获得指定的存储资源和服务。

10）内置容错和高级可用性功能：VSAN 采用分布式 RAID 和缓存镜像，可确保在发生磁盘、主机、网络或机架故障时，数据不丢失。无缝支持 vSphere 可用性功能，如 vSphere 容错性（fault tolerance，FT）、vSphere HA 等。适用 VSAN 的 vSphere Replication 可提供 RPO 最多为 5 分钟的异步虚拟机复制。

11）vSAN 延伸集群：在两个地理位置不同的站点间创建延伸集群并同步复制数据。它支持医院级可用性，可确保即使整个站点出现故障也不会丢失数据，并且几乎能够实现零停机。

9.6.5 容灾机房灾备系统

1. 容灾需求

（1）异地容灾中心

利用旧院区机房和现有部分设备建立异地容灾中心，将新院区的数据通过各种容灾技术传输到旧院区的机房设备上。在新院区双活机房都无法对外提供业务服务的时候，旧院区机房的容灾设备可及时通过人工手动切换上线，为新旧院区业务的连续运行提供保障。

（2）SQL Server 数据库容灾需求

数据平台、B 超、体检系统等使用 SQL Server 2016 数据库，SQL Server 数据库从 2012 版本就开始支持 AlwaysOn 数据库，把数据定时容灾到旧院区。

（3）容灾数据库的建设

容灾数据库的初始同步需要提供生产数据库的一份在线热备份，并传输到容灾端。在初始化同步的时候要保证生产端和容灾端有足够空间的文件系统存放备份的数据，同时在将备份数据库由生产端传递到容灾端的时候，要考虑对生产端网络的影响，一般在中午或者下班后业务不繁忙的时候执行。

（4）容灾端上线和 RTO

SQL Server 的容灾端在生产数据库故障后，可以通过脚本激活上线使用，在数据正常同步的前提下，激活数据库的操作可以在接到激活指令后 10 分种内完成，加上修改操作系统 IP 的时间，可以在 15 分种内完成容灾数据库上线的操作。

（5）Oracle 数据库容灾需求

医院 HIS、LIS、PACS、移动输液、生殖中心等业务系统使用 Oracle 数据库，采用基于 Oracle 数据库的容灾技术——Oracle DataGuard，该技术基于 Oracle 数据库的日志文件传输数据库的改变量，实现生产端到容灾端的数据同步。

综合考虑容灾的效果和对业务的影响，采用最高可用性模式，能够保障在容灾数据库和容灾链路都正常的情况下，容灾端的数据和生产保持同步（RPO≈0）。

本次迁移容灾系统采用 Oracle DataGuard，后备数据库采用“最高性能”模式，通过联机日志同步，网络异步模式，以及磁盘 I/O 非确认模式的配置，对系统性能影响很小，实现准实时的数据库同步。

除了实时同步外，对灾备系统进行优化，具体包括如下内容。

1）Oracle DataGuard，Data Guard broker 需要在数据库上启动 broker 进程，通过

DGMGR 命令行方式进行配置及管理。在主数据库上只是改动实例的初始化数据，不会影响原有数据。在 DGMGR 控制台上，一条命令就可以进行主、后备数据库角色切换工作，简化维护操作。

2）灾备数据库系统启用闪回数据库（FlashBack Database）功能，设置 7 天保留时间，也就是灾备数据库可能回退到 7 天以内任一时间点，从而实现数据库 CDP 功能。闪回数据库用于查询数据库历史状态，以及解决错误问题，大大提高业务系统的安全性。

3）后备数据库产生的归档日志自动功能，通过配置定时运行脚本，检查后备数据库系统上已经“应用”的归档日志并删除，从而减少后备数据库系统管理工作量，也保证后备数据库安全性。

（6）虚拟化平台的容灾需求

新院区的内外网都需要建设基于 VMware 虚拟化平台，采用 VMware vSphere 自带的 Replication 功能实现跨机房的虚拟化容灾。VMware vSphere Replication 是 VMware vCenter Server 的扩展，提供基于管理程序的虚拟机复制和恢复功能。vSphere Replication 取代了基于存储的复制。通过将虚拟机从主站点复制到辅助站点，可保护虚拟机避免部分或整个站点故障。

在 VMware vSphere Replication 6.5 版本以上，支持新使用 5min RPO 设置，可以满足医院跨机房异地虚拟化容灾的需求。

建设容灾备份系统可实现如下两个目的。

1）保护数据的完整性，灾难发生时尽量减少业务数据丢失，终极目标为零数据丢失，从而减少业务风险，保护长期积累的数据文件资料。

2）能够快速恢复医院的系统业务运营，终极目标零时间停顿。

容灾备份中心向整个医院业务系统提供远程数据备份，保证关键的系统数据安全性。建设容灾数据中心，通过另外的存储空间，改善数据备份功能。采用数据同步或异步复制的方式和架构的数据复制技术，保护关键业务数据，避免因各种灾难发生而使数据受到损害，达到数据级别的系统容灾目标。

2. 容灾系统方案

新旧院区相距 10 千米以上，通过租用三条裸光纤互联，其中两条光纤互备，另外一条用作备份，生产中心存储与异地数据中心存储之间的数据异步复制通过此网络进行，当生产中心存储或者链路出现故障时，可启动同城灾备机房存储与异地数据中心存储之间的异步数据复制，当同城灾备中心存储或者链路出现故障时，可启动生产中心机房存储与异地数据中心存储之间的异步数据复制。

3. 备份系统

（1）集中式全网备份需求

使用专业备份软件通过独立备份网络对全院系统进行一体化备份以及离线备份，可对业务关键数据实现近线保护和快速恢复。

需要备份的数据分为以下几种类型，根据需求提供不同的备份策略和方法。

1）数据库数据。数据库存放医院的核心数据，并且实时变化，数据库的变化记录在数据库的日志文件中，对于数据库的备份要求至少每周一次全备份，每天一次增量备份，每天多次对日志文件进行备份，并且备份保留的时间至少一个月，也就是说数据库可以恢复到一个月以前的状态。

2）虚拟化虚拟机。在医院的虚拟化平台中，大部分都是中间件、非核心数据库等虚拟机，虚拟化平台需要对整个虚拟机实现备份，并且保证至少每天备份一次，备份保留的时间至少一个月，也就是说虚拟机可以恢复到一个月以前的状态。

3）PACS 影像图片（非结构化数据）。医院的 PACS 影像文件是非结构化数据，直接存放在文件系统上，需要通过备份软件将在线和近线数据定时备份到磁带库中，能够实现离线存储，提供十五年以上的长期保存。

（2）离线备份

以上所有类型的数据除了实现在线备份，还要通过备份软件定期备份到磁带库中，实现离线备份保存，防止勒索病毒等对生产数据和备份数据的破坏。

思 考 题

1．简述交换机和路由器的异同。
2．简述可从几方面构建信息安全防护体系。
3．简述 UPS 的功能作用。
4．简述医院数据中心在数据高可用方面有哪些具体技术措施。
5．简述防火墙与防病毒软件的功能。

第10章　医院信息系统建设管理

本章首先从信息化建设的组织管理进行论述，介绍医院信息化建设组织架构、职责、岗位设置、能力要求和管理制度等。然后，结合项目管理，对医院信息化建设项目的启动、过程、实施、收尾等进行详细介绍。读者从中可以全面了解医院信息化项目建设的流程和管理。

10.1　信息化建设组织架构

医院信息化建设项目专业性强、内容复杂、交叉性强、管理范围广，需要专门的组织机构进行管理。信息化建设包括组织、开发、项目管理、运营、资金、人员、流程等方面，因此，做好信息化建设，需要有科学的管理方法、确实可行的实施计划、强有力的组织和制度保障。

10.1.1　组织架构

医院信息化建设不仅仅是医院信息管理部门的重点工作，项目需求、业务流程、管理制度、资金来源、服务对象等涉及院外上级主管部门和患者，更与院内各部门有着千丝万缕的关系。医院各部门的负责人都是信息化建设项目的干系人，干系人参与项目，尤其是医院领导的参与和支持，是项目获得成功的关键。因此，医院信息化建设的项目组，不仅包括信息管理部门，还有医院管理层、各部门负责人、全体人员等共同参与。在组织架构上，多部门参与主要体现在领导小组和项目团队的组建上。

1. 组织构成

（1）信息化建设委员会

医院信息化建设应坚持“一把手”负责的原则，由院长负责医院信息化建设工作。医院应成立医院信息化建设委员会，统一领导和协调医院的信息化建设工作。委员会设立正副主任委员，主任委员由院长或主管副院长担任，委员会成员由信息管理部门以及人事、医务、护理、科研、教学、财务、设备等相关职能部门的正职领导组成。

委员会的主要职责如下：

① 贯彻落实国家、省、市等上级主管部门信息化建设工作方针、政策，领导全院信息化建设。

② 审议医院信息化建设的发展战略、目标和规划。

③ 审议医院信息化建设总体建设方案、年度资金预算和年度计划。

④ 听取信息管理部门的工作汇报，对医院信息化建设实施中的重大问题进行咨询和监督实施。

⑤ 对信息化建设中的重要问题进行专项调查研究，提出咨询报告。

⑥ 审议信息化建设项目论证报告，指导信息管理部门完成信息系统的实施和推广工作。

（2）信息管理部门

信息管理部门作为医院信息化建设的主管科室，担负着医院信息化建设和管理的重任。信息管理部门的职能、组织架构、工作制度和管理水平的高低都会对医院信息化建设产生直接的影响。一般来说，医院信息化建设模式有完全自主开发、合作开发、部分开发、部分引进和完全引进四种，采用不同的建设模式，对医院信息技术人才的要求也不同。但不管采用哪种建设模式，信息管理部门是必须建立的。其主要职能如下。

① 围绕医院战略目标，制订信息化发展规划与年度计划。

② 负责全院信息化业务需求受理、交流沟通、需求协调；负责医院信息化总体规划、论证、建设、实施；负责医院信息化建设项目管理，开展信息化项目目标评价、信息化项目效益分析。

③ 负责信息系统的开发。

④ 负责拟定、维护医院信息系统各项技术标准。

⑤ 负责信息系统资产管理。

⑥ 负责医院信息系统的运行维护，负责全院计算机软硬件的维护、维修，为医院各科室提供信息技术类支持服务，开展信息系统使用培训。

⑦ 负责医院网络安全。

⑧ 负责信息化数据的安全性、一致性维护，开展数据质量控制、数据分析与利用、数据上报、病案管理等信息应用与服务。

⑨ 承办医院和上级部门交办的其他工作。

（3）信息化建设项目组

信息化建设项目组是信息管理部门管辖下，以医院信息系统项目管理为主要职能的工作小组。每个医院信息系统项目都应设立项目组，具体负责系统的项目管理工作，使项目在规定的时间内，花费最少的成本，取得最好的质量。不同于医院信息管理部门的稳定，项目组属于动态的组织。项目组随着项目的启动而成立，随着项目的结束而解散。项目组内成员也经常发生变化。一般来说，信息管理部门主导整个项目的建设，项目经理、项目协调员由信息管理部门内部员工担任。医院管理层的参与，对项目成功与否至关重要，项目组组长通常由医院领导担任，其职责包括项目的总指挥和总协调，审核项目规划、项目计划和预算，审议项目论证报告，审议项目实施过程中的重大需求变更，在业务工作和资源配置上对各部门进行指导和协调。临床部门、护理管理部门、医务部门、财务部门、人事部门等职能部门，凡是属于项目最终用户的部门负责人，或由负责人指派的部门联系人都应纳入项目组成员，共同参与项目的建设。

（4）信息化建设运维组

信息化建设运维组是信息管理部门管辖下，保障医院信息系统日常运维的工作小组，主要负责信息系统交付后的日常运维管理工作，属于常态化的组织。运维组成员一般由信息管理部门的运维人员、系统厂家运维人员组成。运维组的职责主要包括制定和完善终端、基础设施、信息系统平稳安全运行的各项规章制度，保障信息系统的运维，及时上报系统存在的问题，配合完成信息系统的上线和升级，负责系统上线后的工作，解决各类系统应用问题，保证系统安全、稳定、有效运行等。运维组与项目组成员常保持密切的沟通和协作，共同保障医院信息系统的安全稳定运行。

（5）信息化建设技术组

信息化建设技术组是信息管理部门管辖下，具体负责信息化项目系统研发、设计规划、性能优化、功能开发、网络安全防护等的工作小组。技术组是医院信息化建设的专家队伍，其成员由计算机、信息系统、网络安全、数据库等不同专业方向的资深专家、复合型人才组成，技术组的专家常担负运维组、项目组的技术支撑工作。技术组的设置，有利于医院信息化技术水平的进步，是医院信息化水平与未来技术发展相匹配的保证。

（6）信息化建设大数据应用组

信息化建设大数据应用组是信息管理部门管辖下，侧重于数据开发和利用的工作小组。其核心任务是应用医疗大数据，提高医院服务能力。大数据应用组主要由数据挖掘、数据分析、生物信息、人工智能方向的专业人员组成。数据治理是大数据应用组的重要任务，主要内容包括对数据资源整合、数据治理、数据利用、数据质量、数据权益、数据安全等方面的职责与管理体系做出明确规定，最大程度发挥数据资源的作用；为医疗数据质量提供管理保障，以提高数据质量为目标持续改进信息化应用。由于大数据组经手的医疗数据量庞大、保密性强，因此应设定标准化的数据提取、分析、处理、数据脱敏等流程，并设立专门的数据安全监管岗位，保障医疗数据的保密和安全。

2. 医院信息系统建设项目组织方式

为适应信息化建设项目管理的需求，医院信息管理部门的组织结构和职能也相应地发生了变化。随着职能要求的变化，演变出不同的组织形式。

职能型组织架构是一种垂直层级结构，如图 10-1 所示。信息管理部门有一位明确的领导，部门人员按照专业分工。在职能型架构中，每个信息管理部门员工都有可能因领导指派而成为项目协调员，负责项目的跟进协调。基层医疗机构信息部门多使用此类组织结构，信息部门岗位职能模糊，项目协调员由部门负责人直接指派。

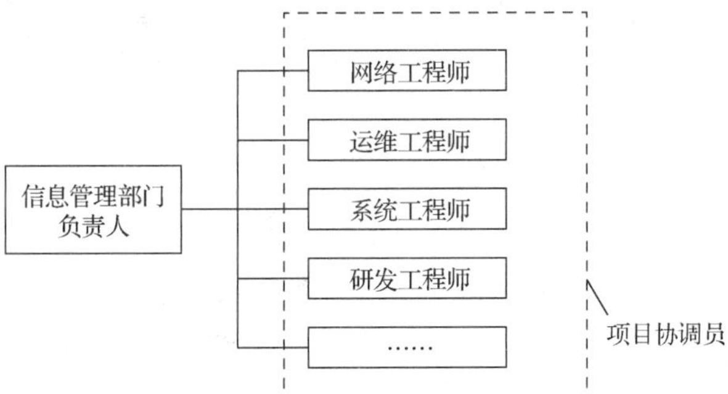

图 10-1 职能型组织架构图

与职能型组织架构相对的是项目型组织架构，如图 10-2 所示。项目型架构的特点表现在围绕某项专门任务成立单独的项目小组，如组成一个专门的产品（项目）小组从事系统的管理、开发、运维等工作，在系统建设的不同阶段，都有专人跟进负责，力图做到条块结合，以协调有关部门的活动，保证任务的完成。信息化发展良好，项目众多，职能定位清晰的信息部门多采用项目型组织结构。

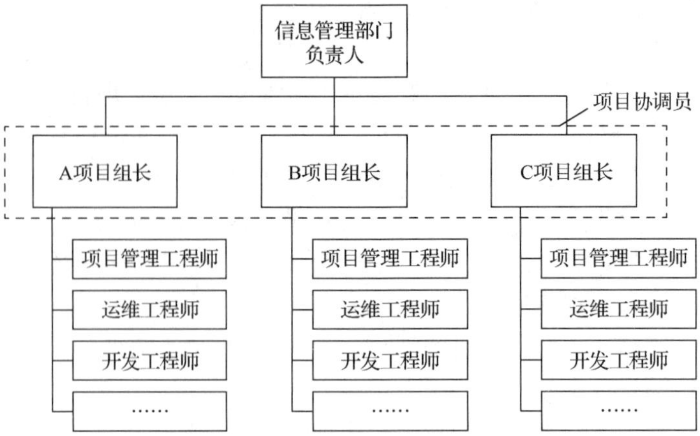

图 10-2　项目型组织架构图

医院信息管理部门也可能用到上述两种架构，这种架构通常称为复合型组织，如图 10-3 所示。例如，即使典型的职能型部门，也有可能建立专门的项目团队，实施重要的项目。在项目期间，它可能拥有来自不同职能岗位的人员，可以制定单独的工作流程，岗位职能清晰，管理灵活。目前大型综合医院信息化项目管理部门多使用复合型组织管理项目。

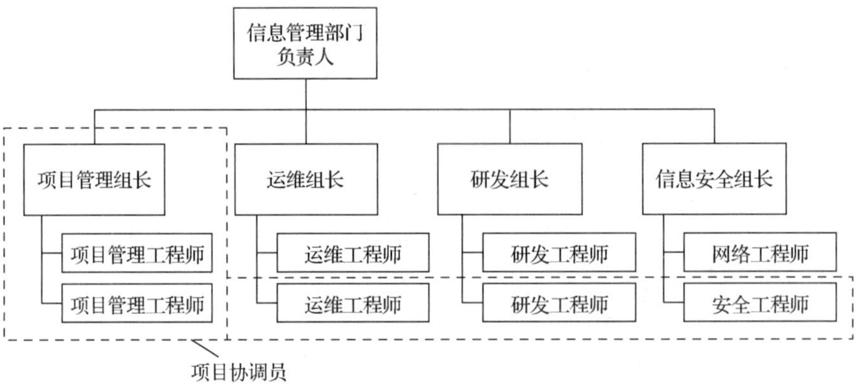

图 10-3　复合型组织架构图

3. 组织与岗位设置

医院信息管理部门作为一个信息技术管理部门，覆盖软件开发、网络安全、信息基础设施管理、项目管理、软硬件运维、大数据应用等多个专业和岗位。为了有效组织管理，医院通常设置一些二级部门或者分组来细化专业分工，按照现代医院信息管理的发展模式，一般分为项目组、技术组、运维组和大数据组 4 个分组 11 个岗位。以“项目驱动，技术支撑，安全运维，数据服务”为目标，医院信息技术团队通过建设或运维信息化项目带动技术能力提升，以技术为支撑，为医院信息安全运维提供保障，为医院管理提供数据支撑，详细岗位分工如表 10-1 所示。

表 10-1　医院信息管理部门岗位分工表

组织	岗位名称	职责描述
项目组	项目管理岗	① 负责信息化建设项目的指挥和协调。 ② 负责信息化项目的立项、采购、实施和交付。 ③ 负责审核信息化建设的项目规划、项目计划和预算。 ④ 审议信息化建设项目论证报告；审议项目实施过程中的重大需求变更。 ⑤ 项目进展过程中，负责与项目干系人协调沟通。 ⑥ 负责信息化项日的验收、培训、交维。 ⑦ 负责信息化项目文档资料归档
	应用管理岗	① 参与制定医院信息系统相关业务领域规划。 ② 参与各类信息系统项目的需求调研和业务分析。 ③ 负责信息系统项目管理，参与程序设计、调试和实施的相关环节。 ④ 负责信息系统运行监测和问题处理。 ⑤ 制订应用系统优化方案。 ⑥ 根据用户需求，对在用系统提出修改意见。 ⑦ 负责实施相关的应用培训
技术组	网络管理岗	① 参与制定医院信息系统规划，承担网络规划与设计，承担信息系统安全设计，制定信息系统安全策略。 ② 参与各类信息系统项目中与网络相关的需求分析和可行性报告。 ③ 承担全院信息网络和设备选型。 ④ 负责对网络进行维护，记录操作日志。 ⑤ 负责定期监测网络运行状态，对运行日志进行分析，及时发现、处理异常行为。 ⑥ 参与系统运行状况分析，制订网络优化方案。 ⑦ 负责网络设备运维管理。 ⑧ 负责依据安全策略管理便携式和移动式设备的网络接入
	技术研发岗	① 参与制定医院信息系统规划、论证、申报、设计、实施和验收。 ② 负责医院信息化建设所需硬件设备的需求分析和可行性报告。 ③ 负责根据业务需求和系统安全分析确定系统的访问控制策略。 ④ 负责制订自研系统开发计划、架构设计、代码编写、调试等工作。 ⑤ 负责应用系统的接口对接开发。 ⑥ 负责系统应急处理和疑难重大问题技术支持。 ⑦ 分析总结开发过程的经验和教训，并负责相关技术文档的撰写
	数据库管理岗	① 负责全院信息系统数据库的选型。 ② 负责信息系统数据库部署方案设计、数据库创建与修改。 ③ 负责数据库权限管理。 ④ 负责数据库运行管理、性能监测、参数调整，对运行日志和审计数据进行分析，及时发现、处理异常行为。 ⑤ 制订数据库备份、恢复与迁移方案。 ⑥ 参与系统运行状况分析，制定数据库优化方案
	机房管理岗	① 负责组织编写机房项目的需求分析和可行性报告。 ② 承担机房项目的设计、实施和验收。 ③ 参与医院弱电项目的论证、申报、设计、实施和验收。 ④ 承担机房系统的建档、监控、运维和安全等管理。 ⑤ 参与系统运行状况分析

续表

组织	岗位名称	职责描述
运维组	系统运维管理	① 系统程序的安装和日常维护。 ② 负责应用系统的接口对接、数据备份和恢复工作。 ③ 负责对系统进行维护，记录操作日志。 ④ 负责定期对监测服务器运行状态、运行日志和审计数据进行分析，及时发现、处理异常行为。 ⑤ 参与系统运行状况分析，制订硬件系统优化方案。 ⑥ 负责实施相关培训
	网络安全岗	① 负责信息系统安全巡检。 ② 负责对网络安全设备进行维护，记录运行日志。 ③ 负责定期监测信息安全设备运行状态，对运行日志进行分析，及时发现异常行为。 ④ 承担安全风险评估。 ⑤ 负责信息系统安全事件处理。 ⑥ 负责实施相关培训
	终端运维管理	① 负责计算机终端、外设等硬件设备的安装和调试。 ② 负责计算机终端、外设的日常维护和配置管理。 ③ 负责计算机终端、外设和应用软件的一级响应和现场维修。 ④ 参与网络故障定位、排除工作，隔离、诊断一般网络问题。 ⑤ 指导用户正确使用设备和常用应用软件。 ⑥ 负责实施相关培训
大数据利用与服务	统计分析岗	① 负责医院各种统计资料的收集、整理、分类和保管，保证资料真实、系统、完整。 ② 督促各科室做好医疗登记、统计并给予指导和协助。 ③ 负责各类统计报表上报。 ④ 负责统计数据的查询。 ⑤ 定期进行医疗统计分析。 ⑥ 进行统计质量管理
	数据应用岗	① 负责全院信息系统数据的整合、查询。 ② 负责专项数据统计分析。 ③ 负责提供临床、科研、管理所需数据服务。 ④ 承担全院数据质量监督管理

10.1.2 医院信息管理部门规章制度

规章制度对于规范部门和职工的行为，树立良好形象，保障政策执行具有重大的作用。完善的规章制度是信息部门工作顺利开展、信息化项目成功实施和应用的保障。信息管理部门管理制度包括安全管理制度、人员管理制度、系统建设管理制度和系统运维管理制度。

1）安全管理制度：包括信息化安全的总体规划，机房、网络、系统、数据安全方面的制度，以及信息化安全管理机构。

2）人员管理制度：包括信息部门人员聘用和离岗、人员培训与培养、人员绩效考核、重要岗位安全保密责任方面的管理制度。

3）系统建设管理制度：包括信息化系统建设管理规范、信息系统开发管理制度、信息系统验收管理制度、项目管理制度等。

4）系统运维管理制度：包括网络运维制度、资产管理制度、机房管理制度、介质管理制度、设备安全管理制度、安全事件处置和应急预案、信息部门人员行为规范和保密性管理制度、密码管理制度、数据备份与恢复管理制度、变更工作管理等制度。

10.1.3　信息管理部门人员能力要求

从需求看，医院信息化建设人才可以分为技术型人才、管理型人才、复合型人才三种。技术型人才是信息系统稳定运行的基础，也是信息规划得以实现和落地的基础；管理型人才是信息化得以顺畅实施的保障，是医院信息管理团队有活力和战斗力的保障；复合型人才是终极目标，是实现信息牵引医疗业务，提升信息价值和效能的核心。信息管理部门承担着医院信息化工作的服务和监管职能，也就决定了既需要信息化技术型人才，又需要信息化管理型人才。从战略层次看，医院信息化建设人才分为实用型人才和研究型人才。实用型人才是医院信息系统正常运行的保障，研究型人才是谋划信息建设进而能引领医院发展。

从信息管理部门工作实际出发，信息化人才应该具备五种能力，即实干能力、学习能力、管理能力、沟通能力、创新能力。实干能力是基础也是保障，只有通过实干才能真正了解需求，熟悉和掌握相关技能，加深对业务流程的理解和认识。学习能力是应对信息时代高速发展，信息技术快速迭代的必备能力，是指对相关业务知识的接受能力和掌握能力。管理能力是提高组织效率的能力，对个人来说就是提高自己安排事务、管理日常工作的能力，对于组织来说就是领导并管理团队的能力进而让团队整体能力得以提升。沟通能力是指与他人进行有效、良好交流的能力，包括表达能力和理解能力，这个沟通包括科室之间、上下级之间的沟通，也是信息系统能够真正体现用户需求的重要保障。创新能力是前四种能力的综合表现，是运用数据进行思维分析的能力，是实现数据驱动、信息引领医院发展的能力。五种能力在不同岗位以及同一岗位的不同阶段对员工要求不同，要求的内容也不同。初级员工应注重实干能力培养，中级员工应注重管理能力和实干能力的培养，高级员工和专家型人才应注重创新能力和管理能力的培养。而学习能力和沟通能力则应贯彻人员培养的始终，只是培养内容随级别和岗位而不同。

10.1.4　信息管理部门员工的职业道德要求

职业道德是指被普遍认为从事职业的人士应该遵守的职业道德规范。医院信息化涉及医院的各种数据，作为医院信息化从业人员，在心中始终要有一杆标尺，什么工作必须要做，什么是职业允许的范围，什么是不能越雷池的地方。信息管理部门员工应严格遵守信息安全各项规章制度及法律法规，不能泄露患者的隐私，不能出卖医院相关信息，应坚持“救死扶伤，全心全意为人民服务”的宗旨，恪尽职守，敬业奉献，以人为本，诚信服务职业行为准则和岗位职责。医院信息管理部门的职业道德的具体要求概况如下。

1）遵纪守法，廉洁奉公。提高自身的职业道德修养，加强自身素质建设。

2）保护隐私，保密数据。尊重患者隐私，实行保护性医疗，不泄露患者的隐私与秘密。不泄露医院数据，通过技术和管理手段做好数据安全管理，防止医院数据丢失、破坏、泄露和被窃。

3）讲诚信。坚决反对各种弄虚作假现象，不承接自己能力尚难以胜任的任务，对已经承诺的事，要保证做到，在情况变化和有特殊原因，实在难以做到时，应及早向当事人报告和说明。

4）讲团结、讲合作。有良好的团队协作精神，善于沟通和交流。

5）有良好的知识产权保护观念。自觉抵制各种违反知识产权保护法规的行为，不购买和使用盗版的软件，不参与侵犯知识产权的活动。

6）树立正确的技能观。努力提高自己的技能，绝不利用自己的技能从事危害公众利益的活动，包括构造虚假信息和不良内容、制造计算机病毒、参与盗版活动、非法解密存取、黑客行为和攻击网站等行为，提倡健康的网络道德准则和交流活动。

7）坚持学习。面对快速发展的技术，自觉跟踪技术发展动态，积极参与各种技术交流、技术培训和继续教育活动，不断改进和提高自己的技能。

此外，信息部门员工在工作时应着装整洁、举止得体、行为规范、专业和敬业，让人产生信任感，从而有助于工作的开展和项目的建设。

10.1.5 信息管理部门的绩效考核

作为医院重要的职能部门，医院信息部门承担的系统建设、运行维护、日常监管等任务日趋繁重，制订合理的科室运行维护计划，科学管理、充分调动员工的积极性和主动性，提高管理效益是医院信息管理部门重点关注的问题，科室内部绩效考核方法是解决这一管理难题的有效方法和手段。

1. 绩效考核的意义

绩效考核是指运用特定的标准和指标，对工作绩效进行评估，并运用评估结果引导员工工作成效的过程方法。绩效考核可以有效调动员工的积极性、主动性，从而达到提升工作效率和质量、优化组织资源、提高服务质量的目标。

2. 绩效考核的指标

随着医院精细化管理办法的推行，医院信息管理部门建立单独的绩效考核体系。常用的考核指标从以下几个方面来确立。

1）资源配置。根据本院业务规模和发展速度，确立本院信息技术人员的数量、信息化项目建设投入规模等资源配置有关指标，如信息技术人员与医院职能科室的配备比，信息技术人员与信息化项目的配备比等。

2）业务效率。即劳动效率，如人均支持终端数量，人均解决故障率等。

3）服务质量。服务工作能够满足被服务者需求的程度，即服务获得的满意度，包括信息系统的可用性、业务系统处理速度、故障处理质量等。

4）技术发展能力。根据信息部门的长远发展目标，技术研究和开发等情况，考核信息部门的可持续发展能力。

10.2 项目启动

项目管理包括项目的启动、计划、执行、控制和收尾 5 个管理过程，在医院实践中习惯将医院信息系统项目按照时间顺序划分成项目启动、项目实施、项目收尾和项目运维 4 个阶段。

10.2.1 立项申请

医院信息化项目来源可大致分为问题型、机遇型、指令型、考评型四类。

1）问题型：是指当前医院信息系统存在的问题，或者有潜在的问题，不能满足业务使用需求。例如，门诊医生工作站在门诊高峰期经常发生系统卡死，需要升级改造或更换系统。

2）机遇型：是指医院信息系统建成后，可能给医院带来新的发展机遇，提高竞争力、改观形象等。例如，互联网医院、远程医疗、大数据应用、人工智能等新技术项目。

3）指令型：是指信息系统的建设源于政策导向，是医院管理层或上级主管部门的意图，是医院必须遵守的指令。例如，医保系统、全民健康码系统等。

4）考评型：是指为了满足某项考评指标而建立的系统。例如，电子病历评级、互联互通测评、信息安全等级保护等。

信息管理部门是信息化项目的初步审批部门，使用科室根据科室或医院业务发展需求，向信息管理部门提交正式的医院信息系统建设申请书，申请书内容一般包括项目背景、立项理由、建设目标、建设内容等。项目立项申请书的提交，意味着项目正式启动。

10.2.2 项目调研

信息管理部门收到申请后，组织技术、业务、财务等部门对项目进行调研，从技术层面、制度层面、项目干系人层面对项目进行评估，初步评估项目的可行性、必要性和开展难度。同时，需要清楚了解领导层的态度，以评估领导对项目后续开展的支持力度，项目调研完成后形成项目可行性研究报告。

10.2.3 项目可行性研究

项目的可行性研究是项目立项前的重要工作，需要对项目所涉及的领域、投资的额度、投资的效益、采用的技术、所处的环境、产生的效益等多方面进行全面的评价，以确定项目的实施价值。

信息系统项目的可行性研究就是从技术、经济、社会和人员等方面的条件和情况进行调查研究，对可能的技术方案进行论证，最终确定整个项目是否可行。可行性分析完成后会形成可行性报告，提交给医院领导和相关专家，作为项目论证的资料之一。医院信息系统项目的可行性分析主要包含三个方面：技术可行性分析、经济可行性分析和社会环境可行性分析。

1. 技术可行性分析

技术可行性分析主要根据项目的功能、性能约束条件等，分析在现有资源和技术条件下该项目能否实现。技术可行性分析通常包括技术分析、资源分析和风险分析。

（1）技术分析

技术分析是说明技术条件方面的可行性。在医院信息系统项目中，技术分析包括技术原理和方法的合理性、适宜性和先进性；该项目的目标能否达到；在规定的期限内，本系统的开发能否完成。

（2）资源分析

资源分析是分析是否具备项目建设所需的各类人员、软件、硬件等资源和相应的工作环境。资源分析包括开发人员是否能达到项目开发要求；开发设备是否能满足项目开发目标；可选择的其他系统方案，简要说明曾考虑过的每一种可选择的系统方案，包括需要开发的和可以从国内外直接购买的系统。

（3）风险分析

说明与所选技术方案相关的技术风险，定义一定的技术风险水平，超过该技术风险水平将导致项目终止。在医院信息化项目中，风险分析包括是否有类似的开发经验；项目的目标是否定得太高。

2. 经济可行性分析

在项目的技术路线确定以后，必须对不同的方案进行经济效益评价，从成本、收益、投资回报率三个层面判断项目在经济上是否可行，对比推荐优秀的方案。

回报并非总是有形的，不可定量的收益无法用金钱表示。在信息技术领域比较热衷于投资回报率，因为它显示了信息化对组织的价值，本质是对信息化环境下的医院绩效进行综合评价。虽然它也是通过成本和收益进行衡量的，不同的是这里假定收益将在一段较长的时间内获得。因此，收益是针对一段特定的时间计算的，表现为投资的一个百分比。

3. 社会环境可行性分析

法律方面的可行性，如合同责任、侵犯专利权、侵犯版权等方面的陷阱，软件人员通常是不熟悉的，务必要注意研究

使用方面的可行性，如从用户单位的行政管理、工作制度等方面来看，是否能够使用该项目系统；从工作人员的素质来看，是否能满足使用该项目系统的要求等。

10.2.4 项目论证

信息系统建设项目遵循“先论证，后决策”原则，在完成可行性研究的基础上，从医院整体的角度对拟投资建设项目的计划、设计、实施方案进行全面的技术经济论证和评价，从而确定项目的可实施性。为医疗机构决策者选择项目及实施方案提供多方面的告诫，力求客观、准确地将与项目执行有关的资源、技术、财务、范围、效益等方面的数据资料和实况真实、完整地汇集、呈现于决策者面前，使其能够处于比较有利的地位，实事求是地做出正确、合适的决策，同时也为信息化项目的执行奠定基础。

对于一些影响大、经济效益和社会效益突出的大型信息系统项目，医院常邀请第三方专家参与项目论证。例如，邀请了解行业动态的相关厂商、信息化行业专家参加项目论证会，有助于医院掌握更多有利于项目建设的行业信息，做出更优的决策。

10.2.5 项目选型

信息系统项目选型，是指医院在拟建设新系统之前，以医院信息系统规划为指导，基于业务部门的实际需求，结合项目可行性分析报告、项目论证报告的结论，对市面上主要产品和供应商进行调查、比较、分析和评估，选择其中最适合医院需求和特点的产品。

医院信息系统选型包括如下步骤。

1. 成立选型组织

选型组织由项目组成员和咨询专家组成，成员包括管理人员、技术人员、使用科室业务人员等，大型项目还可以邀请第三方专家参加。

2. 市场调研，了解可能的供应商及其相关产品

在调研时，首先要确定调研范围和方向。一般系统选型按照选型类别可分成软件选型、硬件选型和网络选型。在确定调研范围时，没有必要调研所有供应商及其产品，可将本地有成功案例、本地有技术人员、成功案例与本院的管理模式和经营理念相近的软件供应商作为重点调研对象。

3. 对供应商及其相关产品进行评估

基于调研成果，依据设定的评价指标，进行综合比较和评估，确定重点考查对象。抓住关键需求评价软件功能，对于软件不能实现的需求，可以通过内部流程调整或软件二次开发来逐步解决。

4. 定向考查

在该阶段，基本确定了重点潜在目标，需要对其做进一步具体接触和针对性评估，包括要求提供项目建议书和解决方案书，以及产品演示等。从技术角度关注潜在目标的适用性，充分了解潜在目标的典型客户的应用情况，选择符合医院预算，适合医院实际情况的软件。该阶段关注的是关键评价指标和应用指标。

5. 产品测试和评分

医院信息系统的多样性和复杂性是医院信息系统选型非常困难的原因。即使经过详细的考查，也不一定可以发现隐藏的、潜在的问题。最好的方法之一是试用产品，在正式购买前安排产品试用，保证产品能得到应用部门的确认。

10.2.6 项目申报和审批

已完成可行性分析和论证的信息系统建设项目，由医院信息管理部门负责人进行项目

申报和审批。提交资料包括项目的立项申请报告、医院信息化建设项目建议书、项目可行性研究报告等。申报资料先交由医院项目评审组进行内部评估，通过后提交给政府分管部门评估和审批。

项目申报和审批是政府有关部门对需要管理监督的项目进行审批的制度，也是一种程序。医院申请的信息化系统建设项目，通过医院内部专家委员会审批后，还需报送政府相关部门审批，获批后项目方能进入采购阶段。项目审批流程图如图 10-4 所示。

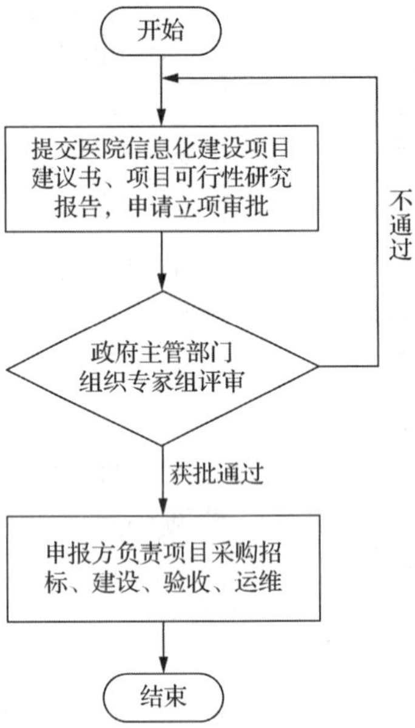

图 10-4　信息部门项目审批流程图

10.2.7　项目采购

在项目呈批报告得到医院领导层和政府上级主管部门批准之后，项目进入招标阶段，医疗机构需要遵循政府采购招标的流程进行采购。

1. 采购方式

医院信息化项目常用的采购方式有公开招标、邀请招标、竞争性谈判、单一来源采购、询价。

（1）公开招标

公开招标是政府采购的主要采购方式。采购人采购货物或者服务应当采用公开招标方式的，其具体数额标准，属于中央预算的政府采购项目，由国务院规定；属于地方预算的政府采购项目，由省、自治区、直辖市人民政府规定；因特殊情况需要采用公开招标以外的采购方式的，应当在采购活动开始前获得设区的市、自治州以上人民政府采购监督管理部门的批准。

（2）邀请招标

采取邀请招标方式采购产品或者服务应当符合下面两种情况之一，一是具有特殊性，采购产品或者服务只能从有限范围的供应商处采购；二是采取公开招标方式的费用占政府采购项目总价值的比例过大。

（3）竞争性谈判

按照《中华人民共和国政府采购法》的规定，符合下列情形之一的货物或者服务，可以依照本法采用竞争性谈判方式采购。

① 招标后没有供应商投标或者没有合格的或者重新招标未能成立的。

② 技术复杂或者性质特殊，不能确定详细规格或者具体要求的。

③ 采用招标所需时间不能满足用户紧急需要的。

④ 不能事先计算出价格总额的。

（4）单一来源采购

采用单一来源采购应当具备下列情形之一。

① 只能从唯一供应商处采购的。

② 发生了不可预见的紧急情况不能从其他供应商处采购的。

③ 必须保证原有采购项目一致性或者服务配套的要求，需要继续从原供应商处添购，且添购资金总额不超过原合同采购金额百分之十的。

（5）询价

询价即采取向供应商询问价格的方式进行采购，它一般适用采购的产品规格、标准统一、现货货源充足且价格变化幅度小的政府采购项目。

2. 采购流程

采购阶段的主要任务包括技术方案细化、撰写招标文件、招标评标，最后以与中标供应商签订合同为阶段结束标志。

（1）需求确认

在立项阶段，已有初步的技术方案，但是从立项到招标通常有较长时间。对于信息化项目来说，这段时间可能会带来变化，包括新技术、新产品的出现，产品的更新换代，以及已有产品价格变化等。因此需要重新审视以前的技术方案，在签订合同前重新细化并确定技术方案。

（2）编制招标书

编制招标书应当将招标规则中可向投标人公开的部分作为项目招标书的内容，软件项目招标书通常具有以下内容。

① 招标公告。介绍招标项目名称及内容、数量、投标人资格要求、招标形式、售标、投标、开标时间地点、中标通知书、承办联系人姓名地址电话等。其中，投标人资格要求尤为重要，如果要求门槛过低，引致太多的供应商来投标将增加招标的烦琐及招标成本；如果要求门槛过高，也将导致投标人不符合法定的数量。一般可以设置如下条件：投标人的注册资本、投标人的资质、投标人的企业信誉等。

② 投标人须知。说明本次招标的基本程序，投标人应遵循的规定和承诺的义务，项目说明，招标要求，不许偏离的条款等，招标文件的解释及修改，开标与评标，投标文件的初审，投标文件的评价等。

③ 合同条款。软件项目的内容，工期及进度，项目费用，项目验收，售后服务，双方

的权利及义务，违约责任，付款方式，争端的仲裁机构等。

④ 投标文件格式。投标信函，投标明细价格表，对合同条款的响应一览表，资格证明文件，技术规格/要求偏离表等。

⑤ 用户需求书。软件项目的功能要求，性能要求，输入输出，接口要求，数据管理能力，故障处理要求，运行环境要求，售后服务要求等。

（3）招标评审

招标评审环节包括开标、评标、撰写评标报告、推荐中标候选人。根据招标文件规定的开标时间和地点，招标人在投标人出席的情况下，主持当众开启有效投标书，称为开标。开标过程应当记录，并存档备查。

评标由招标人依法组建的评标委员会负责，招标人可以委派代表作为评标委员会专家参与评标。医院信息化项目招标，院方委派熟悉信息系统项目的专家作为代表，同时委派单位的纪检人员或委托招标代理公司派人作为评标监督员。评审环节分为初步评审和详细评审。

初步评审：根据标书要求对投标人进行资格审查，投标担保的有效性，初审后符合资格要求的投标人不足三家时，应作废标。

详细评审：根据标书要求对投标书进行商务及技术评审，按照打分规则打分，招标人根据评标委员会提出的书面评标报告和推荐的中标候选人确定中标人。

（4）签订和履行合同

发出中标通知后，招标人在规定时间内，按照招标文件和中标人的投标文件订立书面合同，双方即进入合同履行阶段。在履行阶段，双方可能会对合同中未确定事宜进行协商，对合同内条款的修改和对违约责任的追究。医院信息管理部门会对供应方的项目执行绩效进行评估考核、对交付物进行验收并支付，供应方按照合同约定进行项目标的的交付，并提供发票以获得支付。

10.3 项目实施

项目实施是指项目完成合同签订后，实施方进场开始实施到交付阶段所做的工作。

10.3.1 实施启动会

实施启动会是启动实施工作的一种常用方式，一般由信息管理部门负责人组织召开。实施启动会是项目组进场之后，经过一定时间的调研，确定了具体要做的工作内容、实施周期、各个厂商的改造内容及周期之后，进行的现场启动会。启动会的形式一般为现场会议，需要甲乙双方主要干系人全部参加。主要目的在于使项目的主要利益相关者明确项目实施的目标、范围、需求、背景及各自的职责与权限。

实施启动会一般要做好以下 4 个方面的工作。

1. 确定会议目标

实施启动会的具体目标包括建立初始沟通、相互了解、获得支持、对项目方案达成共识等。

2. 做好会议前的准备工作

会议前的准备工作包括审阅项目文件、召开预备会议、明确关键问题、编制初步计划、编制人员和组织计划、开发团队工作环境、准备会议材料等。

3. 明确并通知参加会议的人员

一般由项目经理组织，参加人员有项目组高层领导、医院的项目经理、医院信息化建设分管领导、职能部门负责人、第三方监理单位及项目全体人员。

4. 明确会议议题

会议议题包括采用的项目开发过程、项目产品、项目资源和进度、项目管理计划等。

10.3.2 需求分析

软件需求是指用户解决问题或达到目标所需的条件或能力，是软件系统要满足合同、标准、规范或其他正式规定文档所需具有的条件或能力。一般在需求获取阶段所获得的需求是杂乱的，需要需求分析人员把杂乱无章的用户要求和期望转化为清晰的用户需求，即需求分析。

医院信息系统需求分析工作一般由医院统一安排调配，承建商项目组以访谈、业务流程分析、现场走访等方式对各调研科室进行需求调研工作，需求方（医院各使用科室）提出系统功能需求，承建商项目组人员确定所需功能能否实现以及用何种技术实现，最终协商确定系统整体功能。同时承建商项目组提出需求分析说明书，并交由双方确认。

需求包括功能需求、非功能需求及设计约束。功能需求是系统需求中花费时间最长的一块，需求也有可能随着时间产生变更。非功能需求主要规定产品的属性或品质，其中医院信息系统涉及医疗行为，对响应时间、可靠性等有明确要求。设计约束主要是对解决方案的一些约束说明，如医院要求与互联网隔离等约束说明。承建商需要深入医院业务现场，学习医院原系统及使用人员的工作流程，使得双方能够更好地互相理解、沟通。

10.3.3 系统设计

系统设计是需求分析的延伸与拓展。需求分析阶段解决“做什么”的问题，而系统设计阶段解决“怎么做”的问题。系统设计也是系统实施的基础，为系统实施工作做好基础。系统设计一般分为结构化设计和面向对象设计。

系统设计阶段由开发组成员根据需求分析进行功能的分类汇总，确定系统架构及功能模块，同时需要提交系统概要设计说明书和系统详细设计说明书。

系统设计阶段应编制系统总体设计说明书、系统概要设计说明书、系统详细设计说明书和数据库、数据字典设计说明书等。

10.3.4 系统开发

开发组成员根据系统详细设计说明书确定各自分工，进行各个模块功能的具体开发实现工作，系统进入测试阶段后组织测试组编写测试报告。承建商项目开发组要保证开发进度的顺利进行，并将进度情况及时向用户汇报。

10.3.5 数据准备与系统初始化

实施准备包括基础硬件设施准备和应用系统数据准备。

1. 硬件准备

1）机房基本设施齐备。

2）服务器、计算机、网络、存储等设备已到位且安装调试完毕。

3）终端机操作系统已安装完成。

4）打印机齐备且相关耗材准备完毕。

2. 数据准备

数据准备是软件系统上线前的一项非常重要的基础工作，数据准备的质量，不仅直接影响项目前期的进度，更决定着上线是否顺利，后期维护是否方便，统计功能能否完成。数据准备阶段对整个项目非常重要，数据准备好则项目成功一半，数据准备不好，上线后可能反复修改甚至可能下线重新返工。数据规范、统一、标准和准确决定项目质量。

（1）人员的组织及分工

基础数据准备小组，由医务部负责，成员主要包括医务部、护理部、信息科、药学部、设备科、运营部、物价部、医保部、人力资源部等业务部门指定的业务骨干。

基础数据准备小组要求人员精干、职责明确、计划周到，按照基础数据准备的先后顺序、数据准备的原则和测试验收方法进行工作。

基础数据准备小组要定期召开协调会，通报数据准备进展情况和遇到的问题，讨论解决问题的方法。

参加基础数据准备的业务人员需要培训，由工程技术人员负责培训教学工作。培训内容包括三部分：字典的内容和格式要求，如数据来源、数据类型、长度、编码方法、命名要求等；数据收集整理的方法；基础数据准备的工具。

（2）按业务部门分工

医务部：负责医嘱字典制定的部门，起总协调作用，制订详细的时间进度计划，主持召开协调会，可以选择一个或多个科室，具体负责医嘱的收集、整理、审核。

护理部：协助医疗处，负责医嘱字典的审核工作。

信息科：技术总负责，负责规划基础数据准备的先后顺序、数据准备原则、人员组织方案和测试验收方法，提供技术保障，把好基础数据审核技术关。

药剂科：负责药品信息的收集、整理、审核。

设备科：负责医疗设备和医用物资信息的收集、整理、审核。

物价部：负责医疗收费项目信息的收集、整理审核，建立医嘱和医疗收费项目对照关系。

（3）收集整理基础数据的策略和方法

基础数据准备工作中药品信息、医疗设备和医用物资信息、医疗收费项目信息的原始数据来源相对比较单一，并且业务规范性比较高，容易收集整理。医嘱的多样性是制约医嘱规范化的难点，需要预先制定一个标准。

1）数据收集阶段。根据工程技术人员提供的数据格式和内容印制不同格式的表格——数据收集表格，下发到相应的业务部门，业务人员收集数据，科主任签字确认后交到医院信息管理部门。

2）数据整理阶段由工程技术人员配合业务人员，对收集的数据进行整理和技术规范，把需要变动的数据连同变动前的数据一并反馈原科室征求意见和重新补充。经过几次来回反馈基本定型后，再把所有基础数据整理成册发到业务科室，经科主任审核签字确认后作为试运行基础数据手册。

3）数据输入阶段根据确认后的基础数据手册安排人员输入，输入工作结束后，输入人员之间交叉核对。

10.3.6　系统安装

系统安装是系统环境准备，包括服务器、存储、网络、数据库、客户端程序等安装调试。

10.3.7　测试阶段

系统测试是在系统交付给客户之前所必须完成的重要步骤。系统测试的目的是验证软件是否满足系统开发合同或项目开发计划、系统/子系统设计文档、软件设计说明和软件产品说明等规定的软件质量要求。通过系统测试，发现系统缺陷，为系统产品的质量测量和评价提供依据。

10.3.8　用户培训

培训的目标是通过系统培训达到用户能够了解系统的设计思想、主要功能和应用范围，并能结合实际工作需要提出各种改进意见；系统技术和运维人员能够具备独立开发、管理系统软件和日常维护处理的能力；各级业务操作人员能够熟练使用系统软件，确保应用系统能够真正地用起来。

1. 培训对象

针对用户的主要培训对象包括项目相关工作业务人员、项目相关系统管理和运行维护人员、项目相关主管领导。

2. 培训内容

培训内容主要包括软件的安装、配置、故障处理，安全管理，工具的简单使用，应用系统的操作应用、运行维护等知识。

3. 培训方法

针对不同的培训对象采用不同的培训方法。

1）项目相关工作业务人员：培训采用集中授课、现场演示和辅助操作三种培训方式。通过培训使用户了解系统的总体情况，熟悉系统软件的基本流程和各模块功能，并能熟练操作系统，以便使用户能充分发挥计算机系统的数据处理优势，帮助用户提高工作效率。

2）项目相关系统管理和运行维护人员：培训采用理论培训和实际操作相结合的方式。培训后应能使用户掌握系统建设总体规划能力、安装配置能力和二次开发能力。

3）项目相关主管领导：培训采用小班培训或单独培训的方式。通过培训使管理人员对现代医疗卫生信息化技术和本次项目整个系统有一个总体的、宏观的认识，为管理人员的管理和宏观决策提供科学依据。

4. 培训材料

培训材料包括培训大纲、培训计划、培训内容、课程的文件和资料等。培训教材等资料需要经过项目各方评审认可，以确保培训质量。

10.3.9 系统试运行

系统上线前的各项准备工作就绪后，进入系统试运行阶段。试运行期间找出存在的问题并解决，直至系统顺利流畅运行，方可组织系统全面上线。

10.3.10 系统上线及切换

1. 上线时间规划

上线时间选择，一般尽可能选择患者人数少、业务单纯的时间点，并且尽量减少双系统并行时可能出现的数据汇总。

2. 新旧系统切换

为保证系统顺利切换，在系统切换前应认真拟定切换方案和措施，确定具体的切换步骤。系统切换方案主要有三种，即直接切换、平行切换和分段切换。

1）直接切换：原系统停止运行，新系统整体切换，中间没有过渡期。此方式相对简单，无须后续数据同步，适用于系统不太复杂、界限相对分明的场合。

2）平行切换：即双系统共同运行一段时间、逐步替换直至最后原有系统推出运行。此方式风险较小，但维护量大，对后期数据整合难度加大，故需加强监控。

3）分段切换：分段切换是上述切换的结合，采用分期、分批切换。较大的系统通常选用此方式，是前两种切换方案的折中方案。

10.4 项目收尾

项目收尾是指正式完成或结束项目某一阶段的所有活动或合同所执行的过程。在项目收尾时，项目经理需要审查以前各阶段的收尾信息，确保所有项目工作都已经完成，确保项目目标已经实现。

10.4.1　项目验收

项目验收，也称范围核实或移交，是核查项目计划规定范围内各项工作或活动是否已经全部完成，可交付成果是否令人满意，并将核查结果记录在验收文件中的一系列活动。

1. 项目验收标准

项目验收的标准是指判断项目产品是否满足项目目标的根据。项目验收的标准一般包括项目合同书、国际惯例、国际标准、行业标准、国家和企业的相关政策和法规。

2. 项目验收依据

（1）工作成果

工作成果是项目实施的结果，项目收尾时提交的工作成果要符合项目目标。工作成果验收合格，项目才能终止。因此，项目验收的重点是对项目的工作成果进行审查。

（2）成果说明

项目团队还要向医院提供说明项目成果的文件，如技术要求说明书、技术文件、图纸等，以供验收审查。项目成果文件随着项目类型的不同而有所不同。

3. 项目验收程序

项目验收程序流程图如图 10-5 所示。

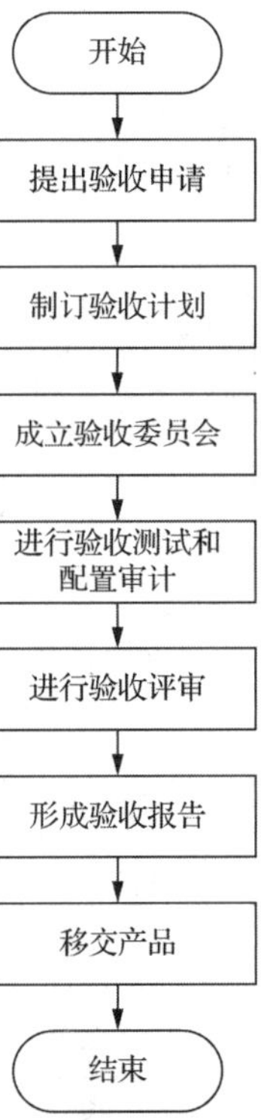

图 10-5　项目验收程序流程图

其中，项目验收委员会一般由医院、用户单位、承建商和监理单位的相关人员组成。

10.4.2 文档管理

文档管理是指在一个系统项目生命周期过程中对所有文档进行统一管理的过程，应严格遵照国家软件工程规范进行，及时提供有关文档。

1）项目启动阶段：可行性研究报告、项目实施方案。

2）需求分析阶段：软件需求规格说明书。

3）设计阶段：概要设计说明书、详细设计说明书、数据库设计说明书、功能规格说明书、接口标准及开发指南。

4）开发阶段：软件开发规格说明、编码规范。

5）测试阶段：测试计划、测试用例记录、测试分析报告。

6）试运行/上线阶段：试运行/上线计划、试运行/上线报告。

7）验收阶段：项目验收申请、项目验收计划、项目验收报告、培训手册、用户手册、操作手册、系统管理员手册、系统安装维护手册、售后服务方案与计划。

8）过程文档：例会记录、项目周报、项目月报。

9）其他：变更影响分析报告及评审报告。

10.4.3 项目交付

验收通过后，系统正式移交给医院，整个项目建设结束，进入服务责任期，承建商将依照合同提供技术支持和售后服务。

思 考 题

1．信息管理部门的职能是什么？

2．常见的信息管理部门分工包括哪几个方面?

3．信息化建设委员会的主要工作职责是什么？

4．项目采购活动包括哪几种采购模式？

5．项目实施有哪几个阶段？

6．项目文档管理包括哪几类？

第11章 医院信息系统运维管理

随着医院信息系统应用的不断拓展和深入、互联网医疗的创新，以及网络安全形势的变化，医院信息系统运维任务也发生了新的变化，运维工作日益加重，运维方式有待优化和创新，均对医院信息系统运维质量和效率提出了新的挑战。

本章从医院信息系统运维的角度出发，介绍系统运维的模式、方法、规划、建设以及信息技术基础架构库（information technology infrastructure library，ITIL）的运维服务管理标准和实践等，使读者能够掌握医院信息系统运维保障所必需的知识、方法和技术。

11.1 运维概述

运维管理即信息系统的运行和维护管理。医院信息系统运维管理主要是指医院信息管理部门采用相关的制度规范、服务流程、运维工具等手段，对医院信息系统运行环境（如软硬件环境、网络环境、安全环境等）、相关业务系统、运维工作人员等进行综合管理。

运维模式需要根据医院的发展战略、管理模式的特点进行针对性、个性化的规划，还应考虑医院自身的人员、业务、技术、财务等方面的因素，选择最适合医院信息系统的运维模式。

11.1.1 运维模式

由于不同医院的发展战略和管理模式不同，同时结合医院自身的人员、业务、技术、财务、经营状况等情况，因此，医院在这些基础上选择适合本单位的运维模式。典型的医院信息系统运维服务模式有以下三种。

1. 自运维模式

医院自行负责所有医院信息资源的运维工作。通常相关的维护工作由医院信息管理部门负责。这种模式的优点是投入小，运维人员容易管理，医院可自主安排各项工作；缺点是医院信息化专业技术人员缺乏，运维人员负责系统多，难以面面俱到，从而很难高质量地满足医院运维工作的要求。

2. 完全外包运维模式

通过医院运维外包协议，将医院所有信息资源的运维工作外包给第三方公司，由外包公司为医院提供信息系统运维服务。这种模式的优点是外包公司技术力量强，容易组织专业技术人员完成医院所需的各项运维服务；缺点是投入大，医院管理难度加大，医院容易受制于公司。

3. 混合运维模式

医院对一部分信息资源自行运维，其他部分通过与第三方公司签署运维外包协议，将这部分信息资源的运维工作外包，医院信息管理部门和第三方公司共同实施医院的信息运维服务。混合运维模式能充分发挥自主运维和外包运维的优势，在合理的运维成本下，既保证了运维效果，又能让内部员工得到充分锻炼和提升。

医院可根据自身的管理特点、医院信息化建设基础设施、应用系统的实际特点、自身组织机构设置等情况选择合适的运维模式。

11.1.2 运维组织管理

信息系统规模日益扩大、设备数量日益增多，必然带来运维工作量的增加。由于人手有限，系统上线后的运维工作仍由原项目实施人员兼顾，解决问题完全依赖工程师的个人经验，对问题发生的原因、处理过程、排查分析记录常常不完整，避免同类事件再次发生的机制也不健全。闭环的监督和跟踪机制不完善，解决问题的知识库通常很难系统地积累。为了解决以上问题，建立良好的运维组织管理体系尤显重要。

运维组织管理体系是医院信息系统正常运维的前提和保障，医院应结合医院规模和信息化建设的实际情况，建立与之相适应的、运行有效的运维组织管理体系。不同规模、不同等级的医院系统运维组织体系不尽相同，常见的组织架构包括服务台、软件维护组、数据库维护组、硬件维护组、网络安全管理组、统计分析组、软硬件公司驻点人员等。

11.1.3 运维保障的范围

系统运维的工作范围涉及所有设备及环境，主要包括基础环境、硬件设备、网络设备、终端设备、软件、信息安全等。

1. 系统运维工作范围

从软件角度看，一方面，在互联互通标准化成熟度测评、电子病历系统功能应用水平分级评价等标准的指引下，原有医院信息系统的功能不断完善，应用水平不断深入，安全和运维的复杂度也随之提高。另一方面，一些原有信息化较少涉及的领域，包括后勤、保卫、工会、党建等，也都开始启动相关业务的信息化建设，信息系统覆盖的范围进一步扩大，带来了新的安全和运维需求。

从硬件角度看，信息系统数量的增多需要更多服务器、存储、网络设备的支撑。同时，联网的终端设备种类越来越复杂，不只限于基础的计算机和打印机，条形码打印机、物联网设备、自助机等设备的大量使用，越来越多无线接入设备的投入使用，大幅度提高了医院信息系统运维的强度和复杂度。

2. 系统运维对象

智能语音识别、物联网、大数据、人工智能、机器人等新技术在医院的应用场景越来越丰富，越来越多的软件应用由计算机端扩展到手机端，由物理服务器转到虚拟服务器，由传统部署转到私有云或公有云。但是新技术在提升信息化先进水平的同时，也带来了新的运维保障要求：第一，技术的创新性对运维人员知识技能的要求更高；第二，由于新技术应用往往带来组织流程的变革，传统的运维体系也会受到挑战；第三，针对新技术应用，目前缺乏成熟有效的监测、检测工具和运维经验，在排查和处理故障隐患上也存在一定的困难。

3. 信息安全运维

医疗机构由于其特殊性，存储着大量患者隐私数据，具有高敏感度和高价值的特点，很容易成为不法之徒窃取和勒索的对象。

互联网医疗、分级诊疗和医联体建设，对过去医院内外网物理隔离的安全边界控制方式带来新的挑战，使医院信息系统不得不由过去封闭的、隔离的内部网络系统，向开放的互联网体系融合。面向患者服务的预约挂号、检验检查结果查询、互联网诊疗等线上相关应用场景，在方便患者就医的同时，也迎来了新的安全风险和挑战。

勒索病毒、钓鱼邮件、恶意篡改网站或电子屏等网络攻击事件屡屡发生。网络安全事件背后往往暴露日常运维保障工作的漏洞，运维与安全越来越密不可分，保障信息系统安全已成为运维保障的一项重要任务。

11.2 运维规划

虽然目前运维模式、管理方法和管理体系都在不断发展与完善，但仍很难从根本上提高运维服务的质量，主要原因是在项目建设期就决定了运维的服务质量。例如，微模块机房与传统机房在建设和运行方式上的差别，在相同的负载下，微模块机房在省电和易维护上有明显的优势。因此，要做好医院信息系统运维工作，必须要重视运维规划。信息系统运维规划的具体内容如下。

1. 以业务为导向

1）以业务驱动的量化管理：临床部门的信息需求会根据业务的改变而发生变化，当产生新需求时，信息管理部门应快速做出响应，这就需要以科学的方法将信息需求进行量化管理，便于确定所需的运维成本，推进 IT 成本的精细化管理。

2）以业务驱动进行服务级别协议（service level agreement，SLA）规划：随着医院信息化的发展，医院的信息系统规模越来越大，信息管理部门需要与业务部门一起定义每套信息系统所对应的 SLA，将运维业务变为可测量的指标。信息管理部门必须充分了解所能提供的各种服务及其优先级。

3）以业务驱动进行运维质量评估：对运维信息进行收集、整理、分析，建立运维服务管理平台，业务部门对运维结果进行评价打分，定期对整体服务情况进行总结，形成运维质量评估报告。

2. 技术规划

1）符合技术发展的趋势：必须选择符合医院发展趋势的、先进的、成熟的、具有行业领先水平的运维产品和技术，如虚拟化、云计算等技术。

2）技术规划要以业务需求为导向：信息管理部门在做技术规划时需要结合业务部门的长期需求与短期需求，同时结合过去的运维管理数据进行综合分析对运维管理的需求。

3. 制度与流程规划

1）运维管理制度化：运维管理需要依靠团队的协同合作，任何一个环节的过失均有可能造成严重的隐患，因此，在日常的管理中，必须制度化一些规则作为日常工作的依据。可以参考 ITIL 或 ISO 20000 运维标准建立管理制度。

2）常规操作规范化：根据运维工作制订相关操作规范，如《系统故障处理指导手册》《Windows 系统环境配置规范》《数据库安全管理制度》等维护规范。

4. 运维知识库规划

当问题处理完成之后，运维人员应对问题处理的过程及结果进行总结分析并归类，将相关信息记录在运维知识库中，实现知识共享、减少服务单流转、降低运维成本、提高运维响应速度和运维质量。知识库应当具有分类明确、易于查询、可用性高、内容全面、持续更新等特点。

11.3 运维建设

11.3.1 建立运维团队

不管采用何种运维模式，首先都要确保医院内部建立起完善的运维管理组织和相应的岗位职责。

1. 运维岗位目标

在运维过程中约 80%的问题是由管理造成的，可以通过优化流程、解决组织架构和人员岗位划分的问题来解决。

2. 运维岗位设置原则

1）根据每个工程师的性格和技术特点，结合医院岗位要求，安排到适合的运维岗位。此外要保持维护团队的稳定，尤其是核心人员的稳定。

2）权责对等，职责与职权必须协调一致，履行一定的职责，就应该有相应的职权。

3）循序渐进，采用 PDCA 方法，根据实际情况循序渐进地调整组织结构与岗位职责。

11.3.2 建立运维服务流程

运维流程实质上是指最佳流程，即能够在某类运维活动所有的流程方法中，选择一种完整、严谨、高效的流程方法作为标准的运维流程，形成运维规范，对流程、规范执行过程中参与人的行为、职责进行约束和文字规范。在这个过程中，可以引进 ITIL 或 ISO 20000 等管理标准，建立运维体系规范和服务流程规范，合理配置运维资源，最大限度降低运维成本。

11.3.3　使用运维工具

对于一个庞大而复杂的医院信息系统体系而言，应借助工具进行事故隐患排查和早期处理。通过 IT 运行监控系统可以让系统管理员一目了然地了解信息系统各个环节的运行状况，图形化的展示方式可以帮助各个专业的工程师在同一平台下进行合作和管理。

正如著名的海恩法则所描述："每一起严重事故的背后，必然有 29 次轻微事故，300 起未遂先兆，以及 1000 起事故隐患。"医院信息系统的运行环境包括机房、网络、服务器、数据库、应用系统、客户端。建立全方位的设备管理网络，配置短信、微信等多种报警方式，可以在部分运行环境出现问题时，及时发现和处理，消除故障隐患，从而避免隐患蔓延到用户，减少造成业务中断的概率。同时，通过对历史数据分析，还可以再现事故发生的过程，排查类似隐患，避免同类情况再次发生。

使用智能化运维工具还需要人防和技防并重，技术只是辅助手段，如果 IT 运维人员责任心不强，不能重视并及时处理报警，系统也不能发挥作用。另外，对报警参数的配置是进行动态调整和完善的过程，需要在使用过程中，尽可能将所有软、硬件报警信息都纳入其中，根据实际情况调整阈值，持续改进。

11.4　IT 运维管理体系

随着医院信息系统的不断普及和深入应用，医院各业务部门工作效率提升的同时也使医院信息系统日趋多元化，规模越来越大、系统间耦合程度和复杂程度越来越高。由此也带来巨大的风险隐患，一旦信息系统出现问题，将导致医院无法正常进行相关的日常业务。因此，保障信息系统安全稳定运行十分重要。传统手工作坊式的运维模式已不能适应当前时代的发展，被动处理问题的工作方式和缺乏高效的运维体系已成为影响医院信息化发展的主要障碍。医院信息化要建立自身主动服务的运维管理体系，迫切需要确立可参照、可执行、可推广的运维管理标准。

信息技术基础架构库（ITIL）是英国中央计算机和电信局于 20 世纪 80 年代中期开发的一套针对 IT 行业的服务管理标准库，是公认的 IT 服务管理的最佳实践，是 IT 服务管理领域事实上的国际标准，在世界范围内被广泛应用。以广泛应用的 ITIL 2.0 为例，其核心是以服务台为中枢，建立事件管理、问题管理、变更管理、配置管理、发布管理、服务级别管理、财务管理、容量管理、可用性管理、可持续管理十大管理流程，支持 IT 基础架构和组织业务的持续运作，通过主动的 IT 服务管理，保证 IT 资源的有效利用和业务运作的高可用性、高持续性和高安全性。

我国在信息化服务标准方面，推出了信息技术服务标准（information technology service standards，ITSS），该标准参照国际主流的 IT 服务标准制定，同时也参考了 ITIL 的 IT 服务管理模式及框架。

医院信息化运维服务可参考国际标准、国家标准，进行有针对性的精简和优化，根据医院信息化发展的程度建设相应的流程，并随着组织业务的不断发展分阶段、分步骤、边建设、边完善地推进。

11.5 ITIL 案例分析

A 医院是大型综合性三级甲等医院，开放住院床位 1500 张，日门诊量 5500 人次，医院信息管理部门有员工 13 人。随着医院信息化的普及和深入，系统的运维工作越来越复杂，技术难度也越来越高，系统运维的广度和深度也日益增大，医院运维工作逐渐暴露出如下几个方面的问题。

（1）流程方面的问题

随着信息技术的不断发展，线上线下一体化医疗服务模式的出现，医院目前的运维服务流程已经不能适应业务发展的需要，一方面流程的执行效率低下，另一方面增加了医院许多隐性的管理成本。流程制定的目的应以客户为中心，而不应是作为划清部门之间职责的依据。流程的优劣是影响运维服务水平的关键因素，流程只有不断地完善、改进，才能更好地提供高质量的运维服务。

（2）制度方面的问题

运维制度覆盖面还不够完整，特别是运维的岗位职责不明确，角色划分不清晰。在日常运维中，对各种请求支援的事件未能及时确定合适人选，运维工作出现凌乱的局面。运维管理缺乏严密的相互制约、相互监督、相互支撑的制度，运维服务质量缺乏量化考核的标准，这些都反映出当前的运维管理制度还存在很多问题。

（3）人员方面的问题

医院信息系统数量多，难以统一管理。运维人员数量不足、层次不高，运维压力大。收入待遇是影响人员方面的最大因素之一，人员流动影响运维服务质量和服务水平。

（4）技术方面的问题

医院信息系统的安全性是不容忽视的问题，由于网络攻击或人为的误操作等，系统易被破坏、被入侵。技术方面的问题主要是安全管理技术的选择，以确保系统的安全风险在可受控范围内。

11.5.1 IT 运维服务战略设计

医院 IT 运维服务战略是医院 IT 服务框架的核心之一，对医院未来业务系统可持续发展有着重要的作用，IT 运维服务与 IT 业务相互影响，是医院核心竞争力的重要组成部分。要做好 IT 运维服务的战略目标，必须清楚用户对 IT 服务的需求，保持医院的战略目标与运维服务的战略目标一致。

建立与 A 医院信息化相适应的、行之有效的运维服务组织战略，分为三层：分管院领导决策层，负责审定整个信息化发展规划、决策诸多重大事项等；信息管理部门，负责编制规划、制定科室制度及操作章程、管理服务质量及服务提供商等；信息技术支持层，负责服务器系统维护、网络安全维护、数据库系统维护、信息系统维护等。

11.5.2 组织架构模型设计

根据 ITIL 的流程体系，为了适应流程的运转，A 医院的组织架构体系需要进行调整，明确医院信息化工作领导小组的成员后，对医院信息管理部门的内部职能进行划分，分为信息管理部门下属（服务台、软件维护组、数据库维护组、硬件维护组、网络安全管理组、统计分析组），各组分工不分家，如遇到人手紧缺，其他组可临时安排人力支援。

组织架构的调整，对关键岗位的角色和职责重新设计，设计的目的一方面是确保员工对岗位职责有清晰的认识，包括部门、职位之间的职责接口的定义；另一方面是岗位职责依据岗位技能与工作量设计，可完善绩效考核机制。

11.5.3 运维服务运营设计

1. 服务管理平台的设计

结合 A 医院 IT 服务需求，以角色分配的方式设计 ITIL 解决方案，建立统一的服务台接口，确保人员分工明确。针对不同的用户提供不同方式的运维服务，如电话服务、网络服务、现场服务等。通过角色的分配，医院信息管理者可以清楚掌握运维详细情况，通过一线支持知道有哪些人员可以调拨以确保快速响应用户，第一时间处理需求。通过二线支持知道有哪些系统和业务需要支持，工程师有哪几类。通过三线支持知道有哪些支援力量，应急支持方案是什么，后备力量有哪些。

服务角色按照一线、二线和三级支持来划分，如表 11-1 所示。

表 11-1 服务角色划分表

服务角色	负责部门	负责具体工作
一线支持	服务台	事件记录，初级支持和分类，事件所有权、监控、追踪和沟通，最终关闭事件，对具有代表性的事件加入知识库
二线支持	运维支持部门	受理请求，监察事件详细内容，事件调查和分析，对可能问题的侦查和创建分配问题请求到问题处理小组，对事件请求提供解决方案和恢复方案
三线支持	供应商、厂家	处理疑难问题，更换设备硬件，提供软件更新及补丁

此外，为保障服务质量，使最终用户体验提高，医院信息管理部门制定服务标准。针对不同事件分类采用不同的服务优先级别，大部分事件分类的响应时间都在 1 小时内，其他如交换机或计算机新装、内外网准入、病毒感染等一般响应时间在 24 小时内。确保运维处理有条不紊才能提高效率和效果，这样既能保证紧急事件得到及时处理，又让提供支持的人员“各司其职”，不用混乱地奔波“救火”。A 医院设定的服务管理平台流程图如图 11-1 所示。

2. 事件管理流程设计

事件是指引起或有可能引起服务中断或服务质量下降的不符合 IT 服务标准的活动。事件管理流程帮助迅速解决这些事件，并最小化对业务的不利影响。流程始于事件的接收和报告，结束于事件的解决。

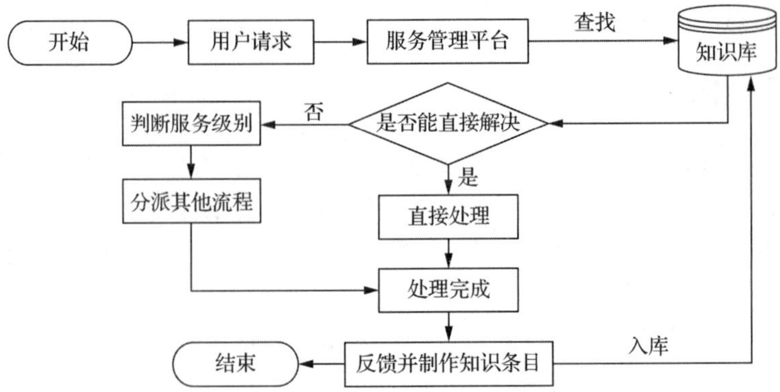

图 11-1 服务管理平台流程图

事件管理流程设计的目的不一定要找到事件的根本原因，而是需要在服务级别与业务优先级的范围内，尽可能地缩短业务中断的时间，提高服务的可用性。A 医院根据实际情况，根据事件来源、事件关联的系统类型、事件影响等级进行区分，便于服务台快速响应并做出相应的预处理。事件优先级选项如表 11-2 所示。

表 11-2 事件优先级选项表

优先级等级	事件响应时限	处理时限	相关人员
紧急	10 分钟内	2 小时	信息部门负责人及技术骨干、软件公司领导及研发人员、系统集成商及技术骨干
高	30 分钟内	3 小时	一线支持、二线支持、软件公司研发人员、系统集成商技术骨干
中	1 小时内	10 小时	一线支持、二线支持
低	2 小时内	24 小时	一线支持

对事件优先级选项明确后，需要对运维的事件进行分类，便于各线支持人员响应，事件分类如表 11-3 所示。

表 11-3 运维事件分类表

事件类型	事件分类	重点关注的事项
基础网络故障	路由器、交换机故障	备份路由器、各交换机的配置信息
	光纤链路故障	用专用网管软件实时监控网络运行状态
主机故障	主机硬件故障	对服务器的维护以预防为主，每日进行服务器状态监控、巡检，增加备品备件
	操作系统故障	对服务器系统配置进行定期备份，防范病毒。经常检查系统日志、安全日志和应用程序日志，查看有无特别异常的记录。定期升级系统补丁
	第三方软件故障	熟悉业务流程，修改数据时，先备份
存储故障	存储硬件、软件故障	每日检查存储的硬件情况，看硬盘是否有黄灯报警。同时用存储软件检查设备运行状态
	存储链路故障	定期观察指示灯，发现链路连接错误，用 portcfgshow、switchshow、portlogshow、portcfglport 等命令检查
	其他故障	根据具体报错信息或现象进行分析

续表

事件类型	事件分类	重点关注的事项
应用系统故障	程序代码故障	多做测试，更新程序前做好程序和代码备份
	数据库故障	吞吐量和响应时间优化磁盘访问时间优化，定期分析数据库监控信息，做好数据库本地和异地备份
	中间件、负载故障	重点做好配置信息管理、故障监控、性能监控
	操作故障	加强系统培训，优化系统和管理流程
	系统业务故障	优化系统和管理流程
	其他故障	根据具体报错信息或现象具体分析
基础设施故障	UPS 故障	UPS 工作在合适的环境，定期检查并记录 UPS 的各项运行参数
	空调故障	定期检查机房等空调的温、湿度情况
	强弱电故障	加强巡检力度，提高隐患查找意识，维护设备运行环境
	消防故障	对消防系统及设备做定期检查和试验
	其他故障	根据具体报错信息或现象进行分析
安全故障	杀毒软件故障	及时更新升级软件版本和定期扫描
	防火墙、安全路由器、网闸故障	定期分析网络可能存在的薄弱环节和潜在隐患，通过技术论证和测试验证修复隐患
	边界接入故障	根据边界接入的需要，设置角色，指定相应的资源访问权限，防止非授权访问和越权访问

从事件分类需要重点关注的事项可知，事件中涉及数据类的处理、数据备份和数据安全性大于一切。同时对所有故障，都要做好计划，定期检查，及时处理隐患，防患于未然。明确了事件优先级和事件分类后，A 医院设定了事件管理流程图，如图 11-2 所示（图中 CMDB：configuration management database，配置管理数据库）。

3. 问题管理流程设计

问题是由一个或多个存在或隐藏事件的深层次根源。问题管理关注的是如何找到引发事件的根本原因，而非简单地提供修复服务。

问题管理关注的目标是减少问题事件的出现次数，解决引起同类事件的根源问题再次出现，转变被动的运维管理模式。

事件管理主要在于强调快速解决问题，问题管理是从本质上分析事件的原因，问题管理是“治本”的过程，事件管理注重“治标”的流程。A 医院在实施 ITIL 的过程中，着重对存在的问题进行逐个分析，明确了导致问题的根本原因，综合考虑成本与实施风险，形成书面报告，经过院领导决策通过并实施，重点获得投入的支持，减少了问题的出现，提高了医院的运行效率。A 医院设定的问题管理流程图，如图 11-3 所示。

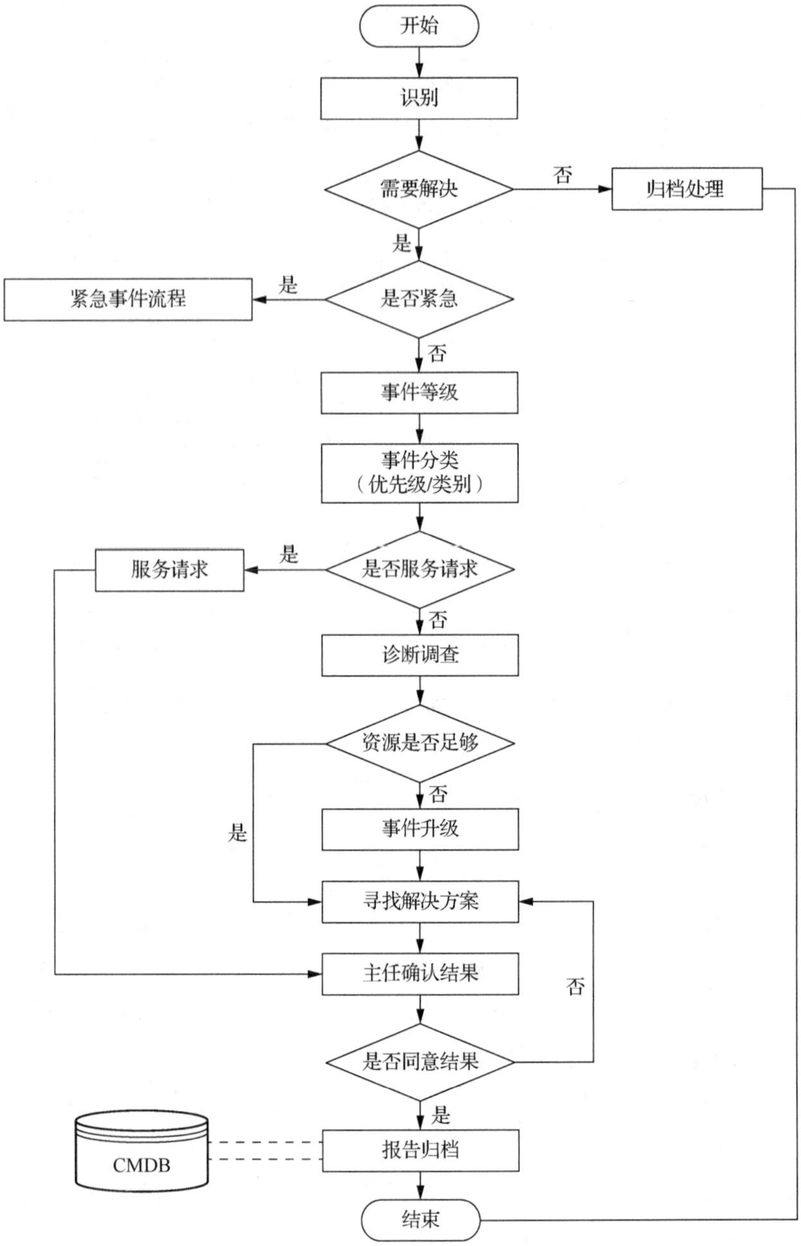

图 11-2　事件管理流程图

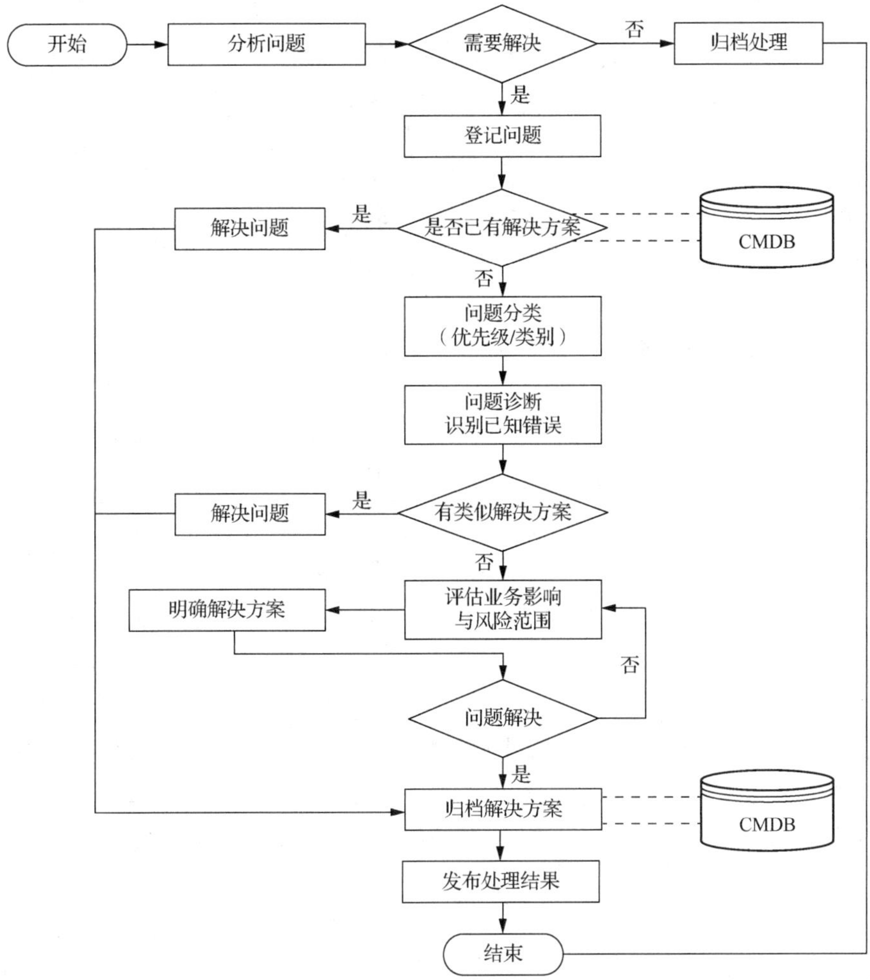

图 11-3 问题管理流程图

4. 变更管理流程设计

变更管理流程，大部分是为了主动改善服务，提高业务系统运行效率与客户满意度，减少对业务的影响，降低成本。A 医院为了更好地做好变更管理，加强对需求的管理，对于微小变更需求，不走变更管理流程。对业务有重大影响的需求，充分评估其变更影响（包括业务影响与安全影响）和风险评估，同时评估变更所需的资源，如资金投入和所需人力资源等。形成详细的变更计划，变更进度表可以给管理者提供变更所需要的人力分配、成本及资源情况。此外，做好变更测试和变更实施，最后对变更的效果进行回顾，把相关实施经验提炼，总结为相关的文档报告，并将变更方案与配置信息入库。A 医院设定的变更管理流程图，如图 11-4 所示。

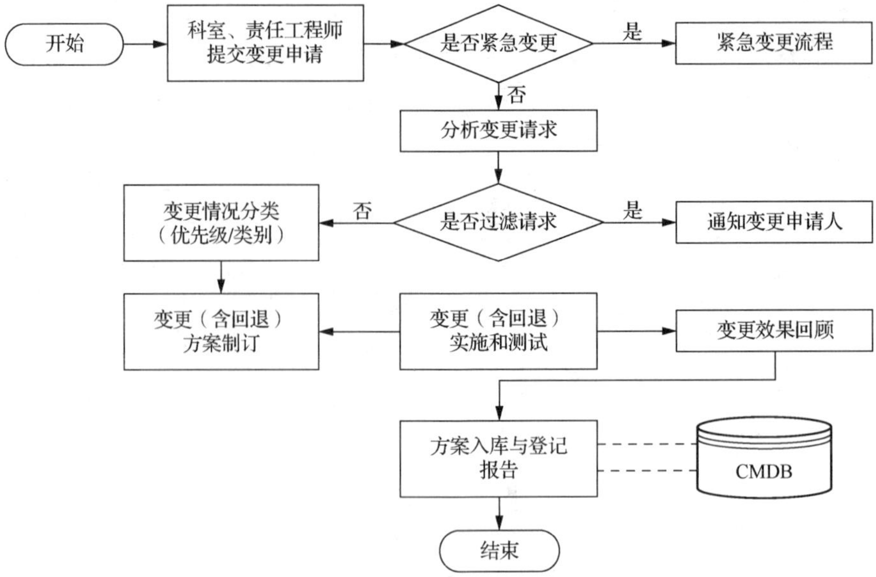

图 11-4　变更管理流程图

5. 配置管理流程设计

配置管理设计的主要目标是提供准确的配置项信息，减少 IT 服务中断的概率，降低无约束变更带来的风险。准确的配置项信息便于用户根据实际情况做出期望的调整，对长期的 IT 规划做到心中有数。良好的配置项信息可以方便其他流程的顺畅运转，降低运营成本。

A 医院为做好配置管理，引入了配置管理数据库的概念。CMDB 是一个逻辑数据库，包含了配置项全生命周期的信息以及配置项之间的关系（包括物理关系、实时通信关系、非实时通信关系和依赖关系）。CMDB 存储与管理企业 IT 架构中设备的各种配置信息，它与所有服务支持和服务交付流程紧密相连，支持这些流程的运转、发挥配置信息的价值，同时依赖相关流程保证数据的准确性，可以将 CMDB 理解为包含每个配置项的所有相关细节以及配置项之间重要关系细节的数据库。

CMDB 作为支持 ITIL 流程的核心部分，需要为 ITIL 的其他流程提供 IT 服务，尤其高度依赖变更管理与发布管理，提供有关 IT 基础设施的信息，所以它记录的数据的准确性对其他流程的执行至关重要，其准确性越高，在一定程度上体现 IT 服务的真实性越高。在 A 医院搭建配置数据库的过程中，主要从配置管理范围、配置项属性的选取以及配置项之间的关系这三方面着手。对基础数据进行采集，然后按照业务性质、业务流程进行数据建模，每个节点上的配置项信息会体现在模型上。另外，组织多个业务部门建立业务视图，并分析业务流程的运作是否正常，从而完成 CMDB 的搭建。A 医院设定的配置管理流程图如图 11-5 所示。

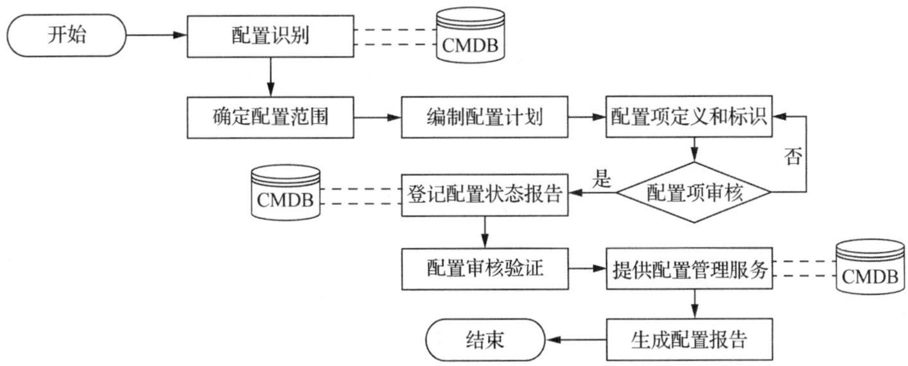

图 11-5　配置管理流程图

6. 知识库管理设计

医院为了更好地提高维护人员处理问题的能力和水平，加强对知识库的管理。知识库管理是为了收集、整理、归纳和共享运维管理中存在的共性问题和典型问题的处理方法或优化措施、技术经验和其他专项知识的管理，便于减少重复劳动，方便运维人员迅速定位故障，提供辅助分析手段，实现运维人员之间的信息与知识的共享，降低对技术能力很强的个人依赖，做好知识库的管理工作，需要保证知识库的可用性，确保知识库存储的内容的准确性，需要不断地完善与更正。

11.5.4　ITIL 运维服务小结

ITIL 为医院的 IT 服务管理实践提供了一个客观、严谨、可量化的标准和规范，医院信息管理部门和最终用户可以根据自己的能力和需求定义医院要求的不同服务水平，参考 ITIL 规划和制订其 IT 基础架构及服务管理，从而确保 IT 服务管理能为医院的业务发展提供更好的支持。对医院来说，实施 ITIL 的最大意义在于把 IT 与业务紧密地结合起来，从而让医院的 IT 投资回报最大化。

尽管 ITIL 能将医院的 IT 管理产生质的飞跃，但在具体实施中，也见证了很多医院的 IT 部门在蜕变中的痛苦。由于 ITIL 的实施涉及传统流程的改变，因此对 IT 部门的挑战相当大。当医院的 IT 部门规模在 5～10 人时，进行 ITIL 的流程变革，承受力会相当脆弱，对这类医院的建议是“局部”采用 ITIL。相对而言，IT 部门规模在 30 人以上时，投入 IT 运营维护的力量会比较充足。

IT 运维服务管理是医院信息化建设的重要组成部分，IT 运维服务管理水平的高低直接对医院的业务产生影响。由于医院的信息化程度不一，规模也不尽相同，IT 运维服务管理体系的建设必须根据自己的实际情况，有规划、有步骤、分期投资进行。

思 考 题

1．医院信息系统运维的主要作用是什么？

2．医院信息运维服务模式有哪几种，各有什么优缺点?

3．医院的信息化组织管理体系主要有哪些？

4．医院信息化工作领导小组的组成和主要的工作职责是什么？

5．医院信息系统运维的范围有哪些？

6．对医院业务应用系统上线后的运维需求进行统筹规划设计时，主要考虑的内容有哪些？

7．运维岗位设置原则是什么？

8．什么是 ITIL？有多少个主要的版本？

9．医院的信息运维工作中主要问题有哪些？

10．在 ITIL 的实践中，事件管理和问题管理的区别是什么？

11．CMDB 对 ITIL 流程的意义是什么？

第 12 章　新兴技术与新业态

新兴技术的应用，促进了医院信息化建设和医院服务模式、流程的创新，产生了新业态，特别是云计算、互联网+、大数据、物联网、人工智能、区块链等技术的应用，成为智慧医院发展的强大动力引擎。本章主要对医疗领域应用比较广泛的新兴技术进行探讨，并对医疗领域的新业态进行介绍，读者从中可对新兴技术在医院的应用和医疗新业态有一个全面的了解。

12.1　概　　述

2015 年 7 月，国务院印发《国务院关于积极推进“互联网+”行动的指导意见》；2015 年 8 月，国务院发布《促进大数据发展行动纲要》；2017 年 7 月，国务院发布《新一代人工智能发展规划》，这些规范文件的发布将移动互联网、云计算、大数据和人工智能等新兴技术发展和应用上升到国家行动和国家战略的层面，推动与国家经济、社会、国防等各领域的深度融合，推动国家竞争力整体跃升和跨越式发展。在卫生健康领域，国家发布多个文件大力推动“互联网+医疗健康”、健康医疗大数据等新兴技术的应用和发展。

新兴技术与医疗领域融合应用，充分展示了新兴技术对传统医疗服务的变革和创新能力。许多医院传统的门诊挂号、结算支付等服务已经被线上服务所取代。在抗击新型冠状病毒肺炎疫情期间，线上诊疗服务更是成为医生和患者的第一选择。

当前，医院在移动互联网方面有较多的成功应用，但是在大数据、人工智能、物联网等方面的应用还处于起步阶段。

新兴技术的冲击和发展，会出现在医学大数据和医学人工智能方面，尤其是两者有机融合的“大数据+人工智能”。如果说移动互联网解决的是医疗服务流程问题，那么“大数据+人工智能”将有助于解决医疗服务核心问题——诊断与治疗。医院大数据应用可以从专科诊疗数据入手，联合本领域专家，建立具有专科特色、区域特色、行业认可的专科诊疗术语集、数据集，并以此为基础，通过大数据和人工智能等新兴技术实现创新应用。此外，医院健康数据与其他行业数据的互联共享，通过大数据和人工智能等技术实现创新应用，如整合户口、卫生、通信、交通等跨行业数据的健康通行码，在抗击新型冠状病毒肺炎疫情期间就起到了重要作用。

12.2 云 计 算

12.2.1 云计算概述

“云”实质上是一个网络，狭义上讲，云计算是一种提供资源的网络，使用者可以随时获取“云”上的资源，按需求使用，并且可以看成是无限扩展的，只要按使用量付费即可。“云”就像自来水厂的水一样，可以随时接，并且不限量，按照用水量，付费给自来水厂就可以。

从广义上说，云计算是与信息技术、软件、互联网相关的一种服务，这种资源共享池叫作“云”。云计算把许多计算资源集合起来，通过软件实现自动化管理，只需要很少的参与，就能快速提供资源。也就是说，计算能力作为一种商品，可以在互联网上流通，就像水、电、煤气一样，可以方便地取用，且价格较为低廉。

美国国家标准和技术研究院给出的定义是：云计算是一种能够通过网络以便利的、按需付费的方式获取计算资源（包括网络、服务器、存储、应用和服务等）并提高其可用性的模式，这些资源来自一个共享的、可配置的资源池，能够以最省力和无人干预的方式获取和释放。

云计算不是一种全新的网络技术，而是一种全新的网络应用概念，云计算的核心概念就是以互联网为中心，在网络上提供快速且安全的云计算服务与数据存储，让每一个用户都可以使用网络上的庞大计算资源与数据中心。

云计算是继互联网后在信息时代又一种新的变革，云计算是信息时代的一个大飞跃，未来的时代可能是云计算的时代。

云计算的服务形式分为三类：基础设施即服务（IaaS）、平台即服务（PaaS）和软件即服务（SaaS），如图 12-1 所示。

1. 基础设施即服务（IaaS）

IaaS 通过网络向用户提供计算机、存储空间、网络连接、负载均衡和防火墙等基本计算资源，用户在此基础上部署和运行任意软件，包括操作系统和应用程序。用户无须购买、管理或维护云计算基础设施，而是根据实际使用进行付费。

2. 平台即服务（PaaS）

PaaS 将操作系统、编程语言的开发环境、数据库、服务器、硬件资源等服务提供给用户，用户在其平台上可以定制开发自己所需要的应用程序和产品，并通过平台服务器和互联网传递给其他用户。平台软件层包括操作系统、数据库、中间件和运行库，但是并不是每一个软件都需要这四部分的支持，需要什么是由软件自身决定的。PaaS 又分为两种，即半平台 PaaS 和全平台 PaaS。

1）半平台 PaaS：云服务供应商只提供操作系统基础环境，用户需要耗费部分资源安装软件运行所需要的中间件、运行库、数据库。

2）全平台 PaaS：云服务供应商安装应用软件依赖的全部平台软件，也就是操作系统、数据库、中间件和运行库全部由供应商准备。

相对于 IaaS 来说，PaaS 用户的灵活性降低了，只能在云端提供的有限平台范围内做软件，但是优点也很明显，能够最大化利用租用的资源。

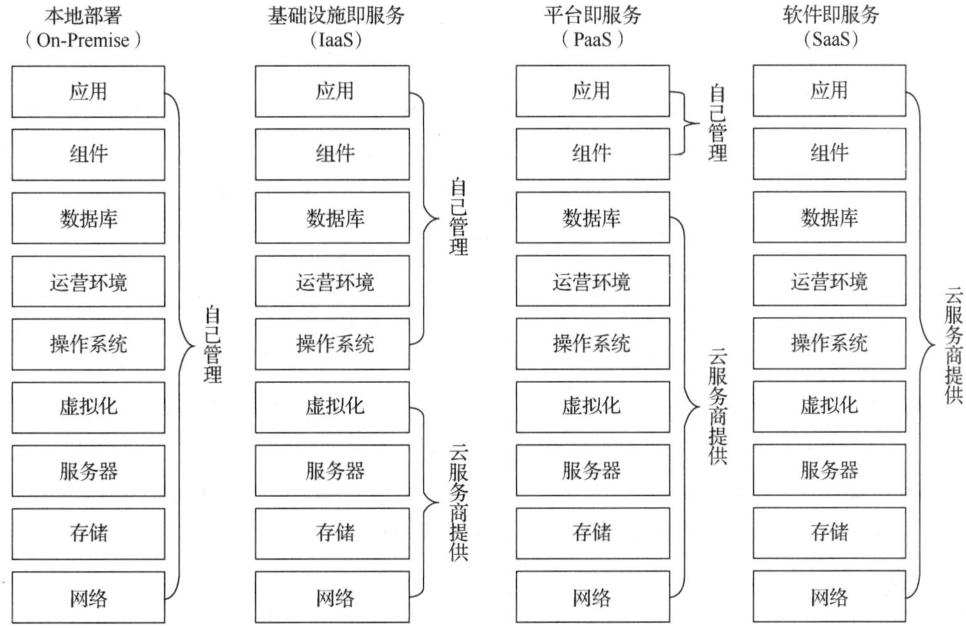

图 12-1　云计算的服务形式

3．软件即服务（SaaS）

SaaS 是服务提供商将应用软件统一部署在自己的服务器上，用户根据需求通过互联网向厂商订购应用软件服务，服务提供商根据用户所订软件的数量、时间的长短等因素收费。其优势是由服务提供商负责维护和管理软硬件设施，用户不再像传统模式那样花费大量资金在硬件、软件、维护人员上，只需要支出一定的租赁服务费用，即可通过计算机、手机、平板电脑等智能终端随时随地使用软件。

12.2.2　云计算在医疗领域的应用

目前我国医院信息化采用云服务的比例相对较低，云服务主要用于数据备份、医院网站、办公自动化等系统，医院数据中心采用云服务的比例则更低。随着互联网医院、区域医疗服务和医疗联合体的建设和发展，以及云计算技术、医疗云服务、网络性能的改善提高，医疗行业的云计算潜力巨大，会有越来越多的医院数据中心选择在云服务器上部署。医院信息化整体采用云服务时，技术上需要综合考虑信息平台云服务架构、云服务提供方能力、云服务稳定性和连续性、接入线路带宽和冗余等问题。

尽管安全性是云计算的一个重要问题，但它并不是决定因素。以下是在医疗行业使用云计算的三大优势，以及为什么云计算成为技术领域不可或缺的一部分。

1）改善患者护理服务。随着不同的医疗服务从物理环境转移到数字环境，使用者受益匪浅。通过云，医生和患者可以启动虚拟会话，从而可以使用增强的患者护理服务。用户可以在云中共享、查看和存储他们的记录，而医生也可以远程存档和访问它们。通过将文档放入云中，不同的医疗中心可以通过单击按钮访问患者数据，而无须担心无休止的文书工作和延迟治疗问题。

2）释放基本资源。云已经在运营、管理和人力资源职能方面提供卓越的支持。它可以确保在调度、推荐、采购、库存管理以及执行许多其他类型的后台操作时提供出色的服务质量。所有这些都可以以相对较低的成本实现，这使得该过程对于最终用户来说更加有效。换言之，通过使用云，卫生机构可以进行更好的资源分配。

3）铺平从管理到分析的道路。由于分析的很大一部分是关于数据存储和操作，因此与管理相比，当任务更具分析性时，云会派上用场。事实上，一些云服务商目前正在分析基因组数据，这可以帮助医疗从业者更深入地了解乳腺癌和卵巢癌的病因。

在当前医院业务模式下，考虑医院的数据安全性要求和患者隐私保护，搭建私有云是当前医院云架构的主要业务形式，对于部分可能应用到的非常规业务应用或必须的互联网应用，可以采用公有云业务架构。也有很多医院使用混合云服务。混合云服务利用内部私有数据中心和第三方公共云服务，有助于在不同服务器之间创建混合设置，通过这种方式，可以选择在本地数据中心和云中使用它们想要使用的应用和资源。

私有云是为一个用户单独使用而构建的，提供对数据、安全性和服务质量的最有效控制。用户拥有基础设施，并可以控制在此基础设施上部署应用程序的方式。私有云可以部署在医院数据中心的防火墙内，也可以部署在一个安全的第三方托管场所。私有云的核心属性是专有资源。

公有云通常是指第三方提供商为用户提供的能够使用的云。公有云一般通过互联网使用，成本相对低廉，它的核心属性是共享资源服务。

大型医院或医疗集团，考虑医疗数据安全及运营风险，以私有云为主，部分业务采用公有云架构。将医院机房托管给第三方，降低医院管理风险和建设成本，在确保数据安全和网络安全的情况，不失为一种好的方法，即 IaaS 级的云计算应用。

县域医共体级别的医疗机构，在确保患者隐私和数据安全的情况下，可以考虑采用 SaaS 级云计算服务架构。

小诊所的信息化采用云诊所的架构应该是一种最优的选择，即真正的 SaaS 级云计算服务架构。

同时，云计算是一种方向，用户应重点考虑以下几个问题。

1）如何保护患者隐私，防止信息泄露，患者的数据如何安全利用。

2）如何保证数据安全，特别是数据容灾方案，保证数据在极限方式下不丢失。

3）如何保证网络安全，不出现大面积网络瘫痪，保障患者的生命安全。

4）如何建立系统性的容灾方案，在极限环境下，让医疗机构最低限度地运行。

5）如何建立与医疗机构相配套的云计算运维管理体系，保障运行安全。

12.3 大 数 据

12.3.1 大数据概述

大数据是指无法在一定时间范围内用常规软件工具进行捕捉、管理和处理的数据集合，需要新处理模式才能具有更强的决策力、洞察发现力和流程优化能力的海量、高增长率和多样化的信息资产。

大数据技术的战略意义不在于掌握庞大的数据信息，而在于对这些含有意义的数据进行专业化处理。换言之，如果把大数据比作一种产业，那么这种产业实现盈利的关键是提高对数据的“加工能力”，通过“加工”实现数据的“增值”。

从技术上看，大数据与云计算的关系就像一枚硬币的正反面一样，密不可分。大数据必然无法用单台计算机进行处理，必须采用分布式架构。它的特色在于对海量数据进行分布式数据挖掘，同时还必须依托云计算的分布式处理、分布式数据库和云存储、虚拟化技术。

大数据需要特殊的技术，以有效处理大量的容忍经过时间内的数据。适用于大数据的技术，包括大规模并行处理数据库、数据挖掘、分布式文件系统、分布式数据库、云计算平台、互联网和可扩展的存储系统。

国家卫生健康委员会发布的《全国医院信息化建设标准与规范（试行）》中，对于大数据技术应用提出了大数据采集、大数据治理、大数据计算、大数据挖掘分析、大数据利用及大数据处理共六个方面的具体要求。

12.3.2 大数据在医疗领域的应用

2016 年 6 月 21 日，国务院办公厅印发的《国务院办公厅关于促进和规范健康医疗大数据应用发展的指导意见》指出，健康医疗大数据是国家重要的基础性战略资源。健康医疗大数据应用发展将带来健康医疗模式的深刻变化，有利于激发深化医药卫生体制改革的动力和活力；提升健康医疗服务效率和质量，扩大资源供给，不断满足人民群众多层次、多样化的健康需求，有利于培育新的业态和经济增长点。

《“健康中国 2030”规划纲要》中再次明确提出，加强健康医疗大数据应用体系建设，推进基于区域人口健康信息平台的医疗健康大数据开放共享、深度挖掘和广泛应用。消除数据壁垒，建立跨部门跨领域密切配合、统一归口的健康医疗数据共享机制，实现公共卫生、计划生育、医疗服务、医疗保障、药品供应、综合管理等应用信息系统数据采集、集成共享和业务协同。

从国家的战略高度确定健康医疗大数据的基础性战略资源的地位，并提出了具体的建设方向和指导意见。

1. 大数据在医疗系统、信息平台建设中的应用

大数据技术可以通过建立海量医疗数据库、网络信息共享、数据实时监测等方式，为国家卫生综合管理信息平台、电子健康档案资源库、国家级卫生监督信息系统、妇幼保健

业务信息系统、医院管理平台等提供基本数据源，并提供数据源的存储、更新、挖掘分析、管理等功能。通过这些系统及平台，医疗机构之间能够实现同级检查结果互认，节省医疗资源，减轻患者负担；患者可以实现网络预约、异地就诊、医疗保险信息即时结算。

2. 大数据技术在临床辅助决策中的应用

在传统的医疗诊断中，医生仅可依靠目标患者的信息以及自己的经验和知识储备，局限性很大。大数据技术可以将患者的影像数据、病历数据、检验检查结果、诊疗费用等各种数据输入大数据系统，通过机器学习和数据挖掘分析方法，医生可以获得类似症状患者的疾病机理、病因以及治疗方案，这对于医生更好地把握疾病的诊断和治疗十分重要。

3. 大数据技术在医疗科研领域中的应用

在医疗科研领域，运用大数据技术对各种数据进行筛选、分析，可以为科研工作提供强有力的数据分析支持。例如，健康危险因素分析的科研中，利用大数据技术可以在系统中全面收集健康危险因素数据，包括环境因素、生物因素、经济社会因素、个人行为和心理因素、医疗卫生服务因素，以及人类生物遗传因素等的基础上，进行比对关联分析，针对不同区域、家族进行评估和遴选，研究某些疾病发病的家族性、地区区域分布性等特性。

4. 大数据技术在健康监测中的应用

在居民的健康监测方面，大数据技术可以提供居民的健康档案，包括全部诊疗信息、体检信息，这些信息可以为患病居民提供更有针对性的治疗方案。对于健康居民，大数据技术通过集成整合相关信息，通过挖掘数据对居民健康进行智能化监测，并通过移动设备定位数据对居民健康影响因素进行分析，为居民提供个性化健康事务管理服务。

5. 大数据技术在医药研发、医药副作用研究中的应用

在医药研发方面，医药公司能够通过大数据技术分析来自互联网上的公众疾病药品需求趋势，确定更有效率的投入产出比，合理配置有限研发资源。此外，医药公司能够通过大数据技术优化物流信息平台及管理，使用数据分析预测提早将新药推向市场。在医药副作用研究方面，医疗大数据技术可以避免临床试验法、药物副作用报告分析法等传统方法存在的样本数小、采样分布有限等问题，从千百万患者的数据中挖掘到与某种药物相关的不良反应，样本数大，采样分布广，所获得的结果更具有说服力。此外，还可以从社交网络中搜索到大量人群服用某种药物的不良反应记录，通过比对分析和数据挖掘方法，更科学、更全面地获得药物副作用的影响信息。

12.4 物 联 网

物联网（internet of things，IOT）是指通过传感器、RFID、全球定位系统（Global Positioning System，GPS）、红外感应器、激光扫描器等各种装置与技术，实时采集任何需要监控、连接、互动的物体或过程，采集其声、光、热、电、力学、化学、生物、位置等各种需要的信息，并且通过各类可能的网络接入，实现物与物、物与人的泛在连接，实现

对物品和过程的智能化感知、识别和管理。物联网是一个基于互联网、传统电信网等的信息承载体，它让所有能够被独立寻址的普通物理对象形成互联互通的网络。

物联网是新兴技术的重要组成部分，又称“泛互联”，意指物物相连，万物万联，由此，“物联网就是物物相连的互联网”。这有两层意思：第一，物联网的核心和基础仍然是互联网，是在互联网基础上的延伸和扩展的网络；第二，其用户端延伸和扩展到了任何物品与物品之间，进行信息交换和通信。

12.4.1 物联网技术

1. 射频识别技术（RFID）

RFID 是自动识别技术的一种。它通过无线射频方式进行非接触双向数据通信，利用无线射频方式对记录媒体进行读写，从而达到识别目标和数据交换的目的。

RFID 是一种简单的无线系统，由一个询问器（或阅读器）和很多应答器（或标签）组成。标签由耦合元件及芯片组成，每个标签具有扩展词条唯一的电子编码，附着在物体上标识目标对象，它通过天线将射频信息传递给阅读器，阅读器就是读取信息的设备。RFID 让物品能够“开口说话”，这就赋予了物联网一个特性，即可跟踪性，就是说用户可以随时掌握物品的准确位置及其周边环境。

无线 RFID 通过无线通信结合数据访问技术，然后连接数据库系统，加以实现非接触式的双向通信，从而达到识别目的。在识别系统中，通过电磁波实现电子标签的读写与通信。根据通信距离，可分为近场和远场。因此读或写设备和电子标签之间的数据交换方式也对应地被分为负载调制和反向散射调制。

2. 全球定位系统

GPS 始于 1958 年美国军方的一个项目，1964 年投入使用。20 世纪 70 年代，美国陆海空三军联合研制了新一代卫星定位系统 GPS，主要目的是为陆海空三大领域提供实时、全天候和全球性的导航服务，并用于情报搜集、核爆监测和应急通信等一些军事目的，经过二十余年的研究实验，到 1994 年，全球覆盖率高达 98%的 24 颗 GPS 卫星星座已布设完成。GPS 能为全球用户提供低成本、高精度的三维位置、速度和精确定时等导航信息，是卫星通信技术在导航领域的应用典范，极大地提高了地球社会的信息化水平，有力地推动了数字经济的发展。

中国北斗卫星导航系统（Beidou Navigation Satellite System，BDS）是中国自行研制的全球卫星导航系统，是着眼于国家安全和经济社会发展需要，自主建设、独立运行的卫星导航系统，是为全球用户提供全天候、全天时、高精度的定位、导航和授时服务的国家重要空间基础设施。

随着 BDS 建设和服务能力的发展，相关产品已广泛应用于交通运输、海洋渔业、水文监测、气象预报、地理信息测绘、森林防火、通信时统（时间统一系统，简称时流）、电力调度、救灾减灾、应急搜救等领域，逐步渗透到人类社会生产和人民群众生活的方方面面，为全球经济和社会发展注入新的活力。

卫星导航系统是全球性公共资源，多系统兼容与互操作已成为发展趋势。中国始终秉持和践行“中国的北斗，世界的北斗”的发展理念，服务“一带一路”建设发展，积极推进北斗系统国际合作。与其他卫星导航系统携手，与各个国家、地区和国际组织一起，共同推动全球卫星导航事业发展，更好地服务全球、造福人类。

BDS 是继 GPS、俄罗斯全球卫星导航系统（Global Navigation Satellite System，GLONASS）之后的第三个成熟的卫星导航系统。中国 BDS、美国 GPS、俄罗斯 GLONASS、欧盟伽利略卫星导航系统（Galileo Satellite Navigation System，GALILEO），是联合国卫星导航委员会已认定的供应商。

3. 红外线传感器

红外线传感器是一种利用红外线进行测量的传感器。红外线传感器按照探测机理可分为光子探测器和热探测器，在现代科技、国防和工农业等领域获得了广泛的应用。

红外线传感系统是用红外线作为介质的测量系统，按照功能分成如下五类：

① 辐射计，用于辐射和光谱测量；

② 搜索和跟踪系统，用于搜索和跟踪红外目标，确定其空间位置并对它的运动进行跟踪；

③ 热成像系统，可产生整个目标红外辐射的分布图像；

④ 红外测距和通信系统；

⑤ 混合系统，是指以上各类系统中的两个或者多个的组合。

4. 激光扫描器

激光扫描器是一种光学距离传感器，用于危险区域的灵活防护，通过出入控制，实现访问保护等。其扫描方式有单线扫描、光栅式扫描和全角度扫描三种方式。另外，全角度激光条形码扫描器，由于能够高速扫描识读任意方向的条形码符号，被大量用于各种自动化程度高、物流量大的领域。

激光条形码扫描器由激光源、光学扫描、光学接收、光电转换、信号放大、整形、量化和译码等部分组成。

12.4.2 物联网在医疗领域的应用

1. 人员管理智能化

实现对患者的监护跟踪安全管理，患者流动管理、出入控制与安全、婴儿安全管理、医护人员管理等。加强出入婴儿室和产科病房人士的管理，对母亲与护理人员身份的确认，在偷抱或误抱时及时发出报警。

2. 医疗过程智能化

依靠物联网技术通信和应用平台，实现包括实时付费、网上诊断、网上病理切片分析、设备的互通，以及挂号、诊疗、查验、住院、手术、护理、出院、结算等业务过程的智能服务。物联网技术在医疗过程中的应用，使得医院更加的智能化和自动化。

3. 供应链管理智能化

药品、耗材、器械设备等医疗相关产品在供应、分拣、配送等各个环节的供应链管理系统，依靠物联网技术，实现对医院资产、血液、医院消毒物品等的管理。医疗物资在物流过程中涉及很多不同信息，医院需要随时掌握物资的具体地点等信息，从而做出及时反应。在药品生产上，通过物联网技术对生产流程、市场的流动以及患者用药的全方位进行检测，可实现对药品的全过程智能化管理。

4. 医疗废弃物管理智能化

利用 RFID 跟踪医疗废弃物的全生命周期的整个过程，通过 RFID 标签实现对医疗垃圾箱的实时定位和监控，同时借助条形码和 RFID 标签的绑定实现对每个医疗垃圾包实时的监控和定位，实现医疗废弃物的全方位智能化安全管理。

5. 健康管理智能化

实行家庭安全监护，实时获取患者的体温、脉搏、血压等医疗数据信息，并及时传递给医疗部门，缩短医生和患者之间的距离，医生可以根据远地传来的信息及时为患者提供医疗服务。远程医疗和自助医疗、信息及时采集和高度共享，可缓解资源短缺、资源分配不均的窘境，降低公众医疗成本。

12.5 区　块　链

12.5.1 区块链概述

区块链是一个信息技术领域的术语。从本质上讲，它是一个共享数据库，存储于其中的数据或信息，具有“不可伪造”“全程留痕”“可以追溯”“公开透明”“集体维护”等特征。基于这些特征，区块链技术奠定了坚实的“信任”基础，创造了可靠的“合作”机制，具有广阔的运用前景。

从科技层面来看，区块链涉及数学、密码学、互联网和计算机编程等很多科学技术问题。从应用视角来看，区块链是一个分布式的共享账本和数据库。区块链丰富的应用场景，基于区块链能够解决信息不对称问题，实现多个主体之间的协作信任与一致行动。

2019 年 1 月 10 日，国家互联网信息办公室发布《区块链信息服务管理规定》，自 2019 年 2 月 15 日起施行。

1. 区块链特征

区块链具有如下特征。

1）去中心化。区块链技术除了自成一体的区块链本身外不依赖额外的第三方管理机构或硬件设施，没有中心管制，通过分布式核算和存储，各个节点实现信息自我验证、传递和管理。去中心化是区块链最突出和最本质的特征。

2）开放性。区块链技术基础是开源的，除了交易各方的私有信息被加密外，区块链的数据对所有人开放，任何人都可以通过公开的接口查询区块链数据和开发相关应用，因此整个系统信息高度透明。

3）独立性。基于协商一致的规范和协议，整个区块链系统不依赖第三方，所有节点能够在系统内自动安全地验证、交换数据，不需要任何人为的干预。

4）安全性。只要不能掌控全部数据节点的51%，就无法肆意操控修改网络数据，这使区块链本身变得相对安全，避免了主观人为的数据变更。

5）匿名性。除非有法律规范要求，单从技术上来讲，各区块节点的身份信息不需要公开或验证，信息传递可以匿名进行。

2. 区块链类型

区块链的类型有如下三种。

1）公有区块链（public block chains）。公有区块链使世界上任何个体或者团体都可以发送交易，且交易能够获得该区块链的有效确认，任何人都可以参与其共识过程。公有区块链是最早的区块链，也是应用最广泛的区块链。例如，各大比特币系列的虚拟数字货币均基于公有区块链，世界上有且仅有一条该币种对应的区块链。

2）联合（行业）区块链（consortium block chains）。行业区块链由某个群体内部指定多个预选的节点为记账人，每个区块的生成由所有的预选节点共同决定，其他接入节点可以参与交易，但不过问记账过程，其他任何人可以通过该区块链开放的接口进行限定查询。

3）私有区块链（private block chains）。私有区块链仅仅使用区块链的总账技术进行记账，可以是一个公司，也可以是个人独享该区块链的写入权限，本区块链与其他的分布式存储方案没有太大区别。

12.5.2 区块链在医疗领域的应用

区块链在医疗领域的应用如下。

1. 区块链电子发票

医院缴费需要打印大量的门诊、住院发票，使用区块链电子发票，具有全流程完整追溯、信息不可篡改等特性，与发票逻辑吻合，能够有效规避假发票，完善发票监管流程。区块链电子发票将连接每一个发票干系人，可以追溯发票的来源、真伪和入账等信息，解决发票流转过程中一票多报、虚报虚抵、真假难验等难题。此外，还具有降低成本、简化流程、保障数据安全和隐私的优势。

2. 区块链全生命周期的电子市民健康档案

将市民全生命周期的健康档案引入区块链技术，实现基于区块链的电子健康档案是医疗行业探索的方向，特别是基于个人的数据连续性技术。

3. 区块链检查检验结果互认

利用区块链技术，实现电子检查检验报告的互认，是一种更快捷的方式。构建多机构之间的联合链，也是一个探索的方向。

12.6 人 工 智 能

12.6.1 人工智能概述

人工智能是研究和开发用于模拟、延伸和扩展人类智能的理论、方法、技术及应用系统的一门新的技术科学。

人工智能是计算机科学的一个分支，研究了解智能的实质，并生产出一种新的能以人类智能相似的方式做出反应的智能机器。该领域的研究包括机器人、语言识别、图像识别、自然语言处理和专家系统等。人工智能从诞生以来，理论和技术日益成熟，应用领域也不断扩大，可以设想，未来人工智能带来的科技产品，将会是人类智慧的“容器”。

美国斯坦福大学尼尔逊教授对人工智能的定义是：人工智能是关于知识的学科——怎样表示知识以及怎样获得知识并使用知识的科学。另一位美国麻省理工学院的温斯顿教授认为，人工智能就是研究如何让计算机去做过去只有人才能做的智能工作。这些说法反映了人工智能学科的基本思想和基本内容，即人工智能是研究人类智能活动的规律，构造具有一定智能的人工系统，研究如何让计算机去完成以往需要人的智力才能胜任的工作，也就是研究如何应用计算机的软硬件来模拟人类某些智能行为的基本理论、方法和技术。

人工智能是研究让计算机模拟人的某些思维过程和智能行为（如学习、推理、思考、规划等）的学科，主要包括计算机实现智能的原理、制造类似于人脑智能的计算机，使计算机能够实现更高层次的应用。人工智能涉及计算机科学、心理学、哲学和语言学等学科，其范围已远远超出计算机科学的范畴。从思维观点看，人工智能不仅限于逻辑思维，还需要考虑形象思维、灵感思维，这样才能促进人工智能的突破性的发展。数学常被认为是多种学科的基础科学，数学不仅在标准逻辑、模糊数学等范围发挥作用，还进入语言、思维领域，人工智能必须借用数学工具，相互促进，更快地发展。

12.6.2 人工智能在医疗领域的应用

享誉全球的医疗预言家埃里克·托普在《未来医疗：智能时代的个体医疗革命》一书中提出，数字技术将重塑医疗服务、医患关系，掀起智能时代的个体医疗革命。

医疗人工智能应用的必然性在于机器永远比人更少犯错。人的主观行为难以预测，大数据虽然可以预测群体行为，但个人行为及其后果难以预测。医学尚有很多未解难题，人工智能可帮助用户把已经搞清楚的问题简单化、普及化，使得一些过去只有掌握在专家手里的技能和知识快速普及，从而改善医疗的均质化水平和可及性。

人工智能现在已经在医疗行业中发挥着重要的作用。智能医疗，从技术细分角度看，主要包括使用机器学习技术实现药物性能、晶型预测、基因测序预测等；使用智能语音与自然语言处理技术实现电子病历、智能问诊、导诊等；使用机器视觉技术实现医学图像识别、病灶识别、皮肤病自检等。从应用场景来看，主要有虚拟助理、医学影像、辅助诊疗、疾病风险预测、药物挖掘、健康管理、医院管理、辅助医学研究平台八大人工智能+医疗市场应用场景。

人工智能在医疗领域的应用主要有以下几方面。

1. 智能辅助医疗

人工智能可利用机器学习和自然语言处理技术自动抓取病历中的临床变量，智能化融合多元异构的医疗数据，结构化病历、文献生成标准的数据库，将积压的病历自动批量转化为结构化数据库。基于医院的病历系统对患者的信息进行推理，自动生成针对患者的精细化诊治建议，可供医生决策参考。

2. 智能影像识别

利用人工智能技术可以帮助医生对医学影像进行各种定量分析、历史图像对比或者可疑病灶的发现等，能够极大地提高医生临床诊断的准确性和效率。利用智能识别技术，同时能够对单病种的图像数据进行数据挖掘，从而获得更多临床诊断数据，为临床医生提供疾病诊断辅助决策支持等。

3. 医疗药物研发

人工智能参与药物研发的不同环节。靶点筛选是目前新药发现的核心瓶颈，通过搭建算法模型，利用大规模的算力可将市面上已曝光的药物及人身上的靶点进行交叉研究及匹配。在药物挖掘过程中，目前尝试利用深度学习开发虚拟筛选技术以取代高通量筛选，或者利用人工智能图像识别技术优化高通量筛选过程。在药物优化阶段，借助人工智能能够以直观的方式定性推测生理活性物质结构与活性的关系，进一步提升药物的构效关系分析的速度，快速挑选最具安全性的化合物。除了以上这些环节，服药依从性管理、患者识别与招募、药物晶体预测等环节均利用人工智能技术缩短时间，安全高效地达到目的。

4. 智能健康管理

随着各种检测技术的发展，个人健康数据越来越多、越来越复杂，包括生物、生理、环境、心理状态、社交数据、就诊数据等，多种数据融合，利用人工智能进行分析，可对患者的潜在风险做出提示，并给出相应的改善策略。

5. 虚拟助理

利用人工智能技术，对医疗健康数据进行挖掘，在用户需求下，按照要求输出相关的医学知识和信息，辅助用户进行健康管理或就医问药，通过语音技术对患者的情况进行描述，为用户提供医疗咨询、自诊等服务。

6. 医院管理

帮助医院优化医疗资源配置、弥补医院管理漏洞和提升患者就医体验。提高医院管理者对医务人员的智能化管理。

7. 智能医用机器人

医用机器人种类很多，按照其用途不同，有临床医疗用机器人、护理机器人、医疗教学机器人和为残疾人服务的机器人等。随着我国医疗领域对机器人应用的逐渐认可和各诊疗阶段应用的普及，医用机器人尤其是手术机器人，已经成为机器人领域的“高需求产品”。在传统手术中，医生需要长时间手持手术工具并保持高度紧张状态，手术机器人的广泛使用对医疗技术有了极大提升。手术机器人视野更加开阔，手术操作更加精准，有利于患者伤口愈合、减小创伤面和失血量、减轻疼痛等。

8. 临床辅助决策应用

基于人工智能的临床决策支持系统出现并逐步应用于部分大医院，临床决策支持系统逐渐向基于知识库与算法两者结合的方向发展。

12.7 新 业 态

近年来，医联体、医共体、互联网医院等新词、热词不断涌现，类似于互联网行业的网上购物、共享单车、移动支付、网约车、网上点餐等新型业务模式也不断涌现并深入人心。顺应互联网的快速发展，医疗服务也不断出现一些新业态。

2017 年 4 月 23 日，国务院办公厅印发《国务院办公厅关于推进医疗联合体建设和发展的指导意见》，全面启动多种形式的医疗联合体建设试点，明确提出几个与当前单体医院不一样的新型业务模式，包括医联体、医疗集团、医共体、专科联盟等新型业务模式，旨在进一步调整和优化医疗资源结构布局，促进医疗卫生工作重心下移和资源下沉，提升基层服务能力，促进医疗资源上下贯通，提升医疗服务体系整体效能，更好地实施分级诊疗和满足群众健康需求。

12.7.1 互联网医院

互联网医院是“互联网+医疗”衍生的新型医院模式，是远程医疗和传统实体医院的延伸，主要以实体医院医疗资源为基础，以互联网技术为依托，为患者提供一系列线上到线下、前端到后端的“闭环式”医疗服务，让患者可以更加便捷地获得实体医疗机构的医疗服务，同时优化现有的医疗卫生资源。

2015 年国家提出“互联网+”行动计划，2018 年国务院办公厅印发《国务院办公厅关于促进“互联网+医疗健康”发展的意见》，鼓励医疗机构应用互联网等信息技术拓展医疗服务空间和内容，构建覆盖诊前、诊中、诊后的线上线下一体化医疗服务模式。允许依托医疗机构发展互联网医院，医疗机构可以使用互联网医院作为第二名称，在实体医院基础上，运用互联网技术提供安全适宜的医疗服务，允许在线开展部分常见病、慢性病复诊。医师掌握患者病历资料后，允许在线开具部分常见病、慢性病处方。2019 年，国家医疗保障局印发《国家医疗保障局关于完善“互联网+”医疗服务价格和医保支付政策的指导意见》，将“互联网+”医疗服务价格纳入现行医疗服务价格的政策体系统一管理。互联网医院将会成为实体医院的标准配置。

据统计，截至 2019 年 11 月底，国内已建成互联网医院近 300 家，其中 52%取得互联网医院执业牌照，基于实体医院的线上和线下服务模式将成为医疗服务新业态。在抗击新型冠状病毒肺炎疫情期间，互联网医院发挥了独特的作用，有效缓解了群众看病难的问题，也让广大群众开始了解和使用互联网医院提供的医疗服务。

实体医院的互联网医院建设，需要关注信息平台建设、服务开放和服务模式创新三个问题。实体医院既可以自建互联网医院信息平台，也可以与第三方共建。不论采用何种方式，互联网医院的信息平台建设应该是基于实体医院的现有信息资源，作为医院信息化的一部分（或分院部分）。在保障信息安全的前提下，采用现有信息平台的患者主索引、公用字典等主数据，与现有的业务和流程整合，实现流程互通、数据共享。互联网医院应该开放服务，患者可以通过网站、微信、第三方平台等方式登录互联网医院，取得线上医疗服务，同时采取有效措施保护患者个人隐私和信息安全。

互联网医院的医疗服务模式不同于传统的医疗服务模式。互联网医院为患者提供的基本服务有智能导诊、预约报到、就医指引、导航、科普、支付、报告查询、网上咨询等，覆盖从诊前到诊后全生命周期的医疗服务。互联网医院建设内容主要包括预约挂号、报告查询、移动支付等，提供全流程便捷就诊服务。通过医生咨询及随访宣教服务，患者在离院后能与主治医生保持紧密的联系，提高患者自我健康管理的意识，实现在医生的安排下有序分级诊疗。针对常见病和慢性病的互联网远程门诊和药品配送服务，方便患者线上复诊、配药，实现患者有效分流，提升医疗资源利用率，同时降低医院药品管理成本，降低药占比。通过远程门诊（会诊），以医生、患者不动，信息流动的方式，加强对协作医院的指导，提前为有需要的患者预约专家号源，安排医技检查。开展“互联网+”专科创新服务探索，围绕细分科室和病种，设计个性化的全病程管理服务，满足患者分层次、多样化的医疗服务需求，增加医院服务性项目收入占比，提升医院、医务人员的收入。

12.7.2 医联体

医联体是指区域医疗联合体，是将同一个区域内的医疗资源整合在一起，通常由一个区域内的三级医院与二级医院、社区医院、村医院组成一个医疗联合体。目的是解决百姓看病难的问题，发热感冒等小病不用再挤进三级医院，在小医院也能解决。

2010 年，上海市卫生局会同有关委办局下发《关于本市区域医疗联合体试点工作指导意见》的通知，提出通过医疗机构管理模式、医疗保险支付模式和市民就医模式的综合改革，探索构建以区域医疗联合体为基础的新型城市医疗服务体系，目的是为群众提供质量可及的医疗服务。

2015 年 9 月，国务院办公厅下发《关于推进分级诊疗制度建设的指导意见》，其中提到探索建立包括医疗联合体、对口支援在内的多种分工协作模式，完善管理运行机制。

2016 年 12 月，国家卫生和计划生育委员会印发《国家卫生计生委关于开展医疗联合体建设试点工作的指导意见》，要求在区域内，根据业务相关、优势互补、持续发展等要求，兼顾既往形成的合作关系，有关医疗机构通过双向选择、自愿结合的方式组建医联体。

2017 年 4 月，国务院办公厅印发《国务院办公厅关于推进医疗联合体建设和发展的指导意见》，明确要求全面启动多种形式的医联体建设试点，三级公立医院要全部参与并发挥引领作用。到 2020 年，在总结试点经验的基础上，全面推进医联体建设，形成较完善的医联体政策体系，使得基层服务能力进一步提升，有力推动形成基层首诊、双向转诊、急慢分治、上下联动的分级诊疗模式。

2018 年 8 月，国家卫生健康委员会与国家中医药管理局发布《医疗联合体综合绩效考核工作方案（试行）》，方案从顶层设计层面，对医联体建设提出了统一绩效考核标准、考核流程和考核要求。

2020 年 7 月，国家卫生健康委员会与国家中医药管理局联合发布《医疗联合体管理办法（试行）》，提出加快推进医联体建设，逐步实现医联体网格化布局管理。

在具体实现方式上，医联体分为紧密型医联体和松散型医联体两种，一般以一家三级医院为牵头单位，联合若干二级医院、康复医院、护理院以及社区卫生服务中心，构建“1+X”医联体，如图 12-2 所示，纵向整合医疗资源。紧密型医联体推行医联体内人、财、物统一管理模式，促使医联体成为目标一致的共同体。松散型医联体只是在医联体内以对口帮扶、技术支持为纽带形成松散型合作，引导优质医疗资源下沉，提升基层医疗服务能力。

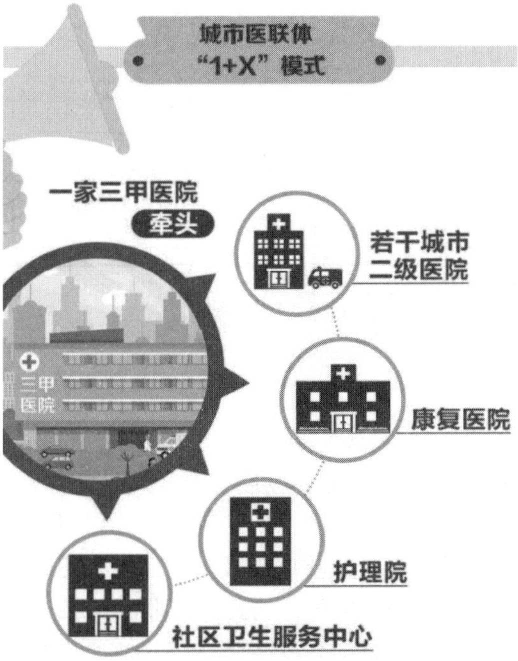

图 12-2 医联体模式架构图

12.7.3 医疗集团

医疗集团是医联体的一种，是“城市紧密型医疗集团”，属于紧密型医联体的一种。《国务院办公厅关于推进医疗联合体建设和发展的指导意见》中指出，在城市主要组建医疗集团。在设区的市级以上城市，由三级公立医院或者业务能力较强的医院牵头，联合社区卫生服务机构、护理院、专业康复机构等，形成资源共享、分工协作的管理模式。在医联体内以人才共享、技术支持、检查互认、处方流动、服务衔接等为纽带进行合作。医疗集团一般在市级以上城市设立，区域性强，由三级公立医院或者业务能力较强的医院牵头。

医疗集团的产生，实现了目前医疗机构管理的重大转变，如图 12-3 所示。

建立紧密型医联体内部统一的药械采购机制，实行药品、耗材、医疗器械联合采购与配送，推动医联体内处方流动，经药品监督管理部门批准的部分临床急需的院内制剂在医联体内可调剂使用。医保对紧密型医联体采取打包支付，建立“统一预算、总额预付、超支不补、结余留用”机制，结余留用的医保资金纳入医疗服务性收入，形成医联体内部统一的利益导向，促进医疗资源下沉。医联体内部可按照资产处置相关规定，将闲置设备、设施流转到急需的医疗卫生机构，实现医疗集团内医疗设备共享。

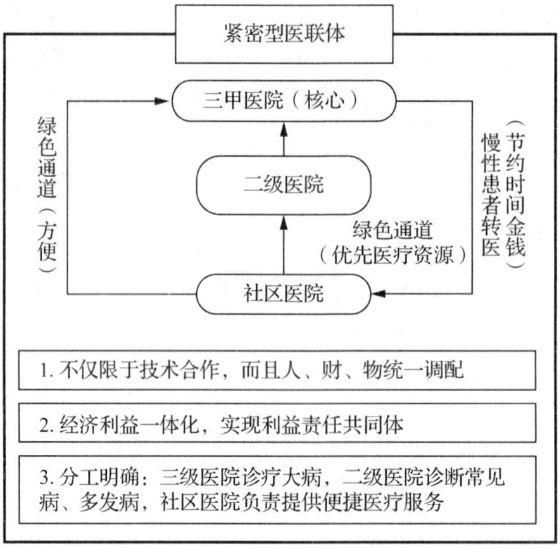

图 12-3　医疗集团模式

12.7.4　县域医共体

县域医共体是医联体的一种，针对县级及以下医疗资源，属于紧密型医联体的一种。《国务院办公厅关于推进医疗联合体建设和发展的指导意见》指出，在县域主要组建医疗共同体。重点探索以县级医院为龙头、乡镇卫生院为枢纽、村卫生室为基础的县乡一体化管理，与乡村一体化管理有效衔接。充分发挥县级医院的城乡纽带作用和县域龙头作用，形成县乡村三级医疗卫生机构分工协作机制，构建三级联动的县域医疗服务体系。

考虑县域医疗资源和能力的不足，县域医共体与其他形式的医联体之间的区别如下：

① 医联体强调的是“联”，医共体强调的是“共”。

②“联”重点是解决疾病，“共”重点是关注健康管理和慢病康复。

③ 县域医共体可能成为医疗集团或者城市医联体的一部分。

12.7.5　专科联盟

专科联盟是根据不同区域医疗机构优势专科资源，以若干所医疗机构特色专科技术力量为支撑，充分发挥国家医学中心、国家临床医学研究中心及其协同网络的作用，以专科协作为纽带，组建区域间若干特色专科联盟，形成补位发展模式，重点提升重大疾病救治能力的一种基于专科的一种医联体组织。专科联盟一般属于松散型医联体。

12.7.6　远程医疗协作网

《国务院办公厅关于推进医疗联合体建设和发展的指导意见》指出，在边远贫困地区发展远程医疗协作网。大力发展面向基层、边远和欠发达地区的远程医疗协作网，鼓励公立医院向基层医疗卫生机构提供远程医疗、远程教学、远程培训等服务，利用信息化手段促进资源纵向流动，提高优质医疗资源可及性和医疗服务整体效率。

城市与农村之间以城市三级公立医院为主体单位，在已建立的长期稳定对口支援关系基础上，通过托管区域内县级医院等多种形式组建医联体，三级公立医院可向县级医院派驻管理团队和专家团队，重点帮扶提升县级医院医疗服务能力与水平。国家级和省级公立医院除参加属地医联体外，可跨区域与若干医联体建立合作关系，组建高层次、优势互补的医联体，开展创新型协同研究、技术普及推广和人才培养，辐射带动区域医疗服务能力提升。

远程医疗协作网属于松散型医联体，一般通过远程医疗协作网或远程会诊网进行协作，是一种技术协作和服务协作。

12.7.7 家庭医生签约服务

在《国务院办公厅关于推进医疗联合体建设和发展的指导意见》中指出家庭医生签约服务，具体内容包括加强全科医生培养。以高血压、糖尿病等慢性病为重点，在医联体内加快推进家庭医生签约服务，优先覆盖老年人、孕产妇、儿童、残疾人等重点人群，以需求为导向做实家庭医生签约服务，要把所有贫困人口纳入签约服务范围。通过签约服务，鼓励和引导居民在医联体内到基层首诊，上级医院对签约患者提供优先接诊、优先检查、优先住院等服务。探索对部分慢性病签约患者提供不超过 2 个月用药量的长处方服务，有条件的地方可以根据双向转诊患者就医需求，通过延伸处方、集中配送等形式加强基层和上级医院用药衔接，方便患者就近就医取药。

家庭医生签约服务将医疗服务进一步下沉到社区和家庭，实现医生与家庭结对服务，重点为老年人、孕产妇、儿童、残疾人等重点人群提供诊前咨询，慢性病长期跟踪指导服务，是医疗服务的新模式。

12.7.8 护理到家

随着人民群众对健康服务需求的拓展和互联网技术的发展，医疗机构尝试将专业的护理工作延伸到家庭中，而不只局限于医院，为一些无法到医院接受护理服务的特殊患者提供专业护理服务。

有些有条件的医疗机构也在尝试提供类似的专业服务以满足不同层次市民的需求，这属于一种新型增值服务的探索，仍然存在法律和伦理的空白区，即需求是存在的，但如何实现，仍然存在一系列问题亟待解决。

12.7.9 新业态下的医院信息化建设

在《国务院办公厅关于推进医疗联合体建设和发展的指导意见》文件中明确指出了对信息化建设的方针性意见，利用信息化手段，促进医联体内部优质资源上下贯通，将患者、医生、医疗机构进行有效的整合，打造统一的、一体化的信息支撑平台，主要包括以下主要内容。

1. 明确提出建立统一信息平台

加强规划设计，充分发挥信息系统对医联体的支撑作用，结合建立省、市、县三级人口健康信息平台，统筹推进医联体相关医院管理、医疗服务等信息平台建设，实现电子健康档案和电子病历的连续记录和信息共享，实现医联体内诊疗信息互联互通。医联体可以共享区域内居民健康信息数据，便捷开展预约诊疗、双向转诊、健康管理、远程医疗等服务，方便患者看病就医，提高医学科研技术水平。发挥远程医疗作用，促进医疗资源贴近城乡基层，探索实行远程医疗收费和支付政策，促进远程医疗服务可持续发展。

2. 推荐建立一体化服务，实现区域资源共享

医联体内可建立医学影像中心、检查检验中心、消毒供应中心、后勤服务中心等，为医联体内各医疗机构提供一体化服务。在加强医疗质量控制的基础上，医联体内医疗机构间互认检查检验结果。探索建立医联体内统一的药品招标采购、管理平台，形成医联体内处方流动、药品共享与配送机制。

3. 鼓励建立更完善的服务体系，为患者提供连续性诊疗服务

鼓励护理院、专业康复机构等加入医联体。建立医联体内转诊机制，重点打通向下转诊通道，将急性病恢复期患者、术后恢复期患者及危重症稳定期患者及时转诊至下级医疗机构继续治疗和康复，加强医疗卫生与养老服务相结合，为患者提供一体化和便利化的疾病诊疗、康复、长期护理的连续性服务。

思 考 题

1. 云计算的核心概念是什么？
2. 云计算的使用方式是什么？
3. 使用云计算的用户需要重点考虑哪些问题？
4. 大数据技术在医疗领域的应用有哪些方面？
5. 物联网的医疗应用有哪几类？
6. 区块链技术在医疗领域的应用有哪些？
7. 人工智能技术目前在医疗领域的应用有哪些？
8. 医疗集团和医共体的异同点有哪些？
9. 医联体的信息化建设主要包括哪些内容？
10. 医联体的具体实现形式有哪些？

参考文献

陈家驹，刘谦，羊海锋，2020．“互联网+医疗”智慧服务体系建设[J]．医学信息，33(18)：15-17．

戴夫，张赛，张以锦，等，2020．以患者为中心的智慧医院体系建设探索与实践[J]．中国医院管理，40(10)：88-89．

杜学鹏，吴晓丹，贾宏明，2021．互联网医院发展的问题识别与对策[J]．卫生经济研究，38（1）：4．

冯天亮，尚文刚，2012．医院信息系统教程[M]．北京：科学出版社．

傅征，任连仲，2003．医院信息系统建设与应用[M]．北京：人民军医出版社．

高从跃，2019．基于 ITIL 的贝迪公司 IT 服务管理体系优化研究[D]．兰州：兰州大学．

高婧扬，李芳，2021．公立医院智慧财务发展的研究与探索[J]．会计之友(2)：128-132．

高燕婕，2007．医院信息中心主任手册[M]．北京：电子工业出版社．

郭扬帆，2012．医疗卫生信息化项目管理实务[M]．广州：中山大学出版社．

胡钧军，施东翔，于胜岚，2020．医院物资现代化管理的思考与对策[J]．卫生经济研究，37(4)：67-69．

胡莎莎，陈凌栋，徐婉婇，2020．医院统一支付对账平台的构建与探讨[J]．现代医院， 20(9)：1328-1331．

江海戬，苏哲，周长勇，等，2020．急性心梗患者随访管理系统的设计与实现[J]．青岛大学学报（工程技术版），35(1)：6-10，21．

金晶，2020．基于互联网+平台的科室随访管理系统应用价值探讨[J]．中医药管理杂志，28(6)：47-48．

景峰，2020．医院财务管理中的问题与对策——评《现代医院财务管理》[J]．财务与会计(15)：89．

景慎旗，王忠民，王明昊，等，2019．医技检查统一预约平台实现[J]．医学信息学杂志，40(7)：31-34．

李芬，陆士辰，顾淑玮，等，2020．我国医共体医保制度改革进展及其影响分析[J]．卫生经济研究，37(8)：30-33．

李小华，2014．医院信息化技术与应用[M]．北京：人民卫生出版社．

李小华，2020．医疗卫生信息标准化技术与应用[M]．2 版．北京：人民卫生出版社．

李小华，周毅，赵霞，2017．医院信息平台技术与应用[M]．北京：人民卫生出版社．

李雅琼，王丹凤，夏令强，2020．门诊统一号源池预约系统设计[J]．解放军医院管理杂志，27(10)：938-941．

李永平，俞莉，龙建成，2018．医院云随访系统平台建立与应用[J]．中国医学装备，15(12)：121-124．

刘海英，2018．医院院内导航系统的建设与应用[J]．科技资讯，16(29)：13，17．

刘雁，2014．基于 ITIL 的 A 公司运维服务管理研究[D]．南京：南京邮电大学．

柳纯录，2009．系统集成项目管理工程师教程[M]．北京：清华大学出版社．

陆鹏宇，田侃，朱祥源，2021．医院处方流转实践模式研究[J]．卫生经济研究，38(1)：58-61，[2021-02-04]．

陆鹏宇，田侃，朱祥源，2021．医院处方流转实践模式研究[J]．卫生经济研究，38(1)：58-61．

路健，2015．医院 ITIL 服务管理[M]．天津：天津科学技术出版社．

马力，祝国邦，陆磊，2019．《网络安全等级保护基本要求》（GB/T 22239—2019）标准解读[J]． 信息网络安全，19(2)：77-84．

马丽，孟瑞祺，2020．医院智慧服务建设项目设计与应用[J]．电子技术与软件工程(16)：202-204．

马丽明，黄昊，2016．医疗信息人才的培养模式研究[J]．中国数字医学杂志，11(10)：74-75,97．

潘治峰，2020．医院信息系统在药库管理中的应用[J]．临床医药文献电子杂志，7(67)：183-184．

裘加林，田华，郑杰，等，2015．智慧医疗[M]．2 版．北京：清华大学出版社．

任浩，刘燕燕，许鹏，等，2020．智慧医院门诊无纸化研究与探索[J]．信息技术与信息化(12)：220-223,227．

陶长俊，张晓明，徐宁，2019．基于云呼叫的专科随访系统设计与应用[J]．中国卫生信息管理杂志，16(3)：318-321．

王以朋，胡建平，张福泉，2019．医院流程管理与信息化实践[M]．北京：中国协和医科大学出版社．

杨富华，2014．数字化医院信息系统教程[M]．北京：科学出版社．

于科，2014．基于 ITIL 的 IT 运维管理体系应用研究[D]．西安：西安建筑科技大学．

曾理，杨雷，何向阳，等，2019．基于市、区一体化管理的医疗健康集团运行模式探索[J]．中国医院管理，39(8)：5-7．

郑守辉，施平声，李炜鑫，2020．智慧医院建设存在的问题与建议[J]．中国医院建筑与装备，21(11)：73-74．

中国医院协会，2021．2014—2020 年中国医院信息化发展研究报告[M]．北京：中国协和医科大学出版社．